U0332734

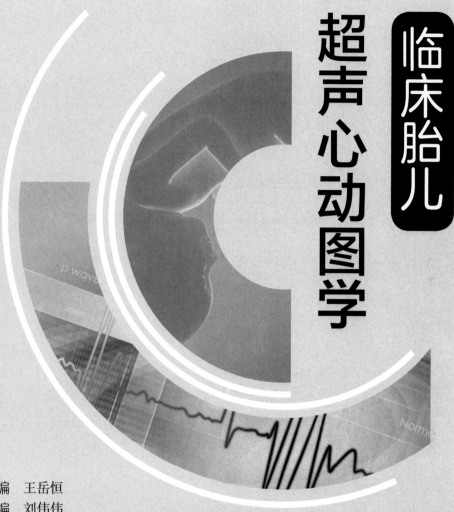

临床胎儿超声心动图学

主　编　王岳恒

副主编　刘伟伟

编　者　（以姓氏笔画为序）

王　凤（河北医科大学第二医院）	刘伟伟（河北医科大学第二医院）
王　菊（河北医科大学第二医院）	刘金雨（河北医科大学第二医院）
王玉寒（首都医科大学）	李路明（河北医科大学第二医院）
王岳恒（河北医科大学第二医院）	杨　丽（河北医科大学第二医院）
毛天杰（河北医科大学第二医院）	宋艳萍（河北医科大学第二医院）
田晶晶（河北医科大学第二医院）	周金玲（河北医科大学第二医院）
付晓玲（德州市人民医院）	赵卉霖（河北医科大学第二医院）
白　晖（河北医科大学第二医院）	贾淇淇（河北医科大学第二医院）
邢恒国（河北医科大学第二医院）	管俊梅（青岛市妇女儿童医院）

制图者　张秋霞（河北医科大学）

人民卫生出版社

图书在版编目（CIP）数据

临床胎儿超声心动图学 / 王岳恒主编 . —北京：
人民卫生出版社，2018
ISBN 978-7-117-26715-1

Ⅰ. ①临…　Ⅱ. ①王…　Ⅲ. ①胎儿 – 超声心动图
Ⅳ. ①R714.5

中国版本图书馆 CIP 数据核字（2018）第 223583 号

人卫智网	www.ipmph.com	医学教育、学术、考试、健康， 购书智慧智能综合服务平台
人卫官网	www.pmph.com	人卫官方资讯发布平台

临床胎儿超声心动图学

主　　编：王岳恒
出版发行：人民卫生出版社（中继线 010-59780011）
地　　址：北京市朝阳区潘家园南里 19 号
邮　　编：100021
E - mail：pmph @ pmph.com
购书热线：010-59787592　010-59787584　010-65264830
印　　刷：北京画中画印刷有限公司
经　　销：新华书店
开　　本：787×1092　1/16　印张：32.5
字　　数：791 千字
版　　次：2018 年 10 月第 1 版　2018 年 10 月第 1 版第 1 次印刷
标准书号：ISBN 978-7-117-26715-1
定　　价：260.00 元

打击盗版举报电话：010-59787491　E-mail：WQ @ pmph.com
（凡属印装质量问题请与本社市场营销中心联系退换）

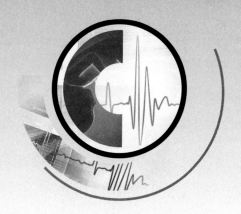

主编简介

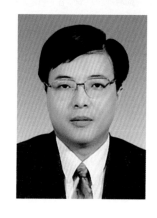

　　王岳恒,山东德州人,博士学位,教授(二级岗位),主任医师。现任河北医科大学第二医院心脏超声科主任,享受河北省政府特殊津贴专家、河北医科大学博士研究生导师、中国超声医学工程学会超声心动图专业委员会委员、《中华医学超声杂志(电子版)》及《河北医科大学学报》等杂志编委。

　　多年从事心脏超声专业诊断、教学、科研工作,对成人心脏病的经胸及经食管超声诊断有较深造诣;擅长小儿及胎儿先天性心脏病超声诊断,最早在国内应用超声技术对高血压左房功能进行了系列无创性研究。发表核心期刊文献 70 余篇及多篇 SCI 论文。先后培养硕士研究生 30 余名,在读博士研究生 7 名。

　　近年来以第一主研人获得多项资助,其中包括国家自然科学基金、河北省自然科学基金、河北省应用基础研究计划重点基础研究项目、河北省政府资助项目等;并以第一主研人获得河北省科技进步奖二等奖一项、三等奖两项。

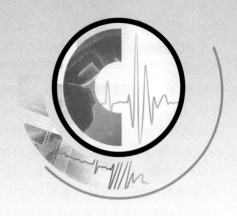

序 一

　　随着我国经济的快速发展和人民健康水平的提高,我国已经进入了老龄化社会,为了减小日益增长的老龄人群对于社会发展的不利影响,国家正在逐渐放宽家庭的生育限制。然而,无论是在发达国家抑或发展中国家,胎儿畸形始终是优生优育的重大威胁,而胎儿先天性心脏病则是严重影响胎儿发育和新生儿生存的常见和严重畸形,其发生率约占活产新生儿的 6‰~12‰。随着超声图像获取和处理技术的快速发展,胎儿超声心动图已经成为无创性筛查和诊断胎儿心血管异常的临床常用手段,而宫内先天性心脏病手术治疗技术的进展则使胎儿超声心动图成为术前诊断和术后评价的主要方法。研究表明,胎儿期先天性心脏病的早期诊断和早期治疗可显著降低新生儿的病死率,对于减轻家庭和社会的经济负担以及促进优生优育具有重大的意义。

　　我国学者在胎儿超声心动图的研究领域中做出了令世人瞩目的杰出贡献。1963 年,原武汉协和医院的王新房教授在国内医学杂志上报道了 A 型超声的胎心波动频率曲线图,这是国际上利用超声技术检测胎心活动的首次报道。20 世纪 80 年代实时二维和多普勒超声心动图技术的问世,使胎儿心脏结构的实时显示和血流动力学的定量评价成为可能。1989 年,山东医科大学附属医院的范东升、张运等人在《中华医学杂志》首次报道了 100 例正常胎儿的脉冲式多普勒超声心动图研究。1990 年,该课题组在《中国超声医学杂志》报道了 170 例正常胎儿的二维超声心动图研究。1989 年,北京协和医院朱文玲教授等人在《中国医学科学院学报》报道了 91 例正常胎儿二维和多普勒超声心动图的正常值。这些早期的研究,对于推动我国胎儿超声心动图学的发展,起到了重要的促进作用。进入 21 世纪以来,我国胎儿超声心动图技术的临床应用日益广泛,为了规范这一技术的发展,2015 年,中华医学会超声医学分会超声心动图学组在《中华超声影像学杂志》发表了《中国胎儿超声心动图检查规范》,这是我国第一个胎儿超声心动图检查的指南性文件,发挥了重要的作用。

　　与超声医学其他领域中专业著作层出不穷、繁花似锦的局面不同,胎儿超声心动图的国内外专著较少,这对于该技术的普及和推广造成了较大的限制。为了满足超声科、心内科、产科医师提高先天性心脏病产前诊断水平的需求,河北医科大学第二医院的王岳恒教授率领其学术团队,全面复习胎儿超声心动图学的国内外文献、认真梳理该团队从事胎儿心血管超声检查的丰富经验,呕心沥血、集体攻关,编写了《临床胎儿超声心动图学》一书,将由人民卫生出版社出版发行。全书分为二十九章,第一章详细叙述了心脏的胚胎发育和血液循环出生前后的变化,第二章介绍了胎儿心脏的阶段分析法和正常胎儿超声测值,第三章至第二十四章按照节段分析法的原则分别描述了肺静脉、体静脉、房间隔、房室瓣、室间隔、心室流出道、半月瓣、大动脉、冠状动脉等节段的先天性畸形,其中不乏复杂疑难疾患,对于每一种畸形,作者详细介绍了胚胎学发生机制、病理解剖学、病理生理学、超声心动图表现和预后评估,第二十五至二十九章描述了心脏肿瘤、心肌病等少见疾患。尤其值得称道的是,每一章均附有大量的解剖示意图、二维超声心动图和彩色多普勒血流图,这些图像质量之精美、内容之丰富令人叹为观止,这些附图使复杂的解剖结构变得一目了然,亦使众多书页五彩缤纷、增色良多,这些特色无疑使本书成为我国超声医学知识宝库中的又一件奇珍异宝。我相信,本书的出版,必将极大地推动我国胎儿超声心动图学的深入发展,提高我国的优生优育水平,从而为实现习近平主席提出的"健康中国"的伟大目标做出贡献。

有感于此,特为作序。

中国工程院院士
中华医学会超声医学分会前任主任委员

张运

2018 年 8 月

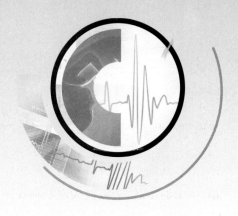

序 二

　　随着超声仪器的不断进展以及人们对胎儿疾病认识的不断提高,产前超声诊断在近几年得到了飞速发展并广泛应用于临床,胎儿超声心动图的应用已越来越普及,已成为产前诊断胎儿先天性心脏病的重要手段,并日益受到临床的青睐。据原卫生部发布的《中国出生缺陷防治报告(2012)》报道,目前我国胎儿先天性心脏病发生率已跃居出生缺陷的首位,成为我国目前重点防控的出生缺陷之一。在先天性心脏病的三级预防体系中,二级预防尤为重要,高质量的胎儿超声心动图是实现二级预防的有力保障。但是我国幅员辽阔,城乡差别较大,在一些经济不发达的边远地区,还远不能进行高质量的胎儿超声心动图检查,很多孕妇在孕期甚至不能享受到最基本的产前超声筛查服务,另外,在大中型城市临床对胎儿超声心动图的要求越来越高,越来越依赖超声心动图诊断,检查也变得越来越细。随着胎儿、新生儿心脏手术救治水平的不断提高,胎儿超声心动图技术显示出其巨大的生命力。

　　王岳恒主任结合自己多年的超声心动图诊断经验编写的《临床胎儿超声心动图学》一书从胚胎学发生机制讲起,到临床预后以及出生后处理,为读者绘制了精美的胚胎发育模式图,展示了大量超声实例图像,提供了典型的病理解剖照片,全书图文并茂,内容翔实,充分体现了胎儿先天性心脏病产前产后一体化管理模式,是本书的一大特色。本书作者从小儿超声心动图专家的视角分析胎儿心脏及小儿心脏超声声像图特点,解决了种种疑难疾病的产前诊断,避免了某些胎儿心脏疾病的过度诊断问题。《临床胎儿超声心动图学》一书,顺应国内产前超声发展形势而编写,是产前超声医师和临床医师有益的参考书。

　　王岳恒主任兢兢业业,工作态度一丝不苟,取得了非常可喜的成就,同时也培养了一支优秀的团队,为我国的胎儿超声心动图默默做出了巨大贡献,每一章的内容都充分证实了这一点。

　　祝贺《临床胎儿超声心动图学》一书的出版,相信读者从本书中将受益良多,故为此作序。

南方医科大学附属深圳妇幼保健院
2018 年 8 月于深圳

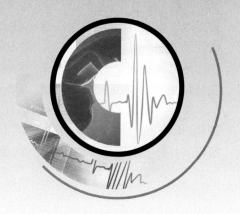

前　言

先天性心脏病是一类严重影响围生儿及儿童身体健康的疾病,是小儿致死及宫内死亡的主要疾病。大样本研究显示,该疾病的发病率占活产新生儿的 6‰~8‰,位居出生缺陷首位,我国每年有十几万先天性心脏病患儿出生。

近年来,随着超声技术的日益发展,胎儿超声心动图能够无创性地对胎儿心脏的病理解剖、病理生理及血流动力学进行精确评估,故其能够甄别胎儿先天性心脏病的危险等级。胎儿超声心动图可为宫内干预提供有力支持,对产后需要手术干预的患儿能够帮助决策术式及评估预后,这些独到优势使胎儿超声心动图事业得到迅猛发展并使其成为妊娠期间的常规检查项目。在优生优育的国策下,胎儿超声心动图的广泛应用,大大降低了复杂先天性心脏病患儿的出生率。

河北医科大学第二医院前身为 1918 年建立的直隶医学专门学校(1918 年为北洋医学堂)附设诊所,1920 年扩建为医院。历经百年,目前已成长为集医疗、教学、科研、保健、康复为一体的综合性三级甲等医院,拥有国内神经内科唯一的工程院院士李春岩教授。

河北医科大学第二医院是河北省卫生计生委指定的河北省产前诊断中心,我科(第二医院心脏超声科)分担河北省产前诊断中心的全省胎儿先天性心脏病的诊断、会诊及培训工作,我们于 20 世纪 90 年代中期开展了胎儿超声心动图的诊断及科研工作,历经 20 多年,目前累计完成胎儿超声心动图检查 15.5 万余例。

我科以自身的优势,每年接受来自省内、省外进修人员 200 余名,目前已培养硕士研究生 30 余名,在读博士 6 名。近年来成功举办多届"先天性心脏病从胎儿到产后"超声心动图诊断学习班,深得同道认可。

我们在胎儿先天性心脏病的临床及科研工作中积累了大量珍贵的阳性病例资料,参考国内外有关文献,结合我们工作中的心得,选取代表性病例,现出版《临床胎儿超声心动图学》与大家分享。

先天性心脏病的病理解剖是其影像学诊断的基石,只有透彻理解各种先天性心脏病的病理解剖,才能正确解析胎儿超声心动图图像,正是基于这种理念,本书绘制了大量通俗易懂的病理解剖示意图,清晰直观,通过对各型先天性心脏病临床病例的病理解剖阐述,使读者能够更加深刻理解心脏畸形的形态学特点,具有较高的临床实用价值。

我的学生刘伟伟在本书编写过程中做了大量辛勤工作,她将大部分业余时间花在了该书出版工作中。此外,感谢河北医科大学绘图室张秋霞老师为本书绘制了大量精美图片,感谢人民卫生出版社编辑在本书出版过程中给予我们的大力帮助。

南方医科大学附属深圳妇幼保健院李胜利教授在本书编写过程中,给予了大力帮助和支持,并提出了大量宝贵意见,在此表示特别感谢!

希望此书能成为广大超声医师有用的参考书,同时也为产科、心脏外科工作者提供一些帮助,为胎儿超声心动图这项技术广泛而深入的开展贡献自己的一份力量。由于编者水平所限,时间仓促,难免存在不足之处,恳请广大同仁不吝赐教,共同进步。

王岳恒

2018 年 8 月

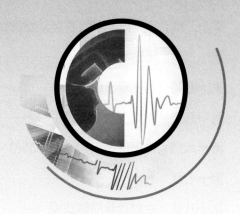

目 录

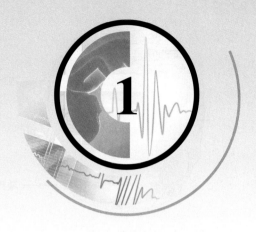

第一章

心脏胚胎发育

心血管畸形的病理解剖改变与心血管系统的胚胎发育异常直接相关。胚胎发育时期，心脏的外形、空间位置、内部结构及大小发生复杂变化，在此过程中，有结构的消失、分隔、融合、移位、旋转等，上述任何环节的发育障碍都有可能导致先天性心血管疾病的发生。因此，只有正确理解正常心血管的胚胎发育，才能更好地理解心血管畸形的病理解剖特征及相应的影像学表现。

第一节　原始心血管系统的建立

受精第 1 周，受精卵不断进行细胞分裂，形成中空的胚泡。中空的腔为胚泡腔（blastocyst cavity），胚泡外表为一层扁平细胞称滋养层（trophoblast），腔内一侧的一群细胞称内细胞群（inner cell mass），内细胞群的细胞即为胚胎干细胞（图 1-1）。受精第 2 周，内细胞群的细胞增生分裂，逐渐形成一圆盘状的二胚层胚盘，靠近胚泡腔一侧为内胚层（entoderm），其上方为外胚层（ectoderm），内胚层周边细胞向腹侧增生形成卵黄囊（yolk sac），外胚层细胞之间出现腔隙称羊膜腔（amniotic cavity）。胚泡腔内出现散在的胚外中胚层（extraembryonic mesoderm）细胞，它们先充填于整个胚泡腔，继而细胞间出现腔隙，腔隙逐渐融合增大形成胚外体腔（extraembryonic coelom）（图 1-2）。受精第 3 周，内胚层和外胚层之间出现胚内中胚层细胞，在胚盘的周缘，胚内中胚层与胚外中胚层相延续。随着中胚层的出现，二胚层胚盘变成三胚层胚盘。生心区位于胚体头端、口咽膜头侧的中胚层（图 1-3）。

胚胎 15~16 天，位于卵黄囊壁的胚外中胚层出现许多细胞团，称为血岛（blood island），由间充质细胞密集而成。血岛逐渐中空分化为中间的造血干细胞和周边的内皮细胞，内皮

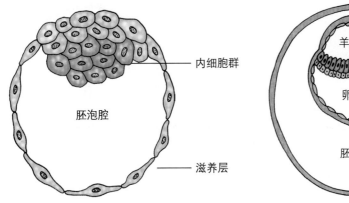

图 1-1 胚泡的形成

图 1-2 第 2 周初胚的剖面

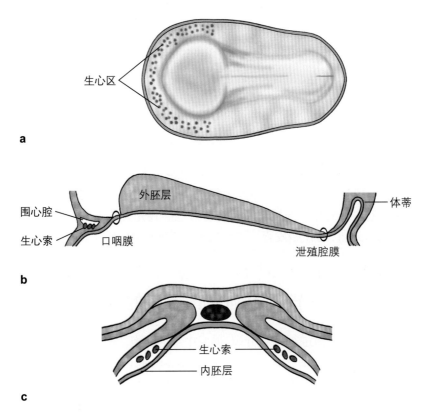

a

b

c

图 1-3 原始心脏的发生

a:生心区位于胚体头端;b:胚体纵切面显示生心区和围心腔;c:胚体头端生心区横断面

细胞围成原始血管(blood vessel)(图 1-4)。原始血管以出芽方式生长与相邻的原始血管相互融合,构成丛状胚内血管内皮网。同时,在体蒂(body stalk)和绒毛膜(chorion)的中胚层也以同样的方式形成血管网,形成了胚胎外的原始血管网。第 3 周末,胚外和胚内的血管网在体蒂处彼此沟通,逐渐形成原始心血管系统,开始血液循环(图 1-5)。

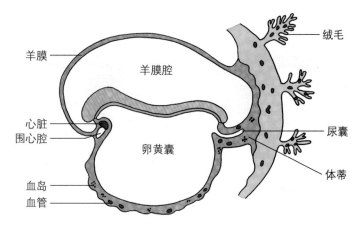

图 1-4　血岛和血管形成

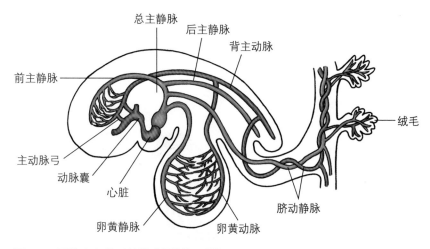

图 1-5　原始心血管系统模式图（第 4 周）

第二节　心脏的发生

一、原始心管的形成

胚胎 18~19 天,口咽膜前方的生心区中胚层内出现围心腔(pericardial cavity)(发育成心包腔),腹侧密集的脏壁中胚层细胞为生心索(cardiogenic cord),生心索逐渐出现腔隙,形成左右两条内皮管道,即心管(cardiac tube)。胚盘发生头褶(胚体头端向腹侧卷褶)使得原位于背侧的围心腔转至腹侧,心管转至背侧(图 1-6);发生左、右侧褶(胚体左、右侧向胚体中线卷褶)使得两侧并行排列的心管逐渐向中线靠近、融合,形成一条心管,即原始心管(图 1-7)。

二、心脏外形的建立

原始心管各段生长速度不同,自尾侧至头侧形成五个膨大:静脉窦、原始心房、原始心室、心球、动脉囊。静脉窦位于尾侧,固定在横膈处,静脉窦分为左、右角,分别与左、右总主静脉、卵黄

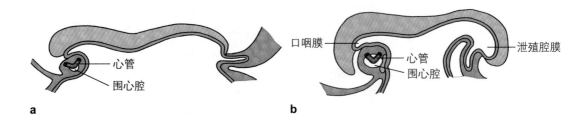

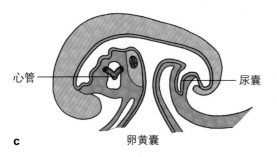

图 1-6 原始心脏的位置变化（人胚头部纵切）
a:20 天;b:21 天;c:22 天

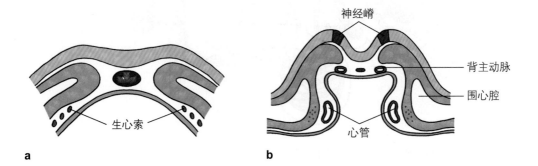

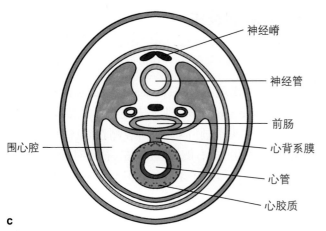

图 1-7 原始心管的发生、融合（横断面）
a:17 天;b:20 天;c:22 天

静脉和脐静脉相连接。血液自卵黄囊的左、右角流入,通过心房、心室、心球经动脉囊流出。

原始心管自身发生折叠、扭曲的过程称为"袢"(loop)。袢的发生是因为心球和心室的生长速度快于心管其余部分和围心腔的生长速度,因而心球、心室向一侧扭曲形成"U"形弯曲,称为球室袢(bulboventricular loop)。正常情况下,心球、心室凸向右、前、尾侧,为心室右袢。心球近侧段被心室吸收,演变为右心室,原始心室则演变为左心室。心球的远侧段发育为动脉干,与动脉囊相连接。心房和静脉窦则脱离原始横膈,向后、上、偏左移动,整个心管呈现"S"形弯曲(图 1-8)。心房后方受食管限制、前方受心球限制,因而向左、右两个方向生长(图 1-9)。而心房和心室之间的房室管生长速度相对缓慢,在心脏表面显示房室沟加深,房室之间形成狭窄的房室管(atrioventricular canal)。至此,心脏外形发育基本完成,内部尚未分隔(图 1-10)。

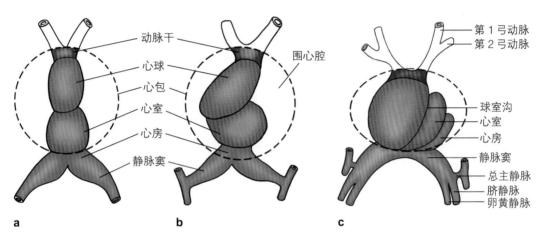

图 1-8 球室袢形成过程
a:22 天;b:23 天;c:24 天

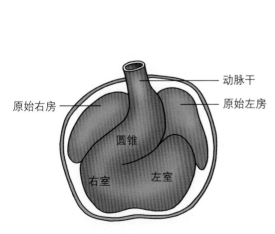

图 1-9 心脏外形的建立
28 天胚体心脏,心房向两侧生长,心脏外形初步建立

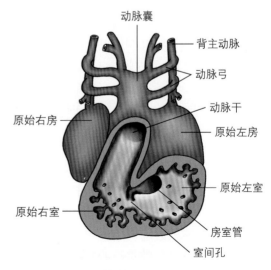

图 1-10 30 天胚体心脏,外形已建立,内部未分隔

三、心脏的内部分隔

（一）心房的分隔

心房第一个发生分隔，最后一个完成分隔，因为胎儿期正常情况下卵圆孔是开放的，直到出生后才发生闭合，有时闭合较晚，甚至不闭合。

房间隔的发育可以概括为两隔三孔：

1. **原发隔（septum primum）或第一房间隔（primary atrial septum）** 胚胎第 4 周末，心房顶部向下生长出的镰状肌性隔膜，它是第一个分隔心房的组织，由心房背侧向心内膜垫（endocardial cushion）方向生长。

2. **原发孔或第一房间孔（ostium primum）** 原发隔生长的过程中，原发隔下缘与心内膜垫之间暂时留有一孔连通左、右心房，称为原发孔（图 1-11a、b）。

3. **继发孔或第二房间孔（ostium secundum）** 心内膜垫向上生长逐渐封闭原发孔，原发孔逐渐变小的同时，原发隔上方中央逐渐变薄、被吸收，出现许多小孔（图 1-11b），进而融合为一大孔，为继发孔。原发隔与房室管心内膜垫融合时原发孔闭合，左、右心房通过继发孔相通（图 1-11c）。

4. **继发隔（septum secundum）** 胚胎第 5 周末，在原发隔的右侧生长出一新月形隔膜，为继发隔（图 1-11c、d）。

5. **卵圆孔（foramen ovale）** 继发隔逐渐向心内膜垫方向生长，遮盖继发孔（图 1-11e），其前后缘与心内膜垫接触时，下方留有一卵圆形的孔，为卵圆孔。此时，卵圆孔左侧的原发隔称为卵圆孔瓣（valve of foramen ovale）（图 1-11f）。

来自下腔静脉的血流进入右心房后，在下腔静脉瓣的导引下通过卵圆孔，推开卵圆孔瓣流入左心房。出生后，由于胎盘循环阻断后右房压降低，肺静脉回流增加，左房压增高，卵圆孔即刻发生功能性关闭。之后原发隔和继发隔发生解剖学融合，左、右心房完全分隔（图 1-11g）。

（二）房室管的分隔

房室管（atrioventricular canal）生长相对缓慢，形成心房、心室之间的狭窄通道。第 4 周末，房室管的腹侧、背侧间叶细胞组织逐渐向内隆凸形成上（腹）心内膜垫（superior endocardial cushion）和下（背）心内膜垫（inferior endocardial cushion），同时左、右侧出现侧心内膜垫（lateral cushion）。第 5 周末，上、下心内膜垫融合将原来的共同房室管分隔为左、右房室管（图 1-12）。围绕左右房室管的间质组织增生向腔内隆起，并逐渐变薄、分层，由最初的肌性组织变为薄的结缔组织，通过腱索、乳头肌与心室壁相连，最终形成两个房室瓣，即左侧的二尖瓣及右侧的三尖瓣。房室瓣瓣器结构包括瓣环、瓣叶、腱索及与之相连的乳头肌，其中瓣环、瓣叶、腱索等来源于心内膜垫和少量心外膜细胞，而乳头肌来源于心室肌的分层（图 1-13）。另外，心内膜垫的上半部参与房间隔的形成，下半部参与室间隔流入部的形成，这一过程使房、室间隔相连续。

（三）心室的分隔

球室袢的发生使得右心室和左心室呈现为右前、左后排列。胚胎第 4 周末，心室间隔开始由原始左、右心室连接处自心尖部向心内膜垫和流出道方向生长，形成室间隔的肌性部分。肌部室间隔上缘与心内膜垫之间形成一孔，为室间孔（interventricular foramen）

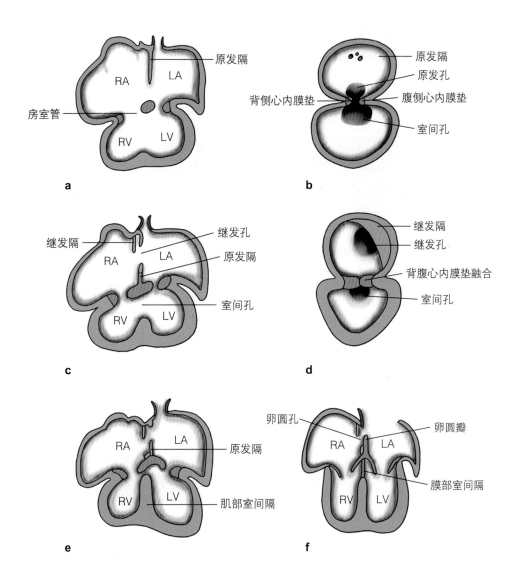

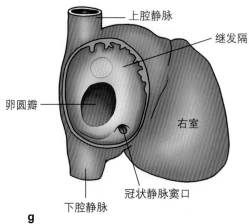

图 1-11 房间隔的发生示意图

a:30 天,心脏冠状面;b:30 天,右室面观;c:33 天,心脏冠状面;d:33 天,右室面观;e:37 天,心脏冠状面;f:房间隔发育完成,心脏冠状面;g:出生后,右室面观

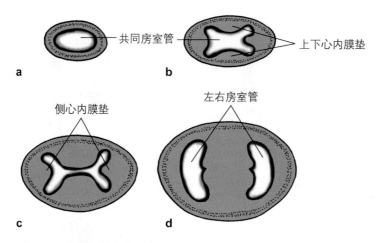

图 1-12　房室管的分隔示意图

a:23 天;b:26 天;c:31 天;d:35 天

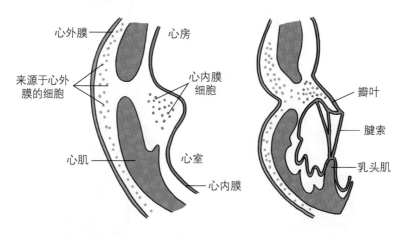

图 1-13　房室瓣瓣器的形成示意图

(见图 1-11d)。胚胎第 7 周末,分隔圆锥间隔的左、右球嵴相对生长,向下与室间隔肌部前后缘融合。心内膜垫增生向室间孔延伸,与左右球嵴和肌部室间隔融合,封闭了室间孔,形成室间隔膜部(图 1-14c)。

　　(四) 心球和动脉干的分隔

　　心球近段发育为原始右心室,中段参与形成流出道,远段发育为动脉干。

　　胚胎第 5 周,心球远段的动脉干和心球心内膜下的心胶质和间充质细胞增生,形成两条相对生长的纵行嵴,即圆锥嵴(conotruncal ridge),上端称动脉干嵴,下端称左、右球嵴,动脉干嵴和球嵴在动脉干两侧对向生长,并在中线融合,而且分隔发生的同时伴随流出道旋转,使得两个动脉干呈螺旋生长,中间的隔称为主肺动脉隔(图 1-14)。在此过程中心球逐渐并入心室壁,形成右心室的动脉圆锥和左心室的主动脉前庭,分别与肺动脉和主动脉相连。流出道旋转与以下解剖结构形成有关:主动脉瓣下圆锥吸收,形成主动脉瓣 - 二尖瓣的纤维连接;心室漏斗皱褶;流出部间隔[1,2]。

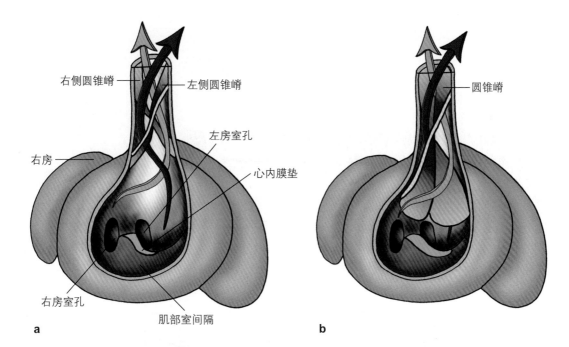

右侧圆锥嵴　　　左侧圆锥嵴

左房室孔

右房　　　　　　心内膜垫

右房室孔

肌部室间隔

a

圆锥嵴

b

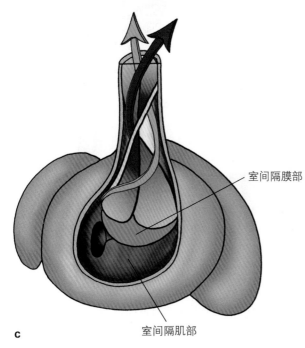

室间隔膜部

室间隔肌部

c

图 1-14　圆锥动脉干的发育和室间孔的封闭
a:胚体 6 周;b:第 7 周初;c:第 7 周末

肺动脉和主动脉分隔过程中起关键作用的是神经嵴细胞（neural crest cells）[1,3]，神经嵴细胞发生于后脑神经褶边缘，从背侧的神经管（neural tube）通过3、4、6对咽弓迁移至心室流出道，有助于圆锥和动脉干分隔的完成（**图 1-15**）。它在主动脉弓的发生方面也起关键作用。如果神经嵴细胞不能正常迁移，会导致各种各样的圆锥动脉干畸形[4,5]，如法洛四联症、室间隔缺损合并肺动脉闭锁、右室双出口、对位不良型室间隔缺损、主动脉弓离断、永存动脉干、主肺动脉窗等。

主动脉和肺动脉干起始部的心内膜下组织增厚形成三个结节样突起，并逐渐变薄，与动脉干分离，演变为半月瓣（**图 1-16**）。因此，主动脉瓣和肺动脉瓣是形态学一致的两个独立结构[1]。

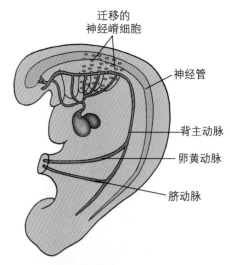

图 1-15 神经嵴细胞向心室流出道的迁移示意图

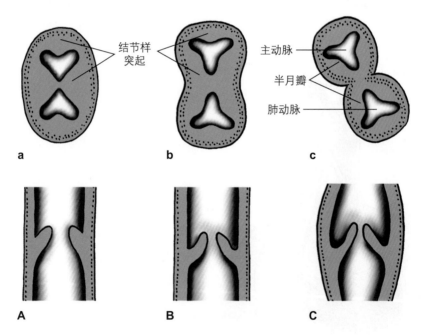

图 1-16 半月瓣的发生

a、b、c 为横断面，A、B、C 为相应的纵剖面；自左至右依次为 5 周、6 周、7 周

四、主动脉弓的演变

主动脉弓最初从动脉囊先后发出 6 对咽弓动脉，咽弓动脉围绕气管和食管与背主动脉（dorsal aorta）相连[1]（**图 1-17a**）。当主动脉和肺动脉分隔完成时，主动脉通连第 1、第 2、第 3、第 4 对弓动脉，肺动脉干通连第 6 对弓动脉。6 对弓动脉并不同时出现，在第 6 对弓动脉发

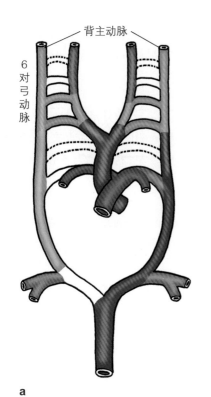

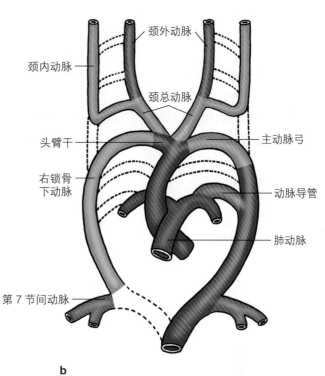

a

b

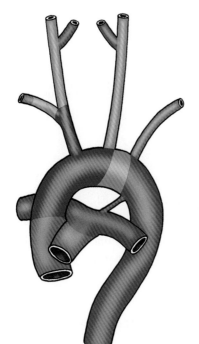

图 1-17 主动脉弓的发生演变
a:6 对弓动脉与同侧背主动脉相连;b:弓动脉和背主动脉发生
过程,虚线表示退化消失的节段;c:发育成熟的主动脉弓,图
中不同颜色表明发生来源不同

c

生时,前两对弓动脉已退化或发生演变。

（一）第1、第2对弓动脉

大部分退化,第1对小部分遗留形成上颌动脉,第2对小部分遗留形成舌骨动脉和镫骨动脉。第1、第2对相连的背主动脉不退化,参与形成颈内动脉(internal carotid artery)（图1-17b）。

（二）第3对弓动脉

左、右各发出一分支,即左、右颈外动脉(external carotid arteries)。颈外动脉起始点将第3弓动脉分为两段,近侧段的颈总动脉(common carotid artery)和远侧段的颈内动脉,后者与第1、第2对的背主动脉相连接,向头端延伸,共同形成颈内动脉。左、右两侧第3和第4弓动脉之间的背主动脉均退化（图1-17b、c）。

（三）第4对弓动脉

左侧的第4弓动脉和动脉囊的左半共同形成主动脉弓(arch of aorta),左侧的背主动脉形成降主动脉,其上的左第7节间动脉(7th intersegmental artery)演化为左锁骨下动脉。右侧第4弓动脉和与其相连的右背主动脉和右第7节间动脉延续,形成右锁骨下动脉(right subclavian artery)。右第7节间动脉起点至双侧背主动脉汇合点之间的一段背主动脉退化。动脉囊的右半形成头臂干(brachiocephalic artery)（图1-17b、c）。

（四）第5对弓动脉

发生后很快消失,有时甚至不发生。

（五）第6对弓动脉

左、右各发出一支分支到肺芽,分别与同侧第6弓动脉的近侧段连接发育为肺动脉(pulmonary artery)左、右分支,右侧第6弓动脉的远侧段消失,左侧第6弓动脉的远侧段保留,即动脉导管(ductus arteriosus)（图1-17b、c）。

五、静脉窦和心房的演变

静脉窦(sinus venarum)最初位于原始心管的尾侧端,分为左、右角(left sinus horn, right sinus horn),两侧分别由总主静脉(common cardinal vein, CCV)、脐静脉(umbilical vein, UV)和卵黄静脉(vitelline vein, VITV)汇入（图1-18）。

（一）总主静脉的演变

总主静脉由前、后主静脉汇合形成。右侧前主静脉(anterior cardinal vein, ACV)近侧段和右侧总主静脉形成上腔静脉(superior vena cava)（图1-18）。左、右前主静脉之间通过胸腺静脉和甲状腺静脉形成一吻合支,左前主静脉远段的血液经此吻合支汇入右前主静脉,吻合支发育为左无名静脉。左前主静脉近心段则退化。后主静脉(posterior cardinal vein, PCV)是早期人胚体内循环的回流血管,主要分布在中肾内,所以当中肾退化时,后主静脉的大部分也随之退化,右侧后主静脉头端部分保留成为奇静脉根部。

（二）卵黄静脉的演变

右卵黄静脉头段演变为下腔静脉(inferior vena cava)（图1-18）,尾段与左卵黄静脉的尾段分支吻合,形成门静脉。左侧卵黄静脉头段退化。

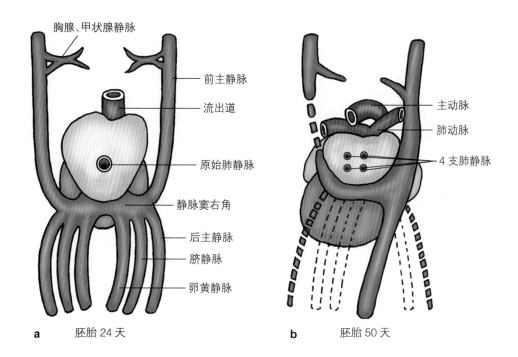

胸腺、甲状腺静脉

前主静脉

流出道

原始肺静脉

静脉窦右角

后主静脉

脐静脉

卵黄静脉

a 胚胎 24 天

主动脉

肺动脉

4 支肺静脉

b 胚胎 50 天

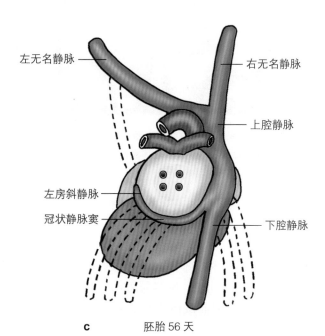

左无名静脉

右无名静脉

上腔静脉

左房斜静脉

冠状静脉窦

下腔静脉

c 胚胎 56 天

图 1-18 静脉窦的发生发展示意图（背面观）

(三) 脐静脉的演变

右侧脐静脉退化。左脐静脉的脐至肝段保留到出生,胎盘来的一部分血液经左脐静脉再经静脉导管引流入静脉窦右角。

因此,大量血液流入静脉窦右角,右角逐渐变大吸收,并入右心房,形成右心房的光滑部,上、下腔静脉直接与右心房相连通。静脉窦左角逐渐萎缩变小,近侧段演变为冠状静脉窦(coronary sinus),远侧段演变为左房斜静脉(oblique vein of left atrium)根部(图 1-18)。

静脉窦发育伴随心房发育,静脉窦最终形成右房后壁的大部分和左房后壁的小部分。静脉窦最初通过窦房孔(sinuatrial orifice)与原始心房相通,窦房孔较宽,窦房孔与心房开口处有静脉瓣(venous valve)防止血液回流。因为大量血液流向右角,窦房孔被移至右侧连接右心房。左侧静脉瓣融合为房间隔的一部分,右侧静脉瓣发育成为下腔静脉瓣和冠状静脉窦口的瓣叶,即欧氏瓣(Eustachian valve)与替培希司瓣(Thebesian valve)。成体右房(发育完成的右房)可以分为两部分,内壁光滑的部分来源于静脉窦,内壁粗糙的部分有许多梳状肌,来源于原始心房(图 1-19),右房内分隔光滑部和原始心房的嵴为界嵴(crista terminalis)。

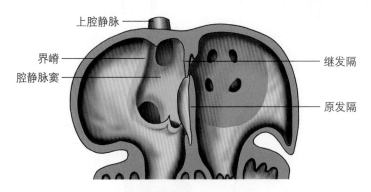

图 1-19   左右心房光滑部分发育示意图(冠状面)
绿色为静脉窦右角并入右心房形成其光滑部;玫红色为肺静脉根部及其属支并入左心房形成其光滑部

六、肺静脉的演变

胚胎第 6 周时,左心房后壁原发隔左侧的中胚层仅出现一根血管,为原始肺静脉。此静脉一分为二,二分为四。当左心房扩展时,肺静脉根部及其属支被心房后壁吸收,成为左房壁的一部分,形成左心房光滑部。因而成体心脏的左房后壁有 4 支肺静脉开口(图 1-20)。原始左房最终演变为左心耳[6]。

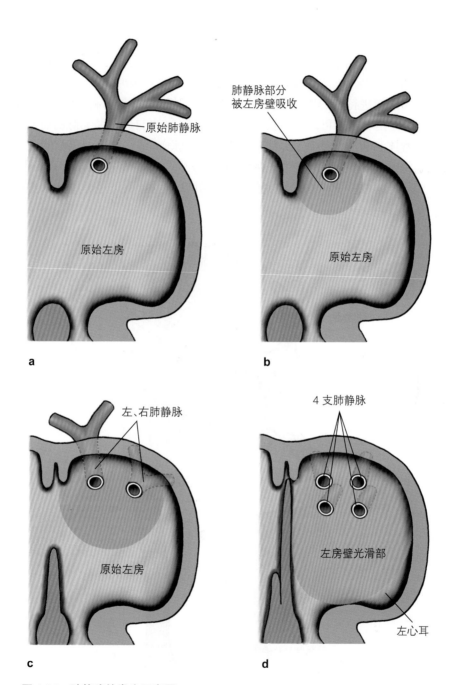

图 1-20　肺静脉的发生示意图

a：胚胎 5 周，原始肺静脉开口于原始左房；b：原始肺静脉部分被左房壁吸收；c：胚胎 6 周，原始肺静脉一分为二；d：肺静脉二分为四，由于肺静脉被左房壁吸收形成左房光滑部，原始左房形成左心耳

第三节　胎儿血液循环及出生后改变

一、胎儿血液循环

胎盘是母体之间进行营养物质交换和气体交换的场所,胎盘内有母体和胎儿两套血液循环,互不相通,但两者之间可以进行物质交换(图1-21)。来自胎儿脐动脉的血液为静脉血,在胎盘内进行气体和物质交换后,成为含氧量高的动脉血,经脐静脉回流至胎儿,一部分经肝脏门静脉系统通过肝血窦入下腔静脉引流至右房,另一部分经静脉导管直接入下腔静脉再入右房。大部分下腔静脉入右房的血液在下腔静脉瓣的导引下经卵圆孔入左房,与来自

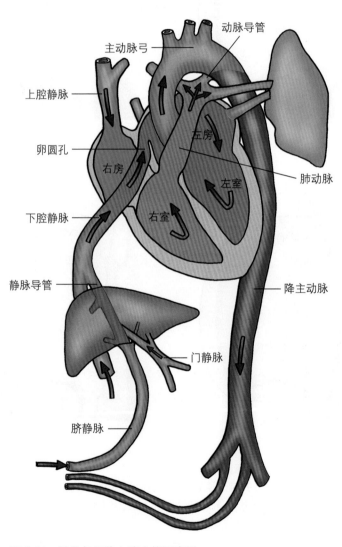

图 1-21　胎儿与母体血液交换示意图

肺静脉的血流混合经二尖瓣入左室,泵入升主动脉,绝大部分经主动脉弓及其三大分支供应头、颈、上肢及心脏,少部分流向降主动脉。从头、颈部、上肢回流的静脉血经上腔静脉入右房,与来自下腔静脉的小部分血液共同经三尖瓣口入右室,由于胎儿时期肺无呼吸功能,血管阻力大,仅少部分泵入肺动脉及左、右分支供应肺,大部分经动脉导管入降主动脉供应下肢、盆腹腔,部分经脐动脉回流入胎盘后进行物质交换再经脐静脉供应胎儿(图 1-22)。胎儿体内的循环血液都是混合血,只是各部位的混合成分有差别。头部、心脏、上肢及肝脏的血液含氧量较高,下肢及肺部的血液含氧量较低。

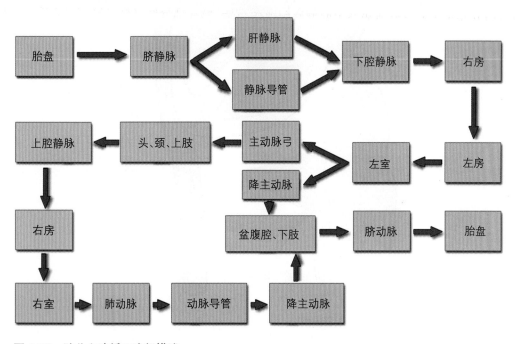

图 1-22　胎儿血液循环途径描述

二、出生后血液循环

　　出生后胎盘血液循环中断,新生儿肺开始呼吸运动,肺泡张开,肺循环压力下降,右心室泵入肺动脉的血液增多,经肺静脉回流入左心房的血液也相应增多,左房压力增加,卵圆瓣与第Ⅱ房间隔发生功能性闭合,进而发生解剖学融合。呼吸运动使血氧含量增加,动脉导管处的平滑肌受到刺激后收缩,逐渐闭合,成为动脉韧带。脐静脉闭锁后的遗迹为肝圆韧带(图 1-23)。

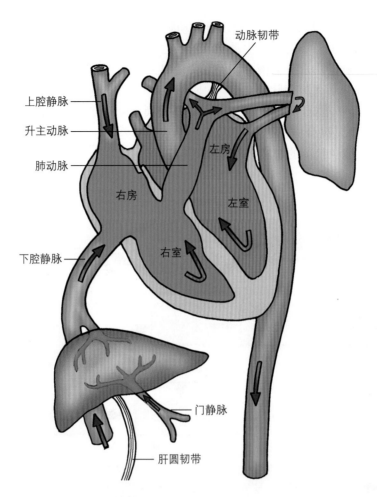

动脉韧带

上腔静脉

升主动脉

肺动脉

左房

右房

左室

下腔静脉

右室

门静脉

肝圆韧带

图 1-23　出生后血液循环

参 考 文 献

[1] Schleich JM, Abdulla T, Summers R, et al. An overview of cardiac morphogenesis. Arch Cardiovasc Dis, 2013, 106 (11): 612-623.

[2] Waldo KL, Hutson MR, Ward CC, et al. Secondary heart field contributes myocardium and smooth muscle to the arterial pole of the developing heart. Dev Biol, 2005, 281: 78-90.

[3] Hutson MR, Kirby ML. Model systems for the study of heart development and disease. Cardiac neural crest and conotruncal malformations. Semin Cell Dev Biol, 2007, 18: 101-110.

[4] Anderson RH, Chaudhry B, Mohun TJ, et al. Normal and abnormal development of the intrapericardial arterial trunks in humans and mice. Cardiovasc Res, 2012, 95: 108-115.

[5] Waldo KL, Hutson MR, Stadt HA, et al. Cardiac neural crest is necessary for normal addition of the myocardium to the arterial pole from the secondary heart field. Dev Biol, 2005, 281: 66-77.

[6] Douglas YL, Jongbloed MR, Deruiter MC, et al. Normal and abnormal development of pulmonary veins: state of the art and correlation with clinical entities. Int J Cardiol, 2011, 147: 13-24.

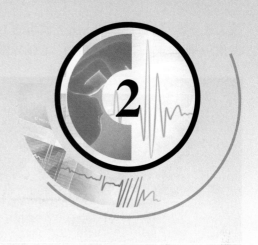

第二章

胎儿心脏节段分析法及正常胎儿超声心动图解读

《中国出生缺陷防治报告(2012)》显示,2000—2011年围生期先天性心脏病(congenital heart disease,CHD)发生率呈上升趋势。2011年全国CHD发生率为2000年的3.56倍,城市为4.41倍,农村为2.97倍。2011年全国出生缺陷监测系统统计的围生期CHD发病率达到了40.95/10 000。CHD居我国5岁以下儿童死亡原因的第4位和先天畸形首位,胎儿时期发病率甚至更高。胎儿超声心动图是产前评估心脏结构、功能及传导系统的最基本工具,积极进行胎儿超声心动图检查对CHD产前产后病情诊断、干预治疗及预后评估意义重大[1]。

第一节　心脏节段分析法

自1972年Van Praagh首次提出心脏大血管的节段分析法后,到目前为止,节段分析法已成为诊断CHD必须遵循的原则。在诊断分析心内结构、各节段位置及连接关系之前首先应该判定胎儿数目、胎方位及胎儿心脏位置。

一、胎方位的判定

胎方位判断较实用的方法就是先判断头和足的位置,再根据脊柱的位置判断胎儿姿势,从而分辨胎儿左、右,而不能仅依据胎儿内脏位置判断左、右。

二、胎儿心脏位置及心轴的判断

正常心脏大部分位于左侧胸腔,内脏正位,心房正位,心室右袢,心尖指向左前,房室连接关系一致。心脏面积约占胸腔面积的 1/3。心轴（即心底至心尖的延长线与身体矢状切面夹角）一般为 45°±20° （图 2-1）。心轴异常多见于先天性心脏病。

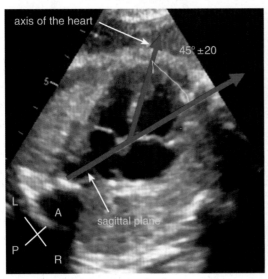
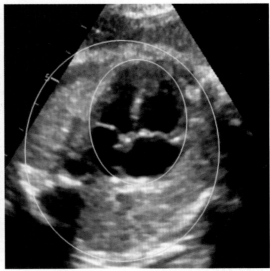

图 2-1　心轴和心胸比例

axis of the heart：心轴；sagittal plane：矢状面

心脏位置异常可分为胸外心脏和胸内心脏位置异常。

（一）胸外心脏

指整个心脏或部分心脏位于胸腔外。分 4 种类型：

1. **胸型**　指心脏出现于胸壁之外 （图 2-2、图 2-3），多数有胸骨缺如、心包缺如。根据其表面是否有皮肤覆盖分两种：被覆型和裸露型。

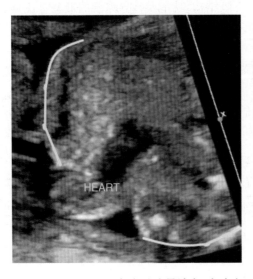
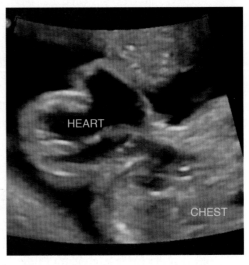

图 2-2　胸型胸外心脏：部分胸骨缺失，胸壁连续不完整（黄线），部分心脏裸露在外

图 2-3　胸型胸外心脏：整个心脏位于胸腔外

2. **腹腔型**　心脏位于膈肌以下的腹腔内,多数伴有膈肌缺如、心包缺如。

3. **胸腹联合型**　部分心脏位于胸腔,部分心脏位于腹腔,可伴有胸骨缺损、膈肌缺损、心包缺如,甚至腹壁肌缺损等。

4. **颈型**　指心脏出现于颈部,极罕见。

（二）胸内心脏位置异常

正常心脏位于胸腔内中纵隔,整个心脏的 2/3 位于中线左侧,1/3 位于中线右侧,心尖指向左下。心脏轴线是指胸腔内连接心底和心尖部的轴线,以正常左位心为基础,根据心脏轴线和心尖指向位置,心脏一般分为左位心（levocardia）、中位心（mesocardia）和右位心（dextrocardia）（图 2-4）。

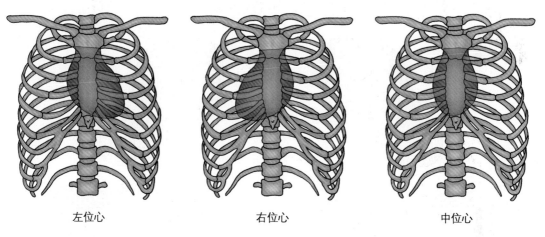

左位心　　　　　　　　　　右位心　　　　　　　　　　中位心

图 2-4　心脏位置示意图

1. **左位心**　指心脏大部分位于左侧胸腔,心尖指向左前,可分为正位左位心和左旋心。

（1）正位左位心:内脏正位,心房正位,心室右袢,心尖指向左前,房室连接关系一致（图 2-5a）。降主动脉位于左侧。

（2）左旋心:又称孤立性左位心,指心房反位,内脏反位,心尖指向左前,房室连接可一致,亦可不一致（图 2-5d）。降主动脉位于右侧。

2. **中位心**　心脏居中,心轴与身体矢状面基本平行,心尖指向前下,房室连接可一致或不一致。

3. **右位心**　指心脏大部分位于右侧胸腔,心尖指向右前,分为镜像右位心和右旋心。

（1）镜像右位心:内脏反位,心房反位,心室左袢,心尖指向右前,房室连接一致,各腔室和大动脉关系与正常呈镜影关系（图 2-5b）。降主动脉位于右侧。

（2）右旋心:又称孤立性右位心,内脏正位,心房正位,心尖指向右前,房室连接、心室动脉连接多正常（图 2-5c）。降主动脉位于左侧。

心脏移位,即心外因素导致的心脏位置改变（图 2-6）,如一侧胸腔积液、占位性病变（图 2-7）、膈疝（图 2-8、图 2-9）、胸廓发育畸形等。

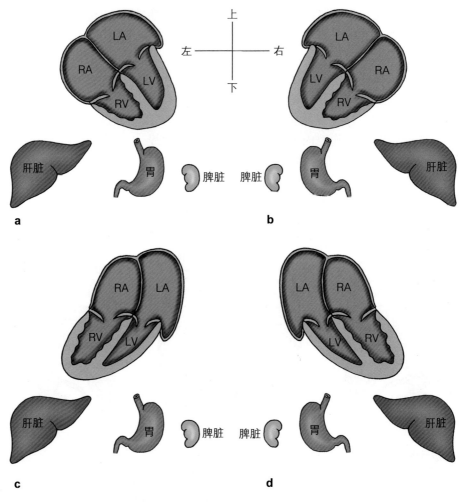

图 2-5　胸内心脏位置异常示意图

a:正常左位心;b:镜像右位心;c:右旋心;d:左旋心

LA:左房;RA:右房;LV:左室;RV:右室

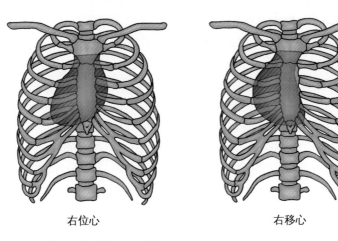

图 2-6　右位心和右移心示意图

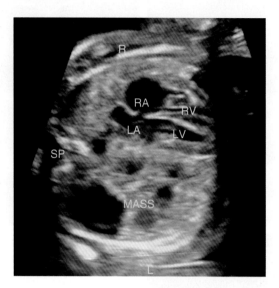

图 2-7 心脏右移（左肺占位性病变所致）
LA:左房;RA:右房;LV:左室;RV:右室;SP:脊柱;
MASS:肿块

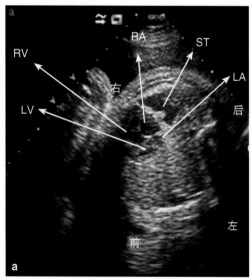 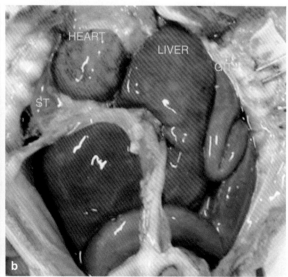

图 2-8 心脏右移（膈疝）
a:心脏明显右移,胃泡和部分肝脏上移至胸腔,胃泡位于心脏右后方;b:图 a 尸检结果,心脏移至右侧胸腔,
胃泡位于心脏右后方,部分肝脏和肠道在左侧胸腔
LA:左房;RA:右房;LV:左室;RV:右室;HEART:心脏;LIVER:肝脏;GIT:肠道;ST:胃泡

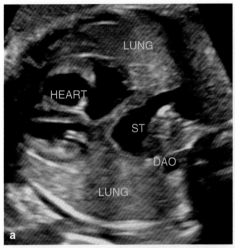
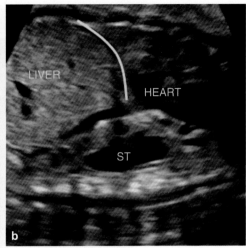
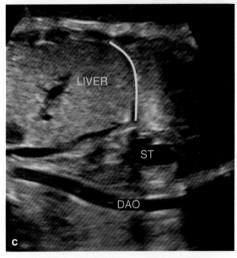

图 2-9 心脏移位（膈疝）

a:胸腔横断面,心脏后方可见胃泡结构回声,心脏向右前移位;b:胎儿矢状面显示膈肌连续中断（黄线所示）,胃泡位于胸腔和腹腔内;c:胃泡上移导致腹主动脉受压移位

HEART:心脏;LUNG:肺脏;ST:胃泡;DAO:降主动脉;LIVER:肝脏

三、心脏大血管节段分析法

节段分析法将心脏大血管分为三个节段（segments）和两个连接（connecting）,三个节段指心房、心室、大动脉,两个连接指房室连接（房室瓣）和心室大动脉连接（动脉圆锥）[2]（图 2-10）。

（一）内脏 / 心房位

首先确定心房位。区别左、右心房最可靠的依据是判断左、右心耳的形态。左心耳为管状或指状,细长;右心耳为三角形,粗短。但是胎儿时期观察心耳形态较困难,而心房位与内脏位存在高度一致性,通常情况下肝脏与右心房位于同侧,胃泡与左心房位于同侧。肺静脉的变异性较大,可出现异位连接,所以不能通过肺静脉连接来判定左、右心房。临床上通过判断下腔静脉和腹主动脉与脊柱的关系、下腔静脉 - 心房连接联合确定心房位,胎儿左、右支气管形态特征也是判断心房位的重要方法。

1. 内脏 / 心房正位 肝脏和右心房位于右侧,胃泡和左心房位于左侧。左侧为二叶肺,右侧为三叶肺,左主支气管细长而走向倾斜,右主支气管短粗而陡直（图 2-11a）。腹主动脉

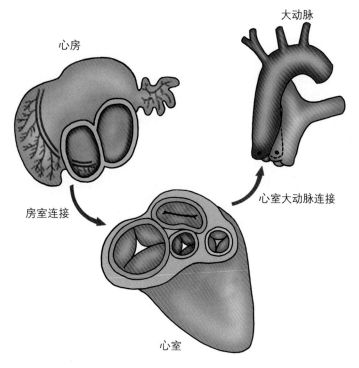

图 2-10　心脏的三个节段和两个连接示意图

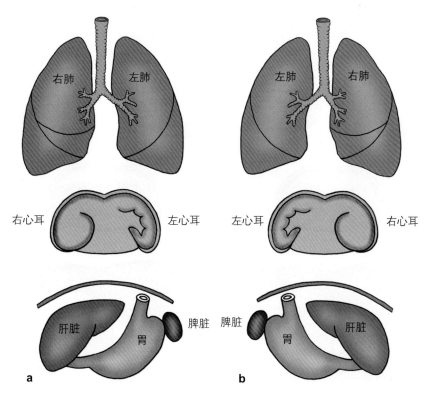

图 2-11　内脏 / 心房正位和反位示意图

a：为内脏 / 心房正位；b：为反位（与 a 图呈镜像关系）

位于脊柱左前,下腔静脉位于右前。右心房接受来自上、下腔静脉的血液,左心房接受肺静脉的血液。

2. 内脏/心房反位 与正常呈镜影关系。肝脏和右心房位于左侧,胃泡和左房位于右侧。左侧三叶肺,右侧二叶肺(图2-11b)。腹主动脉位于脊柱右前,下腔静脉位于左前。

3. 内脏/心房不定位 腹主动脉和下腔静脉的正常关系消失。肝脏呈水平肝,亦可不对称,胃泡位置可左、可右或居中。左、右心耳形态学一致。分左房异构和右房异构[3](详见第二十六章)。

(1)左房异构:两侧心房均为形态学左心房结构。通常为多脾。双侧均为二叶肺,两侧支气管为左支气管形态(图2-12b)。腹主动脉位于脊柱前方,常有下腔静脉离断,腹主动脉后外侧的奇静脉或半奇静脉增宽,收集盆、腹腔和下肢的血液。

(2)右房异构:两侧心房均为形态学右心房结构。通常为无脾。胃泡可在任意一侧,多趋向中线。双侧均为三叶肺,两侧支气管为右支气管形态(图2-12a)。腹主动脉和下腔静脉位于脊柱同侧,且下腔静脉在腹主动脉前方。

(二)心室祥

1. 心室形态学的判断 判断心室祥首先要了解左、右室的解剖学特征。一个完整的心室由三部分组成:流入道、小梁部和流出道。形态学右室与左室的区别:①右室心尖部有粗

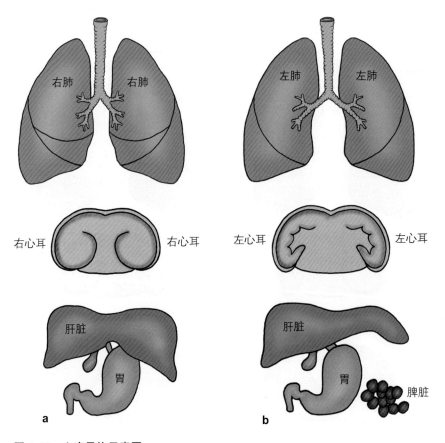

图2-12 心房异构示意图
a:右房异构;b:左房异构

大的肌小梁,而且有一条连接间隔和室壁的肌束,称节制索(moderator band),又称隔缘肉柱。形态学左室壁较光滑,心尖部小梁细小;②右室的三尖瓣在室间隔的附着点比二尖瓣更靠近心尖;③三尖瓣隔叶"粘连"于室间隔,而二尖瓣前叶与室间隔无"粘连"。

2. 心室祥的确定　心室的空间方位有三种情况。

(1) 心室右祥(D-loop,D):属于正常的心室空间排列,即形态学右心室位于右侧,形态学左心室位于左侧。

(2) 心室左祥(L-loop,L):心室空间方位发生颠倒,形态学右心室位于左侧,形态学左心室位于右侧。

(3) 心室不定祥(X-loop,X):较罕见,即心室腔的形态学无明显区别,心室祥不能确定。

并不是所有心脏都适合采用心室空间方位来判定心室祥,某些先天性心脏病,比如十字交叉心。而不管心室空间方位如何,左右手法则均适用,只需识别一侧心室的流入道、流出道和间隔即可判定心室祥。右手型心室为心室右祥,即右手拇指指向右室流入道,其余四指指向流出道,手掌面对室间隔。左手型心室为心室左祥,即左手拇指指向右室流入道,其余四指指向流出道,手掌面对室间隔(**图 2-13**)。

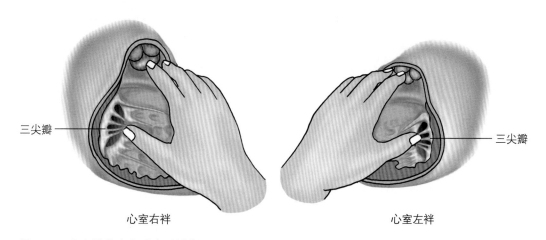

　　三尖瓣 ——　　　　　　　　　　　　　　　　　　　　　　　　　　　—— 三尖瓣

心室右祥　　　　　　　　　　　　　　　　　　　　心室左祥

图 2-13　心室祥的左右手法则判定

十字交叉心(criss-cross heart,CCH)是胚胎时期心房固定而心室沿心脏长轴发生异常的顺时针或逆时针旋转所致(**图 2-14**),室间隔处于水平位,心室呈上下排列,又称楼上楼下心[4]。少数情况下室间隔也可呈半垂直位或垂直位。如**图 2-15**所示,虽然右室在左上方,但根据左右手法则仍为右手型心室,因此是心室右祥。

（三）动脉干

首先要确定主动脉和肺动脉。肺动脉主干行程很短便发出左、右肺动脉。主动脉行程较长至主动脉弓部发出头臂干、左颈总动脉及左锁骨下动脉三个分支。

动脉干还有两种情况:共同动脉干(common arterial trunk)和单一动脉干(solitary arterial trunk)(**图 2-16**)。共同动脉干供应冠状动脉、肺循环及体循环动脉。单一动脉干仅有一根大血管延续为主动脉,没有肺动脉,肺的血供来源于降主动脉的侧支循环。

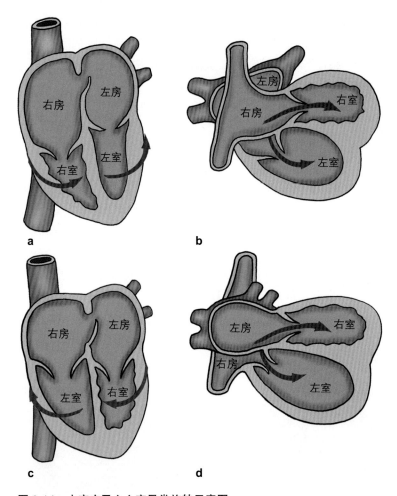

图 2-14　十字交叉心心室异常旋转示意图

图 a 心室顺时针旋转得到图 b,图 c 逆时针旋转得到图 d

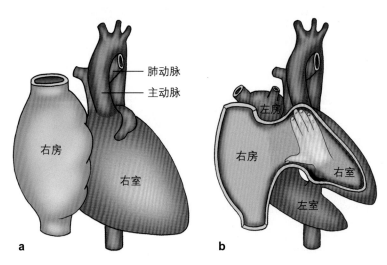

图 2-15　十字交叉心合并右室双出口示意图

a:心脏表面观,右室位于左室的左前上方;b:内部结构图

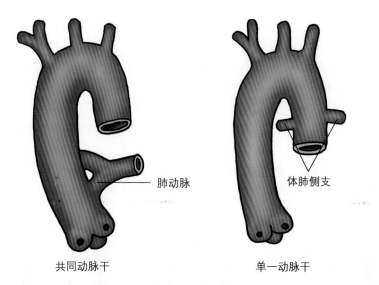

共同动脉干　　　　　　　　　　　单一动脉干

图 2-16　共同动脉干和单一动脉干示意图

（四）房室连接

1. 房室连接类型包括双心室连接和单心室连接。

（1）双心室连接

1）房室连接一致（concordant）：形态学右心房连接形态学右心室，形态学左心房连接形态学左心室（图 2-17a、b）。

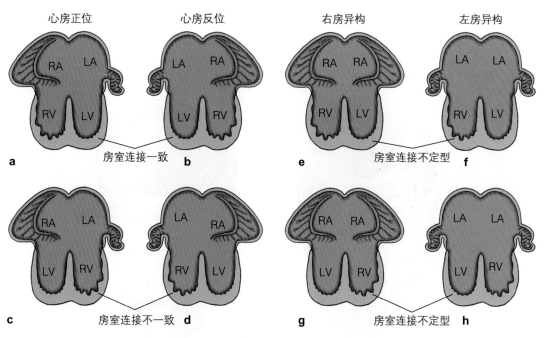

心房正位　　　　　心房反位　　　　　右房异构　　　　　左房异构

房室连接一致　　　　　　　　　房室连接不定型

房室连接不一致　　　　　　　　房室连接不定型

图 2-17　双心室连接基本方式示意图

房室连接不定型见于心房异构

LA：左房；RA：右房；LV：左室；RV：右室

2）房室连接不一致（discordant）：形态学右心房连接形态学左心室，形态学左心房连接形态学右心室（图 2-17c、d）。

3）房室连接不定型（ambiguous）：心房异构时，双侧左心房或双侧右心房分别与双侧心室连接，因而不能明确房室连接类型（图 2-17e~h）。

（2）单心室房室连接：一侧或两侧心房连接单心室主腔。

1）心室双入口：不管两侧心房的排列关系如何，双侧心房均与单心室主腔相连接（图 2-18b）。

2）一侧房室无连接：一侧心房和心室之间无直接连接，该侧房室沟内由脂肪和肌肉组织充填（图 2-18a、c）。

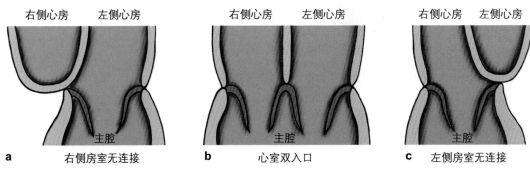

| a 右侧房室无连接 | b 心室双入口 | c 左侧房室无连接 |

图 2-18 单心室房室连接示意图
心室双入口和一侧房室连接缺如

单心室房室连接时，如果主腔为形态学左室，残余心腔位于主腔的前上方，可在主腔的左侧或右侧；如果主腔为形态学右室，残余心腔位于主腔的后下方，偏左或偏右（图 2-19）。

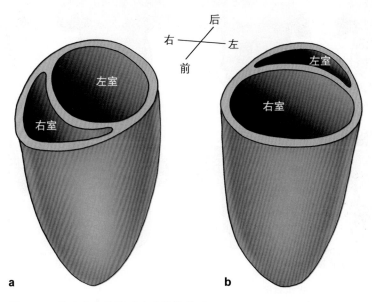

图 2-19 单心室主腔和残余心腔的关系
a：残余心腔为右室；b：残余心腔为左室

2. 房室连接方式

(1) 两侧房室瓣口均存在并开放。

(2) 一侧房室瓣闭锁或缺如,另一侧房室瓣开放。常常伴有闭锁侧的心室发育不良(图 2-20)。

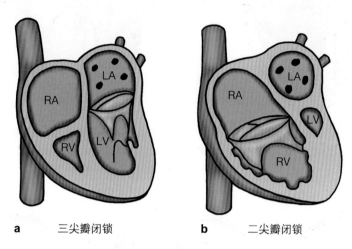

a　　　三尖瓣闭锁　　　　　　b　　　二尖瓣闭锁

图 2-20　一侧房室瓣闭锁示意图

LA:左房;LV:左室;RA:右房;RV:右室

(3) 共同房室瓣启闭(图 2-21)。

(4) 房室瓣坐跨或骑跨:坐跨(overriding)是指一侧房室瓣口跨越室间隔之上,其腱索和乳头肌在同侧的心室发出(图 2-22)。骑跨(straddling)是指一侧房室瓣口位于室间隔之上,并且其腱索附着于室间隔的两侧(图 2-23)。坐跨和骑跨常常同时存在。也可以有腱索骑跨,但无瓣环坐跨(图 2-24)。当一侧房室瓣坐跨超过瓣环的 50% 时,则可诊断为心室双入口的单心室(图 2-25)。

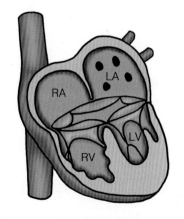

图 2-21　共同房室瓣示意图

LA:左房;LV:左室;RA:右房;RV:右室

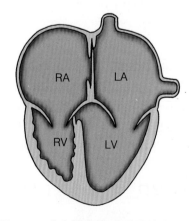

图 2-22　房室瓣坐跨,无腱索骑跨

LA:左房;LV:左室;RA:右房;RV:右室

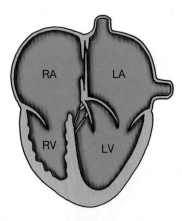

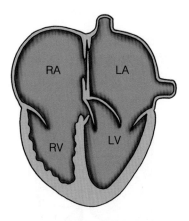

图 2-23 房室瓣坐跨,并有腱索骑跨
LA:左房;LV:左室;RA:右房;RV:右室

图 2-24 房室瓣无坐跨,但有腱索骑跨
LA:左房;LV:左室;RA:右房;RV:右室

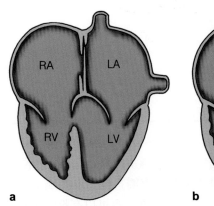

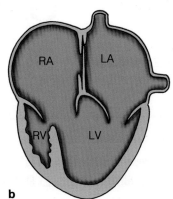

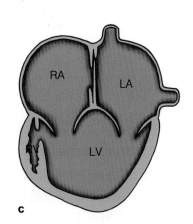

a

b

c

图 2-25 房室瓣坐跨率与房室连接的关系图解
a:房室瓣坐跨,但坐跨率小于 50%,仍诊断为双心室房室连接;b:房室瓣坐跨率超过 50%,则诊断为单心室房室连接;c:左室双入口不伴坐跨
LA:左房;LV:左室;RA:右房;RV:右室

(五) 心室动脉连接

1. **连接一致** 形态学右室连接肺动脉,形态学左室连接主动脉(图 2-26a)。

2. **连接不一致** 形态学左室连接肺动脉,形态学右室连接主动脉(图 2-26b、c)。

3. **心室双出口** 两条动脉完全起自右室(或左室),或一条完全起自右室(或左室),另一条超过 50% 起自右室(或左室)(图 2-26d、e)。双出口可以发生在右室、左室及不确定心室形态。

4. **心室单出口** 仅一根动脉干连接心室(图 2-26f~h),可以是共同动脉干、主动脉或肺动脉闭锁。

(六) 动脉圆锥

动脉圆锥为心室漏斗部,连接于心室与半月瓣之间。有四种类型(图 2-27)。

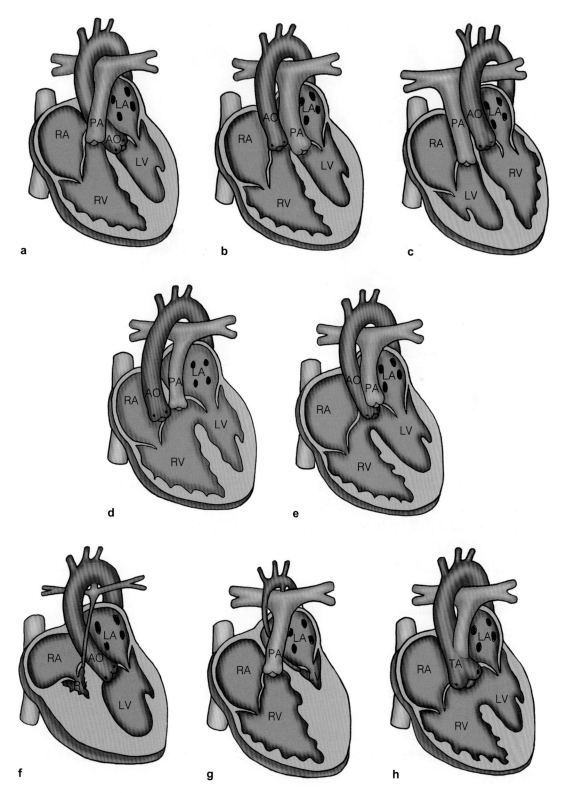

图 2-26　心室动脉连接的各种方式

LA：左房；LV：左室；RA：右房；RV：右室；AO：主动脉；PA：肺动脉；TA：共同动脉干

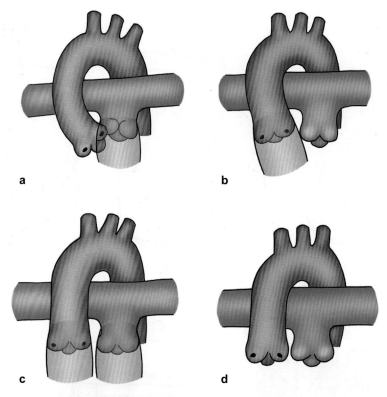

图 2-27　动脉圆锥的四个类型

a：肺动脉瓣下圆锥；b：主动脉瓣下圆锥；c：双动脉瓣下圆锥；d：双侧圆锥缺如

1. **肺动脉瓣下圆锥（subpulmonary）**　肺动脉瓣下有肌性圆锥组织，主动脉瓣与二尖瓣前叶之间为纤维连接。见于正常心脏和镜像右位心。

2. **主动脉瓣下圆锥（subaortic）**　主动脉瓣下有圆锥组织，肺动脉瓣下圆锥吸收，与房室瓣之间为纤维连接。常见于完全型大动脉转位。

3. **双动脉瓣下圆锥（bilateral）**　主动脉瓣及肺动脉瓣下均存在圆锥组织。常见于右室双出口。

4. **圆锥缺如（bilaterally absent）**　双动脉瓣下均无圆锥组织，常见于左室双出口。

（七）大动脉的空间方位

大动脉的关系一般以肺动脉瓣的位置为基础，描述主动脉瓣相对于肺动脉瓣的位置（图2-28）。

1. **大动脉正位型（situs solitus，S）**　主动脉瓣位于肺动脉瓣右后。见于正常心脏。

2. **大动脉反位型（situs inversus，I）**　主动脉瓣位于肺动脉瓣左后，与正位型呈镜面位。

3. **大动脉关系异位**　两条大动脉的空间关系异常。主动脉瓣位于肺动脉瓣的右前，为右位型。主动脉瓣位于肺动脉瓣的左前，为左位型。主动脉瓣亦可位于肺动脉瓣的正前方、左侧、右侧。

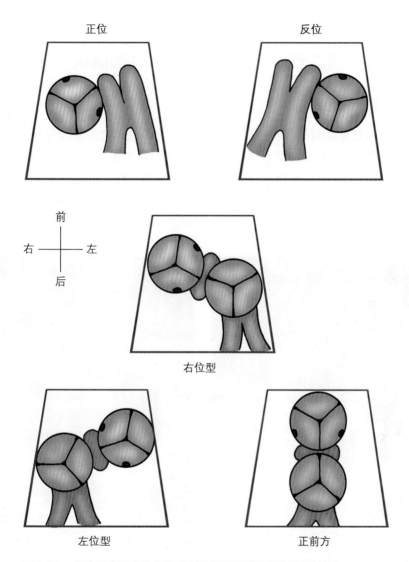

图 2-28　大动脉空间方位示意图（相当于胸骨旁大动脉短轴位）

参 考 文 献

［1］Donofrio MT，Moon-Grady AJ，Hornberger LK，et al. Diagnosis and treatment of fetal cardiac disease：a scientific statement from the American Heart Association. Circulation，2014，129（21）：2183-2242.

［2］Anderson RH，Becker AE，Freedom RM et al. Sequential segmental analysis of congenital heart disease. Pediatr Cardiol，1984，5（4）：281-287.

［3］Uemura H，Ho SY，Devine WA，et al. Atrial appendages and venoatrial connections in hearts from patients with visceral heterotaxy. Ann Thorac Surg，1995，60（3）：561-569.

［4］Ravi P，Fruitman D，Mills L，et al. Prenatal Diagnosis of the Criss-Cross Heart. Am J Cardiol，2017，119（6）：916-922.

第二节　正常胎儿超声心动图解读

一、上腹部横切面

上腹部横切面扫查是胎儿心脏检查中非常重要的一部分,也是节段分析法的第一步,可以通过评估胎儿内脏位,借以判断心房位。一般采用门静脉窦水平的上腹部横切面。正常情况下,可见肝脏及胆囊位于右侧,胃泡及脾脏位于左侧。腹主动脉位于脊柱左前方,下腔静脉位于脊柱右前方,下腔静脉比腹主动脉更靠前(图 2-29)。略倾斜探头可探及三支肝静脉汇入下腔静脉(图 2-30),静脉导管引流入下腔静脉。

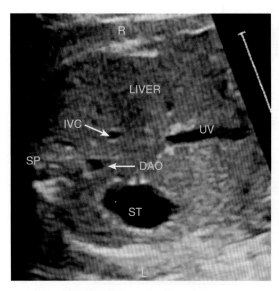

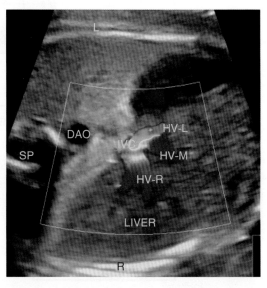

图 2-29　上腹部横切面
IVC:下腔静脉;DAO:降主动脉;ST:胃;LIVER:肝脏;
UV:脐静脉;SP:脊柱

图 2-30　上腹部横切面,三支肝静脉入下腔静脉
SP:脊柱;DAO:降主动脉;IVC:下腔静脉;HV-L:肝左静脉;HV-M:肝中静脉;HV-R:肝右静脉;LIVER:肝脏

二、四腔心切面

自上腹部横切面略向头侧扫查追踪下腔静脉入右房即可显示四腔心切面。胎儿时期肺无呼吸运动,与出生后相比,心脏四腔心切面接近于水平位。四腔心切面是胎儿心脏检查非常重要的一个切面,此切面观察心脏位置、大小、心轴、心房位、心室及心室袢、房室连接、房间隔及室间隔、二尖瓣及三尖瓣有无闭锁、三尖瓣有无下移、卵圆孔的大小、卵圆孔瓣开放情况等,圆锥动脉干在此切面无法显示,故四腔心切面无法诊断圆锥动脉干畸形。

四腔心切面需观察的内容如下:

1. 四个腔室大小基本对称,孕晚期右心可占优势。左、右心房分别与左、右心室相连接。左、右心室壁厚度相当。

2. 右心室位于最前方,接近于胸壁;左心房位于最后方,接近于脊柱和降主动脉。

3. 左心房后壁两侧可见肺静脉切迹,略微调整声束方向,结合彩色多普勒及高分辨率血流成像技术通常能显示4支肺静脉引流入左心房。右房壁光滑。

4. 右室腔内壁粗糙,近心尖部间隔和室壁之间可探及一条肌束,即调节束,亦称节制索、隔缘肉柱。左室面较光滑。鉴别左、右心室重要的依据是房室瓣附着位置和调节束存在与否。

5. 四腔心切面可见三个间隔(房间隔、室间隔和房室间隔)和两个瓣口(二尖瓣口和三尖瓣口)。左、右心房之间可见房间隔,房间隔中部可探及无回声区,为卵圆孔,来自下腔静脉的血液大部分经卵圆孔流向左心房,故左房侧可见卵圆孔瓣飘动。左、右心室之间为室间隔。三尖瓣总是与形态学右心室相连,二尖瓣总是与形态学左心室相连,三尖瓣在室间隔侧的附着点比二尖瓣更靠近心尖,因此在右房和左室之间存在房室间隔。

6. 声束略朝足侧偏移即可显示低位四腔心,此切面可观察到冠状静脉窦开口于右心房(图 2-31d)。

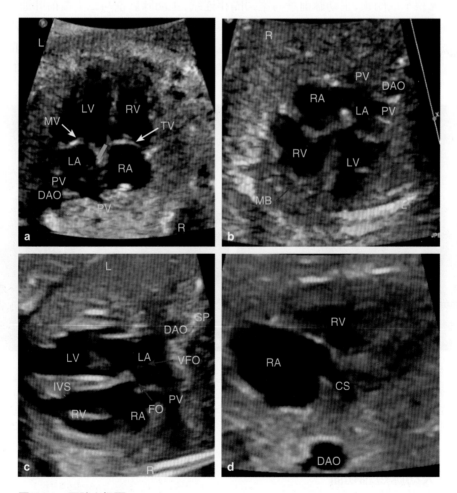

图 2-31　四腔心切面
a:心尖四腔心切面;b:心底四腔心切面;c:横位四腔心切面;d:低位四腔心切面
LA:左房;RA:右房;LV:左室;RV:右室;TV:三尖瓣;MV:二尖瓣;MB:调节束;VFO:卵圆孔瓣;FO:卵圆孔;CS:冠状静脉窦;PV:肺静脉;DAO:降主动脉;SP:脊柱
图中绿线示二、三尖瓣的附着点差异与房室间隔

因胎方位及超声束探查的方向不同,可显示心尖四腔心、横位四腔心及心底四腔心等(图 2-31)。由于与超声束垂直的结构显示更加清晰,因此心尖四腔心和心底四腔心切面观察二、三尖瓣更有优势,可观察房室瓣有无狭窄和反流。横位四腔心更利于显示间隔,可观察房间隔卵圆孔处的血流及卵圆孔瓣运动,亦是观察有无室间隔缺损的最佳切面。

三、左、右室流出道切面

四腔心切面基础上,将室间隔置于图像水平位,探头向头侧顺时针或逆时针旋转 20°~30° 即可显示左室流出道切面(图 2-32a),再向头侧移动探头即可获得右室流出道切面(图 2-32b)。在移动探头的过程中可以观察到左、右室流出道交叉走行,左室流出道与主动脉相连,右室流出道与肺动脉相连。如果两者交叉关系消失,则提示存在圆锥动脉干畸形。左室流出道切面可显示左室的流入道、小梁部、流出道三部分,此切面可观察左室流出道或主动脉瓣口有无狭窄或闭锁,主动脉前壁与室间隔相连续,主动脉后壁与二尖瓣前叶通过纤维组织相连续,二尖瓣和主动脉瓣的启闭情况,尤其有利于观察前间隔及膜周部室间隔有无缺损。存在膜周部室间隔缺损情况下,使声束与室间隔垂直,是评价主动脉有无骑跨的最佳切面。右室流出道切面显示肺动脉瓣启闭情况,有无狭窄、闭锁、反流或肺动脉瓣缺如。

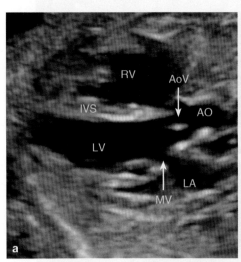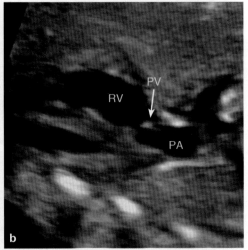

图 2-32 流出道切面
a:左室流出道;b:右室流出道
LV:左室;RV:右室;LA:左房;AO:主动脉;AoV:主动脉瓣;MV:二尖瓣;IVS:室间隔;PA:肺动脉;PV:肺动脉瓣

四、大动脉短轴切面

此切面显示主动脉在中央,被右房、右室、主肺动脉和右肺动脉所包绕(图 2-33),可显示右室流入道、小梁部和流出道三部分。肺动脉瓣与三尖瓣之间由肌性圆锥组织相连。肺动脉分出左、右肺动脉分支及动脉导管。右肺动脉在主动脉根部后方右行供应右肺,动脉导管与左肺动脉起始部紧邻,向后与降主动脉相连通。此切面不仅可显示主动脉与肺动脉的关

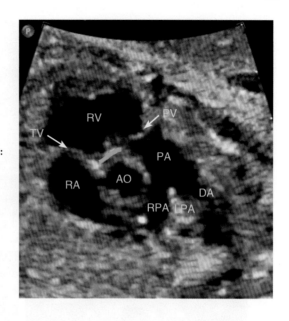

图 2-33　大动脉短轴切面
RV:右室;RA:右房;PA:肺动脉;PV:肺动脉瓣;RPA:
右肺动脉;LPA:左肺动脉;DA:动脉导管;TV:三尖瓣
绿线示三尖瓣与肺动脉瓣之间的肌性圆锥

系,而且可显示主动脉瓣的启闭运动,同时还是诊断干下型室间隔缺损的重要切面。还可观察有无右室双腔、肺动脉瓣下、瓣膜及瓣上狭窄或肺动脉瓣闭锁等畸形。

五、三血管切面

探头从四腔心切面向头侧滑行至上纵隔可显示三血管切面,该切面对流出道病变、圆锥动脉干畸形及动脉导管异常的诊断具有重要价值。检查时要确认三血管数量、排列、分布及大小。正常三血管切面自左前至右后依次为肺动脉、主动脉、上腔静脉,管径递减。胎儿时期肺无呼吸运动,气管及支气管内充满液体,超声上显示无回声区。检查时显示气管位置是非常必要的,正常情况下主动脉弓位于气管左侧走行,主动脉弓位于气管右侧走行时即为右位主动脉弓。

因超声扫查切面及角度不同,可以显示多个声像图表现不同的三血管切面。三血管切面由低到高扫查时依次是三血管 - 肺动脉切面、三血管 - 动脉导管切面、三血管 - 气管切面、主动脉弓切面(图 2-34)。三血管 - 肺动脉切面观察左、右肺动脉分支起源及走行,是诊断肺动脉悬吊的最佳切面;三血管 - 动脉导管切面可观察动脉导管的走行、是否狭窄、早闭,同时可观察到奇静脉引流入上腔静脉,在左房异构、心上型肺静脉经奇静脉异位连接时可见奇静脉增宽;三血管 - 气管切面显示肺动脉和主动脉均位于气管左侧走行,两者呈"V"形连接;三血管 - 主动脉弓切面为其最高水平切面,可见主动脉弓呈"腊肠状"走行于气管左侧。

六、心室短轴切面

心室短轴切面与心脏长轴垂直,胎儿时期心脏近乎水平位,因此心室短轴切面由身体的旁矢状切面略向左肩旋转即可显示(图 2-35)。此切面有助于判断心室袢。短轴切面靠前的右心室呈新月形,靠后方的左心室呈近乎圆形,房室瓣水平显示三尖瓣附着"粘连"于室间隔,二尖瓣与室间隔无"粘连",这一点在诊断房室间隔缺损时有非常重要的价值。乳头肌水平可见左室内有两组乳头肌,而右室内可见粗大的调节束。自大动脉短轴向心尖部的连续扫查结合彩色多普勒有助于观察室间隔的连续性是否完整。心室短轴切面稍微调节探头方

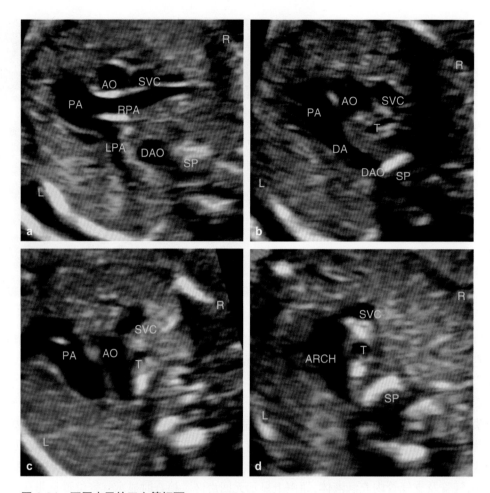

图 2-34   不同水平的三血管切面

a~d 为由低至高平面,a:三血管 - 肺动脉切面;b:三血管 - 动脉导管切面;c:三血管 - 气管切面(主动脉和肺动脉呈 "V"形连接);d:三血管 - 主动脉弓切面

PA:肺动脉;AO:主动脉;SVC:上腔静脉;ARCH:主动脉弓;DAO:降主动脉;T:气管;SP:脊柱;RPA:右肺动脉;LPA:左肺动脉

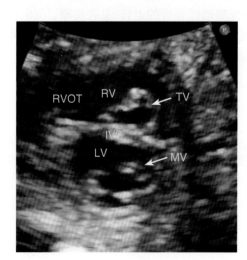

图 2-35   心室短轴切面房室瓣口水平:三尖瓣隔叶与室间隔粘连,二尖瓣不与其粘连

LV:左室;RV:右室;RVOT:右室流出道;TV:三尖瓣;MV:二尖瓣;IVS:室间隔

向即可显示肺动脉瓣与主肺动脉,是鉴别膜周部与干下型室间隔缺损的较好切面。

七、右室流入道切面

右室流入道切面主要观察三尖瓣前叶和后叶发育情况(图 2-36),尤其在三尖瓣下移畸形时,明确后叶附着点是否下移,同时结合四腔心切面可以更全面地评价三尖瓣前叶的活动幅度。

八、主动脉弓长轴切面

探头自胸骨右侧向脊柱左侧的方向扫查(即胎儿的右前 - 左后方向)即可显示主动脉弓长轴切面(图 2-37)。该切面需评价主动脉弓的整体走行、内径及流速。主动脉自左、右心房中间发出,上行后呈"拐杖状"弯曲与降主动脉相连通。完全型大动脉转位时,主动脉前移,弓部的曲度

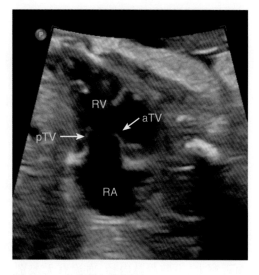

图 2-36　右室流入道切面
RV:右室;RA:右房;aTV:三尖瓣前叶;pTV:三尖瓣后叶

变大。判断主动脉弓结构的关键是显示其弓部发出三个分支:头臂干、左颈总动脉及左锁骨下动脉。主动脉弓长轴切面可以观察到主动脉弓下方的右肺动脉横断面、主动脉弓上方头臂干右前方的头臂静脉。正常主动脉峡部相对较细,尤其在孕晚期,在该切面诊断局限性主动脉缩窄时应慎重(详见第二十章)。

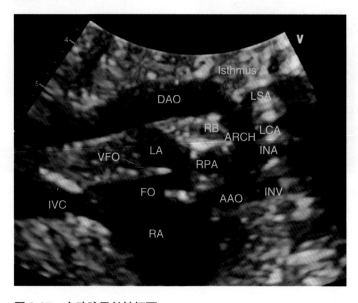

图 2-37　主动脉弓长轴切面
AAO:升主动脉;ARCH:主动脉弓;Isthmus:峡部;DAO:降主动脉;INA:头臂干;LCA:左颈总动脉;LSA:左锁骨下动脉;INV:无名静脉;RPA:右肺动脉;RB:右支气管;RA:右房;LA:左房;FO:卵圆孔;VFO:卵圆孔瓣;IVC:下腔静脉

九、动脉导管弓长轴切面

胎儿中线稍偏左的矢状切面即可显示动脉导管弓长轴切面(图2-38)。主肺动脉经动脉导管与降主动脉相连通形成动脉导管弓。肺动脉较主动脉更靠前,所以动脉导管弓曲度较大,呈"曲棍球状"。它与主动脉弓的主要区别是不发出分支。此切面观察动脉导管的形态、走行、有无狭窄及流速。孕晚期动脉导管常迂曲。

十、上、下腔静脉长轴切面

胎儿中线稍偏右的矢状切面即可显示上、下腔静脉长轴切面,亦可在主动脉弓长轴切面右移探头显示(图2-39)。此切面显示上、下腔静脉均与形态学右心房相连接,两者管径基本近似,下腔静脉近心端稍粗。也可显示宽大的右心耳、右心房及小部分左心房,并可见右心房内起自界嵴的梳状肌。有时可见下腔静脉右房入口处的欧氏瓣(Eustachian valve)。该切面观察上、下腔静脉内径、血流有无差别。如有明显差别,提示存在体静脉或肺静脉异位引流、动静脉瘘等。

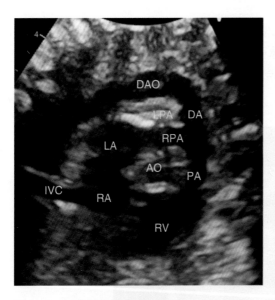

图2-38 动脉导管弓长轴切面
RV:右室;PA:肺动脉;DA:动脉导管;DAO:降主动脉;AO:主动脉;RPA:右肺动脉;LPA:左肺动脉;RA:右房;LA:左房;IVC:下腔静脉

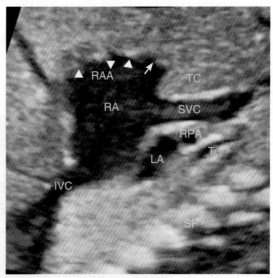

图2-39 上、下腔静脉长轴切面
RA:右房;LA:左房;SVC:上腔静脉;IVC:下腔静脉;RPA:右肺动脉;TC:界嵴;T:气管;SP:脊柱;RAA:右心耳;白色箭头所示为梳状肌

十一、肺静脉切面

肺静脉的观察:在二维超声心动图上可以显示肺静脉切迹,但不易完全显示4支肺静脉,将彩色多普勒取样框调节至适当大小,血流速度标尺调至25cm/s左右。结合高分辨率血流显像技术可以很好地显示4支肺静脉(图2-40)。熟悉肺静脉的解剖位置是胎儿肺静脉

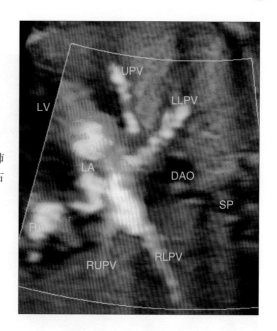

图 2-40　肺静脉的显示

LUPV:左上肺静脉;LLPV:左下肺静脉;RLPV:右下肺静脉;RUPV:右上肺静脉;LA:左房;LV:左室;RA:右房;DAO:降主动脉;SP:脊柱

扫查的基础。四腔心切面上正对卵圆孔的为左下肺静脉,紧邻左心耳上方的为左上肺静脉,房间隔的虚拟延长线为右下肺静脉,其右侧沿右房顶部近平行走行的为右上肺静脉。换言之,距离降主动脉较近的两支肺静脉为下肺静脉,远离降主动脉的两支为上肺静脉。左、右上肺静脉与左、右肺动脉伴行。产前筛查的目的是排除肺静脉异位连接。

十二、奇静脉切面

奇静脉起自右腰升静脉,穿膈后在食管后方沿胸段脊柱的右前方上行,至第 4~5 胸椎高度,弓形向前勾绕右肺动脉根部上方前行,于右侧第 2 肋软骨水平注入上腔静脉。超声心动图可以从横断面及奇静脉长轴切面显示。在腔静脉长轴的基础上声束略向中线偏移可显示奇静脉长轴切面(图 2-41a、b)。三血管切面基础上略向头侧偏移的过程中可显示奇静脉横断面(图 2-41c)。胎儿时期奇静脉的显示有重要意义。当奇静脉增宽,血流丰富时要警惕是否有下腔静脉离断、部分性或完全性肺静脉异位连接。

十三、左无名静脉切面

左无名静脉在上纵隔(主动脉弓上方)走行几近水平跨越主动脉弓三个分支的前方,向右走行,于相当于右侧第 1 肋软骨下缘水平处胸骨柄的后方与右无名静脉汇合,汇入上腔静脉。在三血管 - 气管切面基础上将探头稍微向头侧及胎儿躯干左侧偏斜,即可显示左无名静脉,此切面为胎儿上胸部斜切面且恰于左无名静脉引流入上腔静脉的水平(图 2-42),可观察到主动脉弓三个分支的横断面位于左无名静脉的后方,甲状腺及胸腺位于左无名静脉的前方。彩色多普勒有助于辨别左无名静脉横跨至胸腔右侧。近冠状面可显示左、右无名静脉汇入上腔静脉的长轴切面(图 2-43)。有学者[1]对 431 例正常单胎行左无名静脉测量后发现,胎儿左无名静脉随孕周增加逐渐增宽,从孕 11 周时内径均值 0.7mm 增至晚孕期的 4.9mm,呈线性方式增长。

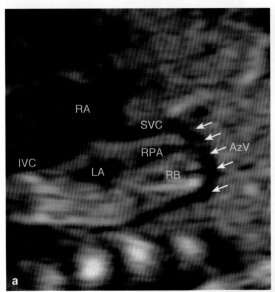

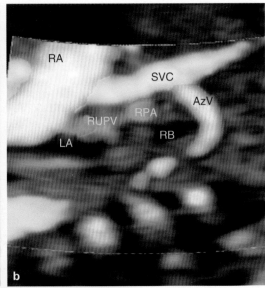

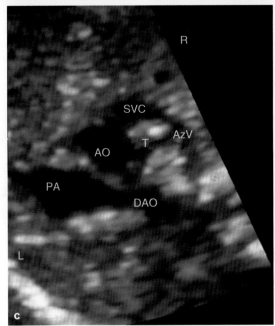

图 2-41 奇静脉的显示

a:奇静脉长轴二维超声;b:奇静脉长轴彩色多普勒;c:奇静脉入上腔静脉横断面二维超声

RA:右房;LA:左房;SVC:上腔静脉;AzV:奇静脉;RPA:右肺动脉;RB:右支气管;DAO:降主动脉;IVC:下腔静脉;PA:肺动脉;AO:主动脉;T:气管;RUPV:右上肺静脉

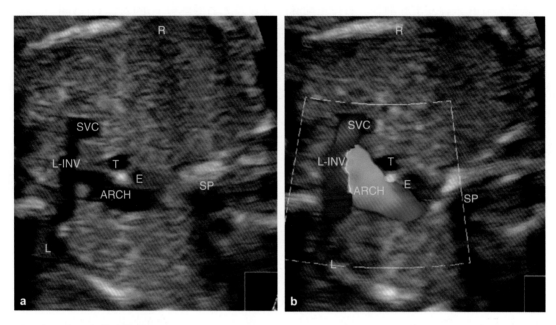

图 2-42　左无名静脉横断面

a、b：二维超声及彩色多普勒显示左无名静脉横跨主动脉弓上方入上腔静脉

SVC：上腔静脉；ARCH：主动脉弓；T：气管；E：食管；SP：脊柱；L-INV：左无名静脉

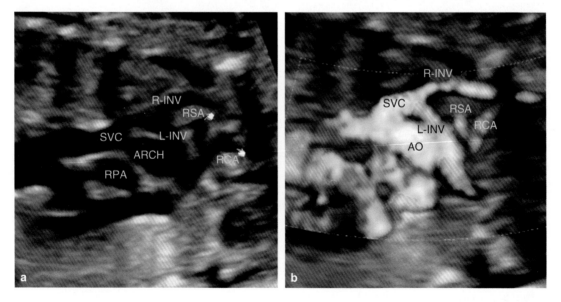

图 2-43　无名静脉长轴

a、b：二维及彩色多普勒显示左、右无名静脉汇入上腔静脉，左无名静脉在主动脉弓上方向右汇入上腔静脉

SVC：上腔静脉；ARCH：主动脉弓；RSA：右锁骨下动脉；RCA：右颈总动脉；RPA 右肺动脉；L-INV：左无名静脉；R-INV：右无名静脉

胎儿时期无名静脉增宽,血流丰富时要警惕是否有肺静脉异位连接。无名静脉的缺失警惕是否存在永存左上腔静脉。右位主动脉弓易合并无名静脉弓下走行。另外,Galen 静脉血管瘤、颅内动静脉瘘时,由于大量血液经动静脉畸形返回心脏,使得心脏容量负荷明显增加,继而导致左无名静脉及上腔静脉明显扩张。因此对于左无名静脉的观察评估有助于寻找潜在的病因,避免漏误诊。也有研究[2]发现,排除先天畸形外,孤立存在的胎儿左无名静脉扩张可考虑为一过性现象,是一种良性表现,扩张的左无名静脉多可在孕期消失,且对胎儿的生长发育无影响。

十四、气管冠状面

气管冠状面的显示对于鉴别心房异构、双主动脉弓及右位主动脉弓有重要价值(图2-44)。通常右侧支气管粗短且陡直,左侧支气管细长而走向倾斜。心房异构时气管的左、右分支没有区别,双侧均为形态学右或左支气管形态。双主动脉弓时可发现气管两侧的左弓和右弓。

十五、Y 平面

主动脉弓冠状面可显示主动脉弓及动脉导管弓与降主动脉连接处之间的关系,形似"Y",称 Y 平面(图 2-45)。此切面可清晰显示主动脉峡部、动脉导管的结构及比例关系。

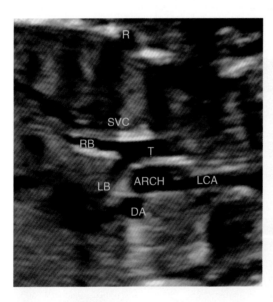

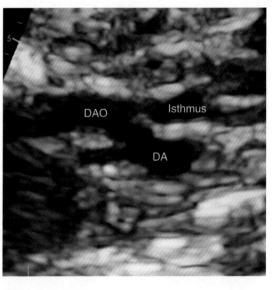

图 2-44 气管冠状面
右侧支气管为主支气管的延续、左侧支气管与主支气管夹角大,动脉导管和主动脉弓位于气管左侧,上腔静脉位于气管右侧
SVC:上腔静脉;ARCH:主动脉弓;T:气管;RB:右支气管;LB:左支气管;LCA:左颈总动脉;DA:动脉导管

图 2-45 Y 平面
Isthmus:峡部;DA:动脉导管;DAO:降主动脉

十六、静脉导管切面

静脉导管为脐静脉与下腔静脉之间的连接管道,出生后闭合为静脉韧带。静脉导管管壁有弹性纤维,沿着纵轴排列,其表层覆盖平滑肌细胞和少量神经元细胞,其内层有皱褶形成,故静脉导管可调节血管阻力[3]。由于其特殊解剖结构特点,静脉导管血流方向朝向卵圆孔,能优先把含氧量高的血液经卵圆孔送达左心,从而保证脑部血液供应。静脉导管流速较快,血流频谱特点为双峰单向连续血流,呈现两峰一谷(S峰、D峰、a谷)(图2-46)。由于静脉导管与下腔静脉之间存在一定的压力阶差,血流可持续向心脏灌注[4]。当胎儿右心压力高、心力衰竭、缺氧、血供较差时,静脉导管血流频谱会发生改变。

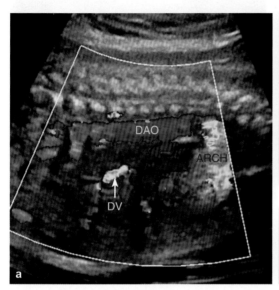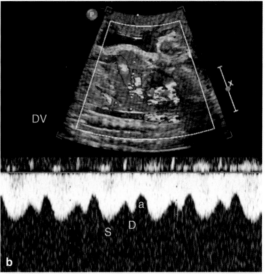

图2-46　静脉导管血流及其频谱
a:静脉导管血流;b:静脉导管血流频谱
DV:静脉导管;DAO:降主动脉;ARCH:主动脉弓

十七、主动脉弓分支切面

正常情况下主动脉弓长轴切面显示其三个分支。冠状面可清晰显示分支与气管的关系,主动脉弓第一分支(头臂干,又称无名动脉)跨越气管向右走行发出右颈总动脉和右锁骨下动脉,左颈总动脉和左锁骨下动脉在气管左侧由弓顶部发出(图2-47)。三血管-气管切面向头侧扫查至主动脉弓分支切面,可显示主动脉弓分支横断面(图2-48)。右锁骨下动脉切面可见主动脉弓于气管右前方发出向右走行的头臂干,随后发出右锁骨下动脉(图2-49)。

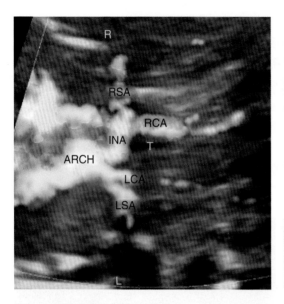

图 2-47 主动脉弓分支冠状面

主动脉弓发出向右走行的无名动脉,在气管前方跨过气管分为右颈总动脉和右锁骨下动脉,左侧发出左颈总动脉和左锁骨下动脉

ARCH:主动脉弓;RSA:右锁骨下动脉;RCA:右颈总动脉;INA:无名动脉;LCA:左颈总动脉;LSA:左锁骨下动脉;T:气管

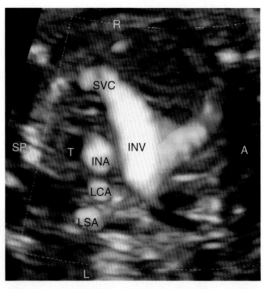

图 2-48 主动脉弓分支横断面

INA:无名动脉;LCA:左颈总动脉;LSA:左锁骨下动脉;INV:无名静脉;SVC:上腔静脉;T:气管;SP:脊柱

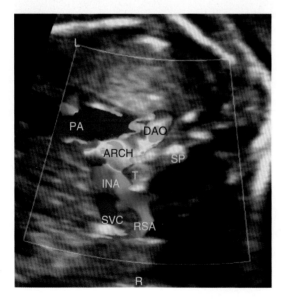

图 2-49 主动脉弓分支右锁骨下动脉切面

主动脉弓第一个分支很快发出右锁骨下动脉,在气管前方向右走行

INA:无名动脉;RSA:右锁骨下动脉;SVC:上腔静脉;T:气管;SP:脊柱;ARCH:主动脉弓;PA:肺动脉;DAO:降主动脉

参 考 文 献

［1］Sinkovskaya E，Abuhamad A，Horton S，et al.Fetal left brachiocephalic vein in normal and abnormal conditions. Ultrasound Obstet Gynecol，2012，40（5）：542-548.

［2］Gilboa Y，Katorza E，Kivilevitch Z，et al.Fetal isolated prominent left brachiocepalic vein：in utero natural history and neonatal outcome.J Ultrasound Med，2013，32（1）：181-186.

［3］Mavrides E，Moscoso G，Carvalho JS，et al. The human ductus venosus between 13 and 17 weeks of gestation： histological and morphometric studies. Ultrasound Obstet Gynecol，2002，19（1）：39-46.

［4］吕震宇，金梅.胎儿静脉导管血流动脉学研究.心肺血管病杂志，2014，33：456-459.

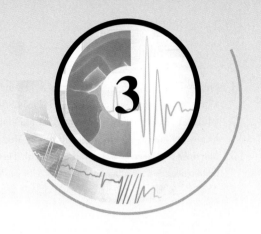

第三章

静脉 - 心房连接异常

第一节　体静脉连接异常

　　体静脉连接异常(anomalous systemic venous connection, ASVC)可以单独发生,也可以合并其他先天性心脏畸形。体静脉畸形的产前诊断对胎儿预后判断及产后手术方案的选择具有重要临床价值。体静脉异位引流往往合并心房异构,在发现体静脉连接异常时判断心房位非常关键。体静脉异位引流的血管变异性较大,涉及的病理类型主要有永存左上腔静脉、右上腔静脉缺如、下腔静脉离断、下腔静脉或肝静脉回流至左心房、冠状静脉窦异常等。本节重点讨论永存左上腔静脉和下腔静脉离断。

一、永存左上腔静脉

　　永 存 左 上 腔 静 脉(persistent left superior vena cava, PLSVC)是临床最常见的体静脉连接异常,发生率为0.3%~0.5%[1,2],占先天性心脏病的3%~10%[3,4]。永存左上腔静脉可以引流入右房或左房。

　　(一)胚胎学发生机制
　　胎儿时期静脉窦的尾端出现三对体静脉,自外侧向内侧依次为总主静脉(前、后主静脉汇合)、脐静脉、卵黄静脉(图3-1)。右侧总主静脉最终发育为上腔静

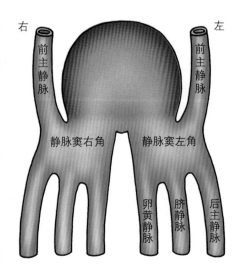

图 3-1　胚胎时期静脉窦尾端连接 3 对体静脉

脉,右后主静脉根部发育为奇静脉。左、右前主静脉之间出现吻合支,即左无名静脉,而左侧总主静脉大部分退化消失,残余部分形成冠状静脉窦(图 3-2)。如果左前主静脉没有退化消失,则形成左上腔静脉(图 3-3)。而左无名静脉可有、可无或发育不良,此时的无名静脉称为桥静脉(图 3-3)。约 60% 的患儿存在左无名静脉,其发育程度与左上腔静脉大小呈反比。

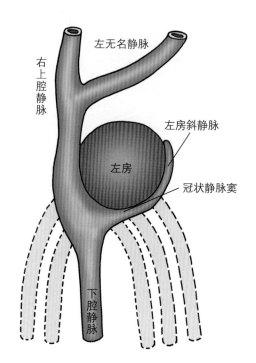

图 3-2 正常体静脉发育示意图(虚线为退化消失的节段)

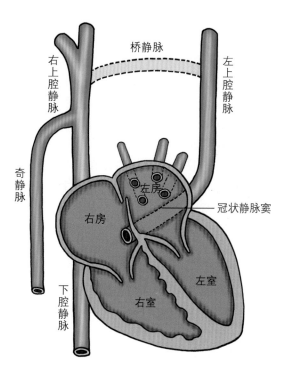

图 3-3 永存左上腔静脉示意图(虚线表示桥静脉可有可无)

(二)病理解剖

永存左上腔静脉通常在左肺动脉与主动脉弓前方下行,于左心耳与左上肺静脉之间引流入冠状静脉窦,约占 90%,后者在左房后壁横穿左侧房室沟入右房,冠状静脉窦壁可完整、完全缺失、部分缺失。有时,左上腔静脉在左肺动脉与左侧支气管之间走行形成梗阻。

左上腔静脉根据上腔静脉与心房的连接方式分为 3 种类型[5]:①左上腔静脉血经冠状静脉窦入右房;②冠状静脉窦发育不良,左上腔静脉血液直接入左房;③冠状静脉窦闭锁,冠状静脉窦血流经左上腔静脉、左无名静脉、上腔静脉汇入右房。

左上腔静脉存在的特殊情况:

1. 右上腔静脉缺如 如果右前主静脉退化,则右上腔静脉缺如,右无名静脉引流入左上腔静脉(图 3-4),左上腔静脉接受右侧头臂静脉的血液。比较少见,占先天性心脏病的 0.09%~0.13%[6]。尸检可发现退化的右上腔静脉残迹。约 46% 合并先天性心脏缺陷,36% 合并心律不齐,如房性异位心律,原因与患者正常起搏点和传导组织的解剖结构异常有关。

2. 左上腔静脉伴冠状静脉窦间隔缺损　左房和冠状静脉窦壁之间的局部缺失可导致体循环和左房之间的分流。窦壁缺损较大,甚至完全缺失时,可导致左上腔静脉直接连于左心耳和左上肺静脉之间的左房壁,冠状静脉窦口为心房内交通口。双侧上腔静脉且左上腔静脉直接连于左房常见于心房异构。

冠状静脉窦壁缺失时,有无左上腔静脉决定心房内分流的方向。如果有左上腔静脉,为右向左分流,会有轻度发绀;无左上腔静脉,则是左向右分流,血流动力学同房间隔缺损。

（三）合并畸形

永存左上腔静脉可单独存在,也可合并其他心内外畸形,合并心脏畸形率高达80%,最常合并的心内畸形为室间隔缺损、法洛四联症、右室双出口等。异构综合征中左上腔静脉所占比例尤为明显,可达33%~45%,是最常合并的静脉系统异常[7,8]。永存左上腔静脉与染色体异常相关性高(9%~13%),最常见 18- 三体综合征和唐氏综合征(21- 三体综合征)[7-9]。它可以是唐

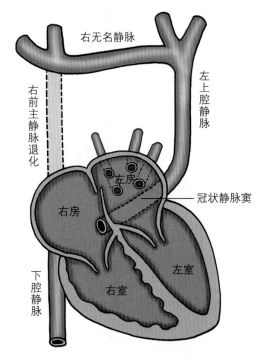

图 3-4　永存左上腔静脉,右上腔静脉缺如示意图

氏综合征的唯一心内畸形表现[10]。左上腔静脉合并其他心内外结构异常时染色体异常风险增高。

（四）病理生理

胎儿期,永存左上腔静脉对胎儿病理生理多无影响。

出生后,左上腔静脉经冠状静脉窦引流入右房时,左侧上肢血液最终回流入右心。少数情况下右上腔静脉退化消失,右侧头颈部血液则经右无名静脉汇入左上腔静脉再经扩张的冠状静脉窦入右房。罕见冠状静脉窦闭锁,冠状静脉窦和左上腔静脉内的血液逆行经左无名静脉入右上腔静脉。左上腔静脉引流入右房对血流动力学无影响。

冠状静脉窦壁缺失时,左上腔静脉的血液经冠状静脉窦与左心房相通,导致右向左分流,大量静脉血入左心房,临床上可出现发绀。左上腔静脉直接引流入左心房或肺静脉时,亦可出现同样的临床表现。若左、右上腔静脉之间有桥静脉相通,则发绀的症状减轻。

（五）胎儿超声心动图诊断

永存左上腔静脉是引起冠状静脉窦扩张最常见的原因。一旦诊断永存左上腔静脉,须明确其引流途径。

永存左上腔静脉经冠状静脉窦引流入右房的产前诊断一般是在低位四腔心切面及左室长轴切面探及左房室沟处的冠状静脉窦扩张,三血管切面示肺动脉外侧的管状结构(图3-5、图3-6)。心脏的左旁矢状切面扫查可显示永存左上腔静脉的长轴,彩色多普勒显示血流方向与右上腔静脉一致(图3-6)。少数情况下,右上腔静脉缺如,左上腔静脉存在,因此凡诊断永存左上腔静脉的胎儿均应关注是否存在右上腔静脉(图3-7)。

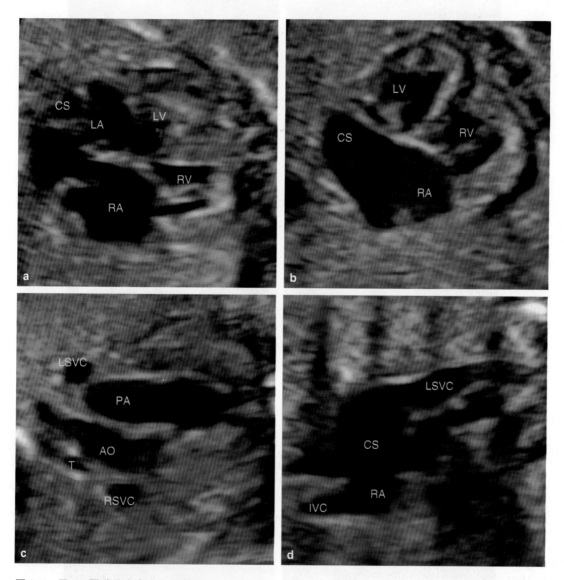

图 3-5　孕 24 周胎儿永存左上腔静脉

a：四腔心切面显示冠状静脉窦扩张；b：低位四腔心切面显示扩张的冠状静脉窦呈喇叭口样引流入右房（易误诊为原发孔型房间隔缺损）；c：三血管切面显示肺动脉外侧壁可见永存左上腔静脉；d：永存左上腔静脉长轴显示其经增宽的冠状静脉窦引流入右房

LA：左房；LV：左室；RA：右房；RV：右室；CS：冠状静脉窦；PA：肺动脉；AO：主动脉；LSVC：左上腔静脉；RSVC：右上腔静脉；IVC：下腔静脉；T：气管

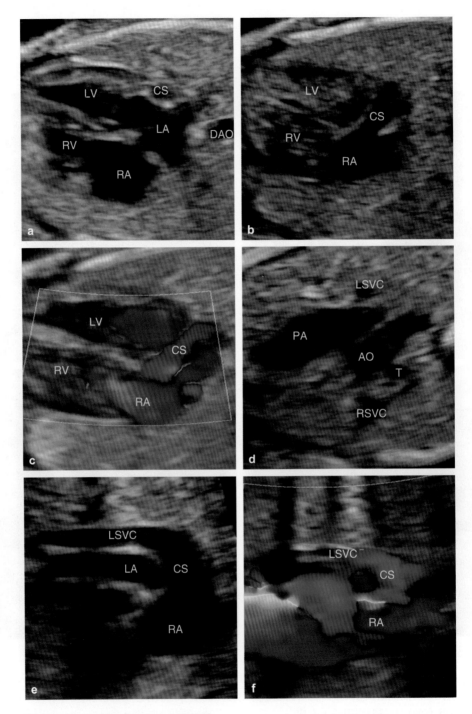

图 3-6 孕 25 周胎儿永存左上腔静脉

a、b：四腔心切面和低位四腔心切面显示冠状静脉窦增宽；c：彩色多普勒显示增宽的冠状静脉窦的血流；d：三血管切面显示肺动脉外侧壁可见永存左上腔静脉；e、f：永存左上腔静脉长轴显示其经增宽的冠状静脉窦开口于右房，彩色多普勒显示左上腔静脉血流经冠状静脉窦引流入右房

LA：左房；LV：左室；RA：右房；RV：右室；CS：冠状静脉窦；PA：肺动脉；AO：主动脉；LSVC：左上腔静脉；RSVC：右上腔静脉；T：气管；DAO：降主动脉

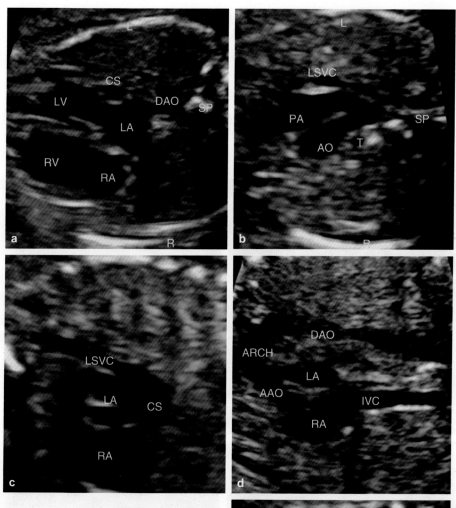

图 3-7　孕 24 周胎儿心脏永存左上腔静脉、右上腔静脉缺如

a：四腔心切面：左、右房室连接一致，冠状静脉窦增宽；b：三血管切面：肺动脉左侧可见左上腔静脉，该切面未见右上腔静脉；c：左上腔静脉长轴显示其连于增宽的冠状静脉窦；d、e：上、下腔静脉长轴：可清晰显示下腔静脉，未见右上腔静脉

LA：左房；LV：左室；RA：右房；RV：右室；CS：冠状静脉窦；PA：肺动脉；AO：主动脉；LSVC：左上腔静脉；T：气管；DAO：降主动脉；SP：脊柱；AAO：升主动脉；ARCH：主动脉弓；IVC：下腔静脉

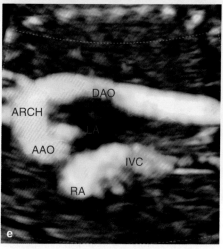

　　永存左上腔静脉直接引流入左房的产前超声诊断是在三血管切面肺动脉外侧见管状结构,左旁矢状切面显示该血管下行直接与左房相连接,多切面均不能观察到扩张的冠状静脉窦(图3-8)。左上腔静脉直接引流入左房在心房异构中最常见,心房异构时多见双侧上腔静脉同时引流入双侧心房,冠状静脉窦缺失。

(六)鉴别诊断

1. 心上型肺静脉异位连接时,三血管切面肺动脉外侧壁同样会出现一管腔样结构(垂直静脉),血流方向是离心的,需注意鉴别。

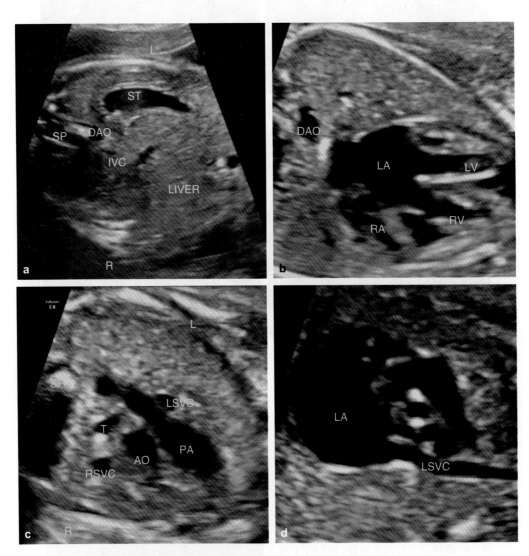

图3-8 孕26周胎儿心脏部分型房室间隔缺损、永存左上腔静脉直接入左房

a:上腹部横切面显示腹主动脉和下腔静脉位置关系正常,本例为内脏/心房正位;b:四腔心切面房间隔下部至十字交叉未探及房间隔组织,左右房室瓣位于同一水平,未见增宽的冠状静脉窦;c:三血管切面:肺动脉左侧探及左上腔静脉;d:左上腔静脉长轴切面显示其直接开口于左房顶部

LA:左房;LV:左室;RA:右房;RV:右室;PA:肺动脉;AO:主动脉;RSVC:右上腔静脉;LSVC:左上腔静脉;T:气管;DAO:降主动脉;SP:脊柱;LIVER:肝脏;ST:胃泡;IVC:下腔静脉

2. 永存左上腔静脉通常显示冠状静脉窦扩张,此时需与原发孔型房间隔缺损相鉴别:冠状静脉窦的显示是于低位四腔心切面,容易误诊为房间隔下部缺失,此时不能清晰显示房室瓣的启闭运动,但是声束略向头侧偏移即可出现四腔心的十字交叉结构,房室瓣启闭即清晰可见(见图 3-5)。

3. 冠状静脉窦扩张时,还要注意观察肺静脉的引流情况以除外心内型完全性肺静脉异位连接,后者全部肺静脉经冠状静脉窦引流入右房。当左上腔静脉入冠状静脉窦时,其血流通常暗淡,为静脉频谱。而肺静脉异位引流入冠状静脉窦的血流丰富明亮,为肺静脉频谱(详见本章第二节)。

4. 肺动脉外侧壁出现异常血管还有一种情况:二尖瓣闭锁伴房间隔完整时的左侧心房主静脉(图 3-9),显示为向上的红色离心血流信号和正向连续频谱,速度较快,通过左无名静脉引流入上腔静脉。应注意鉴

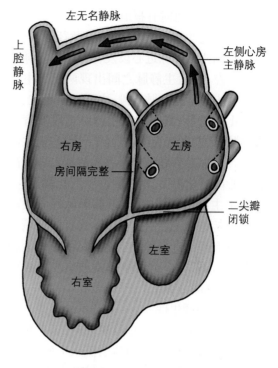

图 3-9 二尖瓣闭锁伴房间隔完整示意图

别。这类畸形虽然肺静脉解剖上连接正常,但功能上等同于完全性肺静脉异位引流[11,12]。

5. 冠状静脉窦闭锁时,冠状静脉窦位置正常,但开口处为盲端,若合并永存左上腔静脉,则其血流方向是离心的,向上逆行[13,14],冠状静脉窦的血流经左上腔静脉、左无名静脉回流入右房。

(七)预后评估

单纯永存左上腔静脉不合并其他畸形并且引流入右房时,对血流动力学无影响,患者无症状,不需任何手术治疗。合并其他畸形时,其预后取决于合并畸形的严重程度。某些畸形需手术治疗时(如 Glenn 手术、全腔静脉 - 肺动脉吻合术),需同时将左上腔静脉与左肺动脉吻合,避免残余中心性右向左分流影响手术效果。体外循环心内直视手术时若存在左上腔静脉而没有对其进行阻断,则可出现术中大出血或视野不清晰等,增加手术风险。另外,在右心导管检查或行导管起搏时,导管很容易进入左上腔静脉,故应避免左上肢静脉插管。因此虽然永存左上腔静脉不影响血流动力学,产前和术前诊断也是非常重要的。

永存左上腔静脉引流入左房或肺静脉者,可以重建管道将左上腔静脉引流至右心房。

二、下腔静脉离断

正常下腔静脉有 4 段不同的胚胎来源,从下至上分别为:肾下段、肾段、肾上段、肝段。下腔静脉异常包括下腔静脉近心段缺如、下腔静脉中段缺如、左侧下腔静脉、双下腔静脉等,临床最常见的为下腔静脉近心段缺如,身体下半部分的静脉血经奇静脉或半奇静脉回流入右心房,又称下腔静脉离断经奇静脉或半奇静脉引流(interrupted IVC with azygos/hemiazygos continuation),约占先天性心脏病的 0.6%~2%[15,16],与左房异构关系密切[17,18]。胎儿孤立性

下腔静脉离断也时有报道[16,19]。

（一）胚胎学发生机制及病理解剖

右侧卵黄静脉近心段发育为下腔静脉近心段。左、右后主静脉之间出现两支下主静脉汇合成为下腔静脉中段，之后又出现左、右两支上主静脉，其中右上主静脉近段发育为奇静脉，远段发育为下腔静脉下段，左上主静脉发育为半奇静脉。如果胚胎时期右卵黄静脉近心段退化消失，则下腔静脉近心段(肝段)与右下主静脉不能吻合，下腔静脉远心段的血液直接进入右上主静脉，导致身体尾侧而来的血液经过奇静脉或半奇静脉引流入上腔静脉汇入右房，肝静脉呈单支或多支直接引流入右房(图3-10)。

（二）病理生理

单纯下腔静脉近心段缺如时，远心段的血液经奇静脉或半奇静脉引流入上腔静脉，静脉血依旧回流入右心房，不产生分流现象，血流动力学产前产后均不受影响。当合并其他心血管畸形时，其严重程度取决于合并的畸形类型。

（三）胎儿超声心动图表现

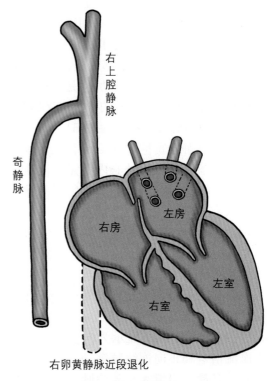

图 3-10 下腔静脉离断示意图

上腹部横切面及下腔静脉胸段、腹段的矢状切面位置均不能显示下腔静脉(图3-11)。上腹部横切面及四腔心切面均显示脊柱旁两条血管:降主动脉和其右后方的奇静脉或降主动脉和其左后方的半奇静脉，两者斜向排列或平行排列，胸腹旁矢状面显示两条平行血管，其

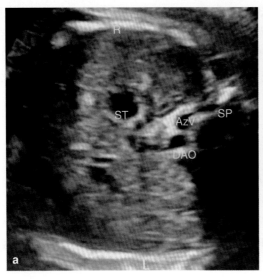

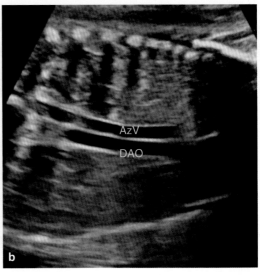

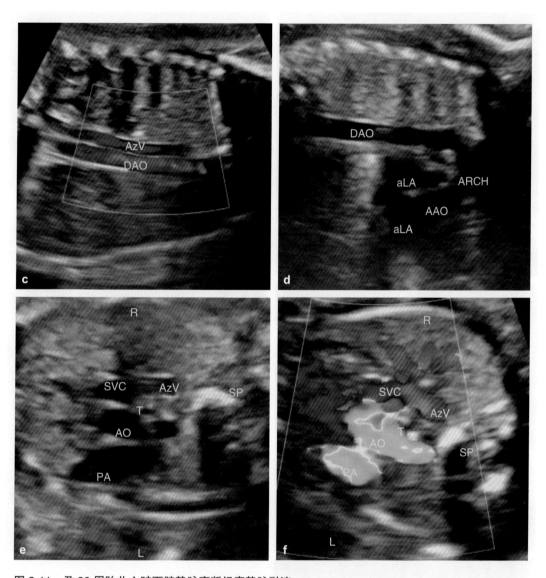

图 3-11 孕 30 周胎儿心脏下腔静脉离断经奇静脉引流

a：上腹部横切面：胃泡居于中线右侧，腹主动脉右后方见增宽的奇静脉，未见下腔静脉；b、c：腹主动脉长轴显示增宽的奇静脉与其平行走行，血流方向相反；d：主动脉弓长轴切面下腔静脉肝后段未探及；e、f：三血管气管切面见增宽的奇静脉向前汇入上腔静脉

AzV：奇静脉；DAO：降主动脉；ST：胃泡；SP：脊柱；aLA：左房；PA：肺动脉；AO：主动脉；SVC：上腔静脉；ARCH：主动脉弓；T：气管；AAO：升主动脉

内血流方向相反（图 3-11b、c）。三血管切面也易于鉴别增宽的奇静脉，奇静脉走行于降主动脉右后方，形成奇静脉弓经上腔静脉汇入右房。半奇静脉腹腔段位于降主动脉左后方，至胸腔段转至右后方汇入奇静脉经上腔静脉入右房。若存在左上腔静脉，半奇静脉会一直走行于降主动脉左后方，在胸腔段与副半奇静脉汇合后直接汇入左上腔静脉。附出生后小儿病例 1 例（图 3-12）。

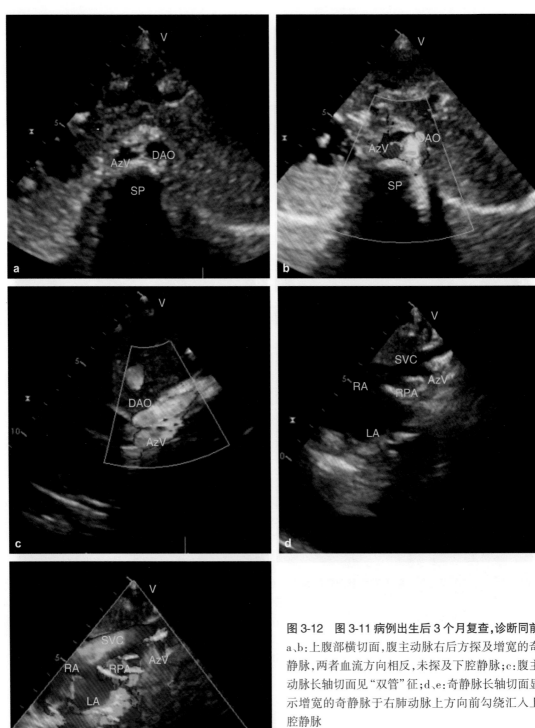

图 3-12 图 3-11 病例出生后 3 个月复查,诊断同前

a、b:上腹部横切面,腹主动脉右后方探及增宽的奇静脉,两者血流方向相反,未探及下腔静脉;c:腹主动脉长轴切面见"双管"征;d、e:奇静脉长轴切面显示增宽的奇静脉于右肺动脉上方向前勾绕汇入上腔静脉

AzV:奇静脉;DAO:降主动脉;SP:脊柱;LA:左房;RA:右房;RPA:右肺动脉;SVC:上腔静脉

上腹部横切面向头侧扫查的过程中可动态追踪三支肝静脉直接引流入右房。

（四）预后评估

下腔静脉离断通常见于左房异构,如不合并其他心血管畸形,其本身不引起临床症状和体征,也无需进行特别的手术处理。只是在其他疾病需体外循环心脏手术时,需注意不要把肝静脉误认为下腔静脉。因此下腔静脉离断的诊断有重要意义。

参 考 文 献

[1] Perles Z, Nir A, Gavri S, et al. Prevalence of persistent superior vena cava and association with congenital heart anomalies. Am J Cardiol, 2013, 112 (8): 1214-1218.

[2] Biffi M, Boriani G, Frabetti L, et al. Left superior vena cava persistence in patients undergoing pacemaker or cardioverter-defibrillator implantation: a 10-year experience. Chest, 2001, 120 (1): 139-144.

[3] Irwin RB, Greaves M, Schmitt M. Left superior vena cava: revisited. Eur Heart J Cardiovasc Imaging, 2012, 13 (4): 284-91.

[4] Shyamkumar NK, Brown R. Double superior vena cava with a persistent left superior vena cava: an incidental finding during peripherally inserted central catheter placement. Australas Radiol, 2007, 51 (Suppl): B257-B259.

[5] 姚维妙, 秦佳乐, 王军梅, 等. 产前超声诊断胎儿永存左上腔静脉中的价值. 中华超声影像学杂志, 2009, 18 (11): 960-962.

[6] Martinez-Villar M, Gran F, Ferrer Q, et al. Persistent Left Superior Vena Cava With Absent Right Superior Vena Cava. Rev Esp Cardiol (Engl Ed), 2016, 69 (2): 220-221.

[7] Berg C, Knüppel M, Geipel A, et al. Prenatal diagnosis of persistent left superior vena cava and its associated congenital anomalies. Ultrasound Obstet Gynecol, 2006, 27: 274-280.

[8] 赖祝琴, 杜柳, 吴宏, 等. 胎儿持续性左上腔静脉及其相关异常研究. 影像诊断与介入放射学, 2015, 24 (2): 127-133.

[9] Postema PG, Rammeloo LA, van Litsenburg R, et al. Left superior vena cava in pediatric cardiology associated with extra-cardiac anomalies. Int J Cardiol, 2008, 123: 302-306.

[10] Chen SY, Wang XD, Yang TZ, et al. Fetal Persistent Left Superior Vena Cava with Trisomy 21: A Case Report and Literature Review. Pediatr Neonatol, 2016, (57): 252-255.

[11] Ono M, Goerler H, Bertram H, et al. Functional total anomalous pulmonary venous drainage by left atrium-to-superior vena cava shunt. Ann Thorac Surg, 2011, 91 (3): 903-904.

[12] Hayashi T, Ozawa K, Sugibayashi R, et al. Functional total anomalous pulmonary venous connection via levoatriocardinal vein. Pediatr Int, 2016, 58 (7): 656-659.

[13] Sheik AS, Mazhar S. Persistent left superior vena cava with absent right superior vena cava: review of the literature and clinical implications. Echocardiography, 2014, 31: 674-679.

[14] 任书堂, 黄云洲, 刘志刚. 先天性冠状静脉窦畸形研究进展. 国际心血管病杂志, 2016, 43 (1): 28-31.

[15] Guardado F, Byrd TM, Petersen WG. Azygous Continuation of the Inferior Vena Cava With Anomalous Hepatic Vein Drainage. Am J Med Sci, 2012, 343 (3): 259-261.

[16] Bronshtein M, Khatib N, Blumenfeld Z. Prenatal diagnosis and outcome of isolated interrupted inferior vena cava. Am J Obstet Gynecol, 2010, 202 (4): 398.e1-4.

[17] Pepes S, Zidere V, Allan LD. Prenatal diagnosis of left atrial isomerism. Heart, 2009, 95 (24): 1974-1977.

[18] Gupta AC, Herts B. Heterotaxia with Polysplenia. J Urol, 2015, 194 (3): 801-802.

[19] Giang do TC, Rajeesh G, Vaidyanathan B. Prenatal diagnosis of isolated interrupted inferior vena cava with azygos continuation to superior vena cava. Ann Pediatr Cardiol, 2014, 7 (1): 49-51.

第二节　肺静脉连接异常

肺静脉异位连接又称为肺静脉异位引流,分为部分性肺静脉异位连接(partial anomalous pulmonary venous connection,PAPVC)和完全性肺静脉异位连接(total anomalous pulmonary venous connection,TAPVC)。部分性肺静脉异位连接是指一支或多支,但不是所有的肺静脉直接或借助体静脉间接引流入右心房。而完全性肺静脉异位连接是指所有肺静脉均不与左心房相连接,而直接或间接回流到右心房。

一、胚胎学发生机制

胚胎早期,原始肺芽组织被内脏静脉丛包绕,部分发育成为肺血管床。左房后壁长出一突起即为肺总静脉,其向上延伸与肺部的静脉逐渐连接,而肺总静脉被吸收为左房壁的一部分,4 支肺静脉与左房壁相连通,同时肺部的静脉与体静脉的连接通道逐渐退化。如果全部或部分围绕肺芽的肺静脉没有与肺总静脉相连通,而与体静脉的连接没有退化消失,则导致完全性或部分性肺静脉异位连接。

二、病理解剖

(一) 部分性肺静脉异位连接

肺静脉的异位连接变异性较大,常见的有:

1. 右肺静脉异位连接上腔静脉,上腔静脉近心段往往扩张,常常合并静脉窦型房间隔缺损(图 3-13a),偶可伴继发孔型房间隔缺损。

2. 右肺静脉异位连接下腔静脉(图 3-13b),在 X 线投影下其走行路径似弯刀,称"弯刀综合征"[1-3],此病经常伴有右肺发育不良、支气管发育畸形、心脏位置右移、右肺动脉发育不良、右肺动脉起源于主动脉等。

3. 左肺静脉通过垂直静脉(vertical vein,VV)异位连接左无名静脉,常合并继发孔型房间隔缺损(图 3-13c)。还可与冠状静脉窦(图 3-13d)、下腔静脉、右上腔静脉或右房相连通。

(二) 完全性肺静脉异位连接

占先天性心脏病的 1%~3%[4,5]。绝大多数合并房间隔缺损(27%)或卵圆孔未闭(73%),约 1/3 合并单心室、永存动脉干、大动脉转位、肺动脉闭锁、左心发育不良、体静脉连接异常等。完全性肺静脉异位连接心上型及心下型与右房异构关系密切(详见第二十六章)。根据肺静脉的引流途径将完全性肺静脉异位连接分为四种类型:

1. **心上型**　最常见,约占 47%。最常见的引流途径为:左右肺静脉在左房后方汇合为共同肺静脉腔经左侧垂直静脉 - 左无名静脉然后入上腔静脉(图 3-14a),垂直静脉通常在左肺动脉与左支气管前方走行,偶尔会在两者之间走行,可导致肺静脉回流梗阻(图 3-15),并见报道梗阻后垂直静脉可呈瘤样扩张[6]。上腔静脉近心段会增宽。较少见的引流途径为肺静脉经右侧垂直静脉与右上腔静脉或奇静脉相连接,垂直静脉通常在右肺门前走行,开口于上腔静脉后壁。罕见双垂直静脉,若无梗阻,即便双垂直静脉,术后预后良好[7];若有梗阻,因肺动脉高压的存在,术后临床效果不佳[8]。

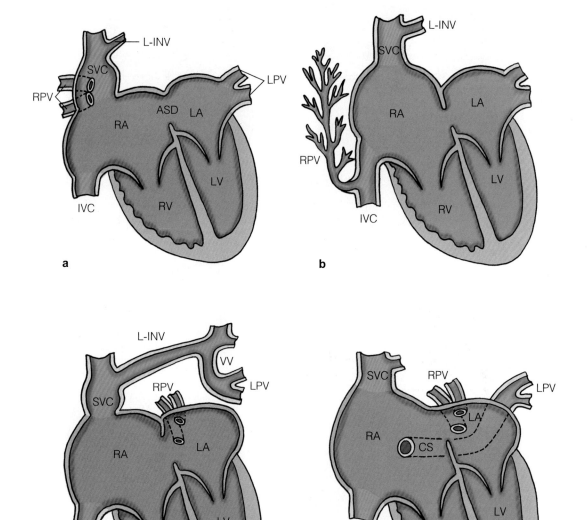

图 3-13　部分型肺静脉异位连接常见类型示意图

a：右肺静脉连接上腔静脉；b：右肺静脉连接下腔静脉；c：左肺静脉连接左无名静脉；d：左肺静脉连接冠状静脉窦

L-INV：左无名静脉；RPV：右肺静脉；LPV：左肺静脉；RA：右房；LA：左房；RV：右室；LV：左室；SVC：上腔静脉；IVC：下腔静脉；CS：冠状静脉窦；VV：垂直静脉；ASD：房间隔缺损

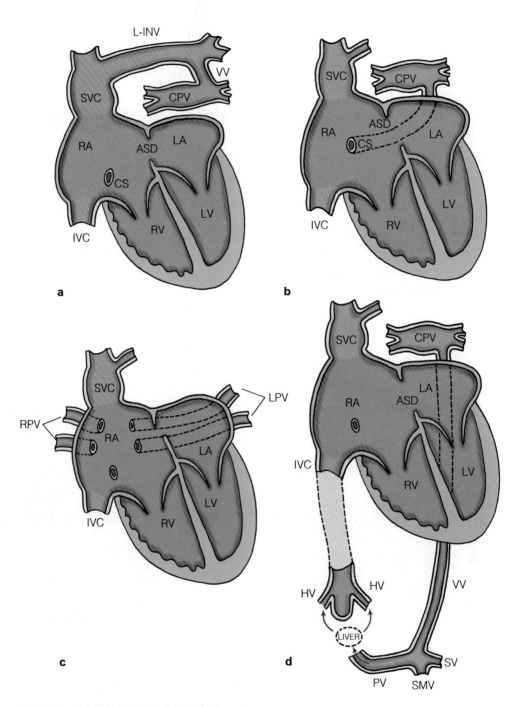

图 3-14 完全性肺静脉异位连接示意图

a：心上型：垂直静脉连接左无名静脉；b：心内型：共同肺静脉腔连接冠状静脉窦；c：心内型：肺静脉直接开口于右房；d：心下型：垂直静脉穿膈下行至门静脉

L-INV：左无名静脉；RPV：右肺静脉；LPV：左肺静脉；RA：右房；LA：左房；RV：右室；LV：左室；SVC：上腔静脉；IVC：下腔静脉；CS：冠状静脉窦；VV：垂直静脉；CPV：共同肺静脉腔；SV：脾静脉；SMV：肠系膜上静脉；PV：门静脉；LIVER：肝脏；HV：肝静脉；ASD：房间隔缺损

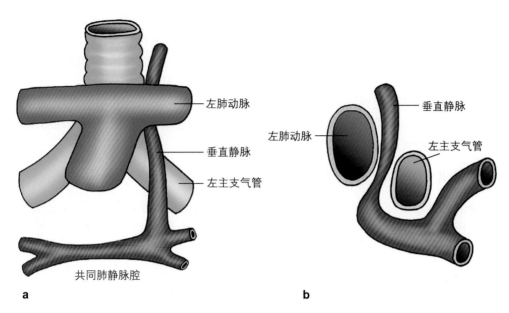

左肺动脉

垂直静脉

左主支气管

共同肺静脉腔

a

垂直静脉

左肺动脉

左主支气管

b

图 3-15　心上型肺静脉异位连接垂直静脉梗阻示意图
a:前面观;b:侧面观

　　2. 心内型　占 20%~30%。主要引流途径:肺静脉引流至扩张的冠状静脉窦,冠状静脉窦壁通常是完整的(**图 3-14b**)。另一引流途径:左右肺静脉直接与右心房相连接,梗阻不多见(**图 3-14c**)。

　　3. 心下型　占 13%~23%。引流途径:肺总静脉经下行的垂直静脉在食管前方穿过膈肌的食管裂孔,多数情况下与门静脉系统相连接(**图 3-14d**),也可连接静脉导管、肝静脉或下腔静脉。其引流途径较长,几乎都发生梗阻,主要是因为膈肌压迫、垂直静脉与门静脉连接处狭窄等。

　　4. 混合型　占 7%~10%。同时具有上述两种及以上引流途径。

三、病理生理

　　肺静脉异位连接的病理生理改变与肺静脉和体静脉的混合程度、是否存在肺静脉回流受阻有关。

　　胎儿时期部分性肺静脉异位连接,因一部分肺静脉引流入右心房使右心容量负荷增加,右心房可正常或扩大,卵圆孔处血流丰富。出生后含氧量高的肺静脉血在右房、右室及肺动脉内往复循环,肺血流量增大,其对血流动力学的影响取决于肺静脉异位连接的数目和是否合并房间隔缺损。如果仅一根肺静脉异位且房间隔完整,很少出现临床症状;仅一根肺静脉与左房连接,其余异位时,血流动力学类似于完全性肺静脉异位连接。

　　胎儿时期完全性肺静脉异位连接,肺静脉血液全部引流入右房,可引起右房、右室扩大,左房缩小。出生后对血流动力学的影响取决于是否有肺静脉回流受阻和房间隔缺损的大小。如果不存在梗阻,体静脉和肺静脉的血液在右房内混合,因肺循环阻力较体循环阻力低,肺血流量明显增加,右心扩张,肺血管逐渐发生阻塞性病变,出现肺动脉高压,继而发生右室肥厚。房间隔缺损是体循环唯一的血液来源,其大小非常重要。如果房间隔缺损过小,血流通过受限,肺血流量显著增加,发绀较重,肺动脉高压出现早,而且体循环心排血量明显减小。如果房间隔缺损足够大,混合血进入左心房通畅,发绀较轻,肺动脉高压出现相对较晚。

如果存在肺静脉回流梗阻,心下型尤为常见,出生后早期即出现肺动脉高压,右向左分流明显。肺静脉回流受阻引起肺严重淤血,肺循环量可高达体循环的 5 倍,出现肺水肿,会迅速导致进行性低氧血症和酸中毒。

四、胎儿超声心动图表现

无论部分性还是完全性肺静脉异位连接,超声心动图观察要点如下:①观察 4 支肺静脉回流情况,左房壁是否有肺静脉切迹。②左房后方与降主动脉之间距离增大,是非常关键的线索。Kawazu 等[9]提出计算左房后空间指数,即左房与降主动脉之间的距离除以降主动脉内径。四腔心切面,于收缩末期,沿连线十字交叉至降主动脉中心,测量左房后壁与降主动脉前壁之间的距离,然后测量降主动脉大小(从前壁测至后壁),两者相除得此值,大于 1.27 提示异常。在完全性肺静脉异位连接,其敏感性为 100%,特异性为 99%;但在部分性肺静脉异位连接,其敏感性仅 50%。③观察左房后及右肺动脉下方有无共同肺静脉腔,可为椭圆形、星状或细枝状。④注意显示有无上行及下降的垂直静脉。⑤观察冠状静脉窦、无名静脉、上腔静脉、下腔静脉、门静脉及肝静脉是否扩张。⑥结合彩色多普勒重点观察肺静脉引流途径和部位。

(一) 部分性肺静脉异位连接

胎儿时期肺静脉血流量约占心排血量的 7%,肺静脉内径较细,流速相对较低,检查时应结合高分辨率血流显像技术,注意显示左、右 4 支肺静脉的引流。

如发现右心容量负荷增加,要多切面观察有无肺静脉异位连接,确认 4 支肺静脉是否均与左房连接,如果连接不完全,则追踪异位引流的肺静脉走行途径以确认肺静脉异位连接类型。

肺静脉异位连接通常可发现异位引流所致的体静脉增宽,引流至上腔静脉,上腔静脉可与主动脉内径相当或较其增宽,连接至上腔静脉者产后应注意静脉窦型房间隔缺损的存在;引流至左无名静脉,可见其管径增宽,其内血流丰富(图 3-16、图 3-17),引流至左无名静脉时通常在三血管切面肺动脉左侧显示垂直静脉。

肺静脉引流入冠状静脉窦时,左室长轴及低位四腔心切面可见冠状静脉窦增宽,其内血流丰富,脉冲多普勒取样容积置于冠状静脉窦内可探及肺静脉血流频谱。引流至右房者可探及肺静脉直接开口于右房。

当发现右肺发育不良或心脏移位等情况时应考虑是否存在右下肺静脉异位引流入下腔静脉(弯刀综合征),此时需结合胎儿矢状面和冠状面及彩色多普勒探查右下肺静脉是否异位引流入下腔静脉。

(二) 完全性肺静脉异位连接

当疑有完全性肺静脉异位连接时,须判断肺静脉异位连接的类型、是否有梗阻,并仔细观察是否合并其他心血管畸形。

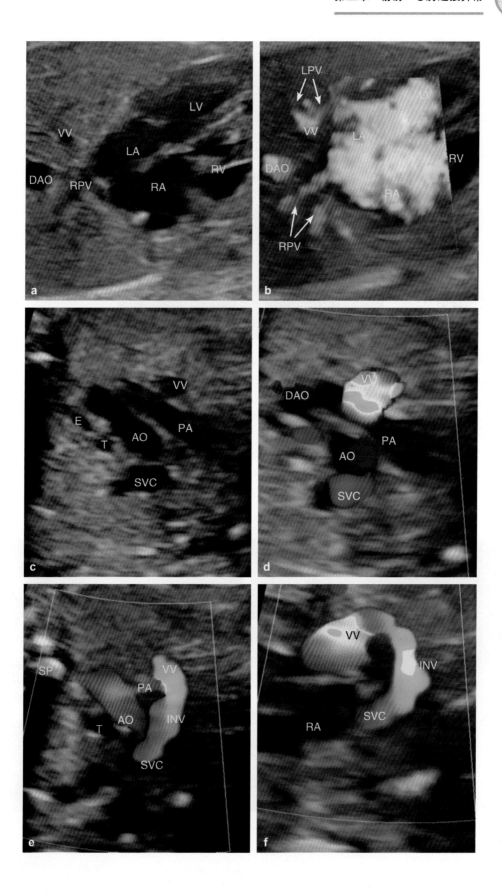

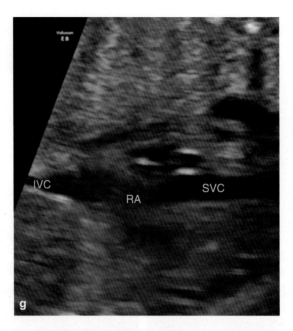

图 3-16　孕 28 周胎儿心脏部分性肺静脉异位连接（心上型）

a：四腔心切面显示左房比例小，可探及右肺静脉入左房切迹，未探及左肺静脉切迹，可见左房左后方的垂直静脉；b：彩色多普勒显示右上肺静脉和右下肺静脉均引流入左房，左上肺静脉和左下肺静脉共同汇合为垂直静脉；c：探头向头侧扫查至三血管切面肺动脉左侧探及垂直静脉，上腔静脉内径增宽；d：彩色多普勒显示垂直静脉内可见丰富的血流；e：探头继续向头侧扫查，探及垂直静脉经无名静脉入上腔静脉；f：彩色多普勒显示垂直静脉经无名静脉 - 上腔静脉入右房之全程；g：上腔静脉内径明显宽于下腔静脉

LA：左房；LV：左室；RA：右房；RV：右室；DAO：降主动脉；VV：垂直静脉；RPV：右肺静脉；LPV：左肺静脉；PA：肺动脉；AO：主动脉；SVC：上腔静脉；E：食管；T：气管；IVC：下腔静脉；INV：无名静脉；SP：脊柱

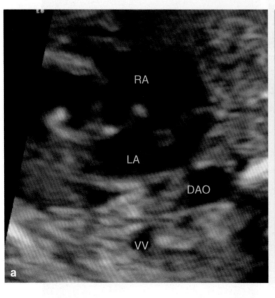

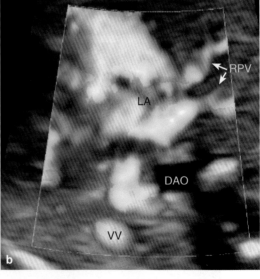

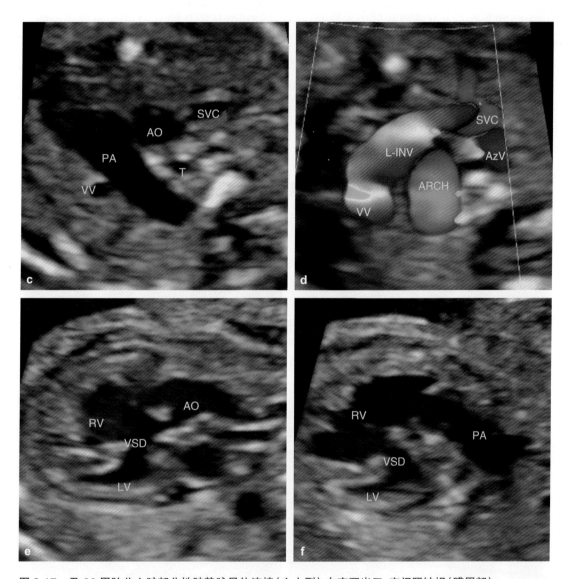

图 3-17 孕 26 周胎儿心脏部分性肺静脉异位连接（心上型）、右室双出口、室间隔缺损（膜周部）
a：四腔心切面显示左房左侧可见垂直静脉；b：彩色多普勒显示左侧肺静脉未与左房连接，左上肺静脉和左下肺静脉共同汇合为垂直静脉；c：探头向头侧扫查至三血管切面肺动脉左侧探及垂直静脉；d：彩色多普勒显示垂直静脉内血流丰富，经左无名静脉入上腔静脉；e、f：流出道切面见主动脉和肺动脉均发自解剖学右室

LA：左房；LV：左室；RA：右房；RV：右室；DAO：降主动脉；VV：垂直静脉；RPV：右肺静脉；PA：肺动脉；AO：主动脉；SVC：上腔静脉；T：气管；AzV：奇静脉；L-INV：左无名静脉；ARCH：主动脉弓；VSD：室间隔缺损

完全性肺静脉异位连接通常有右心容量负荷增加的表现,右心扩大而左房发育小(图3-18、图3-19)。超声心动图首先发现的线索是在四腔心切面未见肺静脉与左房相连接,左房壁圆钝、光滑无切迹(图3-18a、图3-19a)。左房后壁与降主动脉之间距离增大,两者之间可见一无回声区(共同肺静脉腔)(图3-18b),4支肺静脉引流入共同肺静脉腔(图3-18c)。

1. 完全性心上型肺静脉异位连接时,在上述超声特征的基础上:①于三血管切面肺动脉左外侧见垂直静脉,上腔静脉增宽,内血流丰富,调整探头血流方向可探及共同肺静脉腔 - 垂直静脉 - 左无名静脉 - 上腔静脉之环路(图3-18d、图3-18h、图3-19e、图3-19i);②有时探及共同肺静脉腔血流经右侧垂直静脉或直接引流入右侧的上腔静脉;③共同静脉腔也可引流入奇静脉(图3-20),奇静脉长轴切面探及奇静脉明显增宽,血流丰富,于上腔静脉后壁引流入上腔静脉。

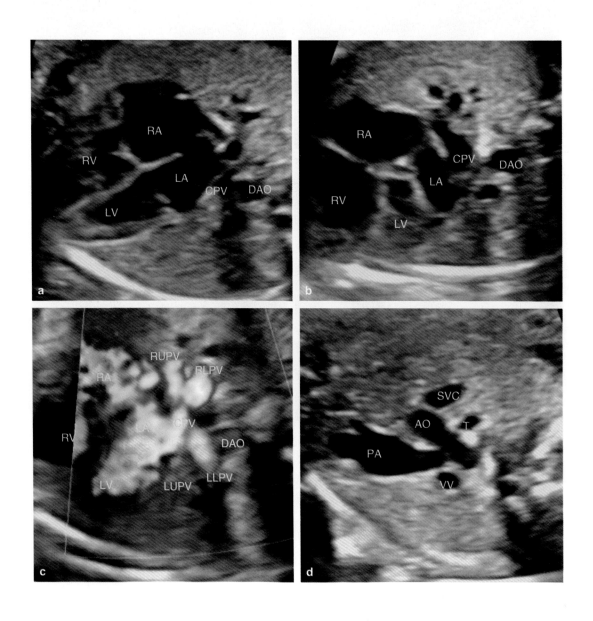

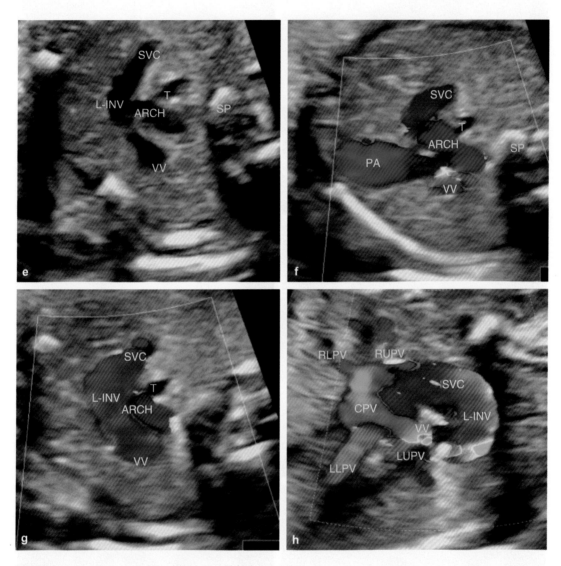

图 3-18　孕 28 周胎儿完全性肺静脉异位连接（心上型）

a、b：四腔心切面可见右心比例大，左房壁圆钝光滑无切迹，左房与降主动脉距离较大，两者之间可见一共同肺静脉腔，略向足侧偏移声束共同静脉腔显示更清晰；c：高分辨率血流成像技术显示 4 支肺静脉均引流入共同肺静脉腔；d：三血管切面示肺动脉左侧见垂直静脉，上腔静脉增宽；e：继续向头侧追踪扫查见垂直静脉经增宽的左无名静脉连接于上腔静脉；f、g：可见垂直静脉与上腔静脉的血流方向相反，左无名静脉血流丰富；h：彩色多普勒显示 4 支肺静脉引流入共同肺静脉腔，然后经左侧垂直静脉 - 左无名静脉 - 上腔静脉引流的完整环路

LA：左房；LV：左室；RA：右房；RV：右室；DAO：降主动脉；CPV：共同肺静脉腔；PA：肺动脉；AO：主动脉；SVC：上腔静脉；VV：垂直静脉；L-INV：无名静脉；ARCH：主动脉弓；SP：脊柱；T：气管；LLPV：左下肺静脉；LUPV：左上肺静脉；RLPV：右下肺静脉；RUPV：右上肺静脉

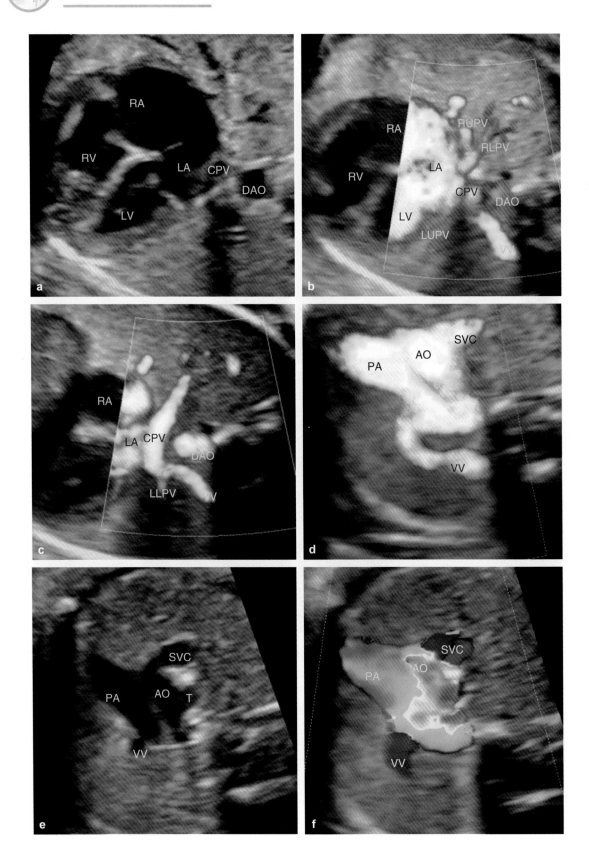

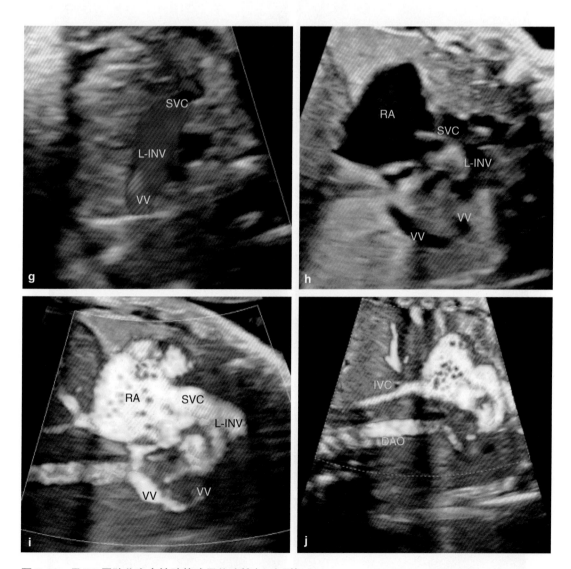

图 3-19 孕 30 周胎儿完全性肺静脉异位连接（心上型）

a：四腔心切面可见右心比例大，左房壁圆钝光滑无切迹，左房与降主动脉距离远，两者之间见共同肺静脉腔；b、c：彩色多普勒显示 4 支肺静脉均引流入共同肺静脉腔；d~g：共同静脉腔经垂直静脉于肺动脉外侧壁向后、向上走行，然后再经左无名静脉引流入上腔静脉；h、i：本例垂直静脉走行迂曲、路径较长，先向后上，再向前上走行，连接于左无名静脉，最终经上腔静脉入右房；j：膈水平以下仅见下腔静脉和腹主动脉两根大血管，可除外心下型肺静脉异位连接

LA：左房；LV：左室；RA：右房；RV：右室；DAO：降主动脉；CPV：共同肺静脉腔；PA：肺动脉；AO：主动脉；SVC：上腔静脉；VV：垂直静脉；L-INV：无名静脉；T：气管；LLPV：左下肺静脉；LUPV：左上肺静脉；RLPV：右下肺静脉；RUPV：右上肺静脉；IVC：下腔静脉

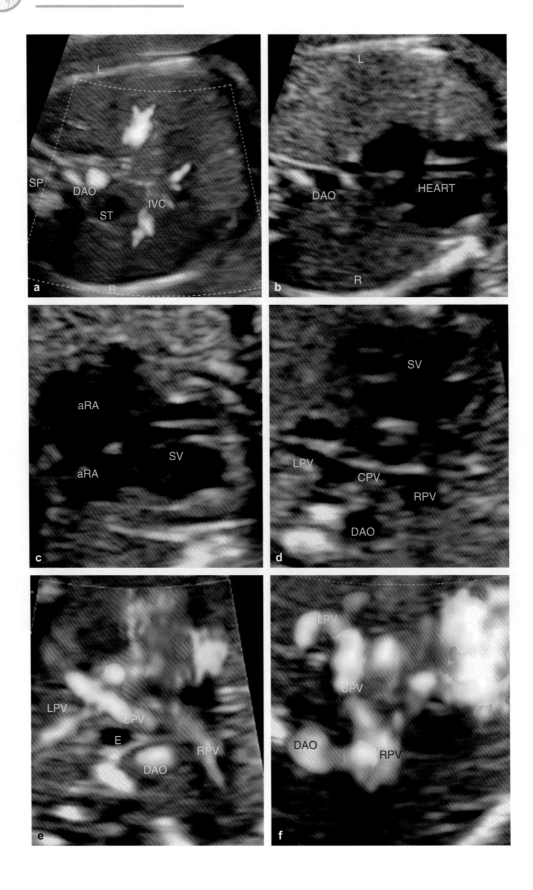

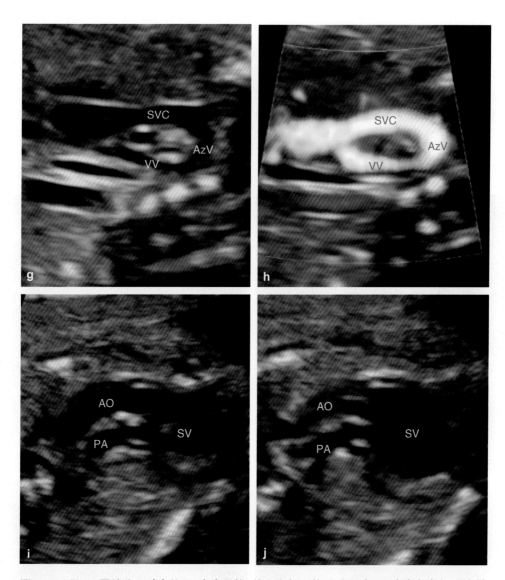

图 3-20 孕 24 周胎儿心脏右位心、右房异构、单心室（C 型）、心室双出口、肺动脉狭窄、完全性肺静脉异位引流（心上型）

a：上腹部横切面显示对称肝，胃泡位于右侧，腹主动脉和下腔静脉同位于脊柱右侧；b：心尖指向右前；c：四腔心切面见十字交叉结构消失，仅见单一心室，左、右心房共同开口于单心室；d：心房后方可探及共同肺静脉腔，左、右肺静脉均与之相连接；e、f：彩色多普勒显示左、右肺静脉血液均引流入共同肺静脉腔；g、h：可清晰显示垂直静脉向上经奇静脉引流入上腔静脉，最终入右房；i、j：流出道切面见主动脉和肺动脉均发自单心室，主动脉在左前，肺动脉位于右后，肺动脉内径窄于主动脉，可清晰显示肺动脉左、右分支

aRA：解剖学右房；SV：单心室；PA：肺动脉；AO：主动脉；SVC：上腔静脉；DAO：降主动脉；SP：脊柱；ST：胃泡；IVC：下腔静脉；HEART：心脏；VV：垂直静脉；CPV：共同肺静脉腔；LPV：左肺静脉；RPV：右肺静脉；AzV：奇静脉；E：食管

2. 完全性心内型肺静脉异位连接至冠状静脉窦（图 3-21），首先在左室长轴或低位四腔心切面清晰显示左房室沟处明显增宽的冠状静脉窦，于四腔心切面二维超声及彩色多普勒均未发现肺静脉与左房相连接，4 支肺静脉均引流入冠状静脉窦，再汇入右房。完全性心内型肺静脉异位连接时，4 支肺静脉亦可直接或汇入共同肺静脉腔再与右心房相连接（图 3-22、图 3-23），附术后超声表现 1 例（图 3-24）。此型肺静脉梗阻罕见。

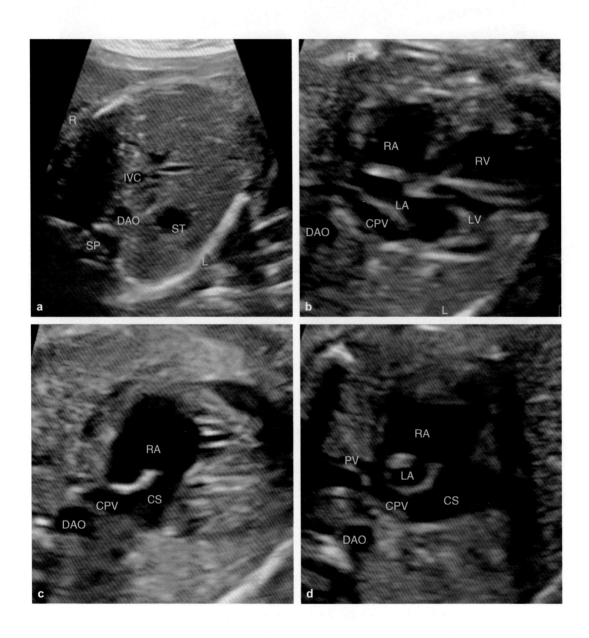

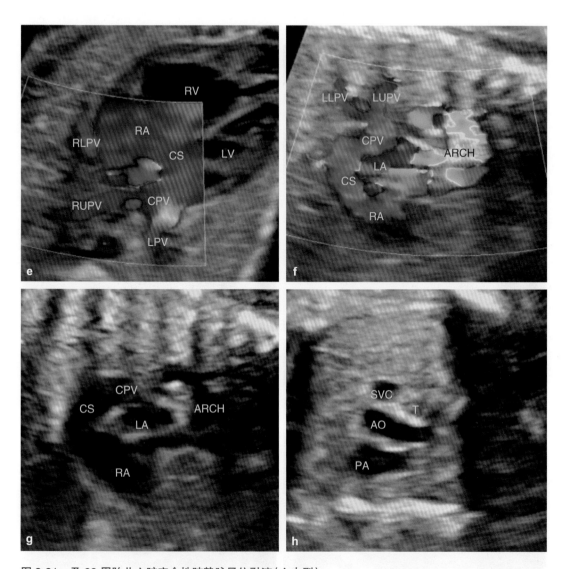

图 3-21 孕 28 周胎儿心脏完全性肺静脉异位引流 (心内型)

a:上腹部横切面:腹主动脉和下腔静脉关系正常,内脏正位;b:四腔心切面左房小,左房与降主动脉之间可探及共同肺静脉腔;c:共同肺静脉腔与冠状静脉窦相连接,入右房;d:清晰显示肺静脉 - 共同肺静脉腔 - 冠状静脉窦 - 右房的引流途径;e:彩色多普勒显示右侧两支肺静脉和左侧一支肺静脉引流入共同静脉腔;f:可探及左侧两支肺静脉入共同肺静脉腔经冠状静脉窦入右房的引流途径;g:清晰显示共同肺静脉腔与扩张的冠状静脉窦相连接,最终入右房;h:三血管切面:三血管大小、分布、排列未见异常

LA:左房;LV:左室;RA:右房;RV:右室;DAO:降主动脉;CPV:共同肺静脉腔;RUPV:右上肺静脉;RLPV:右下肺静脉;LPV:左肺静脉;LUPV:左上肺静脉;LLPV:左下肺静脉;PA:肺动脉;AO:主动脉;SVC:上腔静脉;SP:脊柱;CS:冠状静脉窦;T:气管;ARCH:主动脉弓;ST:胃泡

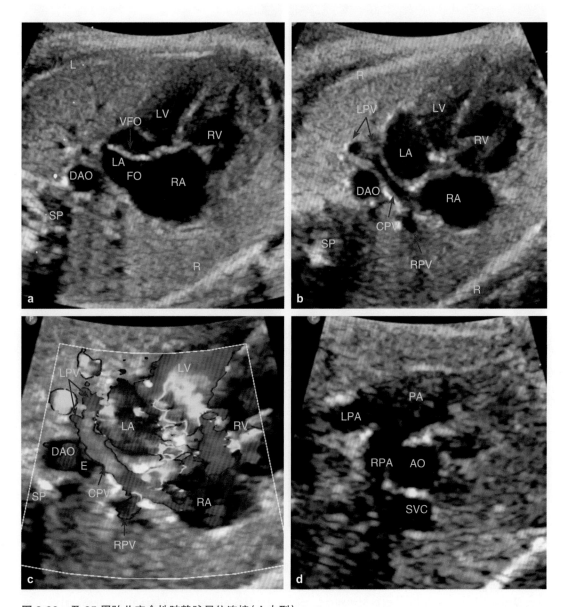

图 3-22 孕 35 周胎儿完全性肺静脉异位连接（心内型）

a：四腔心切面发现右心比例大，左房壁光滑无切迹，卵圆孔大，卵圆孔瓣活动幅度大；b：4 支肺静脉均汇入左房后方的共同肺静脉腔，并在右侧直接开口于右房；c：彩色多普勒显示 4 支肺静脉汇入共同肺静脉腔后直接引流入右房；d：心内型肺静脉异位连接时三血管内径比例正常范围

LA：左房；LV：左室；RA：右房；RV：右室；DAO：降主动脉；CPV：共同肺静脉腔；RPV：右肺静脉；LPV：左肺静脉；PA：肺动脉；AO：主动脉；SVC：上腔静脉；RPA：右肺动脉；LPA：左肺动脉；FO：卵圆孔；VFO：卵圆孔瓣；E：食管；SP：脊柱

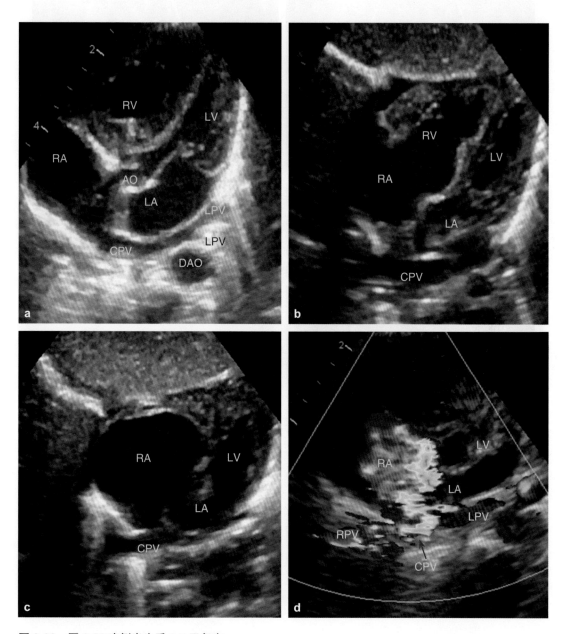

图 3-23　图 3-22 病例出生后 1.5 天复查

a、b：剑突下四腔心切面显示左房后方的共同肺静脉腔，收集左右肺静脉的血流；c：共同肺静脉腔直接开口于右心房；d：彩色多普勒显示左右肺静脉的血流汇入共同肺静脉腔后直接引流入右房

LA：左房；LV：左室；RA：右房；RV：右室；DAO：降主动脉；CPV：共同肺静脉腔；RPV：右肺静脉；LPV：左肺静脉；AO：主动脉

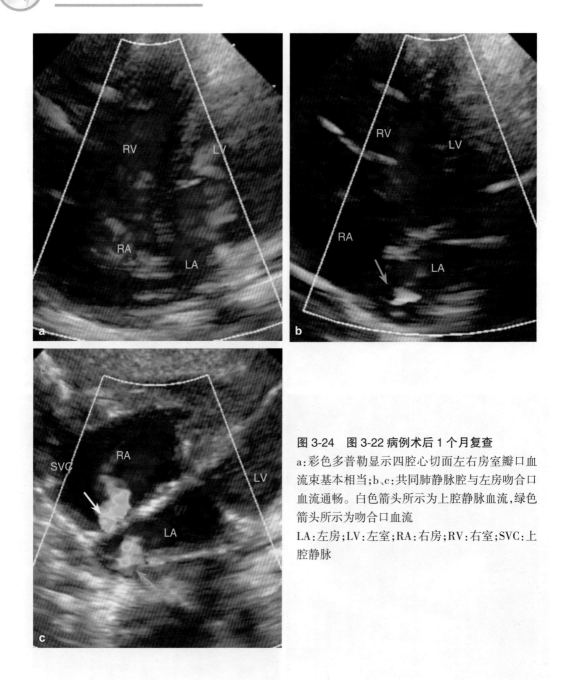

图 3-24　图 3-22 病例术后 1 个月复查

a:彩色多普勒显示四腔心切面左右房室瓣口血流束基本相当;b、c:共同肺静脉腔与左房吻合口血流通畅。白色箭头所示为上腔静脉血流,绿色箭头所示为吻合口血流

LA:左房;LV:左室;RA:右房;RV:右室;SVC:上腔静脉

3. 完全性心下型肺静脉异位连接,在左房后方膈肌上方可见肺静脉汇合成一小的共同肺静脉腔,通常经下行的垂直静脉引流入门静脉系统(图 3-25、图 3-26)或肝静脉,亦可连接至静脉导管(图 3-27、图 3-28)或下腔静脉。上腹部横切面及矢状面可显示位于腹主动脉和下腔静脉之间的垂直静脉。梗阻常常发生在垂直静脉与门静脉、静脉导管的连接处及下腔静脉入右房处,彩色及脉冲多普勒可以评估梗阻部位及程度(图 3-25h、图 3-26e、图 3-27h)。有报道[10]梗阻性心下型肺静脉异位连接的患儿,严重肺动脉高压,右室功能减低,胸主动脉见反向血流,可能与左心排血量极低有关,此类患儿预后差。

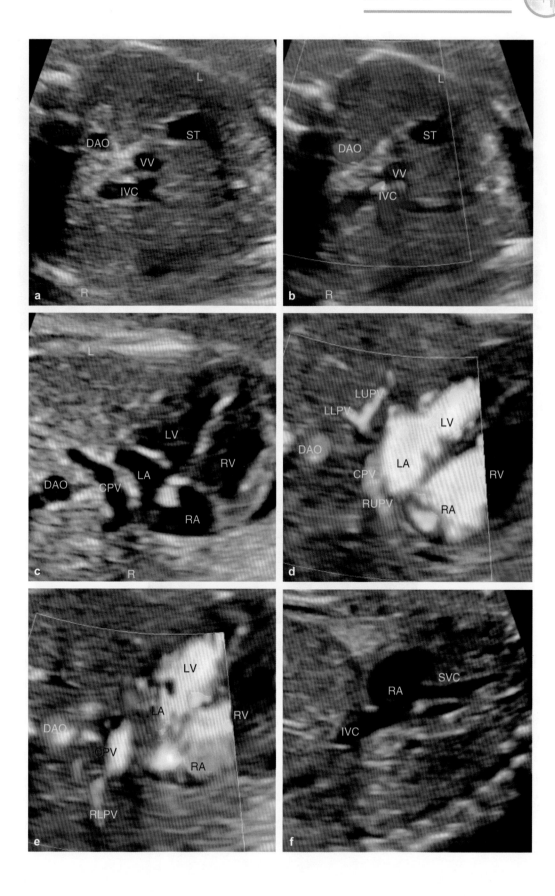

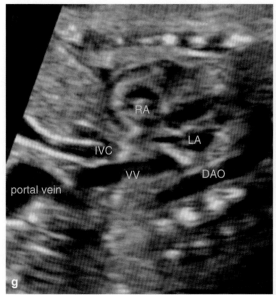
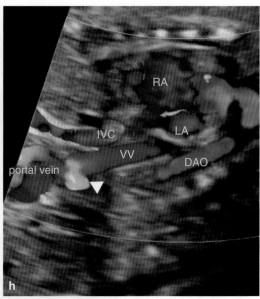
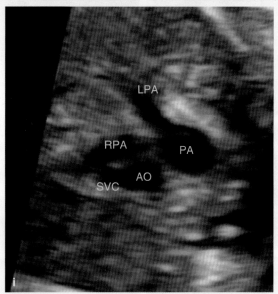

图 3-25   孕 26 周胎儿完全性肺静脉异位连接（心下型，门静脉路径）

a、b：上腹部横切面下腔静脉明显增宽，其内血流丰富，下腔静脉和腹主动脉之间出现一异常血管，即垂直静脉；c：四腔心切面：左房小，房壁光滑，未见肺静脉切迹，左房与降主动脉之间距离较远，两者之间见共同肺静脉腔；d、e：高分辨率血流显像技术可见 4 支肺静脉均引流入共同肺静脉腔；f：腔静脉长轴切面显示下腔静脉明显宽于上腔静脉；g：降主动脉和下腔静脉之间可清晰显示下行的垂直静脉，连接于增宽的门静脉；h：垂直静脉与降主动脉血流方向相同，入门静脉开口处血流梗阻（白色三角处）；i：三血管切面未见异常

LA：左房；RA：右房；LV：左室；RV：右室；AO：主动脉；PA：肺动脉；VV：垂直静脉；DAO：降主动脉；CPV：共同肺静脉腔；IVC：下腔静脉；SVC：上腔静脉；LLPV：左下肺静脉；LUPV：左上肺静脉；RLPV：右下肺静脉；RUPV：右上肺静脉；portal vein：门静脉；ST：胃泡；LPA：左肺动脉；RPA：右肺动脉

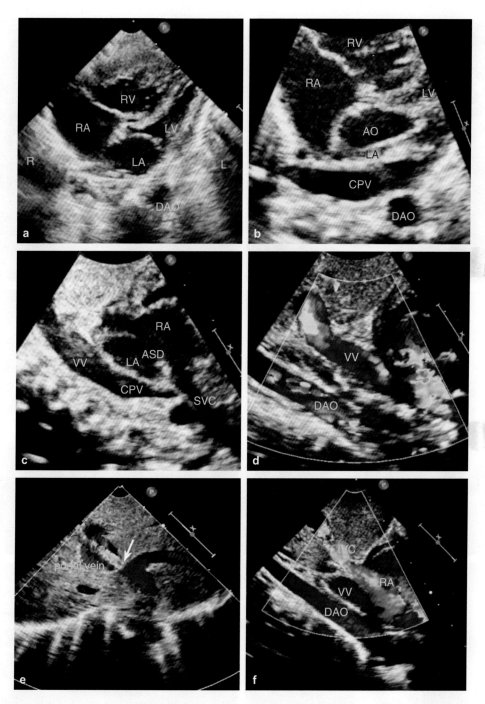

图 3-26　图 3-25 病例出生后 1 周完全性肺静脉异位连接(心下型、门静脉路径)、房间隔缺损(继发孔型)

a:四腔心切面:右心比例大,左房壁光滑,未见肺静脉切迹;b:左房与降主动脉之间见共同肺静脉腔;c:共同肺静脉腔经垂直静脉下行穿膈,房间隔中部见较大缺损;d:垂直静脉血流方向与降主动脉相同;e:垂直静脉入门静脉处血流梗阻;f:最终经下腔静脉引流入右房

LA:左房;RA:右房;LV:左室;RV:右室;VV:垂直静脉;DAO:降主动脉;CPV:共同肺静脉腔;IVC:下腔静脉;SVC:上腔静脉;portal vein:门静脉;ASD:房间隔缺损;AO:主动脉

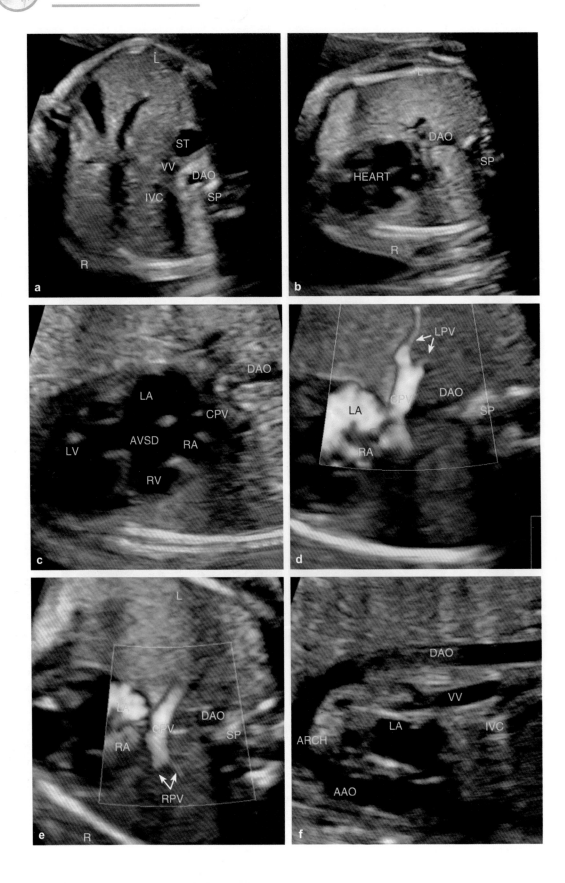

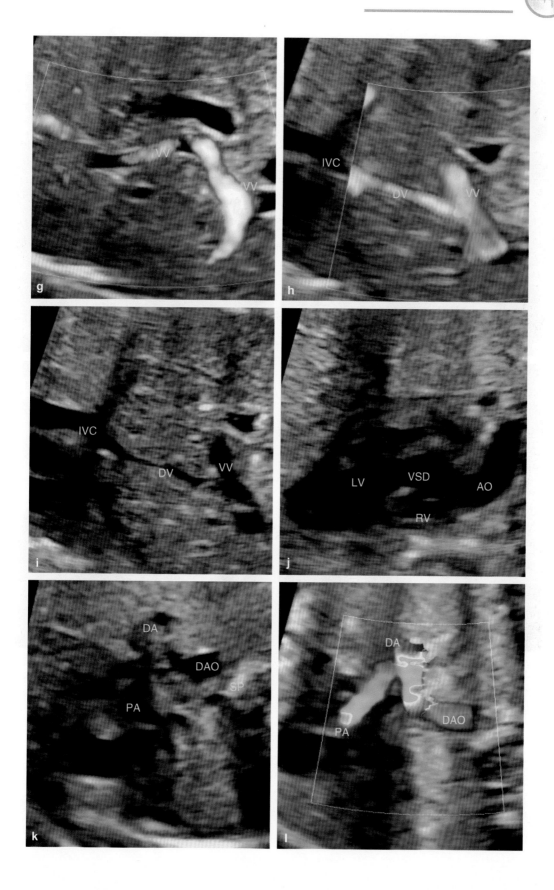

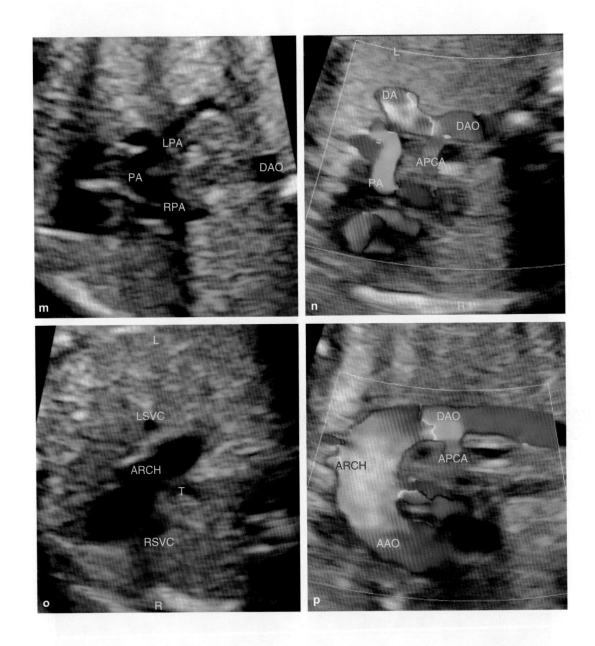

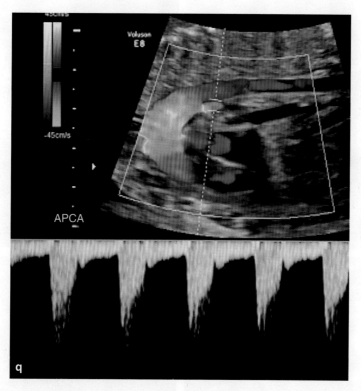

图 3-27　孕 24 周胎儿心脏右旋心、完全型房室间隔缺损、完全性肺静脉异位连接（心下型，静脉导管路径）、右室单出口（肺动脉闭锁）、体肺侧支、双上腔静脉

a：腹主动脉和下腔静脉关系正常，腹主动脉位于脊柱左前，下腔静脉位于其右前，两者之间可见一管腔样结构为垂直静脉；b：心尖指向右前；c：四腔心切面十字交叉结构消失，房间隔下部至室间隔上部连续中断，左室腔大，右室腔小，左房壁未探及肺静脉切迹，其后方探及一共同静脉腔；d、e：彩色多普勒显示 4 支肺静脉引流入共同肺静脉腔；f：主动脉弓长轴切面可显示三根血管，分别为降主动脉、垂直静脉、下腔静脉，垂直静脉位于左房后方下行；g、h：垂直静脉穿膈下行至腹腔，走行路径较长，弯曲向前下走行，经静脉导管途径引流入下腔静脉，最终汇入右房；i：二维超声心动图清晰显示垂直静脉 - 静脉导管 - 下腔静脉路径；j：流出道切面主动脉发自解剖学右室，未见肺动脉与心室连接；k~m：探及左、右肺动脉分支及其共汇，并见迂曲走行的动脉导管连接于降主动脉和肺动脉主干之间，动脉导管内为反向血流供应肺动脉；n：还可显示降主动脉发出体肺侧支供应右肺，即右肺双重供血；o：主动脉弓位于气管左侧走行，探及双侧上腔静脉；p、q：主动脉弓长轴亦可显示体肺侧支，并探及体肺侧支频谱，因动脉导管向左迂曲走行，主动脉弓长轴切面不能显示，需声束向左侧偏移方可显示

LA：左房；LV：左室；RA：右房；RV：右室；DAO：降主动脉；CPV：共同肺静脉腔；PA：肺动脉；RPA：右肺动脉；LPA：左肺动脉；AO：主动脉；RSVC：右上腔静脉；LSVC：左上腔静脉；VV：垂直静脉；T：气管；LPV：左肺静脉；RPV：右肺静脉；IVC：下腔静脉；AAO：升主动脉；ARCH：主动脉弓；DAO：降主动脉；APCA：体肺侧支；DV：静脉导管；SP：脊柱；DA：动脉导管；AVSD：房室间隔缺损；VSD：室间隔缺损

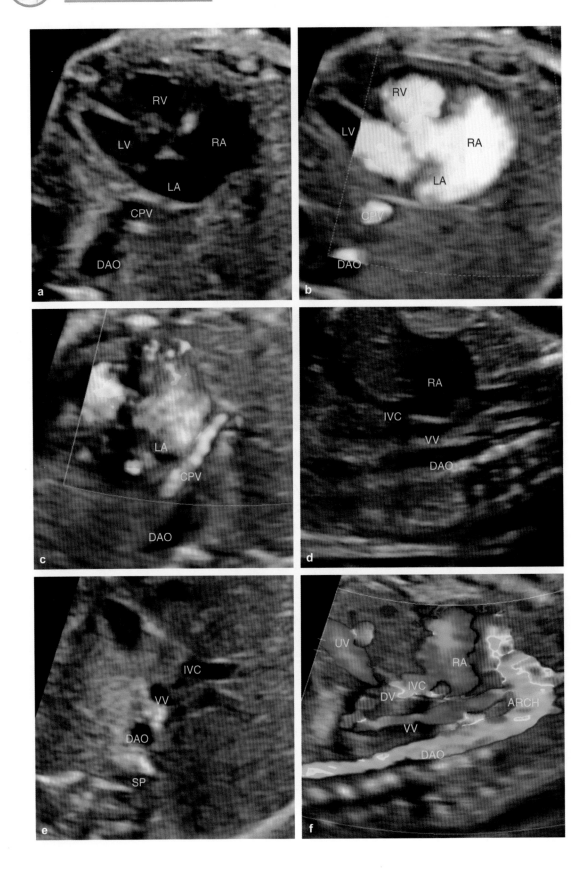

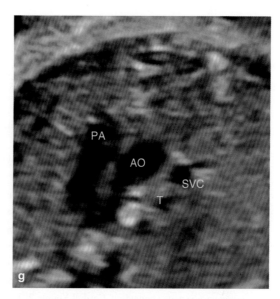

图 3-28　孕 27 周胎儿心脏完全性肺静脉异位连接（心下型）

a~c：四腔心切面显示左房与降主动脉之间距离较远，左房壁光滑，无肺静脉切迹，彩色多普勒亦未见肺静脉与左房连接，左房与降主动脉之间见共同肺静脉腔；d、e：下腔静脉与降主动脉之间见垂直静脉；f：垂直静脉血流方向与降主动脉相同，穿膈经静脉导管 - 下腔静脉引流入右房；g：三血管切面无异常

LA：左房；RA：右房；LV：左室；RV：右室；DAO：降主动脉；CPV：共同肺静脉腔；VV：垂直静脉；IVC：下腔静脉；PA：肺动脉；AO：主动脉；SVC：上腔静脉；T：气管；SP：脊柱；DV：静脉导管；UV：脐静脉；ARCH：主动脉弓

五、预后评估

单纯部分性和完全性肺静脉异位连接出生后症状相关因素：是否存在房间隔缺损及缺损大小、是否存在肺静脉梗阻、是否合并其他畸形。完全性肺静脉异位连接的患儿可逐渐出现呼吸急促、喂养困难、体重不增，反复呼吸道感染和慢性心功能不全，如不及时进行外科处理，新生儿往往于数天至 4 个月死亡。合并梗阻时常常于出生后数日即出现严重的青紫、呼吸窘迫及心功能不全等症状，多于出生后 1 周内死亡。

此病一旦诊断明确应及时手术，若有肺静脉梗阻且血流动力学变化大、病情危重的患者，应实施急诊手术。手术目的是将所有异位的肺静脉连接到左房，并纠正合并的其他畸形，如房间隔缺损。

完全性心上型肺静脉异位连接通常是结扎垂直静脉，分别在共同肺静脉腔与左房壁做切口，然后将两个切口吻合，吻合口要尽量大，以减少术后吻合口狭窄的风险。经右心房或左心房切口，用心包补片缝闭房间隔缺损。

完全性心内型肺静脉异位连接至冠状静脉窦，将冠状静脉窦与左房之间的窦壁去除，注意使两者之间开口尽量大，避免术后狭窄，然后修补房间隔缺损，将冠状静脉窦口隔入左心房侧，这样肺静脉及心肌的静脉血均隔入左房，但冠状静脉的血流量小，不会影响血流动力学。心内型肺静脉异位连接至右房者，使用板障将血流经房间隔导入左心房，将异位的肺静脉开口隔至左心房。

完全性心下型肺静脉异位连接的手术方式与心上型相似，结扎垂直静脉，吻合共同肺静脉腔和左房壁。

肺静脉异位连接术后应重点评估肺静脉与左房连接处是否狭窄、残余分流、体静脉是否狭窄及右心压力、大小和功能。所有类型的完全性肺静脉异位连接术后再梗阻的发生率约 11%[11]，狭窄多位于共同肺静脉腔与左房吻合口处。术后应结合彩色及脉冲多普勒重点评估共同肺静脉及单支肺静脉与左房吻合口处的大小及血流是否通畅。剑突下切面、高位胸骨旁及胸骨上窝切面显示单支肺静脉吻合口有优势。心尖四腔心切面显示共同肺静脉腔与左房的吻合口最佳。

参 考 文 献

［1］Abadeer，MN，Stuth EA，Kouretas，PC，et al. Scimitar Syndrome-Complex Surgical Revision 3 Decades After Repair. Ann Thorac Surg，2017，103：e183-e185.

［2］Korkmaz AA，Yildiz CE，Onan B，et al. Scimitar syndrome：a complex form of anomalous pulmonary venous return. J Cardiac Surg，2011，26：529-534.

［3］Midyat L，Demir E，Askin M，et al. Eponym.Scimitar syndrome. Eur J Pediatr，2010，169：1171-1177.

［4］Brown VE，De Lange M，Dyar DA，et al. Echocardiographic spectrum of supracardiac total anomalous pulmonary venous connection. J Am Soc Echocardiogr，1998，（11）：289-293.

［5］Karamlou T，Gurofsky R，Al Sukhni E，et al. Factors associated with mortality and reoperation in 377 children with total anomalous pulmonary venous connection. Circulation，2007，（115）：1591-1598.

［6］Phadke MS，Mate SD，Kerkar PG. Giant aneurysm of the vertical vein in a case of supracardiac total anomalous pulmonary venous connection. Cardiol Young，2016，26：968-970.

［7］Figueras-Coll M，Sabate-Rotes A，Cañete-Abajo N，et al. A singular case of non-obstructive supracardiac total anomalous pulmonary venous connection with two vertical veins in a 30 weeks preterm neonate. Int J Cardiol，2016，（223）：50-51.

［8］Gavali SA，Phadke MS，Kerkar PG. Supracardial total anomalous pulmonary venous connection with bilateral （right and left）vertical veins and bilateral obstruction. Pediatr.Cardiol，2013，34（7）：1751-1753.

［9］Kawazu Y，Inamura N，Shiono N，et al. Post-LA space index as a potential novel marker for the prenatal diagnosis of isolated total anomalous pulmonary venous connection. Ultrasound Obstet Gynecol，2014，6：682-687.

［10］Nair AK，Radhakrishnan S，Iyer KS. Descending aortic flow reversal in obstructed total anomalous pulmonary venous connection. Cardiol Young，2016，26：1002-1004.

［11］Hancock Friesen CL，Zurakowski D，Thiagarajan RR，et al. Total anomalous pulmonary venous connection：an analysis of current management strategies in a single institution. Ann Thorac Surg，2005，79：596-606.

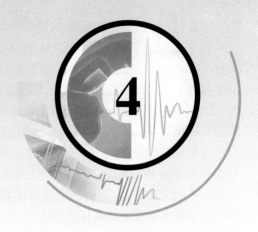

第四章

室间隔缺损

室间隔缺损(ventricular septal defect,VSD)指室间隔发育异常所致左、右心室之间存在异常交通,形成心室间分流,是最常见的先天性心脏病,占先天性心脏病的 25%~30%[1],在出生活婴中发生率约 4‰。可以单独存在,也可以是复杂心脏畸形的组成部分。

一、胚胎学发生机制

胚胎第 4 周末,心室间隔开始由原始左、右心室连接处自心尖部向心内膜垫和流出道方向生长,形成室间隔的肌性部分。肌部室间隔上缘与心内膜垫之间形成一孔,为室间孔。胚胎第 7 周末,心球的膜状间隔,即左右球嵴,自上向下斜向生长,同时心内膜垫也向下延伸,封闭室间隔,形成室间隔膜部。室间隔的肌部发育不良或肌部间隔、心内膜垫和左右球嵴融合出现异常,即会产生各种类型的室间隔缺损。

二、病理解剖与分型

室间隔由膜部和肌部组成。膜部间隔(membranous septum)为很小的纤维结构,位于主动脉瓣右冠瓣和无冠瓣交界下方,被三尖瓣前叶、隔叶交界处分为房室部(分隔右房和左室流出道)和室间部(分隔左、右室)。肌部室间隔面积大,形态复杂,呈螺旋形向心尖方向延伸。肌部室间隔由三部分组成:流入部(inlet septum)、小梁部(trabecular septum)和流出部(outlet septum)。右室面观流入部为三尖瓣隔叶附着区向后下延伸至三尖瓣隔叶附着的乳头肌处的区域;流入部向前下延伸的部分为小梁部,以粗糙的肌小梁为特征;流出部位于前上部,在小梁部上方、大动脉下方,骑跨于室上嵴两侧。流出部的动脉圆锥光滑,是右室壁最薄弱的部分,右室负荷过大时,动脉圆锥首先呈现扩大。左室面观室间隔流入部、小梁部、流出部分别向后下方、前下方、前上方延伸。

右室面间隔有两个重要的解剖结构[2]：①隔缘束（septomarginal trabecula），又称隔束（septal band），向心底部延伸分为前上支和后下支环抱室上嵴，前上支向上达肺动脉瓣环，后下支向后下达膜部间隔的室间部，隔缘束向心尖部延伸为节制索，跨过心室腔与前乳头肌相连；②室上嵴：三尖瓣和肺动脉瓣之间的弧形肌嵴，实际上是心室漏斗部向内折叠形成，即心室漏斗皱褶（ventriculo-infundibular fold），作为流入道和流出道的界标。

室间隔缺损的分类方法较多，目前没有统一的标准，有两种主要的分类方法：Anderson 分类法和 Van Praagh 分类法。室间隔缺损分型诊断最终是以实现外科临床治疗为目的，Anderson 的分类方法简明扼要，非常实用，目前被广泛应用[3,4]。Van Praagh 分类中的圆锥隔心室型有非常重要的临床价值[5]。

1. Anderson 分类　Anderson 主要根据缺损在室间隔的位置及其缺损边缘特点、缺损与房室瓣和半月瓣的关系分类，其中，重要的是基于缺损边缘特征分类，如**图 4-1** 所示：

（1）膜周部（perimembranous）缺损：约占 80%。缺损位于三尖瓣隔叶和前叶交界处，累及膜部，并常常超出膜部间隔累及邻近部分间隔，此类缺损的近三尖瓣边缘是主动脉瓣和三尖瓣的纤维连接[6]。根据缺损延伸方向，又可以分为 3 类：①膜周偏流入道型：缺损沿三尖瓣隔叶瓣环向心室流入道延伸；②膜周偏小梁型：缺损向右室心尖小梁部延伸；③膜周偏流出道型：向流出部延伸时常伴一定程度的主动脉骑跨，流出道间隔与流入道及小梁部间隔对位不良；④膜周融合型：缺损可以很大，可累及 2 个或 3 个部位，甚至近乎整个室间隔，即所谓的融合型。

（2）肌部（muscular）缺损：占 5%~20%。缺损位于肌部间隔，且缺损周缘只有肌性组织。

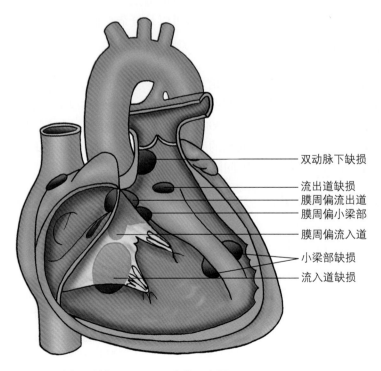

双动脉下缺损
流出道缺损
膜周偏流出道
膜周偏小梁部
膜周偏流入道
小梁部缺损
流入道缺损

图 4-1　室间隔缺损 Anderson 分类示意图

根据缺损累及的具体部位可分为:流入道、小梁部和流出道缺损。可单发或多发。缺损最常见的位置是室间隔中部,即调节束起源处。由于右室面丰富、致密的肌小梁组织覆盖,肌部缺损在左室面仅表现为一个缺口时,在右室面可表现为多个缺口。如果存在多个大小不等的缺损,称"瑞士干酪型"(Swiss cheese)缺损,是胚胎发育中室间隔发育不良所致。

(3) 双动脉(干)下型(doubly committed juxta-arterial)缺损:在西方人群中占室间隔缺损的5%~7%,在亚洲人群中发病率较高。缺损位置较高,位于主动脉瓣环和肺动脉瓣环下方,主动脉瓣和肺动脉瓣之间纤维连接,两个动脉瓣处于相似水平。右室面观,缺损位于室上嵴上方,缺损上缘与肺动脉瓣相邻;左室面观,缺损位于左冠瓣和右冠瓣交界处下方。主动脉瓣右冠瓣缺乏肌肉组织支撑,同时由于心内左向右分流的虹吸作用,吸引邻近的右冠窦和主动脉瓣不断向右室侧靠近,将瓣叶拉向下方,导致右冠窦脱垂和主动脉瓣关闭不全,加重左室容量负荷。而脱垂的右冠窦可堵塞和掩盖部分甚至全部缺口,使分流减少或无分流,出生后听诊杂音可出现变化,甚至消失,因此产前及产后均应仔细观察避免漏误诊。尽管缺损可以向膜周部方向延伸,但缺损后下缘通常为肌性组织。干下型室间隔缺损需与肌部流出道型室间隔缺损相鉴别:后者位于右室漏斗部肌性组织内,其缺损上缘有肌肉组织与肺动脉瓣分开。

还有一类邻近三尖瓣(非膜周型)(juxta-tricuspid and non-perimembranous)室间隔缺损,非常罕见,缺损后上缘为三尖瓣隔叶附着处,有肌性组织与膜部相隔。与膜周部不同,此型三尖瓣和主动脉瓣没有直接纤维连接。

2. Van Praagh 分类 Van Praagh 根据缺损部位将室间隔缺损分为房室通道型(atrioventricular canal type)、圆锥隔心室型(conoventricular type)、圆锥隔型(conal septal type)和肌型(muscular type)**(图 4-2)**[5]。

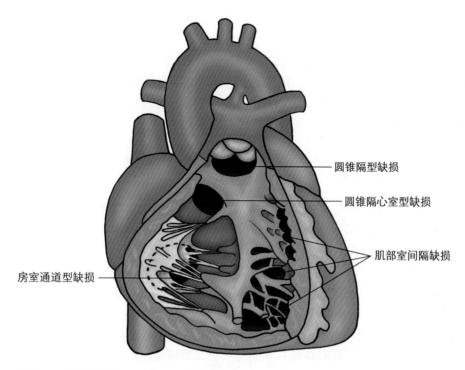

圆锥隔型缺损

圆锥隔心室型缺损

肌部室间隔缺损

房室通道型缺损

图 4-2 室间隔缺损 Van Praagh 分类示意图

（1）房室通道型：缺损位于右室流入部间隔、三尖瓣隔瓣后下方，所谓的流入部间隔实际上是分隔右室流入部和左室流出部的肌性间隔部分。此型缺损的隔瓣常有裂缺，而且前裂缺腱索常骑跨缺损，缺损一般较大，无自愈可能。

（2）圆锥隔心室型：由于圆锥间隔移位，未能与肌部间隔相连接所致，形成室间隔对位不良型缺损。大动脉骑跨于室间隔，圆锥间隔移位也会导致不同程度的右室或左室流出道梗阻，虽然缺损可累及膜部，但 Van Praagh 认为这不是膜周部缺损，称其为膜旁（paramembranous）缺损，它和膜周部缺损的胚胎学发生是不同的。法洛四联症和主动脉弓离断的室间隔缺损均为对位不良型，即圆锥隔心室型。

（3）圆锥隔型：位于右室流出道漏斗部，紧邻肺动脉瓣，上缘与主动脉瓣右冠瓣直接相连，缺损上方常无肌性组织，缺损下缘为肌性组织，位于室上嵴内。如果缺损上缘有残余肌性漏斗间隔组织，则为流出道肌性室间隔缺损。

（4）肌型：缺损周缘为肌性组织。

三、病理生理

胎儿时期，肺血管阻力高，左右室压力相似，室水平分流不明显，左右心大小基本对称。Chen Jiao 等[7]研究表明，大的室间隔缺损在胎儿时期已使右心舒张功能和整体功能受损，可持续至出生后，并进一步加重。也有学者认为大型室间隔缺损胎儿，其肺血管平滑肌增厚，出生后可逐渐演变为梗阻性病变，且可因年龄增长而愈加严重。

出生后室间隔缺损的病理生理改变取决于缺损分流量大小、分流方向及肺血管阻力。分流量大小取决于缺损大小和左、右心室压差。

小的室间隔缺损，缺损大小一般小于或等于主动脉瓣环内径的 1/4，肺循环 / 体循环血流量之比（Qp/Qs）小于 1.75，左向右分流量小，无舒张期左心室容量负荷过重或容量负荷轻度增加。

大型室间隔缺损，缺损大小通常相当于主动脉根部直径或更大，分流量大，左心扩大，肺循环血流量增加，肺小动脉痉挛，内膜增厚及硬化，肺血管阻力增加，产生肺动脉高压，右心室收缩期负荷增加，右室肥大。此时肺循环 / 体循环血流量之比（Qp/Qs）依赖于肺血管阻力的水平。肺动脉压力进一步增加超过左心室压力时，产生右向左分流，即艾森门格（Eisenmenger）综合征。

四、超声心动图表现

超声心动图诊断的目的：①确定室间隔缺损的位置、大小；②明确室间隔缺损与相邻组织的关系（如三尖瓣、肺动脉瓣、主动脉瓣）；③有无合并其他畸形。

1. 膜周部室间隔缺损　主要诊断切面是左、右室流出道切面、大动脉短轴切面、心室短轴切面。单纯膜部室间隔缺损少见，在四腔心切面不能显示，由四腔心扫查至流出道切面方可显示（图 4-3a）；右室流出道切面可显示缺损和肺动脉瓣之间有肌性组织相隔（图 4-3b，图 4-4），缺损近三尖瓣隔叶和前叶交界区（图 4-5）；膜周部室间隔缺损向流出道延伸时，左室流出道切面可清晰显示，缺损常邻近主动脉瓣环；膜周部缺损向流入道方向延伸时，四腔心切面亦可清晰显示（图 4-6）。有时缺损右室面易被三尖瓣隔叶遮挡，二维超声及彩色多普勒显像不明显，应注意仔细观察避免假阴性。

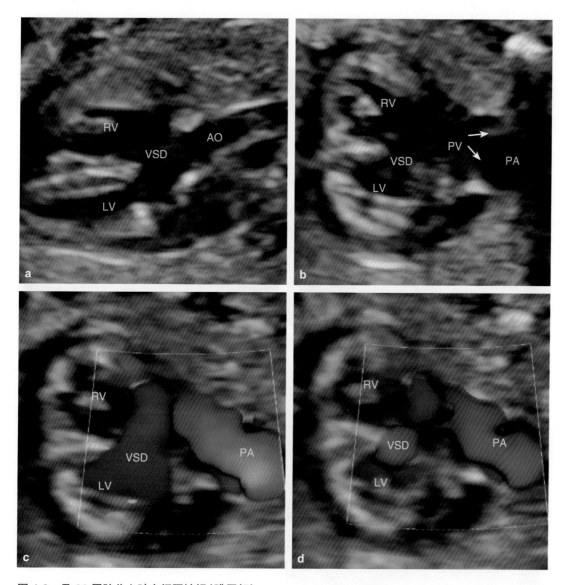

图 4-3　孕 26 周胎儿心脏室间隔缺损（膜周部）

a：左室流出道切面室间隔上部见连续中断，缺损紧邻主动脉瓣环；b：右室流出道切面室间隔缺损距离肺动脉瓣较远，两者之间有圆锥间隔相隔；c、d：彩色多普勒显示室间隔缺损处见双向分流

LV：左室；RV：右室；AO：主动脉；PA：肺动脉；PV：肺动脉瓣；VSD：室间隔缺损

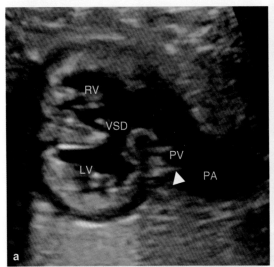

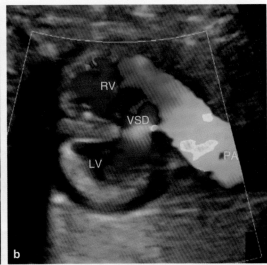

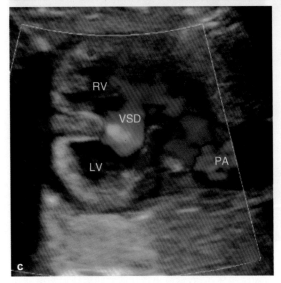

图4-4　孕36周胎儿心脏室间隔缺损（膜周部）

a：室间隔上部回声失落，缺损距肺动脉瓣（白色箭头处）有一定距离（可与干下型室间隔缺损相鉴别）；
b、c：室间隔回声失落处见双向分流
RV：右室；LV：左室；VSD：室间隔缺损；PA：肺动脉；
PV：肺动脉瓣

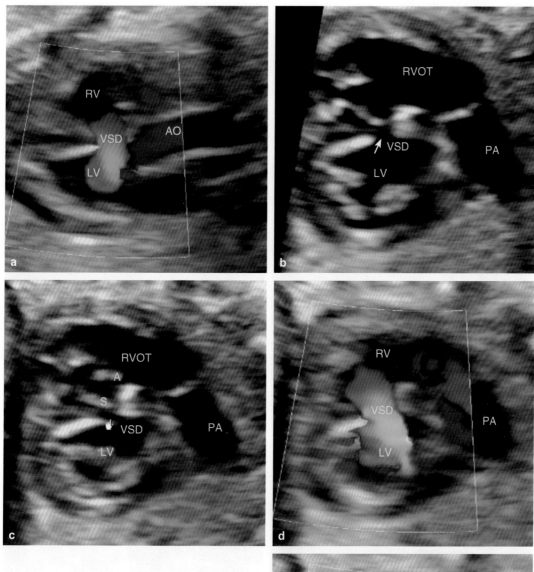

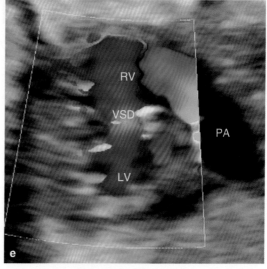

图 4-5　孕 30 周胎儿心脏室间隔缺损（膜周部）

a：左室流出道切面见室间隔上部过隔血流；b、c：右室流出道切面清晰显示室间隔上部连续中断，缺损位于三尖瓣前叶、隔叶交界处的下方，缺损和肺动脉瓣之间有圆锥间隔相隔；d、e：室间隔缺损处的双向分流

RV：右室；LV：左室；VSD：室间隔缺损；PA：肺动脉；AO：主动脉；RVOT：右室流出道；A：前叶；S：隔叶

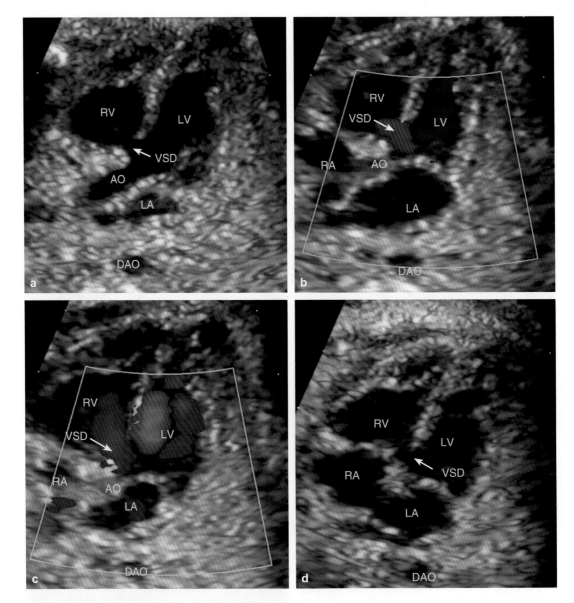

图 4-6 孕 27 周胎儿室间隔缺损（膜周部，向流入道方向延伸）

a：左室流出道切面室间隔上部可探及连续中断；b、c：彩色多普勒显示室间隔缺损处的双向分流；d：四腔心切面亦可显示缺损累及流入部

LA：左房；LV：左室；RA：右房；RV：右室；VSD：室间隔缺损；AO：主动脉；DAO：降主动脉

2. 肌部室间隔缺损 主要诊断切面是四腔心切面、左室流出道切面及心室短轴切面（图 4-7）。多发生在小梁部，缺损易被右室面的肌小梁分隔、阻挡。小的肌部室间隔缺损二维超声不易发现，结合彩色多普勒可提高诊断率。

（1）流入道室间隔缺损位于后室间隔，属于低位室间隔缺损，应在四腔心切面及心室短轴切面扫查，发现流入道室间隔缺损后，应重点观察二、三尖瓣附着位置是否正常，以除外房室间隔缺损。

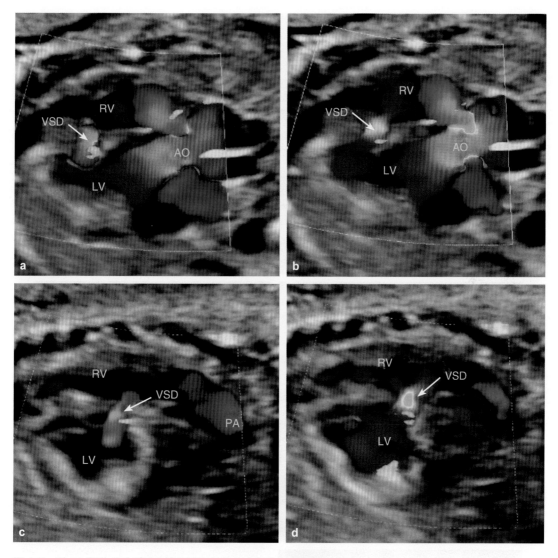

图 4-7　孕 26 周胎儿心脏室间隔缺损（肌部），缺损位于前间隔

a、b：左室流出道切面室间隔中段见双向过隔血流；c、d：心室短轴切面见缺损位于前间隔

LV：左室；RV：右室；AO：主动脉；VSD：室间隔缺损；PA：肺动脉

（2）小梁部间隔在四腔心切面及心室短轴切面均可显示，应重点观察心室短轴切面，从心底部向心尖部连续扫查，以防漏诊，而且心室短轴切面很容易判断缺损位于前间隔还是后间隔（图 4-8、图 4-9）。

（3）流出部室间隔缺损位置较高，在大动脉短轴切面、右室流出道长轴切面显示最佳。流出部间隔与膜周部缺损的区别在于前者与三尖瓣隔叶之间有肌性组织相隔，而后者紧靠三尖瓣隔瓣。流出部间隔应与双动脉下型室间隔缺损相鉴别。

（4）另外，发生于隔瓣后的室间隔缺损应注意与流入道室间隔缺损相鉴别，前者更加靠后，位于三尖瓣隔瓣后下方，后上缘为三尖瓣隔瓣附着处。通常在瓣口水平心室短轴切面后间隔或低位四腔心切面可显示缺损。

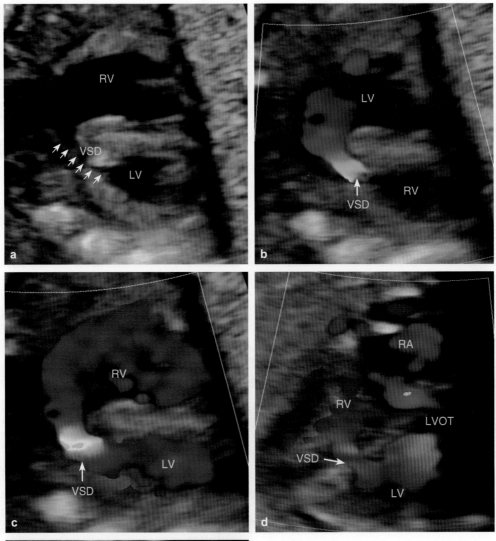

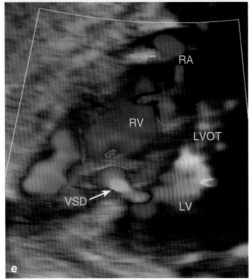

图4-8　孕29周胎儿室间隔缺损（肌部），缺损位于前间隔中下段（小梁部）

a：心室短轴切面显示前间隔可探及回声失落（与前室间沟相对应）；b、c：彩色多普勒显示室间隔回声失落处可见双向过隔血流；d、e：五腔心切面可见前间隔中下段回声失落处的双向过隔血流

LV：左室；RV：右室；RA：右房；LVOT：左室流出道；VSD：室间隔缺损

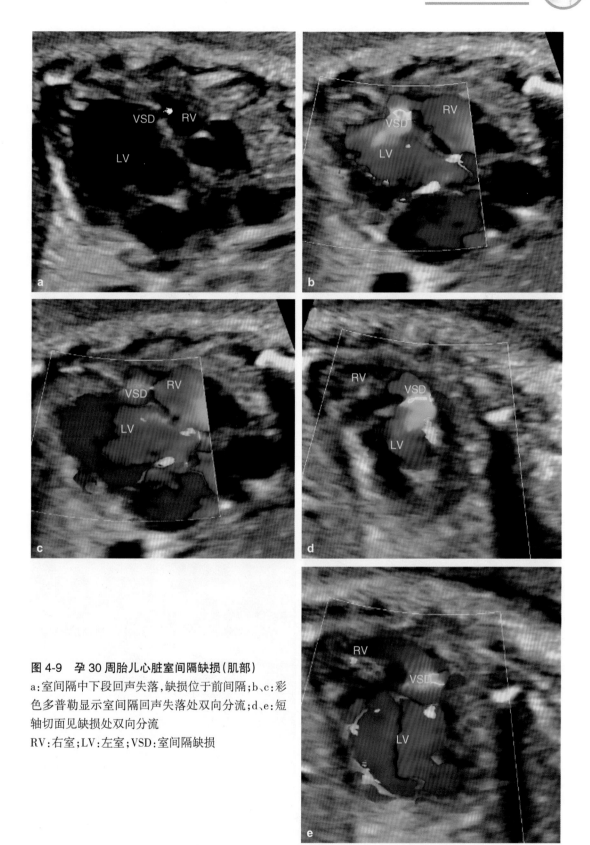

图 4-9 孕 30 周胎儿心脏室间隔缺损（肌部）

a：室间隔中下段回声失落，缺损位于前间隔；b、c：彩色多普勒显示室间隔回声失落处双向分流；d、e：短轴切面见缺损处双向分流

RV：右室；LV：左室；VSD：室间隔缺损

　　3. 双动脉下型室间隔缺损 缺损位置较高,缺损紧邻肺动脉瓣环,与瓣环之间无肌性组织(**图4-10**),在大动脉短轴切面显示清晰。干下型室间隔缺损双流出道切面显示主动脉瓣和肺动脉瓣在同一水平,缺损上缘即为半月瓣结构。此型缺损可合并主动脉瓣脱垂,主动脉瓣脱垂可部分或全部遮挡室间隔缺损,使其在左室流出道切面诊断困难,亦可产生缺损较小的假象,应结合彩色多普勒超声仔细观察大动脉短轴切面。由于干下型室间隔缺损紧邻主动脉瓣,导致主动脉瓣缺乏足够支撑,同时高速的左向右分流将主动脉瓣叶拉向下方,使瓣叶延长,脱入右室流出道,引起主动脉右冠窦脱垂和主动脉瓣反流(**图4-11、图4-12**)。而且随年龄增长干下型室间隔缺损伴主动脉瓣脱垂及关闭不全的发生率逐渐增高。

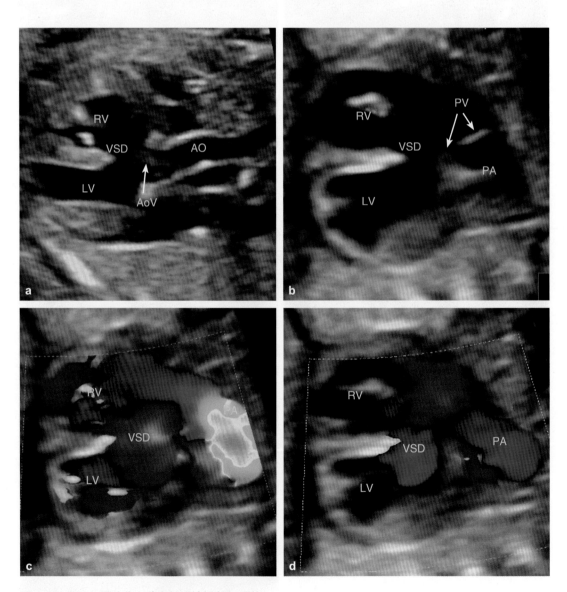

图4-10 孕25周胎儿心脏室间隔缺损(干下型)

a、b:左、右室流出道切面室间隔缺损紧邻主动脉瓣环和肺动脉瓣环;c、d:室间隔缺损处的双向分流

LV:左室;RV:右室;AO:主动脉;AoV:主动脉瓣;PA:肺动脉;PV:肺动脉瓣;VSD:室间隔缺损

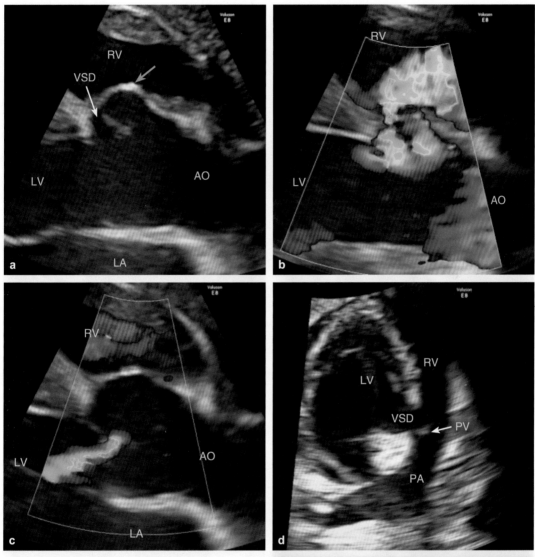

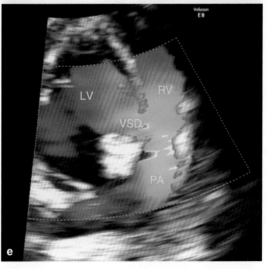

图 4-11 男,2 岁,室间隔缺损伴主动脉瓣脱垂、主动脉瓣轻度关闭不全

a:左室长轴切面:室间隔上部连续中断,缺损紧邻主动脉瓣环,右冠窦向右室侧膨出(绿色箭头所示);b:彩色多普勒显示室间隔缺损处的分流;c:因右冠窦向右室侧脱入,导致主动脉瓣关闭线移位,主动脉瓣关闭不全;d、e:剑突下右室流出道切面见室间隔缺损紧邻肺动脉瓣环,室间隔缺损处可见左向右分流

LA:左房;LV:左室;AO:主动脉;PA:肺动脉;RV:右室;VSD:室间隔缺损;PV:肺动脉瓣

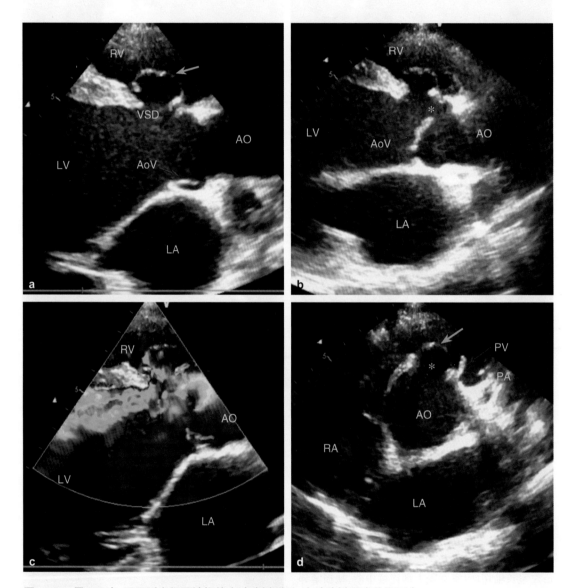

图 4-12　男,35 岁,干下型室间隔缺损伴主动脉瓣脱垂、主动脉瓣重度关闭不全

a、b:左室长轴切面:收缩期和舒张期主动脉右冠窦经过室间隔缺损脱入右室流出道(绿色箭头所示),舒张期主动脉瓣对合可见明显裂隙(星号所示);c:彩色多普勒显示舒张期主动脉瓣大量反流,室间隔缺损处左向右分流;d:大动脉短轴切面见右冠窦脱入右室流出道,室间隔缺损紧邻肺动脉瓣

LA:左房;LV:左室;AO:主动脉;PA:肺动脉;RA:右房;RV:右室;VSD:室间隔缺损;AoV:主动脉瓣;PV:肺动脉瓣

胎儿室间隔缺损超声诊断注意事项：

1. 无论哪种类型室间隔缺损都应结合二维和彩色多普勒超声仔细观察、连续扫查室间隔。

2. 应多切面扫查,力争观察到室间隔的每一部分。

3. 声束尽量与室间隔垂直避免假阳性和假阴性。

4. 彩色多普勒检查应探及双向分流。

5. 因胎儿期左、右室压力相似,应适当降低彩色多普勒速度标尺以发现低速分流束。

五、预后评估

室间隔缺损有自然闭合的可能,受年龄、缺损大小、缺损类型影响。2 岁之内自然闭合比例较高。肌部缺损自然闭合的发生率明显高于其他类型。小的肌部缺损(80%)比膜周部缺损(35%)更容易闭合,即使不能闭合,也不会对血流动力学产生明显影响。

中型室间隔缺损在婴幼儿期部分缺损可变小或自然闭合,但在青春期后自然闭合率仅有 6%~10%。未闭合者有患感染性心内膜炎、主动脉瓣脱垂、后期心律失常的风险。

为避免不可逆性肺血管损伤,婴儿大型室间隔缺损应在 1 岁内手术。

双动脉下型室间隔缺损易引起主动脉瓣脱垂、主动脉瓣关闭不全,为了保护瓣膜功能,应及时进行手术治疗。

室间隔缺损一般采用补片或心包补片间断或连续缝合闭合缺损,手术根据室间隔缺损位置可选用不同切口进行修补。目前无需体外循环的经胸小切口微创封堵术已广泛应用于临床,减少了传统手术的创伤。对于膜周部多孔室间隔缺损,可以使用双伞封堵器,取得了满意的临床效果[8-10]。国内有学者[11,12]发明的可塑探条输送系统,使部分膜周部 VSD 可以通过右胸骨旁第 4 肋间小切口完成封堵,手术进一步微创化。但是膜周部室间隔缺损封堵有术后传导组织损伤的风险。

参 考 文 献

[1] Gómez O,Martínez JM,Olivella A,et al. Isolated ventricular septal defects in the era of advanced fetal echocardiography：risk of chromosomal anomalies and spontaneous closure rate from diagnosis to age of 1 year. Ultrasound Obstet Gynecol,2014,43(1):65-71.

[2] Mostefa-Kara M,Bonnet D,Belli E,et al. Anatomy of the ventricular septal defect in outflow tract defects：Similarities and differences. J Thorac Cardiovasc Surg,2015,149:682-688.

[3] Soto B,Becker AE,Moulaert AJ,et al. Classification of ventricular septal defects.Br Heart J,1980,43(3):332-343.

[4] Lincoln C,Jamjeson S,Joseph M,et al. Transatrial repair of ventricular septal defects with reference to their anatomic classification. J Thorac Cardiovasc Surg,1977,74(2):183-190.

[5] Van Praagh R,Geva T,Kreutzer J. Ventricular septal defects：how shall we describe,name and classify them？J Am Coll Cardiol,1989,14(5):1298-1299.

[6] 陈会文,苏肇伉,丁文祥,等. 室间隔缺损病理解剖分类的再认识.中国胸心血管外科临床杂志,2006(13)2:89-93.

[7] Chen J,Xie L,Dai L,et al. Right Heart Function of Fetuses and Infants with Large Ventricular Septal Defect：A Longitudinal Case-Control Study. Pediatr Cardiol,2016,37:1488-1497.

[8] Devendran V,Koneti NR,Jesudian V. Transcatheter closure of multiple perimembranous ventricular septal defects with septal aneurysm using two overlapping Amplatzer Duct Occluders Ⅱ. Pediatr Cardiol,2013,34: 1963-1965.

[9] Zhao LJ,Han Bo,Zhang JJ,et al. Transcatheter Closure of Multiple Membranous Ventricular Septal Defects with Giant Aneurysms Using Double Occluders in Four Patients. Chin Med J,2017,130:108-110.

[10] 梁飞,李红昕,王正军,等. 经胸双伞封堵器置入治疗宽间距多发孔膜周部室间隔缺损. 中华胸心血管外科杂志,2017,33(1):28-31.

[11] Hongxin L,Zhang N,Wenbin G,et al. Peratrial device closure of perimembranous ventricular septal defects through a right parasternal approach. Ann Thorac Surg,2014,98(2):668-674.

[12] 李红昕,梁飞,郭文彬,等. 经右胸-右心房途径微创室间隔缺损封堵术. 中华胸心血管外科杂志,2012,28(12):712-715.

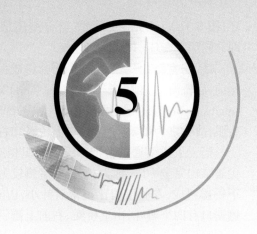

第五章

房室间隔缺损

房室间隔缺损(atrioventricular septal defect,AVSD),又称为房室管缺损(atrioventricular canal defect)或心内膜垫缺损(endocardial cushion defect),是房室间隔(心内膜垫组织)出现不同程度的发育不良,累及房间隔下部、流入道室间隔和房室瓣等组织结构的复合性畸形。在出生活婴中占0.4‰~0.53‰,占先天性心脏病的7%[1]。产前超声心动图筛查AVSD在所有先天性心脏畸形中的比例高达16%~19%[1,2],可能由于部分胎死宫内或选择性终止妊娠导致胎儿流失,造成了产前产后AVSD的比例差异。

AVSD常合并染色体异常[1,3],约49%的房室间隔缺损合并唐氏综合征;约25%的唐氏综合征合并房室间隔缺损,而且多数为完全型;约90%部分型房室间隔缺损不合并唐氏综合征。

一、胚胎学发生机制

在心内膜垫形成之前,原始心房与心室之间为狭窄的房室管连接,胚胎第4周末,房室管的背侧和腹侧分别向管腔生长,向上封闭原发孔形成房间隔下部,向下形成流入道室间隔,同时心内膜垫向两侧生长,参与二、三尖瓣的形成。如果心内膜垫发育不全,将导致房室间隔发育异常,并累及二、三尖瓣的发育。

二、病理解剖和分型

(一)房室间隔缺损的基本畸形特征

1. 共同房室连接和房室瓣形态

(1)房室连接:正常情况下左侧为二尖瓣,右侧为三尖瓣,左右分别是两个独立的房室瓣环（图5-1a）。而无论完全型、部分型还是过渡型房室间隔缺损，均存在一特有的病理特征，即共同房室瓣环（共同房室连接）。

（2）房室瓣：房室瓣由五个瓣叶组成：上、下桥瓣（superior and inferior bridging leaflet）（或称前、后桥瓣）、左侧壁瓣（left lateral mural leaflet）、右下瓣（right inferior leaflet）和右前上瓣（right anterosuperior leaflet）（图5-1b）。上、下桥瓣横跨室间隔两侧，其腱索连于左右心室两侧的乳头肌，故称之为桥瓣。实际上，上桥瓣和右前上瓣称前共瓣。

当上下桥瓣通过舌带样纤维组织相连接时，形成左右两个瓣口（图5-1c），与正常二、三尖瓣结构完全不同，称为左、右房室瓣较为合理。左侧瓣口为三个瓣叶，由上桥瓣、左侧壁瓣、下桥瓣组成，左侧壁瓣比正常后叶小，占瓣环不足1/3，正常二尖瓣后叶约占瓣环的2/3；右侧瓣口有四个瓣叶，由上桥瓣、右前上瓣、右下瓣和下桥瓣组成。

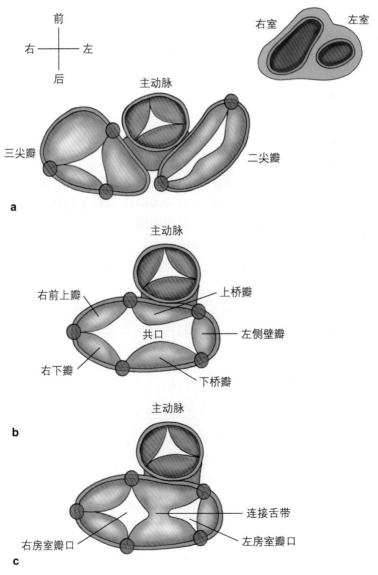

图5-1 正常心脏和房室间隔缺损的房室瓣示意图（心室面观）

当上下桥瓣之间无舌系带连接时，五个瓣叶形成一个房室瓣口。

（3）"二尖瓣"前叶裂："二尖瓣"（左侧房室瓣）前叶裂并不是瓣口真正的裂缺，而是上、下桥瓣在室间隔左侧附着而形成的朝向室间隔的交汇（图 5-2b）。

2. 房室间隔缺损　房间隔缺损位于房间隔下部，缺损下方为房室瓣，为原发孔型房间隔缺损。室间隔缺损位于流入部，从膜部向后下方呈勺形凹陷，因此左室流入道缩短。如果上下桥瓣向下黏附于室间隔嵴顶部，封闭室间隔，则不出现室间隔缺损。

3. 主动脉和房室瓣之间的位置关系　正常情况下，主动脉嵌入二、三尖瓣瓣环中间，位于肺动脉右后（图 5-2a）。左室流入道与流出道长度径线基本相等。房室间隔缺损时，由于共同房室瓣环的形成，致使主动脉前移（图 5-2b），主动脉根部与心尖距离增大；由于室间隔"勺形"缺损，心室流入道缩短而流出道延长（图 5-3），上桥瓣紧紧粘连于室间隔嵴顶部（部分型、过渡型、Rastelli A 型），致使左室流出道"狭而长"，表现为"鹅颈征"，部分患者可出现左室流出道梗阻。完全型房室间隔缺损 Rastelli B 型和 C 型因上桥瓣腱索未系于室间隔，通常不出现鹅颈征，不易形成左室流出道梗阻。

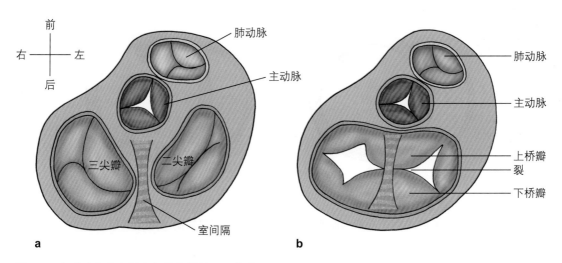

图 5-2　主动脉和房室瓣之间的位置关系示意图
a：正常心脏，主动脉楔形插入二、三尖瓣瓣环中间，位于肺动脉右后；b：主动脉前移，没有嵌入房室瓣之间，上、下桥瓣系于室间隔形成瓣叶裂

4. 乳头肌位置　左室乳头肌排列也不同于正常，由原来的前外、后内排列变为前后排列（图 5-4）。右室乳头肌与正常大致相似，但是内侧乳头肌位置常有变异，与上桥瓣骑跨右室侧程度有关，随着上桥瓣逐渐向右室侧移位，右前上瓣相应变小，内侧乳头肌向前乳头肌方向移位，甚至消失，或与前乳头肌发生融合。

大约 5% 的房室间隔缺损患儿（主要发生于完全型房室间隔缺损），左室内仅存在单组乳头肌，左侧房室瓣腱索完全与该组乳头肌相连接，易形成流入道梗阻，这使得心内修补更加复杂化。

5. 传导系统　冠状窦和房室结均向后下移位。房室结位于房间隔缺损后下缘，在冠状静脉窦与室间隔嵴之间。较长的希氏束主干穿越房室瓣环下心内膜，沿发育不良的室间隔

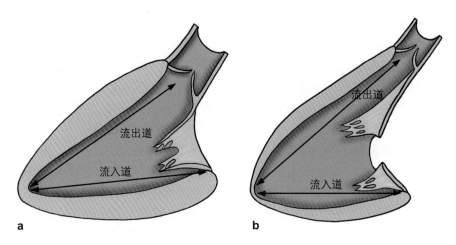

图 5-3　正常心脏与房室间隔缺损流入道和流出道比较

a：正常心脏左室流入和流出道距离等长；b：房室间隔缺损时主动脉前移使得左室流出道距离延长，室间隔"勺形"缺损使得左室流入道缩短

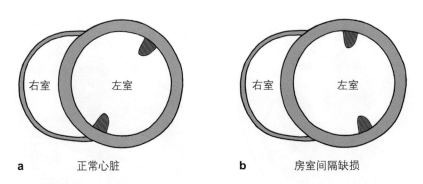

图 5-4　左室乳头肌排列

a：正常心脏：左室乳头肌为前外、后内排列；b：房室间隔缺损：左室乳头肌为前后排列

峰走行于室间隔缺损的后下缘中点处发出右束支。外科手术时上述区域均应注意。

（二）房室间隔缺损分型

根据上下桥瓣之间的关系、瓣叶组织与房间隔和室间隔有无"粘连"的关系，将其分为三型（图 5-5）：部分型、过渡型、完全型。

1. 部分型房室间隔缺损　上、下桥瓣通过舌形带状纤维组织连接，并系于室间隔峰顶部，形成两个瓣口。室间隔与房室瓣之间无缺损，不存在心室间分流，仅留有原发孔型房间隔缺损，缺损上缘为镰状房间隔组织，下缘为房室瓣。大多数情况下卵圆窝部分正常，也可存在卵圆孔未闭或卵圆窝型房间隔缺损。可伴有"二尖瓣前叶裂"。

2. 过渡型房室间隔缺损　上、下桥瓣通过舌形带状纤维组织连接，并系于室间隔峰顶部，形成两个瓣口。桥瓣腱索虽系于室间隔峰顶部，但粘连不紧密，为限制性室间隔缺损。原发孔型房间隔缺损存在。存在房水平分流和限制性心室间分流。

3. 完全型房室间隔缺损　桥瓣骑跨于室间隔，桥瓣之间无舌带样纤维组织连接，形成

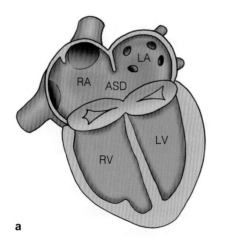

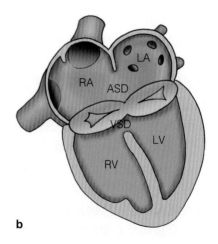

图 5-5 房室间隔缺损分型及分流情况示意图
a：部分型（两个房室瓣口，仅房水平分流）；b：过
渡型（两个房室瓣口，房、室水平分流）；c：完全
型（共同房室瓣口，房、室水平分流）
LA：左房；LV：左室；RA：右房；RV：右室；ASD：
室间隔缺损；VSD：室间隔缺损

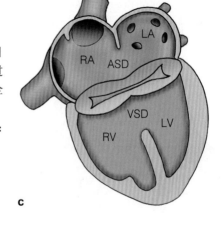

一共同房室瓣口，瓣膜与室间隔嵴顶部也无舌系带组织粘连，心房、心室间均存在分流，即存在原发孔型房间隔缺损和非限制性室间隔缺损。

根据上桥瓣骑跨程度、右前上瓣的缩小及右前上瓣和上桥瓣交界处腱索的位置，Rastelli 将完全型房室间隔缺损分为三型[4]（图 5-6）：

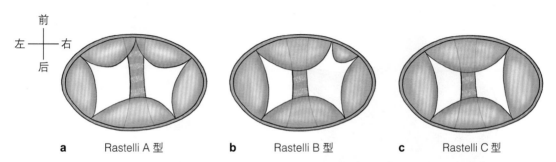

图 5-6 完全型房室间隔缺损的 Rastelli 分型
a：上桥瓣在左室侧，右前上瓣在右室侧；b：上桥瓣向右室侧骑跨，右前上瓣变小；c：上桥瓣明显向右室侧骑跨，无右前上瓣

(1) A 型：最常见。上桥瓣没有骑跨，在左室侧，右前上瓣在右室侧，腱索附着于室间隔嵴顶部。右室的内乳头肌位置基本正常。此型右前上瓣最大。

(2) B 型：最少见。上桥瓣向右心室侧骑跨，右前上瓣小，上桥瓣和右前上瓣交界处腱索附着于室间隔右室侧乳头肌，室间隔嵴顶部为裸露状。右室的内乳头肌位置下移，靠近前乳头肌。此型右前上瓣较小。

(3) C 型：较常见。上桥瓣最大程度向右室侧骑跨，无腱索附着于室间隔，呈漂浮状，室间隔嵴顶部为裸露状。右室的内乳头肌消失，或与前乳头肌融合。此型右前上瓣最小，甚至消失。

另外，有三种特殊类型的房室间隔缺损：①上下桥瓣组织与房间隔组织融合，仅留有心室间分流，为流入部室间隔缺损 (图 5-7a)；②上下桥瓣组织与房间隔的下部和室间隔嵴顶部均融合完全，心房间及心室间均无分流 (图 5-7b) [5]；③ Gerbode 缺损，本病不属于房室间隔缺损的范畴（具备相互独立的左右房室通道，即无共同房室瓣环，左右房室瓣形态正常），缺损位于室间隔膜部的房室部，导致左室 - 右房之间相交通 (图 5-8)。

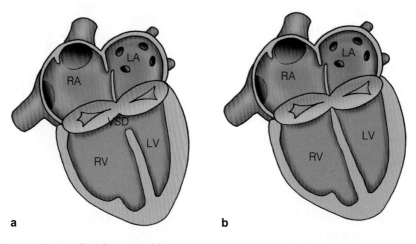

a　　　　　　　　　　　b

图 5-7　特殊类型房室间隔缺损
a：仅室水平分流；b：房、室水平均无分流
RA：右房；LA：左房；LV：左室；RV：右室；VSD：室间隔缺损

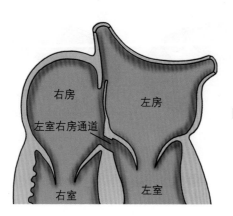

图 5-8　左室右房通道示意图

室间隔对位不良时,根据房室环与心室腔的关系,分为均衡型、右室优势型、左室优势型(图 5-9),其中均衡型占多数,非均衡型占 6%~10%[1]。如果共同房室环超过 75% 连接于一侧心室,则称为心室双入口(两侧心房的血液经共同房室瓣入一侧心室,归属于功能单心室范畴)。术前须对此情况做出评估。

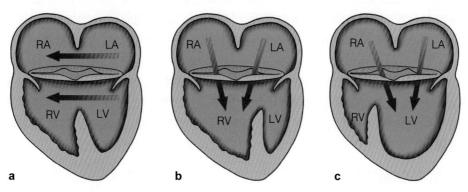

图 5-9 房室环与心室腔的关系示意图
a:房室瓣均衡型;b:右室优势;c:左室优势
RA:右房;LA:左房;LV:左室;RV:右室

如果房间隔偏于一侧,与室间隔发生对位异常,为心房双出口(图 5-10)。

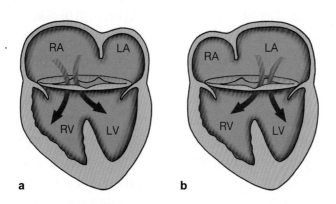

图 5-10 心房双出口示意图
a:右房双出口,房间隔向左侧移位;b:左房双出口,房间隔向
右侧移位
RA:右房;LA:左房;LV:左室;RV:右室

完全型房室间隔缺损可合并圆锥动脉干畸形,如右室双出口时,常合并内脏异位、共同心房、无顶冠状静脉窦综合征、完全性肺静脉异位连接等。

三、病理生理

胎儿期,由于肺血管阻力高,即便存在房、室水平左向右分流,对胎儿循环不会有明显影响。如果存在严重房室瓣反流,可出现心功能不全和胎儿水肿。

出生后房室间隔缺损的血流动力学改变取决于房、室水平分流量及房室瓣反流程度。部分型房室间隔缺损,房水平分流量通常较大,左侧房室瓣反流较轻或不明显时,其血流动力学改变与单纯房间隔缺损类似,右室容量负荷增加。左侧房室瓣反流严重时,而且反流常常偏心,左室血液直接射入右房,导致左向右分流量更大,左右室容量负荷均增大,心力衰竭发生较早。完全型房室间隔缺损时,四腔心血液相互交通,心室间分流量通常较大,产生大量左向右分流,右室和肺循环压力接近于体循环压力,肺血管阻力增加快,往往于6~12个月明显增加,或者更早。存在房室瓣反流时,加重心室的容量负荷,一般是右室增加更加明显。

完全型房室间隔缺损病理生理改变还与心室不均衡程度有关。右室为主时,往往伴有左心梗阻性病变,如主动脉瓣下狭窄或主动脉缩窄,病变严重时,体循环通过动脉导管供血。出生后动脉导管狭窄或关闭后,心排血量明显减低,末梢循环差,出现皮肤发花等表现,患儿出现呼吸急促。左室为主时,右室流出道出现梗阻现象,临床表现相对较轻。

四、超声心动图表现

超声心动图诊断房室间隔缺损的目的:①明确房室间隔缺损类型,即上下桥瓣之间的关系、桥瓣和房室间隔之间的关系;②测量房间隔、室间隔缺损大小;③评价房室瓣环、瓣膜、腱索的发育情况;④评价心房、心室是否存在不均衡及其程度;⑤检查有无左室或右室流出道梗阻;⑥是否合并其他畸形。诊断过程中强调建立空间感,通过多切面(立体)感知病变。

1. 部分型房室间隔缺损　四腔心切面存在,房间隔下部可见回声失落,室间隔无回声失落,十字交叉结构由正常的"十"字变为"丁"字结构,两组房室瓣依然存在,所谓的二、三尖瓣在室间隔的附着点位置差异消失,两者位于同一水平,在收缩期形成一条直线(图5-11a、图5-12、图5-13),正常三尖瓣附着点比二尖瓣更近心尖的"错位"声像消失。左室流出道切面房室瓣位置下移,左室流出道狭长,呈"鹅颈征"(图5-12d)。

瓣口水平心室短轴切面可探及两个房室瓣口,左侧房室瓣有三个瓣叶,所谓的二尖瓣前叶与三尖瓣隔叶均附着于室间隔(图5-11c、图5-13b),而正常情况下,二尖瓣前叶与室间隔无粘连。前后桥瓣在室间隔的交汇点形成指向室间隔的裂口,即"二尖瓣前叶裂"。

室间隔矢状面显示上、下桥瓣由舌带样组织粘连(图5-12c),鉴于胎位因素影响,胎儿时期室间隔矢状面显示相对困难,但在小儿心脏该切面扫查比较容易(图5-14)。

2. 完全型房室间隔缺损　四腔心切面最显著的超声特点是十字交叉结构不存在,代之以房间隔下部、室间隔上部缺损和共同房室瓣启闭,室间隔缺损通常为流入道型,无正常的相互独立的左右室流入道,四个房室之间血液相互交通(图5-15~图5-17),收缩期共同房室瓣常有不同程度的反流。

正常情况下心房长度约为心室的一半,完全型房室间隔缺损心房长度超过心室长度的2/3,有的甚至与心室长度相当(图5-15b)。Rastelli A型左室流出道亦相应延长,呈"鹅颈征"(图5-15d)。

瓣口水平心室短轴切面可见共同房室瓣启闭(图5-15c,图5-17d、e)。四腔心切面是判定Rastelli分型的关键切面,结合瓣口水平心室短轴切面及室间隔矢状面更有助于明确房室瓣腱索的附着情况(图5-16~图5-18)。观察瓣口后,探头声束应向心尖方向扫查明确心室乳头肌的情况,应注意左室是否为单组乳头肌。

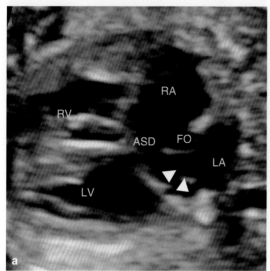

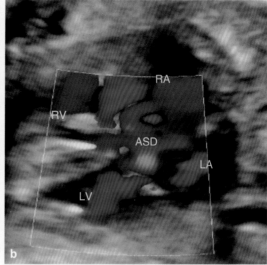

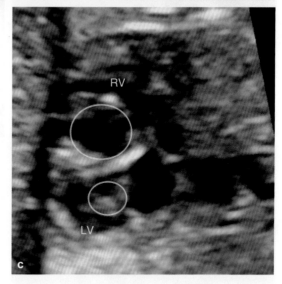

图 5-11　孕 25 周胎儿心脏部分型房室间隔缺损

a:四腔心切面房间隔下部至十字交叉回声失落,可见卵圆孔及卵圆孔瓣(白色箭头所示);b:彩色多普勒见房间隔回声失落处的分流;c:瓣口水平心室短轴见两组房室瓣启闭,且两侧房室瓣均与室间隔粘连

LA:左房;LV:左室;RA:右房;RV:右室;ASD:房间隔缺损;FO:卵圆孔

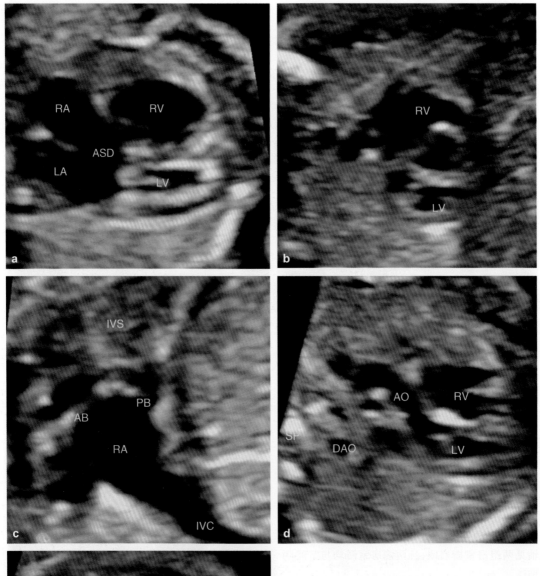

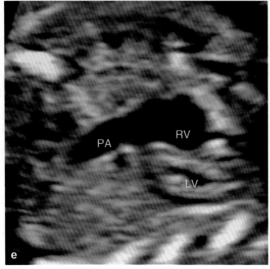

图 5-12　孕 22 周胎儿心脏部分型房室间隔缺损

a：四腔心切面房间隔下部至十字交叉回声失落，室间隔未见回声失落；b：瓣口水平心室短轴见两组房室瓣启闭，且两侧房室瓣均与室间隔粘连；c：室间隔矢状面前后桥瓣通过舌系带相连接，系于室间隔嵴顶部；d、e：左、右室流出道，大动脉关系正常，左室流出道狭长，呈"鹅颈征"

LA：左房；LV：左室；RA：右房；RV：右室；ASD：房间隔缺损；IVS：室间隔；AB：前桥瓣；PB：后桥瓣；IVC：下腔静脉；DAO：降主动脉；SP：脊柱；AO：主动脉；PA：肺动脉

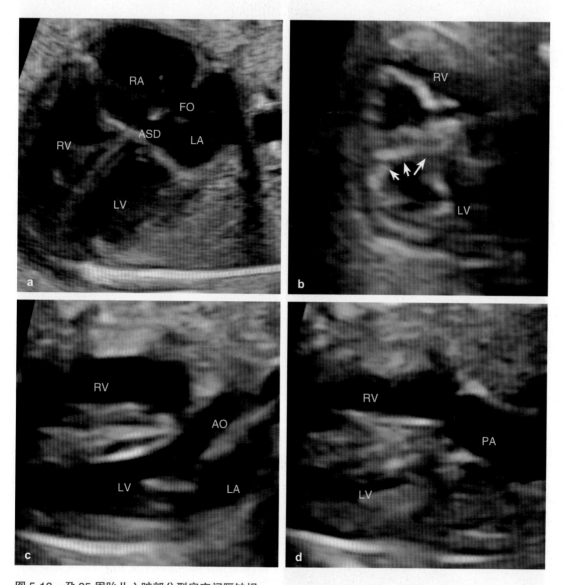

图 5-13 孕 35 周胎儿心脏部分型房室间隔缺损

a:四腔心切面十字交叉结构消失,代之以"丁"字结构,房间隔下部至十字交叉见回声失落,左右房室瓣附着点位于同一水平;b:心室短轴瓣口水平:左侧房室瓣粘连于室间隔(白色箭头示);c、d:心室动脉连接一致

LA:左房;LV:左室;RA:右房;RV:右室;ASD:房间隔缺损;AO:主动脉;PA:肺动脉;FO:卵圆孔

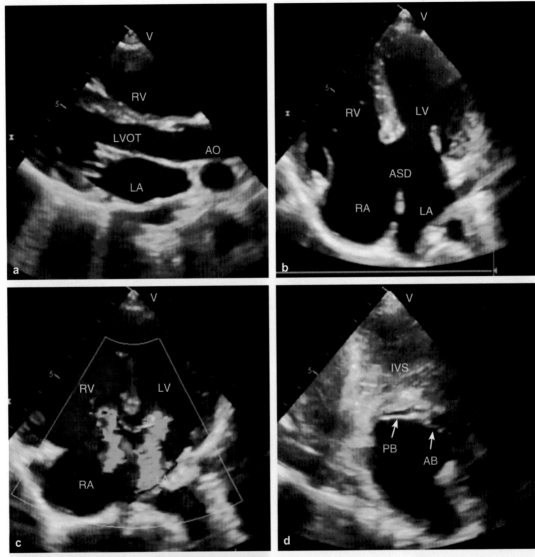

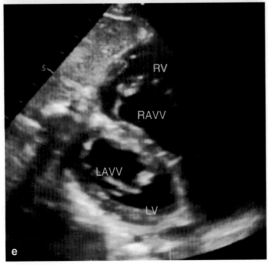

图 5-14　小儿心脏部分型房室间隔缺损

a：左室长轴切面：左室流出道狭长，呈"鹅颈征"；b：心尖四腔心切面：房间隔下部至十字交叉连续中断，此切面不能判定几个房室瓣口；c：彩色多普勒显示左、右两侧房室瓣均有反流；d：室间隔矢状面：前、后桥瓣通过舌系带相连，均系于室间隔嵴顶部，室间隔连续完整；e：剑突下左前斜切面：清晰显示左右两侧房室瓣口，均与室间隔粘连

LA：左房；LV：左室；RA：右房；RV：右室；ASD：房间隔缺损；IVS：室间隔；AB：前桥瓣；PB：后桥瓣；LAVV：左侧房室瓣；RAVV：右侧房室瓣；LVOT：左室流出道

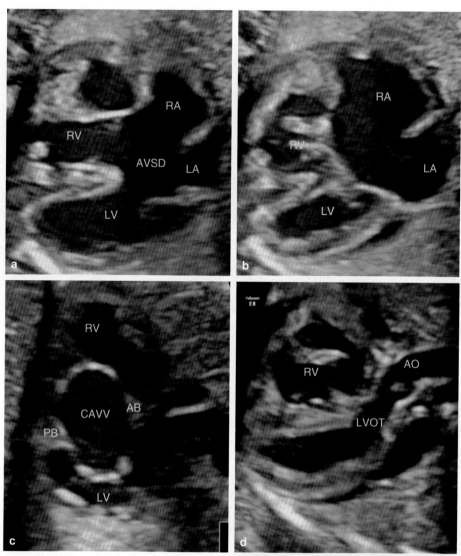

图 5-15 孕 32 周胎儿心脏完全型房室间隔缺损（A 型）

a、b：四腔心切面显示十字交叉结构消失，四个心腔相通，探及共同房室瓣环及共同房室瓣启闭；c：瓣口水平心室短轴示共同房室瓣口，前桥瓣系于室间隔嵴顶部；d、e：流出道切面主动脉发自左室，肺动脉发自右室，两者交叉关系存在，左室流出道狭长，呈"鹅颈征"

LA：左房；LV：左室；RA：右房；RV：右室；AVSD：房室间隔缺损；CAVV：共同房室瓣；AB：前桥瓣；PB：后桥瓣；AO：主动脉；PA：肺动脉；SVC：上腔静脉；LVOT：左室流出道；RVOT：右室流出道

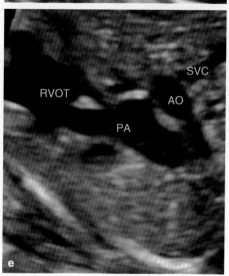

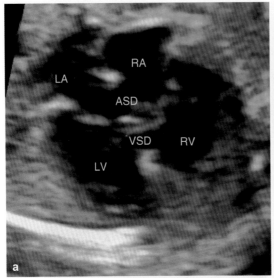

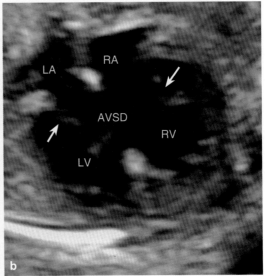

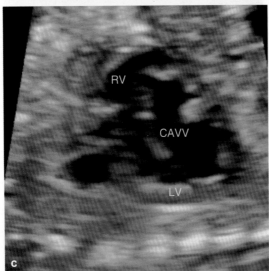

图 5-16   孕 24 周胎儿心脏完全型房室间隔缺损
（C 型）

a、b：四腔心切面十字交叉结构消失，房间隔下部至
室间隔上部连续中断，见共同房室瓣启闭，前共瓣
呈漂浮状；c：显示共同房室瓣口，前、后桥瓣未通过
舌系带相连接，前共瓣呈漂浮状；d、e：时间 - 空间
相关成像（spatio-temporal image correlation，STIC）
技术清晰显示前、后桥瓣启闭，两者未通过舌系带
相连接

LA：左房；LV：左室；RV：右室；RA：右房；AB：前桥
瓣；PB：后桥瓣；IVS：室间隔；CAVV：共同房室瓣；
ASD：房间隔缺损；VSD：室间隔缺损；AVSD：房室
间隔缺损

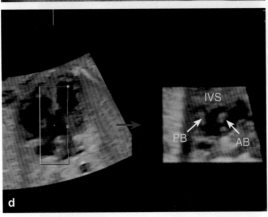

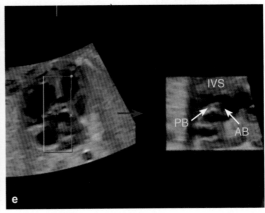

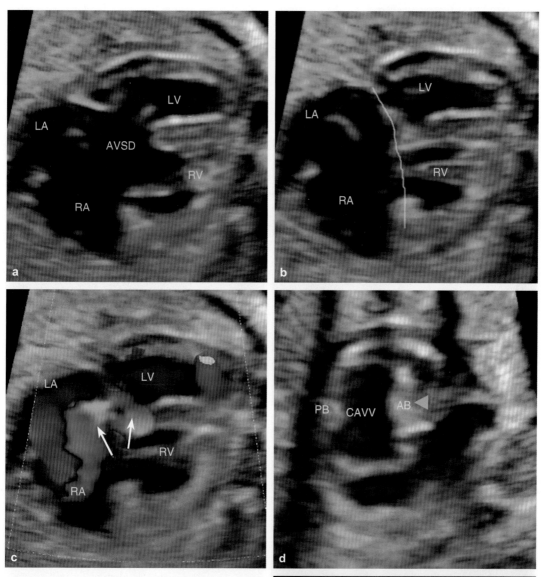

图 5-17　孕 26 周胎儿心脏完全型房室间隔缺损（A 型）

a、b：四腔心切面十字交叉结构消失，房间隔下部至室间隔上部连续中断，显示共同房室瓣启闭；c：彩色多普勒显示房室间隔缺损处的分流（白色箭头所示）；d：瓣口水平心室短轴切面显示共同房室瓣口，前、后桥瓣未通过舌系带相连接，前共瓣系于室间隔嵴顶部；e：STIC 清晰显示共同房室瓣口，前共瓣系于室间隔嵴顶部（绿色箭头所示）

LA：左房；LV：左室；RV：右室；RA：右房；AB：前桥瓣；PB：后桥瓣；CAVV：共同房室瓣；AVSD：房室间隔缺损

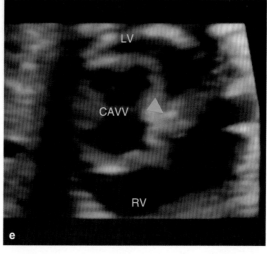

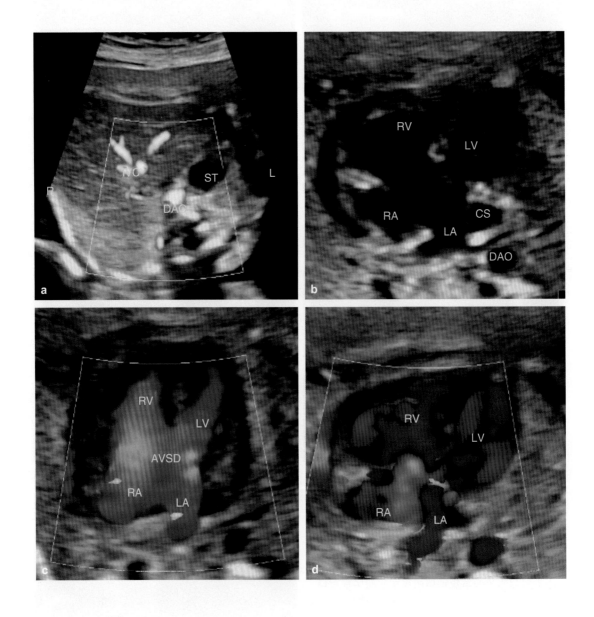

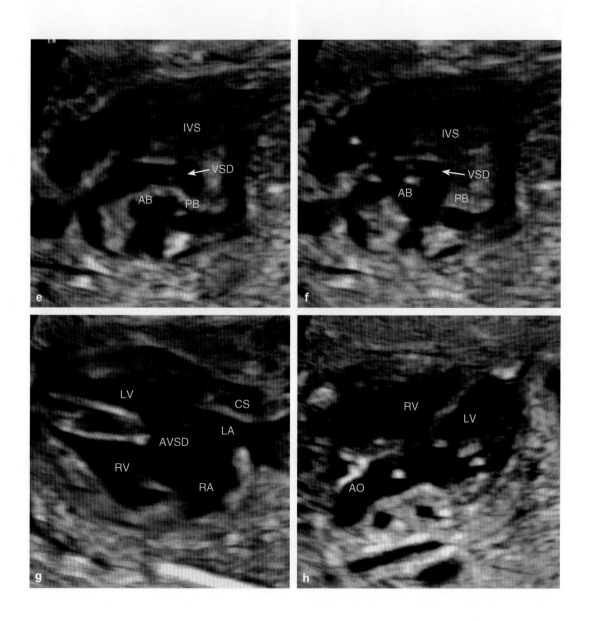

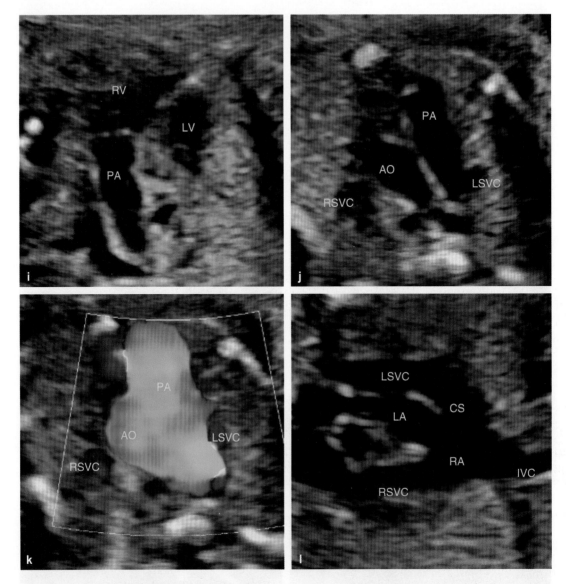

图 5-18　孕 24 周胎儿心脏完全型房室间隔缺损（C 型）、永存左上腔静脉

a：内脏正位，腹主动脉和下腔静脉关系正常；b：心房正位，心室右袢，十字交叉结构消失，房间隔下部至室间隔上部连续中断，见共同房室瓣启闭，前共瓣呈漂浮状，还可见扩张的冠状静脉窦；c：彩色多普勒显示四腔心血液相通；d：收缩期共同房室瓣可见反流；e、f：室间隔矢状面见前后桥瓣启闭，前后桥瓣未通过舌系带相连接，前共瓣腱索没有与室间隔相连；g：多切面扫查前共瓣腱索未附着于室间隔嵴顶部；h、i：左右室流出道显示大动脉关系正常，左室流出道通畅，未见狭窄，房室瓣位置较低；j、k：三血管切面见肺动脉左侧的左上腔静脉；l：左上腔静脉长轴，其经冠状静脉窦开口于右房

LA：左房；LV：左室；RV：右室；RA：右房；AB：前桥瓣；PB：后桥瓣；IVS：室间隔；VSD：室间隔缺损；AVSD：房室间隔缺损；AO：主动脉；PA：肺动脉；RSVC：右上腔静脉；LSVC：左上腔静脉；DAO：降主动脉；IVC：下腔静脉；CS：冠状静脉窦；ST：胃泡

　　房室瓣与心腔的不均衡程度，表现为舒张期共同房室瓣主要开口于两个心室中的一个，通常右心室为主型常见（**图 5-19、图 5-20**），此时应特别注意观察有无左室流出道梗阻表现，如主动脉瓣下狭窄、主动脉瓣狭窄、升主动脉发育不良、主动脉弓发育不良或主动脉缩窄等情况。左心室为主型时注意观察有无右室发育不良、肺动脉狭窄或肺动脉分支狭窄等情况。左侧房室瓣占比少是双心室矫治预后不良的预测因素。

　　为便于理解，附小儿心脏完全型房室间隔缺损 1 例，胎儿时期该畸形表现出的病理特征可在出生后清晰显示（**图 5-21**）。

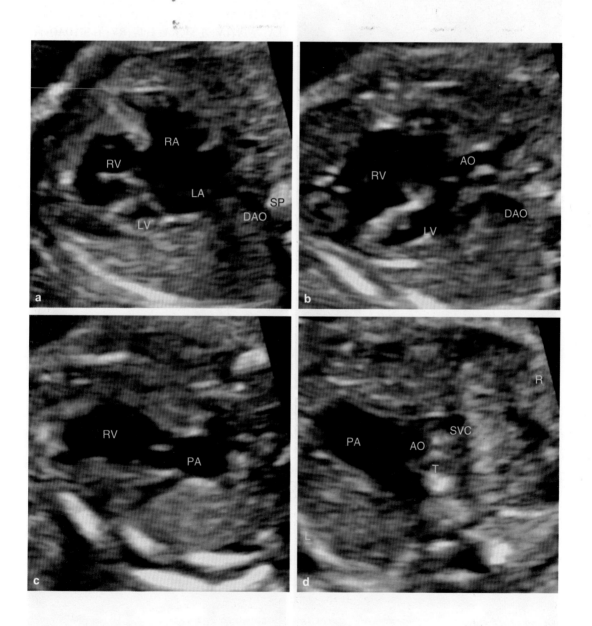

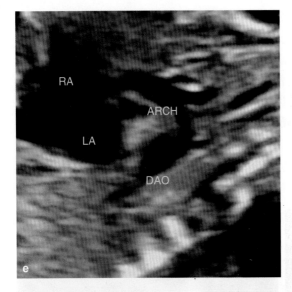

图 5-19 **孕 23 周胎儿心脏完全型房室间隔缺损（非均衡型，右室优势）、主动脉弓发育不良**

a：四腔心切面十字交叉结构消失，共同房室瓣大部分开口于右室，心房和心室长度基本相等；b、c：左、右室流出道切面显示：心室动脉连接一致，主动脉内径窄；d：三血管分布排列正常，主动脉内径窄，窄于上腔静脉内径；e：主动脉弓长轴显示主动脉弓发育不良

LA：左房；LV：左室，RA：右房；RV：右室；DAO：降主动脉；SP：脊柱；PA：肺动脉；AO：主动脉；SVC：上腔静脉；T：气管；ARCH：主动脉弓

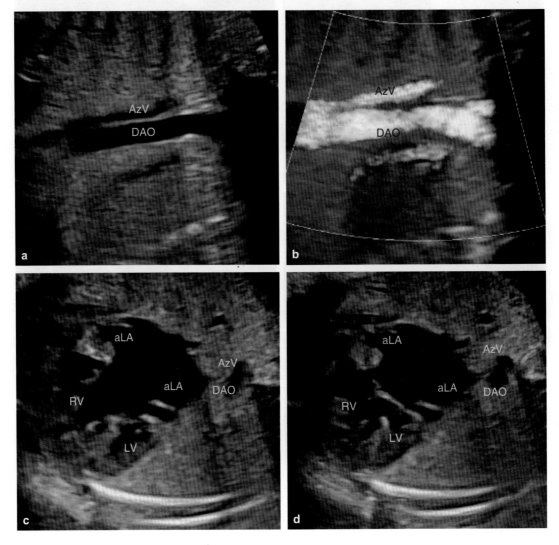

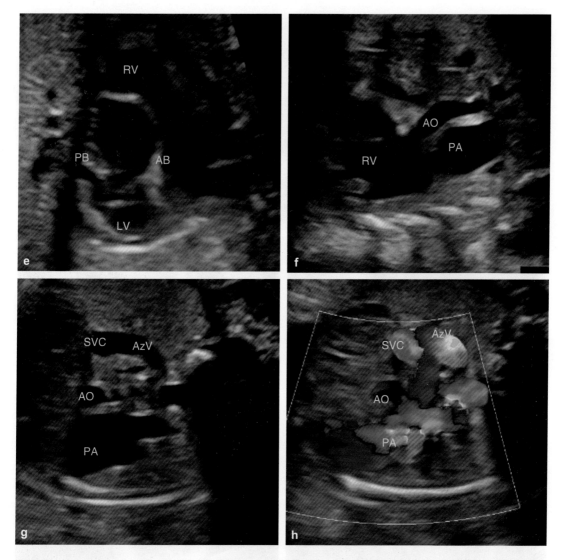

图 5-20 孕 34 周胎儿心脏左房异构,完全型房室间隔缺损(A 型,房室瓣非均衡型、右室优势)、右室双出口、主动脉发育不良

a、b:降主动脉后方见增宽的奇静脉,血流方向与降主动脉相反;c、d:四腔心切面十字交叉结构消失,见共同房室瓣,大部分开口于右室,降主动脉右后方见增宽的奇静脉;e:共同房室瓣口,前、后桥瓣未通过舌系带相连接,前共瓣附着于室间隔嵴顶部;f:肺动脉和主动脉均发自解剖学右室,主动脉内径窄;g、h:上腔静脉及奇静脉增宽,奇静脉内血流丰富,引流入上腔静脉,主动脉弓部内径明显窄

aLA:解剖学左房;LV:左室;RV:右室;AO:主动脉;PA:肺动脉;AB:前桥瓣;PB:后桥瓣;SVC:上腔静脉;AzV:奇静脉;DAO:降主动脉

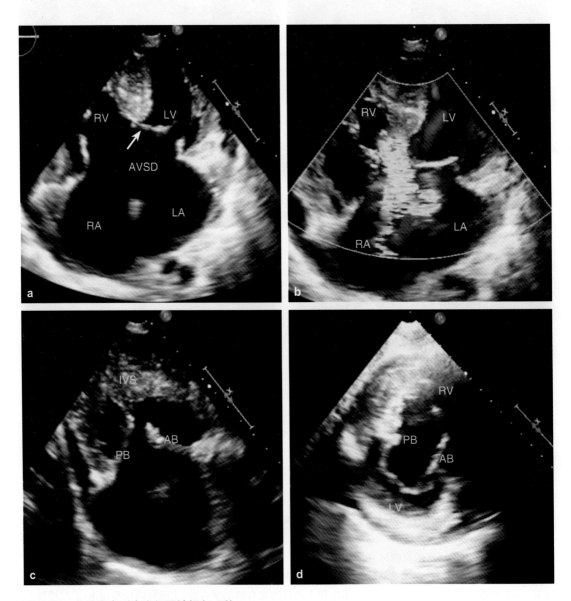

图 5-21　小儿完全型房室间隔缺损（A 型）

a：心尖四腔心切面：心房长度接近心室长度，十字交叉结构消失，探及房室间隔缺损，前桥瓣腱索系于室间隔嵴顶部；b：收缩期共同房室瓣有明显反流；c：室间隔矢状面：前、后桥瓣分离，没有舌系带连接；d：剑突下左前斜切面显示共同房室瓣，前桥瓣腱索系于室间隔嵴顶部

LA：左房；LV：左室；RV：右室；RA：右房；AB：前桥瓣；PB：后桥瓣；IVS：室间隔；AVSD：房室间隔缺损

3. **过渡型房室间隔缺损**　介于部分型和完全型房室间隔缺损之间,即存在原发孔型房间隔缺损和限制性流入道室间隔缺损,房室瓣为左、右两个瓣口,胎儿和小儿心脏均能在四腔心切面和心室短轴切面清晰显示(图 5-22~ 图 5-24)。过渡型房室间隔缺损也常合并其他复杂心内畸形(图 5-25、图 5-26)。

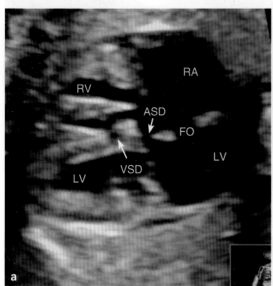

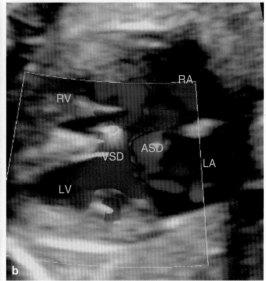

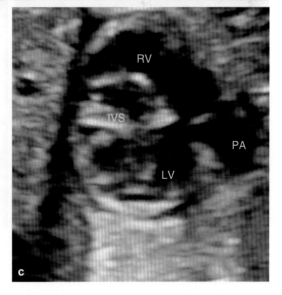

图 5-22　孕 27 周胎儿心脏过渡型房室间隔缺损
a:四腔心切面房间隔下部及室间隔上部回声失落;
b:彩色多普勒显示房间隔、室间隔回声失落的分流;
c:瓣口水平心室短轴切面房室瓣呈两个瓣口启闭,
两侧房室瓣均与室间隔粘连
LA:左房;LV:左室;RA:右房;RV:右室;ASD:房间
隔缺损;IVS:室间隔;VSD:室间隔缺损;PA:肺动脉;
FO:卵圆孔

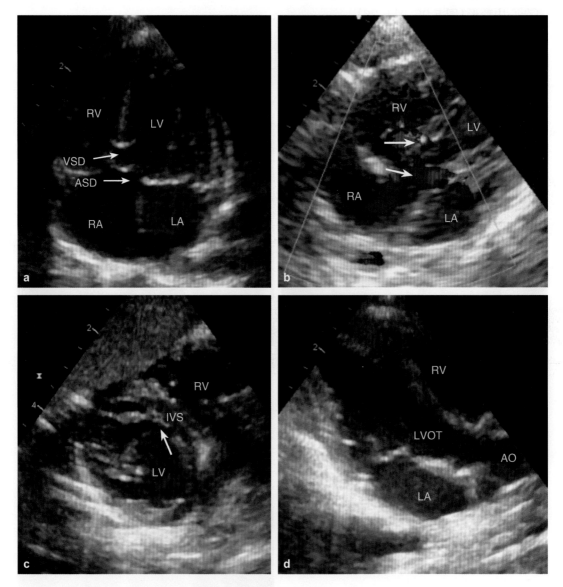

图 5-23　图 5-22 胎儿出生后 1 个月复查：过渡型房室间隔缺损

a：四腔心切面房间隔下部至十字交叉和室间隔上部分别可探及连续中断；b：房室间隔缺损处的左向右分流；c：前后桥瓣通过舌系带粘连，形成左、右两侧房室瓣口，图中显示左侧房室瓣与室间隔粘连，形成的裂隙指向室间隔（白色箭头处）；d：房室瓣位置下移所致的左室流出道狭长

LA：左房；LV：左室；RV：右室；RA：右房；ASD：房间隔缺损；VSD：室间隔缺损；IVS：室间隔；AO：主动脉；LVOT：左室流出道

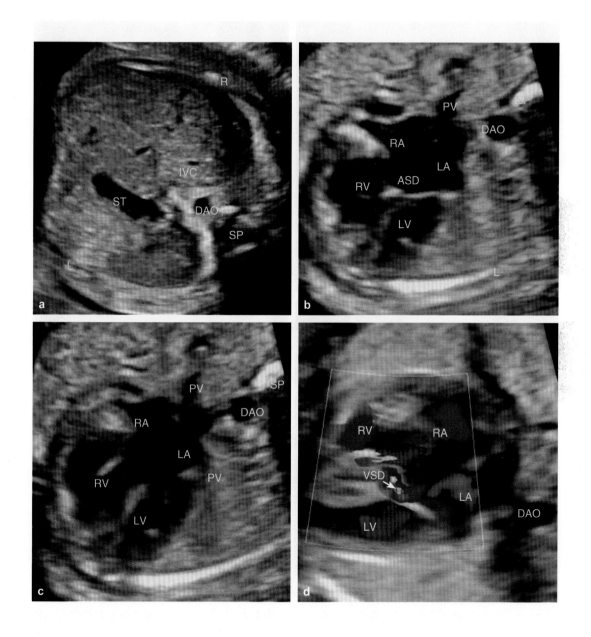

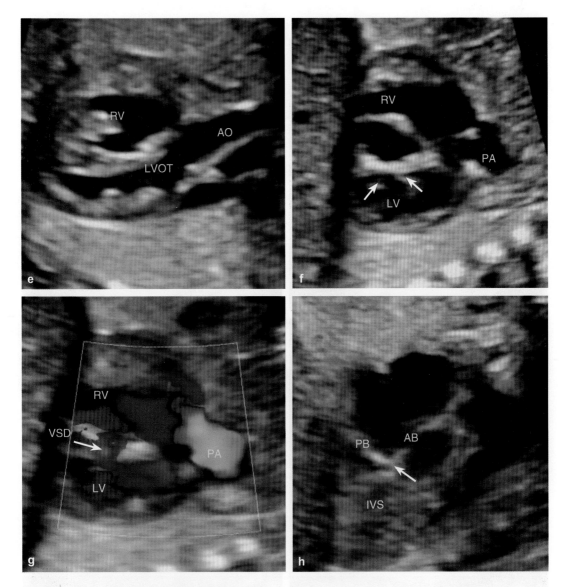

图 5-24 孕 26 周胎儿心脏过渡型房室间隔缺损

a:内脏/心房正位,肝脏大部分位于右侧,胃泡位于左侧,腹主动脉在脊柱左前,下腔静脉在其右前;b、c:四腔心切面十字交叉结构消失,显示共同房室连接;d:彩色多普勒显示室间隔上部小的过隔血流;e:左室流出道狭长,似"鹅颈征";f:瓣口水平心室短轴切面显示左、右两组房室瓣,左侧房室瓣与室间隔面有粘连;g:短轴切面亦显示室间隔上部小的过隔血流;h:室间隔矢状面显示前、后桥瓣通过舌系带系于室间隔嵴顶部(白色箭头)

LA:左房;LV:左室;RA:右房;RV:右室;ASD:房间隔缺损;IVS:室间隔;VSD:室间隔缺损;AO:主动脉;PA:肺动脉;IVC:下腔静脉;DAO:降主动脉;ST:胃泡;SP:脊柱;AB:前桥瓣;PB:后桥瓣;LVOT:左室流出道

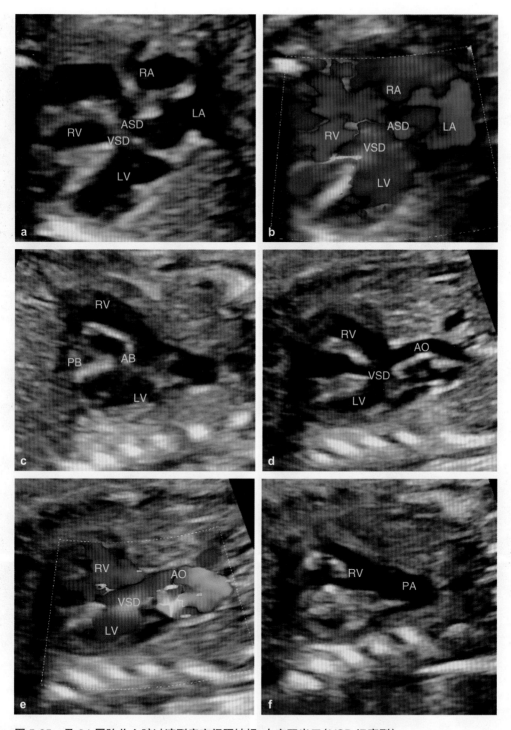

图 5-25 孕 24 周胎儿心脏过渡型房室间隔缺损、右室双出口（VSD 远离型）

a：四腔心切面房间隔下部及室间隔上部回声失落；b：房间隔、室间隔回声失落处的分流；c：瓣口水平心室短轴切面前、后桥瓣共同系于室间隔，房室瓣呈两个瓣口启闭，两侧房室瓣均与室间隔粘连；d：主动脉发自解剖学右室；e：室间隔缺损是左室的唯一出口；f：肺动脉发自解剖学右室

LA：左房；LV：左室；RA：右房；RV：右室；ASD：房间隔缺损；VSD：室间隔缺损；AO：主动脉；PA：肺动脉；AB：前桥瓣；PB：后桥瓣

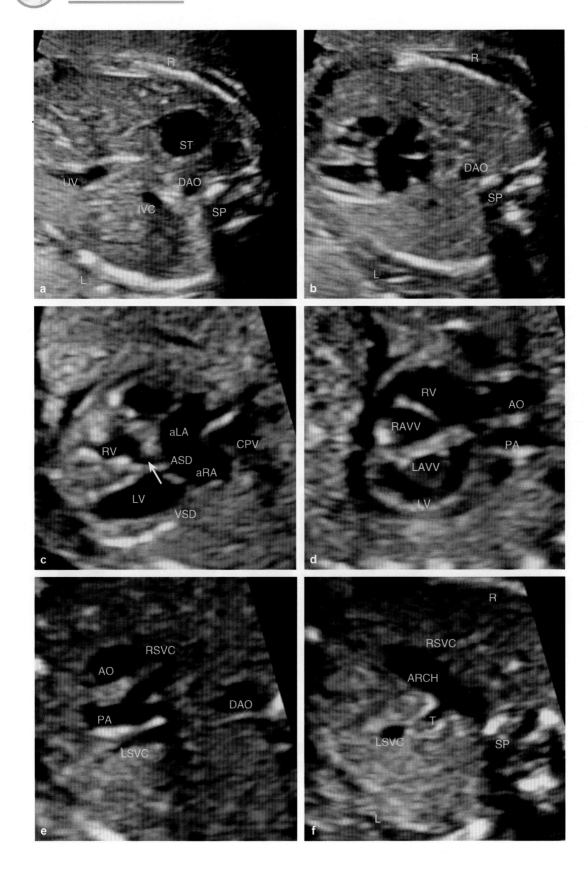

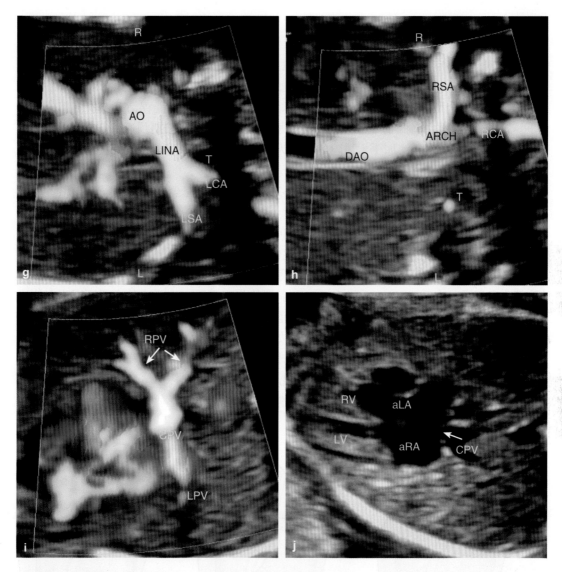

图 5-26 孕 22 周胎儿心脏左位心、过渡型房室间隔缺损、房室连接不一致、右室双出口、肺动脉狭窄、右位主动脉弓（镜像分支）、完全性肺静脉异位连接（心内型）、双上腔静脉

a：上腹部横切面：内脏反位，肝脏大部分位于左侧，胃泡位于右侧，腹主动脉位于脊柱右前、下腔静脉位于其左前；b：四腔心切面心尖指向左前；c：心房反位，心室右襻，房室连接不一致，房间隔下部至十字交叉连续中断，房室瓣与室间隔上部连接不紧密，有限制性室间隔缺损（白色箭头），解剖学右房后方显示共同肺静脉腔；d：瓣口水平心室短轴可见左右两侧房室瓣，均粘连于室间隔，主动脉和肺动脉均发自解剖学右室；e：三血管切面：主动脉前移，肺动脉内径窄于主动脉，探及双上腔静脉；f：声束自三血管切面向头侧偏移显示主动脉弓位于气管右侧；g、h：冠状面显示主动脉弓发出左无名动脉，跨气管向左走行分为左颈总动脉和左锁骨下动脉，在气管右侧发出右颈总动脉和右锁骨下动脉；i、j：4 支肺静脉均引流入共同肺静脉腔，然后直接开口于解剖学左房

aLA：解剖学左房；LV：左室；aRA：解剖学右房；RV：右室；ASD：房间隔缺损；VSD：室间隔缺损；AO：主动脉；PA：肺动脉；LSVC：左上腔静脉；RSVC：右上腔静脉；DAO：降主动脉；ST：胃泡；SP：脊柱；LAVV：左侧房室瓣口；RAVV：右侧房室瓣口；RPV：右肺静脉；LPV：左肺静脉；CPV：共同肺静脉腔；ARCH：主动脉弓；LINA：左无名动脉；LCA：左颈总动脉；LSA：左锁骨下动脉；RCA：右颈总动脉；RSA：右锁骨下动脉；T：气管；UV：脐静脉

五、预后评估

如前所述,房室间隔缺损合并染色体异常比例很高,尤其是唐氏综合征,因此凡是诊断房室间隔缺损的胎儿,均应行染色体核型分析,以除外染色体综合征。

据报道,完全型房室间隔缺损若不行手术治疗,仅4%的患儿能存活至5岁。部分型房室间隔缺损手术死亡率低于1%[6]。完全型房室间隔缺损手术长期预后一般较好,15年存活率达80%~90%[7,8]。增加手术风险的因素为单组乳头肌、房室瓣发育不良、合并其他严重心脏畸形、左心发育不良等。

部分型和过渡型房室间隔缺损最好在1~2岁时手术,而完全型房室间隔缺损患者应尽早于6个月内手术,最迟不得晚于1岁。

部分型房室间隔缺损一般行原发孔型房间隔缺损修补术、二尖瓣前叶裂修复及二尖瓣瓣环成形术。过渡型房室间隔缺损除进行上述修补外还需行室间隔缺损修补术。Buratto等[9]对249例部分型房室间隔缺损术后患者进行了37年术后随访,术后死亡率低,长期预后良好,部分患者需二次手术,Buratto[9]和Sojak等[10]均指出需要二次手术的主要原因为左侧房室瓣反流、左室流出道梗阻和完全性房室传导阻滞。

完全型房室间隔缺损外科手术关键在于如何最好的恢复和保留房室瓣的功能,同时消除房室间的分流,一般采用单片法、双片法和改良单片法(**图5-27**)行室间隔缺损修补、二尖瓣前叶裂修补、二三尖瓣瓣环成形术及原发孔型房间隔缺损修补。单片法为将共同房室瓣切开,分隔为左右房室瓣,使用一个补片同时修补房间隔缺损和室间隔缺损,因切开瓣膜可

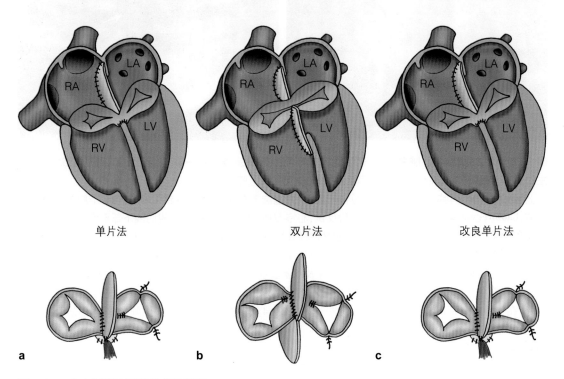

单片法   双片法   改良单片法

a   b   c

图 5-27   房室间隔缺损修补术示意图
RA:右房;LA:左房;RV:右室;LV:左室

能造成部分瓣膜损伤，术后瓣膜反流发生率高；双片法采用两个补片分别修补房间隔缺损和室间隔缺损，适合于所有完全型房室间隔缺损；改良单片法：用一个补片修补房间隔，在修补的同时将房室瓣下压至室间隔嵴，从而封堵室间隔缺损，术后左室流出道梗阻发生率低，是否适用于室间隔缺损较大的患者仍有争议。

非均衡型房室间隔缺损的整体预后较差，手术方式取决于非均衡程度，可行单心室修补或双心室修补。单心室姑息性手术死亡率高，但预后较前报道[11,12]有改善，5年存活率约94.9%，25年存活率约82.4%，死亡风险高的主要是主动脉闭锁和主动脉弓发育不良，需要做Norwood手术的患者[13]。

超声是评估非均衡型房室间隔缺损必不可少的诊断工具。右室/左室流入部角度（四腔面室间隔嵴顶部至两侧房室瓣附着点连线的夹角）和房室瓣指数（AVVI，左侧/右侧房室瓣面积）是描述非均衡程度和左右室比例差异的新指标，同时结合其他超声心动图指标评价患者是否适合双心室矫治是有价值的[14,15]。

参 考 文 献

[1] Calkoen EE, Hazekamp MG, Blom NA, et al. Atrioventricular septal defect: from embryonic development to long-term follow-up. Int J Car diol, 2016, 202: 784-795.

[2] Beaton AZ, Pike JI, Stallings C, et al. Predictors of repair and outcome in prenatally diagnosed atrioventricular septal defects. J Am Soc Echocardiogr, 2013, 26: 208-216.

[3] Christensen N, Andersen H, Garne E, et al. Atrioventricular septal defects among infants in Europe: a population-based study of prevalence, associated anomalies, and survival. Cardiol Young, 2013, 23(4): 560-567.

[4] Rastelli GC, Kirklin JW, Titus JL. Anatomic observations on complete form of persistent atrioventricular canal with special reference to atrioventricular valves. Mayo lin Proc, 1966, 41: 296-308.

[5] Kaski JP, Wolfenden J, Josen M, et al. Can atrioventricular septal defects exist with intact septal structures? Heart, 2006, 92: 832-835.

[6] Minich LL, Atz AM, Colan SD, et al. Partial and transitional atrioventricular septal defect outcomes. Ann Thorac Surg, 2010, 89: 530-536.

[7] Crawford FA Jr, Stroud MR. Surgical repair of complete atrioventricular septal defect. Ann Thorac Surg, 2001, 72: 1621-1629.

[8] Hoohenkerk GJ, Bruggemans EF, Rijlaarsdam M, et al. More than 30 years' experience with surgical correction of atrioventricular septal defects. Ann Thorac Surg, 2010, 90: 1554-1561.

[9] Buratto E, McCrossan B, Galati GC, et al. Repair of partial atrioventricular septal defect: a 37-year experience. Eur J Cardiothorac Surg, 2015, 47(5): 796-802.

[10] Sojak V, Kooij M, Yazdanbakhsh A, et al. A single-centre 37-year experience with reoperation after primary repair of atrioventricular septal defect. Eur J Cardiothorac Surg, 2016, 49(2): 538-545.

[11] d'Udekem Y, Xu MY, Galati JC, et al. Predictors of survival after single-ventricle palliation. J Am Coll Cardiol, 2012, 59: 1178-1185.

[12] Dabal RJ, Kirklin JK, Kukreja M, et al. The modern Fontan operation shows no increase in mortality out to 20 years: a new paradigm. J Thorac Cardiovasc Surg, 2014, 148: 2517-2523.

[13] Buratto E, Ye XT, King G, et al. Long-term outcomes of single-ventricle palliation for unbalanced atrioventricular septal defects: Fontan survivors do better than previously thought. J Thorac Cardiovasc Surg,

2017,153(2):430-438.

[14] Arunamata A,Balasubramanian S,Mainwaring R,et al. Right-dominant unbalanced atrioventricular septal defect:echocardiography in surgical decision making. J Am Soc Echocardiogr,2017,30:216-226.

[15] Cohen MS,Jegatheeswaran A,Baffa JM,et al. Echocardiographic features defining right dominant unbalanced atrioventricular septal defect:a multi-institutional congenital heart surgeons'society study. Circ Cardiovasc Imaging,2013,6:508-513.

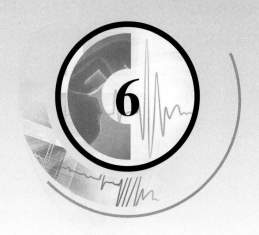

第六章

二尖瓣病变

二尖瓣病变包括瓣环、瓣膜、腱索、乳头肌等结构发育异常。

二尖瓣由前叶和后叶组成。前叶附着在瓣环的前内侧部,靠近主动脉,面积较大,活动幅度大,其长度为后叶的两倍;后叶附着于瓣环的后外侧部,较宽短。前叶呈梯形,基底部嵌入瓣环约 1/3,分粗糙区和光滑区,两者之间有明确的界限,没有基底区。二尖瓣与主动脉瓣之间呈纤维连接,为左室流入道和流出道之间的分界。二尖瓣后叶呈扇形,嵌入瓣环约 2/3,分为游离缘的粗糙区、瓣环附着处的基底区和两者之间的光滑区。前后叶之间有较深的裂凹,分别称为前外侧连合和后内侧连合。前叶和后叶均分为三部分,由前外侧至后内侧,前叶依次分为 A1、A2、A3 区,后叶依次分为 P1、P2、P3 区。

二尖瓣腱索主要起自于左室的两组乳头肌:前外侧乳头肌,起自左室前壁,由左冠脉供血;后内侧乳头肌,起自左室后壁和室间隔相交处,由左或右冠脉供血。Tandler 将腱索分为三类:第一类连接至瓣叶游离缘;第二类连接至距游离缘尚有数毫米的瓣叶心室面;第三类连接至瓣叶基底部,仅见于后叶。

本章重点讨论二尖瓣脱垂和二尖瓣发育不良综合征。

一、病理解剖

1. **二尖瓣脱垂**(mitral valve prolapse,MVP) 是指收缩期二尖瓣前叶和(或)后叶部分或全部脱入左房侧,超过二尖瓣瓣环水平(图 6-1)。二尖瓣并不是一个平面结构,形状类似"马鞍"形。收缩期乳头肌收缩、腱索保持紧张,牵拉住二尖瓣,不使其脱入左房,保持整个收缩期二尖瓣关闭,从而防止左室血液反流入左房。二尖瓣脱垂通常是瓣叶冗长、黏液样变性、腱索延长等病变所致,腱索断裂并不少见。

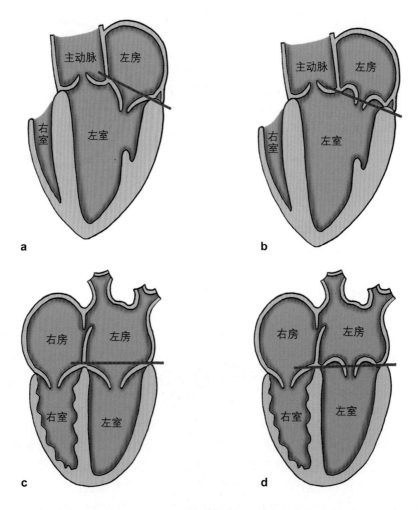

图 6-1 二尖瓣脱垂示意图（左室长轴和四腔心切面）

a、c:收缩期二尖瓣完全在左室内；b、d:收缩期二尖瓣前、后叶均向左房侧移位

2. **二尖瓣发育不良综合征（mitral valve dysplasia syndrome，MVDS）** 是一种特殊的左心系统疾病，二尖瓣发育不良为原发性，通常左室流出道梗阻以及左心室病变继发于二尖瓣病变。该畸形是包含二尖瓣发育不良、严重二尖瓣反流、左室流出道梗阻（主动脉瓣水平）、限制性房间隔缺损或房间隔完整、左房和左室扩大等的一组综合征。此病为动态演变、不断发展的疾病，因此提示胎儿心脏动态随访的重要性。本病新生儿期死亡率较高。

MVDS 主要的基本特征是发育不良的二尖瓣导致大量反流和轻度狭窄。主动脉瓣狭窄可能是大量二尖瓣反流使主动脉前向血流减少所致。严重的二尖瓣反流使左房、左室容量负荷增加，因此出现左房、左室扩张，左房压增高，左室功能不全等。主动脉瓣狭窄又会导致左室壁应力增加，心内膜发生弹力纤维增生。大量的二尖瓣反流和较高的左房压使原发隔更贴近继发隔，促使了卵圆孔进行性限制性开放，甚至卵圆孔早闭。

尸体解剖标本显示 MVDS 的二尖瓣增厚、发育不良，腱索发育不良，左室内膜增厚，内膜弹力纤维增生，呈"蛋壳样（egg-shell）"（**图 6-2**），主动脉瓣狭窄或闭锁，左房壁厚等。

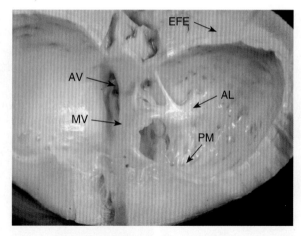

图 6-2　MVDS 病理解剖标本[1]
AV：主动脉瓣；MV：二尖瓣；EFE：心内膜弹力纤维增生；
AL：前外侧乳头肌；PM：后内侧乳头肌

二、病理生理

胎儿期二尖瓣脱垂病理生理改变主要与反流量有关。轻度二尖瓣反流对血流动力学无明显影响。严重的二尖瓣反流，左房、左室扩大，左室搏出量减少，心率增快，左心失代偿导致心力衰竭。

胎儿期，MVDS 病理生理学特征是二尖瓣发育不良导致左房压增高，房水平左向右为主分流，此类胎儿通常存在房水平分流受限。严重二尖瓣反流与左房、左室扩大、左室功能不全直接相关。主动脉前向血流减少，导致主动脉瓣狭窄甚至闭锁，主动脉和冠状动脉血液主要依赖于动脉导管（动脉导管依赖性体循环），其血流动力学改变类似于左心发育不良综合征。

三、超声心动图表现

二尖瓣脱垂的主要超声表现为彩色多普勒显示收缩期左室血液逆行回流入左房。左室长轴和四腔心切面：前叶脱垂时，反流束沿后叶射入左房后壁或侧壁（图 6-3）；后叶脱垂时，反流束沿前叶射向主动脉后壁或房间隔。左房扩大，反流严重时左室扩大。

MVDS 典型超声心动图表现是二尖瓣发育不良、大量反流，二尖瓣瓣尖及腱索均增厚，回声增强，活动受限（图 6-4、图 6-5）；卵圆孔限制性开放，房水平左向右分流（图 6-5c、图 6-6c）；左房、左室扩大，左室功能不全，心内膜回声增强（图 6-4f、图 6-5e）；主动脉瓣及主动脉发育不良，表现为主动脉瓣明显增厚、融合，开放受限（图 6-3d、图 6-5f、图 6-6d），彩色多普勒可以显示主动脉瓣上五彩血流信号及主动脉弓内反向血流（图 6-5j、k，图 6-6）；左心扩张使右心受压，心排出量减少，容易导致胎儿水肿。

因左房压增高肺静脉频谱有相应改变，胎儿肺静脉频谱形态有助于判断胎儿预后。二尖瓣反流和房间隔分流受限程度不同，肺静脉频谱也有差异（图 6-7、图 6-8）。心房收缩期往往会出现反向波。严重病例心室收缩期和心房收缩期均出现反向波，称"双反向（double-reversal）"多普勒血流，这是 MVDS 的特征性肺静脉频谱。

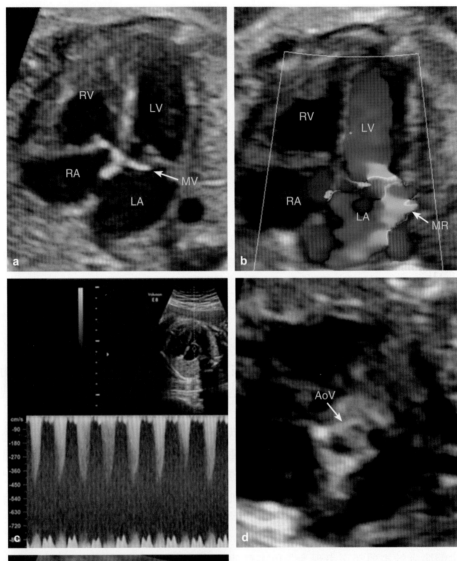

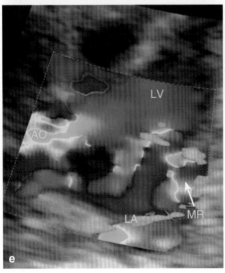

图6-3　孕27周胎儿心脏二尖瓣前叶脱垂、二尖瓣重度关闭不全,主动脉瓣狭窄(考虑二叶畸形)

a:四腔心切面收缩期见二尖瓣前叶向左房侧移位,与后叶对合不拢;b:彩色多普勒显示四腔心切面收缩期二尖瓣见大量偏心性反流;c:频谱多普勒显示二尖瓣反流速度快,约500cm/s;d:大动脉短轴示主动脉瓣呈二叶启闭,关闭呈"一"字,瓣体边缘增厚,回声增强;e:主动脉内见高速血流明亮

RA:右房;RV:右室;LA:左房;LV:左室;AO:主动脉;AoV:主动脉瓣;MR:二尖瓣反流;MV:二尖瓣

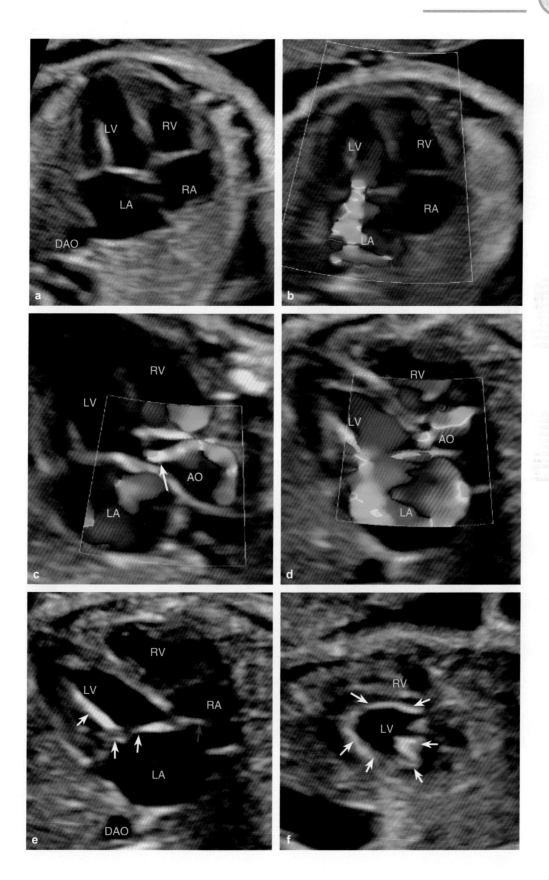

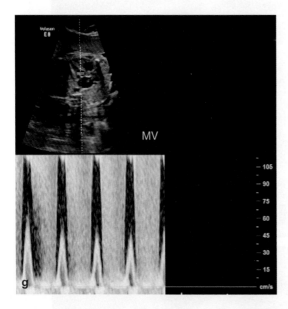

图 6-4 孕 25 周胎儿心脏二尖瓣发育不良综合征
a：四腔心切面左心比例大；b、c：彩色多普勒见收缩期二尖瓣大量反流，同期主动脉瓣上流速增高，血流束变窄；d：同时显示二尖瓣反流和主动脉瓣狭窄血流；e：二尖瓣及其腱索增厚，回声增强（白色箭头），卵圆孔瓣凸向右房侧（红色箭头）；f：左室心内膜增厚，回声增强；g：舒张期二尖瓣前向血流为单峰，提示左室充盈模式改变，同时可见二尖瓣反流频谱
LA：左房；LV：左室；RA：右房；RV：右室；DAO：降主动脉；AO：主动脉；MV：二尖瓣

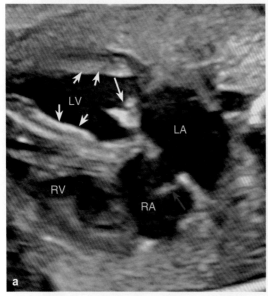

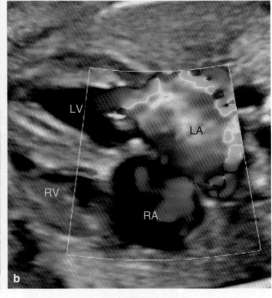

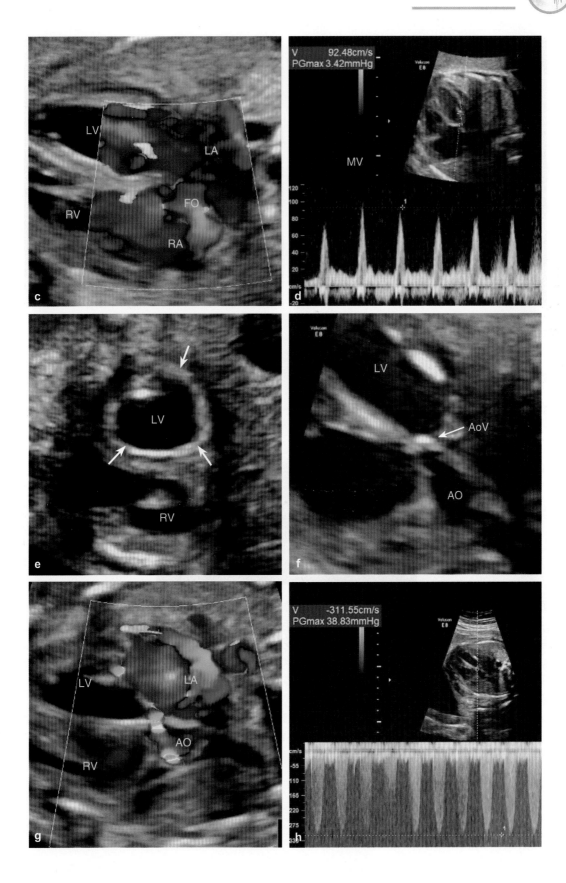

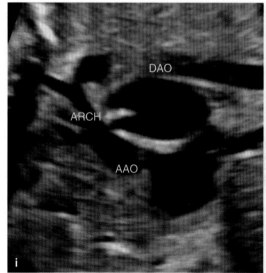
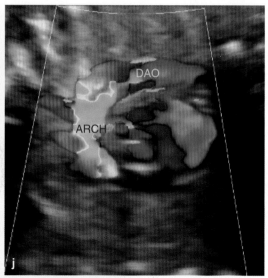
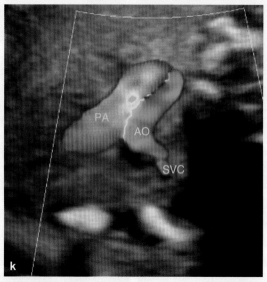

图 6-5　对图 6-4 胎儿动态随访,2 周后复查,诊断同前,新增超声表现主动脉内反向血流,提示病变进展

a:四腔心切面见明显增厚的心内膜,回声增强(白色小箭头),二尖瓣回声增强(白色箭头),卵圆孔瓣凸向右房侧(红色箭头);b:彩色多普勒见收缩期二尖瓣反流较两周前更加明显;c:卵圆孔左向右分流;d:舒张期二尖瓣前向血流为单峰;e:心室短轴切面显示增厚、回声增强的心内膜,呈"蛋壳样";f:主动脉瓣增厚,回声增强;g:主动脉瓣上明亮狭窄血流束;h:频谱多普勒测得主动脉瓣上流速增高,约 311cm/s;i:升主动脉和主动脉弓发育尚可;j:升主动脉和主动脉弓见反向血流;k:三血管切面同样可显示主动脉弓反向血流

LA:左房;LV:左室;RA:右房;RV:右室;DAO:降主动脉;AO:主动脉;MV:二尖瓣;AoV:主动脉瓣;PA:肺动脉;SVC:上腔静脉;AAO:升主动脉;ARCH:主动脉弓;FO:卵圆孔

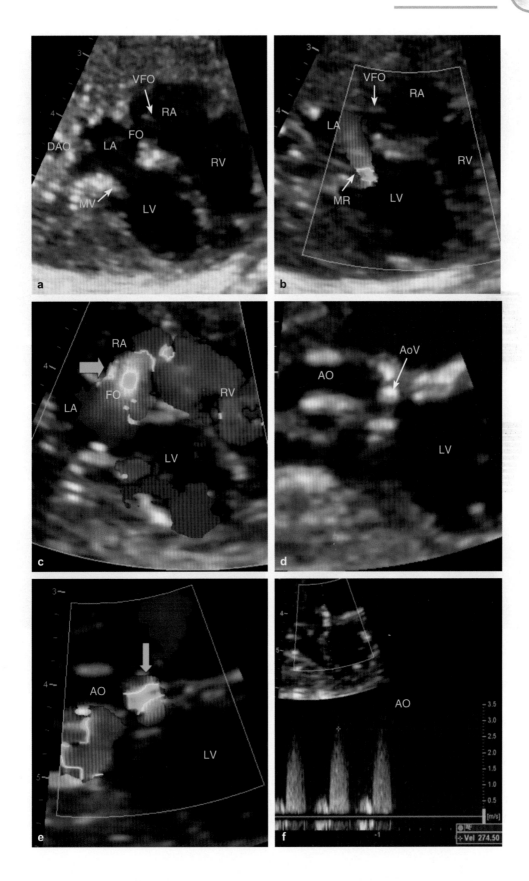

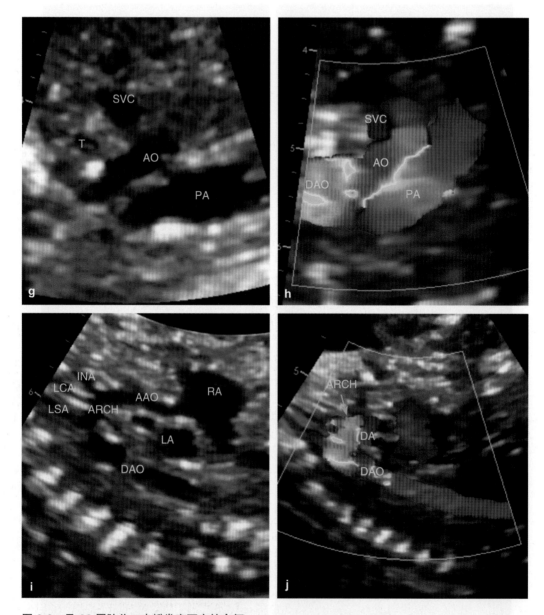

图 6-6　孕 26 周胎儿二尖瓣发育不良综合征

a:四腔心切面左室扩大,左室心内膜增厚,回声增强,左室收缩功能明显减低,二尖瓣增厚,回声增强,
开放受限,卵圆孔瓣凸向右房侧;b:彩色多普勒示二尖瓣明显反流;c:彩色多普勒示卵圆孔血流方向为
左向右,血流明亮(卵圆孔限制性开放);d:左室流出道切面示主动脉瓣增厚,回声增强,开放受限;e、f:
多普勒示主动脉瓣前向血流明亮(绿色箭头处),流速明显增高;g:三血管切面示主动脉内径细,与上腔
静脉相当;h:彩色多普勒示主动脉内为源于动脉导管的反向血流;i、j:主动脉弓长轴切面示升主动脉
细窄,主动脉弓内可见反向血流

LA:左房;LV:左室;RA:右房;RV:右室;FO:卵圆孔;VFO:卵圆孔瓣;MV:二尖瓣;DAO:降主动脉;
MR:二尖瓣反流;AO:主动脉;AoV:主动脉瓣;PA:肺动脉;SVC:上腔静脉;T:气管;AAO:升主动脉;
INA:无名动脉;LCA:左颈总动脉;LSA:左锁骨下动脉;ARCH:主动脉弓

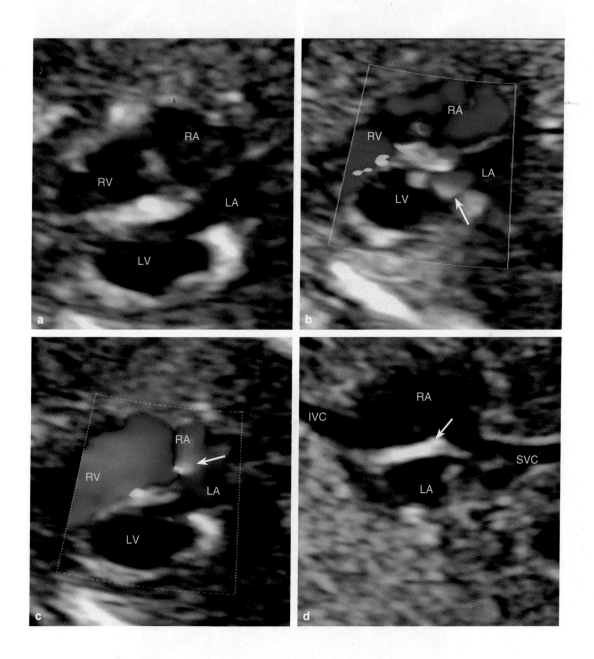

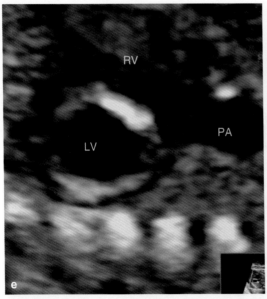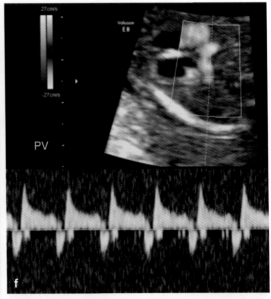

图6-7 孕18周胎儿二尖瓣发育不良综合征

a:四腔心切面:左室扩大,左室心内膜回声增强,左室运动幅度减低,二尖瓣瓣环小,二尖瓣及瓣环增厚,回声增强;b:彩色多普勒显示收缩期二尖瓣反流(白色箭头所示);c:彩色多普勒显示卵圆孔血流为左向右,卵圆孔处血流明亮(白色箭头处);d:上、下腔静脉长轴切面卵圆孔瓣向右房侧凸出(白色箭头所示),开放幅度小;e:心室短轴切面显示左室壁心内膜增厚,回声增强;f:肺静脉血流频谱显示心房收缩期反向波加深

LA:左房;LV:左室;RA:右房;RV:右室;PA:肺动脉;SVC:上腔静脉;IVC:下腔静脉;PV:肺静脉

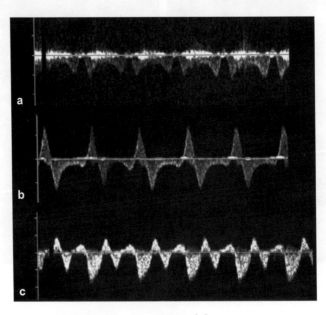

图6-8 肺静脉脉冲多普勒频谱形态[1]

a:正常肺静脉频谱;b:心房收缩期反向频谱加深;c:心房收缩期和心室收缩期的双反向波

四、预后评估

出生后,二尖瓣脱垂伴轻度二尖瓣反流者,需定期随访。严重的二尖瓣反流、心力衰竭者可采用外科手术治疗。

MVDS 预后较差,有报道称死亡率高于左心发育不良综合征(详见第八章)[1-3]。出生前左心面积(左房加左室)是右心面积(右房加右室)的 1.5 倍、肺静脉频谱出现收缩期和舒张期双反向波预示新生儿期死亡风险很高,肺静脉频谱呈双向波提示出生后须立即行房间隔开窗术[1],可行房间隔造口术以减小左房压。胎儿时期可行主动脉瓣球囊扩张术(balloon aortic valvuloplasty,BAV)以增加主动脉前向血流。MVDS 的基本病变不是主动脉瓣而是二尖瓣结构病变和严重反流,因此 BAV 不能解决根本问题。二尖瓣病变造成的左室功能不全使左室不能独立维持体循环,因此即使左室腔不小,也倾向于行单心室手术。

— 参 考 文 献 —

[1] Rogers LS,Peterson AL,Gaynor JW,et al. Mitral valve dysplasia syndrome:a unique form of left-side heart disease. J Thorac Cardiovasc Surg,2011,142:1381-1387.

[2] Vida VL,Bacha EA,Larrazabal A,et al. Hypoplastic left heart syndrome with intact or highly restrictive atrial septum:surgical experience from a single center. Ann Thorac Surg,2007,84:581-586.

[3] Glatz JA,Tabbutt S,Gaynor JW,et al. Hypoplastic left heart syndrome with atrial level restriction in the era of prenatal diagnosis. Ann Thorac Surg,2007,84:1633-1638.

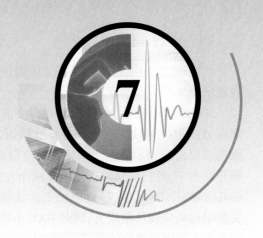

第七章

三尖瓣发育异常

正常三尖瓣复合体包括瓣环、三个瓣叶、腱索、三组乳头肌。三个瓣叶分别为：隔叶附着于室间隔膜部将其分为房室部和室间部，隔叶远端可见数根从瓣叶游离缘直抵室间隔的腱索附着，这是与二尖瓣的鉴别要点；前叶最大，活动幅度亦最大，从右室漏斗部延伸至下侧壁，对维持三尖瓣功能起重要作用；后叶较小，又称下瓣叶或壁瓣叶，位于右室下壁。每个瓣叶的瓣环附着处略增厚，称为基底区；靠近游离缘处有月牙形的粗糙区，此区为腱索附着处，是瓣膜关闭时相互接触的区域；基底区与粗糙区之间为光滑区，没有或仅有少量腱索附着。单纯三尖瓣瓣叶病变少见，病变多累及一个或多个瓣器装置。常见的有三尖瓣闭锁、三尖瓣下移畸形、三尖瓣狭窄或反流等。本章重点讲述三尖瓣闭锁和 Ebstein 畸形。

第一节　三尖瓣闭锁

三尖瓣闭锁（tricuspid atresia）是指三尖瓣瓣叶及瓣膜组织均未发育或发育不全而融合成一肌性或纤维性隔膜，导致右房与右室之间无直接交通的一种先天性心脏畸形，占先天性心脏病的 1%~3%，归属于功能单心室的范畴。约 5% 合并染色体异常。

一、胚胎学发生机制

三尖瓣闭锁的发生机制目前尚不清楚。一般认为，胚胎发育早期三尖瓣由心内膜垫和右室肌分化形成，原始瓣叶的肌性组织成分被吸收形成正常瓣叶和腱索，如果肌性组织吸收障碍，瓣叶组织缺乏，瓣孔被纤维组织包围、封闭，将导致三尖瓣闭锁。小鼠动物实验显示该病与 fog-2 或 Hey 2 这两种转录因子有关[1,2]。也有学者认为三尖瓣闭锁与房室管分隔不均有关,心内膜垫融合部偏右,且室间隔右移闭塞右侧房室口。

二、病理解剖与分型

三尖瓣闭锁病理解剖形态:①肌性闭锁:约占 62%,没有瓣膜样组织,右房底部为肌纤维组织呈放射状向周围汇聚,形成脐状凹陷;②膜性闭锁:约占 29%,右房室瓣区为纤维膜性结构,由膜性室间隔的房室通道部分组成;③Ebstein 型:约占 6%,三尖瓣向心尖方向下移,紧贴在右室壁上,形成房化右室,且瓣叶间完全融合;④瓣膜型闭锁:约占 3%,可见瓣膜及腱索结构,但瓣叶之间是封闭无孔的;⑤房室通道型闭锁:罕见,约占 1%,伴房室间隔缺损,共同房室瓣的部分瓣叶堵塞了右侧房室口。

三尖瓣闭锁的右室往往发育不良,缺乏流入部,一般由圆锥部和小梁部组成。合并室间隔缺损时,右室发育情况与缺损大小相关,即室间隔缺损越小,右室发育越差,室间隔缺损越大,右室发育相对较好。

根据大动脉关系将三尖瓣闭锁分为 3 类[3]:

1. Ⅰ型 大动脉关系正常(图 7-1),占 70%~80%。肺动脉的发育与室间隔缺损有无及缺损大小相关,室间隔缺损越大,左室血液经室间隔至肺动脉的前向血流越多,肺动脉发育相对较好。室间隔完整情况下,肺动脉无前向血流,往往闭锁,肺动脉及其分支由动脉导管"逆灌"供血。

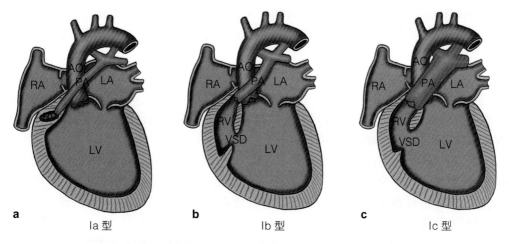

图 7-1 三尖瓣闭锁合并大动脉关系正常的三种类型
LA:左房;RA:右房;LV:左室;RV:右室;PA:肺动脉;AO:主动脉;VSD:室间隔缺损

(1) Ⅰa 型:室间隔完整伴肺动脉闭锁。
(2) Ⅰb 型:限制性室间隔缺损伴肺动脉狭窄。
(3) Ⅰc 型:非限制性室间隔缺损,肺动脉正常。

2. Ⅱ型 右转位型大动脉转位(D-TGA)(图 7-2),占 12%~25%。左室血液经室间隔缺损至右室,再入主动脉,常常有不同程度的主动脉瓣下狭窄或主动脉缩窄。

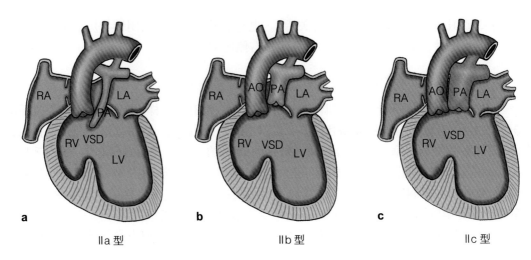

图 7-2　三尖瓣闭锁合并右转位型大动脉转位（D-TGA）
LA：左房；RA：右房；LV：左室；RV：右室；PA：肺动脉；AO：主动脉；VSD：室间隔缺损

（1）Ⅱa 型：室间隔缺损伴肺动脉闭锁。
（2）Ⅱb 型：室间隔缺损伴肺动脉狭窄。
（3）Ⅱc 型：室间隔缺损，肺动脉正常。
　3. **Ⅲ型**　除右转位型大动脉转位（D-TGA）之外的大动脉转位不良，少见，占 3%~6%。
　三尖瓣闭锁均合并房间隔缺损或卵圆孔未闭，合并室间隔缺损和肺动脉狭窄常见，还可合并动脉导管未闭、永存左上腔静脉、主动脉缩窄、右位主动脉弓、房室间隔缺损、心耳并置等。

三、病理生理

　胎儿期肺组织没有通气，肺循环没有建立，血氧主要通过胎盘供给，三尖瓣闭锁对胎儿病理生理没有明显影响，通常可存活至出生。
　由于三尖瓣闭锁的右房和右室之间无直接交通，出生后必然存在房水平分流（通常为非限制性，限制性房水平交通少见），体静脉与冠状静脉窦的血流经未闭的卵圆孔或房间隔缺损入左房，与肺静脉血混合，再供应体、肺循环，外周动脉血氧饱和度降低，出现不同程度发绀，发绀程度取决于肺循环血量。
　大动脉关系正常的患者，室间隔缺损大小与发绀程度相关，合并大的室间隔缺损，肺血流量较多，患儿无发绀，易出现心力衰竭；合并小的室间隔缺损，肺动脉前向血流减少，患儿出现发绀。合并肺动脉闭锁时，肺部血液完全来源于动脉导管或体 - 肺循环，患儿发绀严重。
　大动脉转位时，主动脉血流量取决于室间隔缺损的大小，室间隔缺损为非限制性时，主动脉系统发育较好；室间隔缺损为限制性时，主动脉系统前向血流减少，导致主动脉发育不良或主动脉缩窄或主动脉弓离断，常合并动脉导管依赖性体循环。

四、超声心动图表现

　三尖瓣闭锁胎儿应重点评估以下几点：①室间隔缺损大小，即有无室水平限制性分流；

②卵圆孔大小及是否开放受限；③肺动脉发育情况及前向血流量、动脉导管血流方向；④左室大小和功能；⑤主动脉弓发育情况；⑥静脉导管血流频谱。

　　四腔心切面显示左、右心室不对称，左心明显扩大，右室不同程度缩小。伴有室间隔缺损时，右室腔大小与缺损大小有关（图 7-3、图 7-4）。室间隔完整、肺动脉闭锁时，右室仅呈一潜在腔隙或缝隙样（图 7-5、图 7-6）。右房和右室之间正常瓣膜结构消失，代之以条索样强回声光带将两者分隔（图 7-3a、图 7-4a、图 7-6a），舒张期不能开放（图 7-7）。二尖瓣活动幅度增大，开放自如。彩色多普勒显示右房与右室之间无血流交通，右房血液全部经卵圆孔入左房（图 7-3b、图 7-4b、图 7-6b）。卵圆孔往往较大，卵圆孔瓣活动幅度大（图 7-3a、图 7-6a）。

　　合并肺动脉狭窄或闭锁时肺动脉瓣回声增强，启闭运动受限或不能探及启闭运动，动脉导管血流"逆灌"入肺动脉及其左右分支（图 7-5、图 7-6、图 7-8）。当动脉导管血流方向正常时，表明肺动脉瓣启闭及肺动脉发育可（图 7-7），肺血流量可以满足出生后肺部供应。

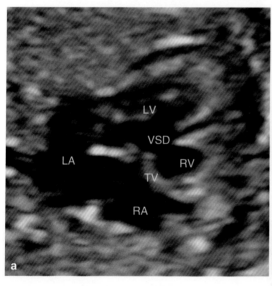

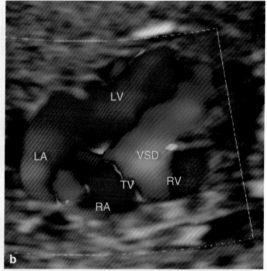

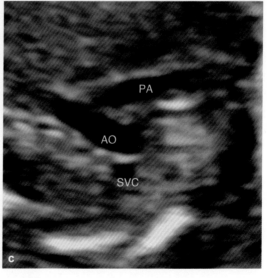

图 7-3　孕 20 周胎儿三尖瓣闭锁（Ⅰb 型），室间隔缺损，肺动脉狭窄

a：四腔心切面，左心明显大于右心，三尖瓣为回声增强的光带，无启闭运动，室间隔上部连续中断；b：彩色多普勒显示右房右室之间无直接血流通过；c：三血管切面大，动脉关系正常，肺动脉内径窄于主动脉

LA：左房；LV：左室；RA：右房；RV：右室；TV：三尖瓣；AO：主动脉；PA：肺动脉；SVC：上腔静脉；VSD：室间隔缺损

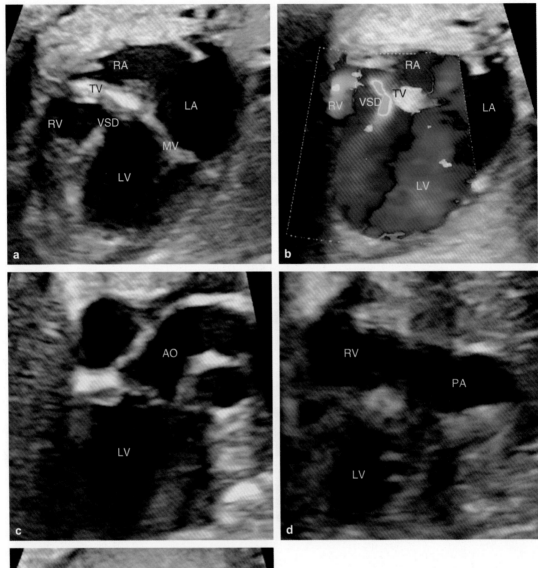

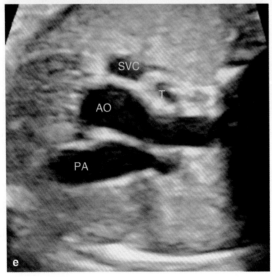

图 7-4　孕 38 周胎儿三尖瓣闭锁(Ⅰc 型),非限制性室间隔缺损,肺动脉正常

a:四腔心切面,左心明显大于右心,三尖瓣为回声增强的光带,无启闭运动,有大的室间隔缺损;b:彩色多普勒显示右房右室之间无直接血流通过;c、d:左、右室流出道存在,肺动脉、主动脉交叉包绕关系存在,肺动脉发育良好;e:三血管大小、分布、排列正常

LA:左房;LV:左室;RA:右房;RV:右室;MV:二尖瓣;TV:三尖瓣;AO:主动脉;PA:肺动脉;SVC:上腔静脉;VSD:室间隔缺损;T:气管

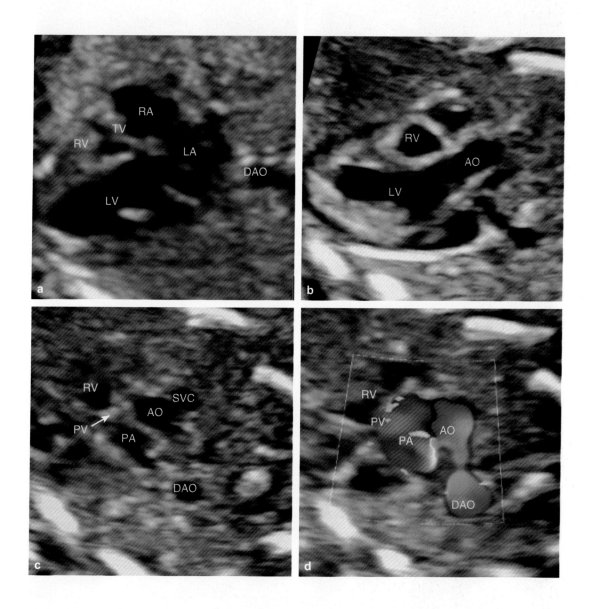

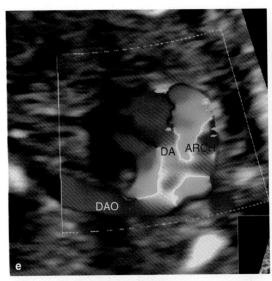

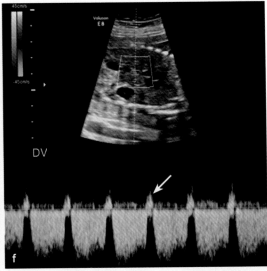

图 7-5 孕 20 周胎儿三尖瓣闭锁（Ⅰa 型），肺动脉闭锁

a：四腔心切面，左心明显大于右心，三尖瓣为回声增强的光带，无启闭运动，室间隔连续完整；b：左室流出道切面主动脉发自解剖学左室，室间隔连续完整；c、d：右室流出道切面肺动脉发自右室，肺动脉瓣增厚，回声增强（白色箭头所示），未见启闭运动，肺动脉内径细；d、e：彩色多普勒显示肺动脉和动脉导管内见反向血流；f：静脉导管 a 波反向

LA：左房；LV：左室；RA：右房；RV：右室；TV：三尖瓣；AO：主动脉；PA：肺动脉；SVC：上腔静脉；PV：肺动脉瓣；DA：动脉导管；ARCH：主动脉弓；DAO：降主动脉；DV：静脉导管

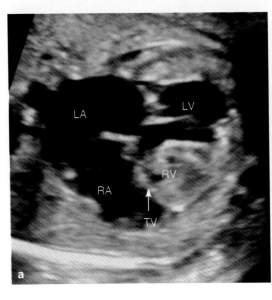

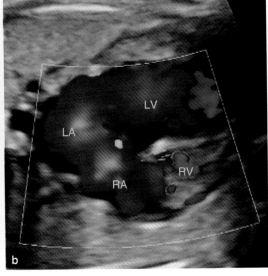

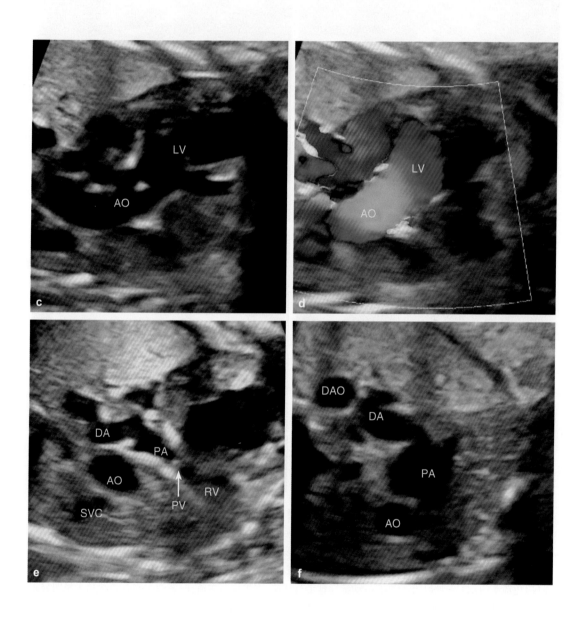

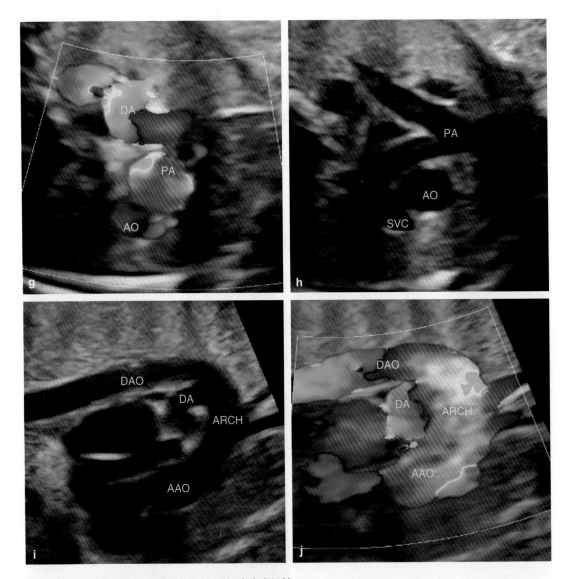

图7-6　孕36周胎儿三尖瓣闭锁(Ⅰa型),肺动脉闭锁

a:四腔心切面,左心明显大于右心,三尖瓣回声增强,无启闭运动,室间隔连续完整,右室壁厚,右室腔狭小;
b:舒张期仅见二尖瓣前向血流,右房和右室之间无血流相通,右房内血液经卵圆孔入左房;c、d:左室流出道
切面主动脉发自解剖学左室,左室流出道通畅;e:右室流出道切面肺动脉发自右室,肺动脉瓣增厚,回声增
强(白色箭头所示),未见启闭运动;f、g:动脉导管走行迂曲,内见反向血流;h:多切面扫查肺动脉未见明显狭
窄;i、j:主动脉弓长轴切面见垂直导管,内见反向血流
LA:左房;LV:左室;RA:右房;RV:右室;TV:三尖瓣;AO:主动脉;PA:肺动脉;SVC:上腔静脉;PV:肺动脉
瓣;DA:动脉导管;ARCH:主动脉弓;DAO:降主动脉;AAO:升主动脉

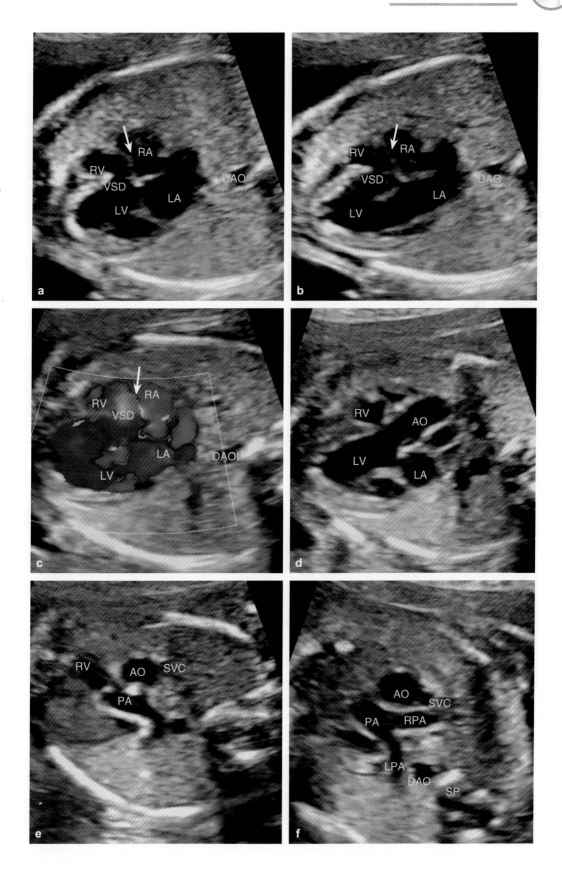

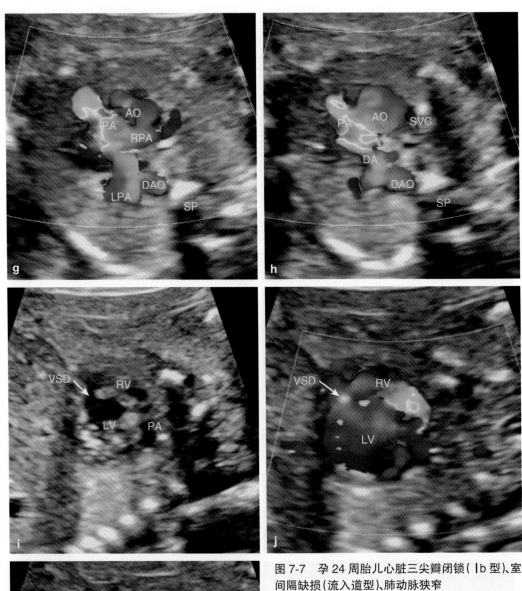

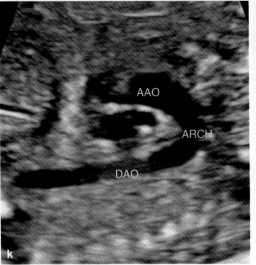

图 7-7 孕 24 周胎儿心脏三尖瓣闭锁(Ⅰb 型)、室间隔缺损(流入道型)、肺动脉狭窄

a、b:四腔心切面右室腔小,室间隔流入部连续中断,三尖瓣呈纤维膜性闭锁,无启闭运动(白色箭头所示),二尖瓣开放自如;c:彩色多普勒显示右房和右室之间无血流相通,室间隔缺损处有血流通过;d:左室流出道显示主动脉发自左室,流出道间隔未见缺损;e:右室流出道见肺动脉发自右室,肺动脉内径窄于主动脉,肺动脉瓣增厚,回声增强;f:肺动脉左右分支发育尚可;g、h:肺动脉及其左右分支内血流充盈可,动脉导管内为前向血流;i、j:心室短轴切面见室间隔缺损位于后下方;k:主动脉弓发育良好

LA:左房;LV:左室;RA:右房;RV:右室;AO:主动脉;PA:肺动脉;SVC:上腔静脉;LPA:左肺动脉;RPA:右肺动脉;AAO:升主动脉;VSD:室间隔缺损;DA:动脉导管;ARCH:主动脉弓;DAO:降主动脉;SP:脊柱

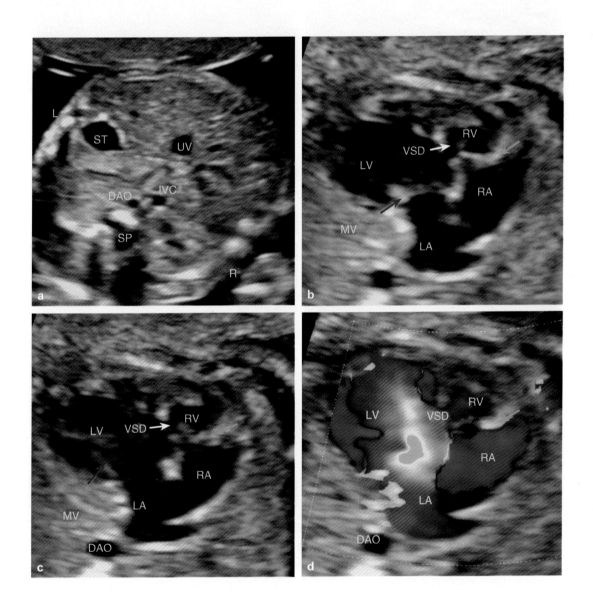

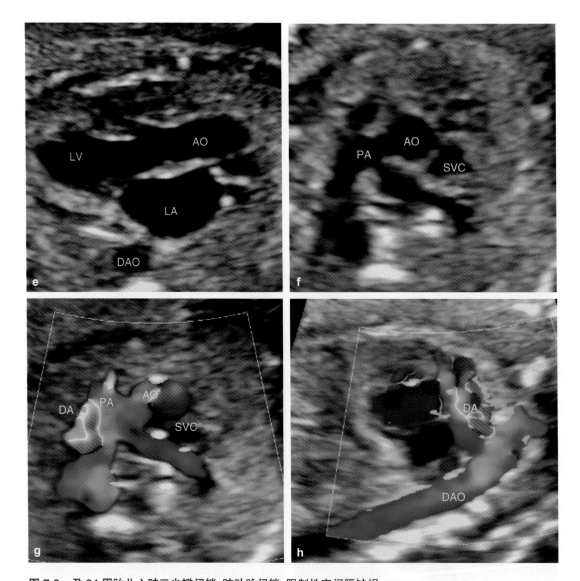

图 7-8　孕 24 周胎儿心脏三尖瓣闭锁、肺动脉闭锁、限制性室间隔缺损

a:上腹部横切面显示内脏正位,腹主动脉和下腔静脉关系正常;b、c:四腔心切面二尖瓣(红色箭头)开口于左室,三尖瓣区呈回声增强的带状回声(绿色箭头),舒张期二尖瓣开放,三尖瓣区未见瓣膜启闭运动,左右室之间通过较小的室间隔缺损(白色箭头)相通;d:彩色多普勒显示舒张期二尖瓣的前向血流,右房和右室之间未见血流相通,右房血液经卵圆孔入左房;e:左室流出道通畅;f:肺动脉内径窄于主动脉;g:动脉导管内的反向血流倒灌入肺动脉主干再入左右肺动脉;h:降主动脉起始部发出动脉导管,内见反向血流

RA:右房;LA:左房;LV:左室;RV:右室;PA:肺动脉;AO:主动脉;SVC:上腔静脉;DAO:降主动脉;SP:脊柱;ST:胃泡;IVC:下腔静脉;DA:动脉导管;VSD:室间隔缺损;MV:二尖瓣;UV:脐静脉

评估室间隔缺损大小、肺动脉瓣环及其主干、分支发育情况、肺动脉前向血流量大小,可以预测出生后肺部血供情况,同时也可预测产后是否需应用前列腺素 E 保持动脉导管开放。

三尖瓣闭锁合并大动脉转位时,需观察升主动脉和主动脉弓发育状况及主动脉弓的血流方向。如果血流方向为反向,则提示主动脉发育差,多见于限制性室间隔缺损。

若合并二尖瓣明显反流,提示二尖瓣发育异常或左室功能受损,预示胎儿有出现水肿的可能。

五、预后评估

三尖瓣闭锁预后较差,未经手术干预者半数于出生后 6 个月内死亡,少数可存活至 10 岁以上。

三尖瓣闭锁存在肺动脉前向血流梗阻时,出生后需应用前列腺素 E 保持动脉导管开放。肺动脉发育良好的患儿出生后 4~6 个月行双向 Glenn 手术(**图 7-9a**),早期出现进行性发绀的患儿手术可提前至 2 个月进行。

三尖瓣闭锁合并大的室间隔缺损或大动脉转位时,肺容量负荷明显增加,可行肺动脉环缩术减少肺血供应,保护肺血管,待 4~6 个月行双向 Glenn 手术。

2~4 岁行 Fontan 手术(**图 7-9b**)。

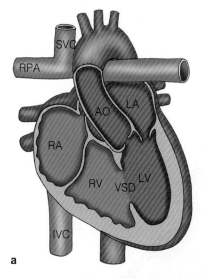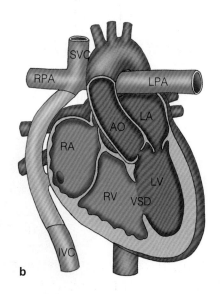

图 7-9 三尖瓣闭锁分期矫治术示意图
a:双向 Glenn 术;b:Fontan 术

参 考 文 献

[1] Donovan J, Kordylewska A, Jan YN, et al. Tetralogy of Fallot and other congenital heart defects in Hey2 mutant mice. Curr Biol, 2002, 12:1605-1610.

[2] Svensson EC, Huggins GS, Lin H, et al. A syndrome of tricuspid atresia in mice with a targeted mutation of the

gene encoding Fog-2. Nat Genet, 2000, 25:353-356.

[3] Edwards JE, Burchell HB. Congenital tricuspid atresia: a classification. Med Clin North Am, 1949:1177-1196.

第二节 Ebstein 畸形

Ebstein 畸形(Ebstein anomaly)又称三尖瓣下移畸形,是指三尖瓣瓣叶附着点向右室心尖部下移,异常附着于右室壁,同时伴有瓣膜发育异常及右室结构改变的一种先天性心脏畸形,主要累及隔叶或(和)后叶,也可累及前叶。1866 年德国学者 Ebstein 在尸检中发现并详细描述了此病,故称为 Ebstein 畸形。在出生活婴中约占 0.05‰,在先天性心脏病中所占比例仅 1%[1]。多为散发,罕见家族史。男女比例无差异。有研究显示[2]孕妇服用锂制剂胎儿易患此病。巴尔的摩婴儿研究小组报道[3]以下因素可增加该病的发生风险:双胎、有先天性心脏病家族史、母亲过量使用苯二氮草类药物等。

一、胚胎学发生机制

Ebstein 畸形的发生机制目前尚不完全清楚。有学者认为,胚胎早期,三尖瓣发生于心内膜垫和右室心肌,发生过程中,三尖瓣及其附属组织与右室壁心肌逐渐剥脱、游离,形成瓣叶、腱索、乳头肌。前叶发育较早,后叶和隔叶至胚胎 3 个月方能游离完全。如果三尖瓣未能正常剥脱至房室瓣环水平,将会导致瓣叶附着于右室壁。

二、病理解剖、分型及合并畸形

1. **Ebstein 畸形病理解剖特点** 最常见的是三尖瓣瓣叶附着点向心尖方向下移至右室,隔叶最常见(图 7-10),后叶次之,前叶少见。隔叶和后叶均下移时,最大的下移点常常位

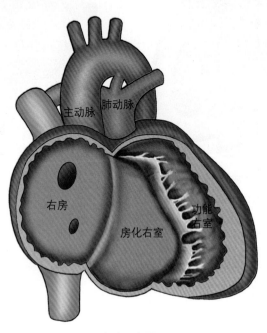

图 7-10 Ebstein 畸形示意图

于两叶的交界处。瓣叶可有不同程度的发育异常(增厚、变形、缩短)。下移、发育不良的隔叶、后叶腱索常常短小,与许多小的乳头肌相连接。前叶附着于瓣环,宽大,呈"船帆"样(sail-like),冗长的前叶常引起不同程度右室流出道梗阻。前叶活动幅度对患者预后很重要,前叶发育良好会增加手术修补的成功率。

瓣叶游离缘部分粘连,可出现三尖瓣口狭窄,最常见的为三尖瓣不同程度反流。瓣叶游离边缘完全与右室壁粘连,瓣叶间无孔,即是 Ebstein 型三尖瓣闭锁(见本章第一节)。

三尖瓣螺旋形下移将右室分为两部分,瓣环扩张,瓣口上方的右室壁薄,发育不良,形成"房化右室",心室收缩期呈矛盾运动;瓣口以下为功能右室,较正常右室小,多数存在心尖小梁部和漏斗部。如果功能右室扩张,则室壁变薄,心肌细胞较正常减少而纤维组织增多。

2. Ebstein 畸形分型　1988 年,Carpentier[4]根据右室大小和功能及前叶发育情况将 Ebstein 畸形分为 4 种类型。

(1) A 型:房化右室小,功能右室足够大,隔叶和后叶轻度下移,三尖瓣前叶活动好。

(2) B 型:房化右室大,但三尖瓣前叶活动自如。

(3) C 型:三尖瓣前叶活动明显受限,可致右室流出道梗阻。

(4) D 型:右室近乎完全房化,三尖瓣瓣叶组织呈囊状黏附于右室壁,仅残余小的漏斗部,房化右室仅通过三尖瓣前叶和隔叶交界处与右室流出道相通,类似于"Uhl"畸形(右室壁薄,如羊皮纸样,无心肌细胞,心外膜和心内膜紧邻,无收缩功能)。

3. 合并畸形　产后 80%~95% 的 Ebstein 畸形合并房间隔缺损或卵圆孔未闭,肺动脉狭窄或闭锁亦不少见,还可合并二尖瓣发育异常、主动脉缩窄、室间隔缺损和法洛四联症等。

该病可发生功能性肺动脉瓣闭锁,即肺动脉瓣解剖学上是开放的,是三尖瓣大量反流导致右室流出道前向血流少,不足以打开肺动脉瓣所致。

本病可累及传导系统[5-7],可合并存在房性心律失常,如房颤、房扑、异位性房性心动过速等,也可合并异常旁路,如 WPW 综合征(Wolff-Parkinson-White syndrome)。

合并矫正型大动脉转位时[8],为左侧房室瓣下移,前叶可伴有裂隙。

三、病理生理

胎儿期,三尖瓣明显反流是其最明显的血流动力学特征,反流通常为中重度,是由于三尖瓣隔叶和后叶下移,以及前叶发育不良所致,可引起右心房明显扩张及心功能不全,表现为胎儿水肿。可合并房性心律失常,如房速、房颤、房扑等。孕晚期,右室流出道前向血流显著减少,可出现功能性肺动脉瓣闭锁。

出生后,Ebstein 畸形的病理生理变异很大,与三尖瓣下移程度、右室大小及瓣膜功能有关。轻度 Ebstein 畸形,仅有瓣膜轻度下移,功能基本正常,无显著血流动力学改变。严重的 Ebstein 畸形,三尖瓣瓣叶变形、腱索缩短、乳头肌发育不良,三尖瓣大量反流,房化右室大,功能右室小,右室流出道前向血流少(可合并功能性肺动脉瓣闭锁),右房压增高,房水平右向左分流,临床出现发绀,未闭的动脉导管或侧支循环供应肺。

功能性肺动脉瓣闭锁出生后随着肺血管阻力的降低,肺动脉瓣可开放,房水平右向左分流也相应减少,发绀改善。

四、超声心动图表现

四腔心切面是诊断 Ebstein 畸形的关键切面。评估隔叶下移程度非常关键,它是与三尖瓣发育不良的鉴别点。右房及房化右室的大小与瓣叶下移程度相关。

胎儿胸部横切面显示胎儿心脏位置、心尖方向大多正常,心胸比例增大。典型表现是四腔心切面显示三尖瓣瓣环扩大,隔叶没有附着于瓣环,而是向心尖方向螺旋形下移附着于室间隔,致使右房明显扩大,并形成房化右室,房化右室室壁薄,收缩运动减弱,功能右室较小(图 7-11~图 7-13),隔叶下移时瓣叶活动幅度小;下移的瓣膜常发育不全、短小、粘连融合。前叶附着点位置多正常,前叶冗长,呈“船帆”样,可造成右室流出道狭窄。由于三尖瓣功能主要取决于前叶,前叶功能是成功修补的关键,因此需重点评估三尖瓣前叶发育及活动幅度。

彩色多普勒显示三尖瓣不同程度反流,反流起源点较低,反流面积大、速度较低(图 7-11)。

右室流入道切面是观察后叶的较好切面,可显示后叶下移程度(图 7-12)及发育情况。

心室短轴切面自心底向心尖动态扫查,可评估三尖瓣下移程度、瓣口大小及瓣膜发育情况(图 7-13c、图 7-14c)。

Ebstein 畸形应仔细观察肺动脉瓣形态及主、肺动脉比例,合并肺动脉狭窄时,肺动脉瓣回声增强,开放受限,肺动脉、主动脉内径比例 <1(图 7-13~图 7-15);对于存在三尖瓣大量反流的胎儿,应仔细观察肺动脉瓣结构及回声,当肺动脉瓣无明显启闭运动,且回声未见明显增强时,提示功能性肺动脉瓣闭锁(图 7-15)。

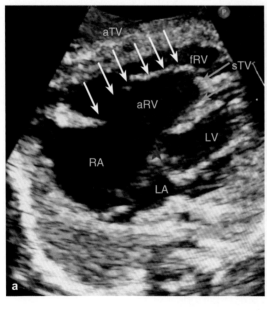
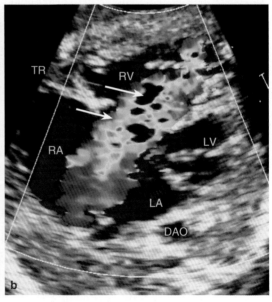

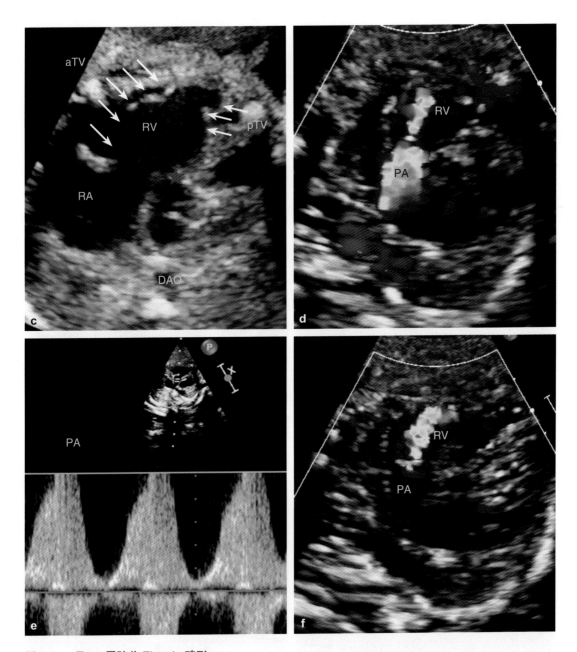

图7-11　孕25周胎儿Ebstein畸形

a:四腔心切面可见隔叶明显下移,附着点位于右室近心尖部,前叶附着点未见下移,前叶冗长,呈"船帆"状,部分与右室壁粘连,活动受限,右室被下移的三尖瓣分为较大的房化右室和较小的功能右室;b:收缩期三尖瓣可见大量反流,反流起源点低,反流束宽,反流面积大;c:右室流入道切面显示三尖瓣后叶下移至近心尖部,前叶冗长,活动受限;d:右室流出道切面彩色多普勒显示收缩期肺动脉内血流:小部分来源于功能右室的血液和大部分来源于动脉导管逆行倒灌的血液(三尖瓣大量反流、功能右室较小致右室流出道血流减少);e:频谱多普勒显示收缩期肺动脉内反向血流为主;f:彩色多普勒显示舒张期肺动脉瓣可见反流

LA:左房;LV:左室;RA:右房;RV:右室;aRV:房化右室;fRV:功能右室;aTV:三尖瓣前叶;sTV:三尖瓣隔叶;pTV:三尖瓣后叶;TR:三尖瓣反流;PA:肺动脉;DAO:降主动脉

a、c中红色五角星为三尖瓣瓣环位置

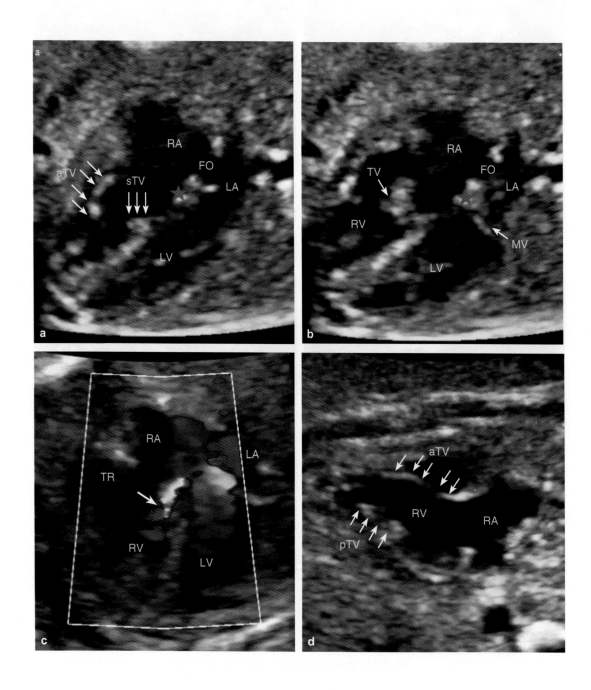

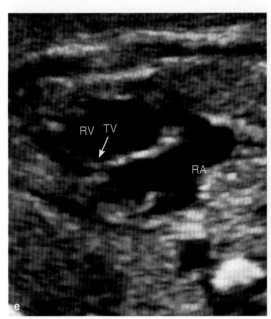

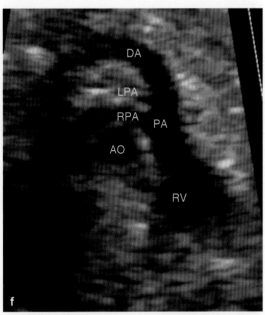

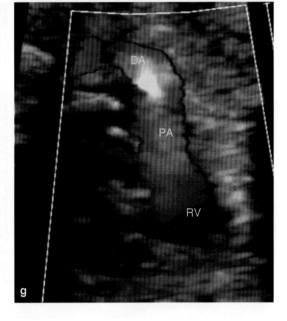

图 7-12　孕 26 周胎儿 Ebstein 畸形

a:四腔心切面显示四腔心比例基本正常,三尖瓣隔叶附着点下移,与二尖瓣瓣环距离明显增大,前叶冗长;b:四腔心切面显示收缩期三尖瓣瓣叶对合点明显下移,隔叶活动受限,前叶活动自如;c:彩色多普勒显示收缩期三尖瓣可见反流,反流起源点较低;d:右室流入道切面示三尖瓣后叶附着点明显下移,前叶冗长;e:收缩期三尖瓣瓣叶对合点明显下移,后叶活动幅度小,前叶活动自如;f、g:肺动脉发育良好,肺动脉瓣开放未见异常,前向血流灌注良好

LA:左房;LV:左室;RA:右房;RV:右室;aTV:三尖瓣前叶;sTV:三尖瓣隔叶;pTV:三尖瓣后叶;TR:三尖瓣反流;PA:肺动脉;FO:卵圆孔;LPA:左肺动脉;RPA:右肺动脉;DA:动脉导管;a、b 中红色五角星为二尖瓣瓣环位置

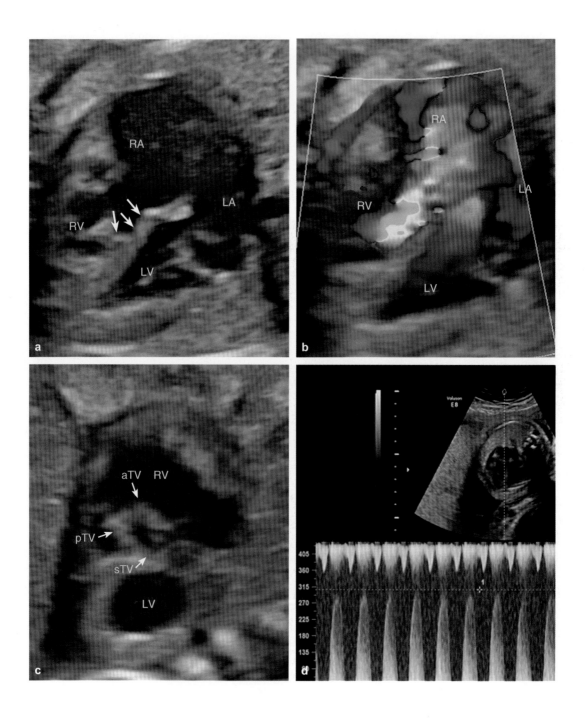

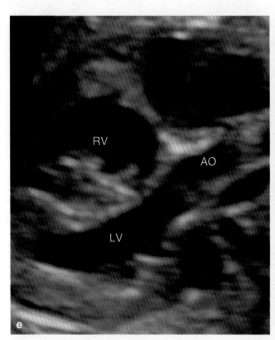

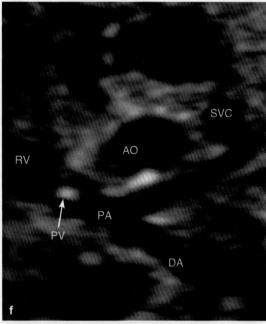

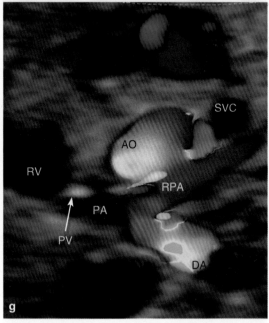

图 7-13　孕 26 周胎儿 Ebstein 畸形、肺动脉瓣闭锁

a：四腔心切面显示右房大，三尖瓣隔叶附着点下移（白色箭头所示），与二尖瓣瓣环距离明显增大，前叶、隔叶对合点明显下移；b：彩色多普勒显示收缩期三尖瓣可见反流，反流起源点较低；c：心室短轴切面显示乳头肌水平以下近心尖部可探及隔叶、后叶附着点；d：频谱多普勒显示三尖瓣反流速度较高；e：左室流出道通畅；f：右室流出道切面显示肺动脉内径窄于主动脉，肺动脉瓣增厚，回声增强，未见启闭运动；g：彩色多普勒显示肺动脉及动脉导管内见反向血流

LA：左房；LV：左室；RA：右房；RV：右室；aTV：三尖瓣前叶；sTV：三尖瓣隔叶；pTV：三尖瓣后叶；AO：主动脉；PA：肺动脉；RPA：右肺动脉；DA：动脉导管；SVC：上腔静脉；PV：肺动脉瓣

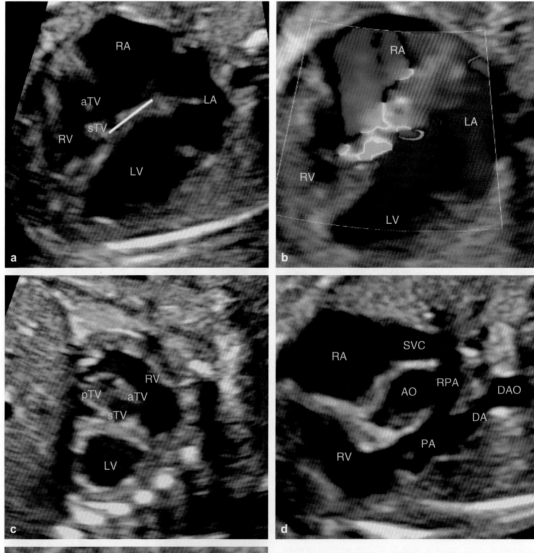

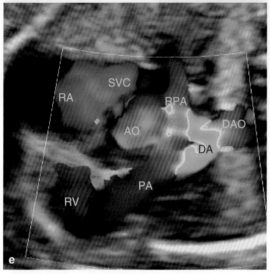

图 7-14 孕 25 周胎儿 Ebstein 畸形、肺动脉窄于主动脉

a：四腔心切面显示右房大，三尖瓣隔叶附着点下移，与二尖瓣瓣环距离明显增大（白线所示），前叶、隔叶对合点明显下移；b：彩色多普勒显示收缩期三尖瓣可见反流，反流起源点较低；c：心室短轴切面显示乳头肌水平以下仍可见三尖瓣瓣叶组织；d：右室流出道切面显示肺动脉内径窄于主动脉，肺动脉瓣未见明显异常，启闭运动可见；e：彩色多普勒显示动脉导管内见反向血流

LA：左房；LV：左室；RA：右房；RV：右室；aTV：三尖瓣前叶；sTV：三尖瓣隔叶；pTV：三尖瓣后叶；AO：主动脉；PA：肺动脉；RPA：右肺动脉；DA：动脉导管；SVC：上腔静脉；DAO：降主动脉

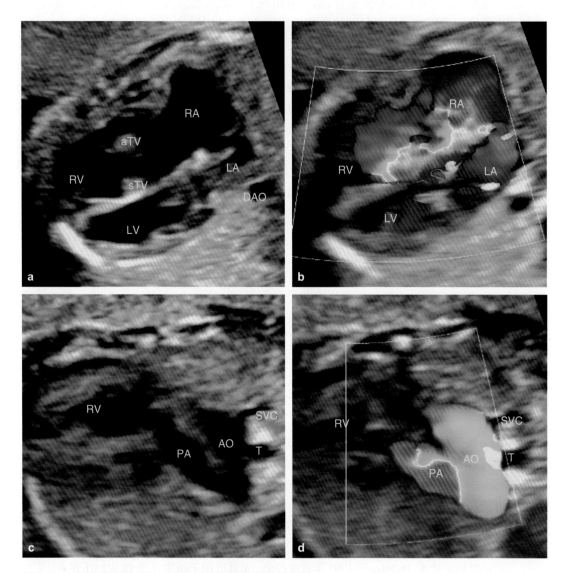

图 7-15　孕 25 周胎儿 Ebstein 畸形、功能性肺动脉瓣闭锁

a：四腔心切面显示右房大，三尖瓣隔叶附着点下移，与二尖瓣瓣环距离明显增大，前叶附着点正常，活动幅度大；b：彩色多普勒显示收缩期三尖瓣可见反流，反流起源点较低；c：右室流出道切面显示肺动脉内径窄于主动脉，肺动脉瓣回声纤细；d：彩色多普勒显示肺动脉内为源于动脉导管的反向血流，未见右室至肺动脉的前向血流

LA：左房；LV：左室；RA：右房；RV：右室；aTV：三尖瓣前叶；sTV：三尖瓣隔叶；AO：主动脉；PA：肺动脉；SVC：上腔静脉；DAO：降主动脉；T：气管

另外需观察静脉导管血流频谱,如果心房收缩期出现 a 波倒置,提示右房压增高。

卵圆孔限制性开放虽然发生概率小,仍应该注意观察,如果出现卵圆孔限制性开放,则进入左室血流减少,将降低心排血量,胎儿有出现水肿的可能。Pavlova 等[9]提出四腔心切面与声束垂直时测得卵圆孔与房间隔长度的比值小于 0.3 时胎儿水肿风险增加。

鉴于不同孕周三尖瓣隔叶附着点与二尖瓣前叶附着点之间的距离存在较大差异,故胎儿时期尚无公认的 Ebstein 畸形的诊断标准。目前超声医师多依靠临床经验诊断此病,主观性较强。有学者认为,孕中期三尖瓣附着点距十字交叉 3mm 以内为正常,孕晚期在 5mm 以内为正常。国内学者认为三尖瓣隔叶附着点下移距离 >4mm 可诊断 Ebstein 畸形。也有国内学者采用心尖到二尖瓣前叶附着点的距离与到三尖瓣隔叶附着点的距离比值≥1.8,同时结合右室流入道切面观察后叶附着位置、右心房增大、功能右心室变小等特征诊断胎儿三尖瓣下移畸形。综上所述,对于三尖瓣下移不明显的胎儿,诊断 Ebstein 畸形应慎重。

Ebstein 畸形应注意与三尖瓣发育不良相鉴别:两者都有大量三尖瓣反流,但反流起源点不同,Ebstein 畸形的反流起源点低,近右室心尖部,而三尖瓣发育不良的反流起源点在三尖瓣附着的瓣环水平。

五、预后评估

Ebstein 畸形的预后主要取决于病变的严重程度。轻度患者,可终身无症状。在产前或新生儿期诊断的严重病例,预后差。由于心脏扩大对肺组织的挤压导致肺脏发育不良也是影响新生儿预后的主要危险因素。Attie 等[10]报道 72 例成年 Ebstein 畸形患者的预后,15 年和 25 年生存率分别约 53% 和 41%。早期死亡原因主要是充血性心力衰竭或肺动脉发育不良、心律失常。

根据 Carpentier 分型,三尖瓣功能主要取决于前叶功能,前叶发育良好会增加手术修补的成功率。

Ebstein 畸形的手术治疗,主要包括三尖瓣修复术、房化右室的折叠、房间隔缺损的关闭。其主要术式有 Danielson 术、Carpentier 术和锥形(cone)重建术。

Danielson 术:利用三尖瓣前叶重建三尖瓣,平行横向折叠房化右室,缩小三尖瓣环。缺点是有可能损伤右冠状动脉。

Carpentier 术:游离部分前叶和相邻的后叶,纵向折叠房化右室,缩小扩大的三尖瓣环,重新将前后叶移植到三尖瓣环正常的解剖位置,较好的保持了右室形态和功能。

三尖瓣锥形重建术:Da Silva 于 1993 年首次提出。尤其适用于新生儿及 18 岁以下患者[11-13]。

三尖瓣置换术:病变严重者如三尖瓣形态不能完全清晰辨别,活动度极差,则需行三尖瓣置换术。

对于右室严重发育不良的患者则需行全腔静脉 - 肺动脉连接术[14]。

参 考 文 献

[1] Sherwin ED,Abrams DJ. Ebstein Anomaly. Card Electrophysiol Clin,2017,9:245-254.

[2] Cohen LS,Friedman JM,Jefferson JW,et al. A reevaluation of risk of in utero exposure to lithium. JAMA, 1994,271(2):146-150.

［3］Correa-Villasenor A,Ferencz C,Neill CA,et al. Ebstein's malformation of the tricuspid valve:genetic and environmental factors.The Baltimore-Washington Infant Study Group. Teratology,1994,50(2):137-147.

［4］Carpentier A,Chauvaud S,Mace L,et al. A new reconstructive operation for Ebstein's anomaly of the tricuspid valve. J Thorac Cardiovasc Surg,1988,96(1):92-101.

［5］Khositseth A,Danielson GK,Dearani JA,et al. Supraventricular tachyarrhythmias in Ebstein anomaly:management and outcome. J Thorac Cardiovasc Surg,2004,128(6):826-833.

［6］Chauvaud SM,Brancaccio G,Carpentier AF. Cardiac arrhythmia in patients undergoing surgical repair of Ebstein's anomaly. Ann Thorac Surg,2001,71(5):1547-1552.

［7］Khairy P,Van Hare GF,Balaji S,et al. PACES/HRS expert consensus statement on the recognition and management of arrhythmias in adult congenital heart disease. Can J Cardiol,2014,30(10):e1-e63.

［8］Romfh A,Pluchinotta FR,Porayette P,et al. Congenital heart defects in adults:a field guide for cardiologists. J Clin Exp Cardiolog,2012,1(Suppl 8):319-322.

［9］Pavlova M,Fouron JC,Drblik SP,et al. Factors affecting the prognosis of Ebstein's anomaly during fetal life. Am Heart J,1998,135:1081-1085.

［10］Attie F,Rosas M,Rijlaarsdam M,et al. The adult patient with Ebstein anomaly Outcome in 72 unoperated patients. Medicine(Baltimore),2000,79(1):27-36.

［11］Pizarm C,Bhat MA,Temple J. Cone reconstruction and ventricular septal defect closure for neonatal Ebstein s anomaly. Multimed Man Cardiothorac Surg,2012,2012:mms014.

［12］da Silva JP,da Silva Lda F. Ebstein's anomaly of the tricuspid valve:the cone repair. Semin Thorac Cardiovasc Surg Pediatr Card Surg Annu,2012,15:38-45.

［13］李俊生,马捷,施阳阳.三尖瓣下移畸形外科治疗进展:三尖瓣锥形重建.心血管病杂志,2017,6(1):67-69.

［14］Raju V,Dearani JA,Burkhart HM,et al. Right ventricular unloading for heart failure related to Ebstein malformation. Ann Thorac Surg,2014,98(1):167-174.

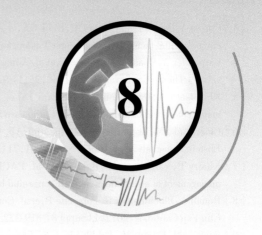

第八章

左心发育不良综合征

左心发育不良综合征（hypoplastic left heart syndrome，HLHS）是指左心结构发育不良导致不能维持体循环灌注的一组复杂心血管畸形，包括二尖瓣狭窄或闭锁、左室发育不良、主动脉瓣狭窄或闭锁、升主动脉发育不良等。在出生活婴中约占 0.26‰[1]。是最常见的致死性先天性心脏病之一，占所有致死性先天性心脏病的 20%~25%。28% 合并心外畸形或染色体异常，尤其与 Turner 综合征关系密切。该病还可伴有中枢神经系统异常。

一、胚胎学发生机制

左心发育不良综合征的胚胎学发生机制尚不明确。有学者认为左心发育不良与胚胎发育早期流经左心的血液减少有关。卵圆孔狭窄或早闭导致房水平右向左分流减少，而这是左心充盈的主要血液来源。限制性右向左分流使得很少的血液流经二尖瓣、主动脉瓣，因此导致二尖瓣、左室、主动脉发育不良。也有学者认为卵圆孔的变化可能是继发于左室流出道梗阻，主动脉瓣狭窄致左室顺应性减低，心内膜纤维增生限制心室充盈，左房压增高，导致右向左分流受限，进一步加重左室发育不全。

左心发育不良综合征虽然是一个多因素疾病，但是它有明确的遗传基因相关性，与其相关的突变基因有 NKX2-5、连接蛋白 43 和 NOTCH1[2-4]。

Hidestrand 等[5]报道，胎儿期接触含有二甲苯、三氯乙烯等挥发性有机化合物，如汽油、清洁剂、橡胶、胶水、油漆、烟草等可导致 HLHS 发生风险增加。

二、病理解剖与分型

1. **病理解剖** 左心发育不良综合征通常心房正位、房室连接一致、心室动脉连接一致，也可发生于镜像右位心。是累及左室流入道及流出道梗阻的一组综合征。

（1）主动脉瓣和升主动脉、主动脉弓：主动脉瓣闭锁的患者，主动脉瓣处常常缺乏瓣膜组织，代之以致密纤维组织。主动脉窦部一般存在，左右冠状动脉起源正常。升主动脉细窄，甚至仅1.5mm，仅作为供应冠状动脉的一管道。头臂干以远主动脉弓逐渐增宽，左锁骨下动脉起源远端连接一粗大的动脉导管，往往是来自右心室的血液经粗大动脉导管进入降主动脉后再逆流入主动脉弓，供应弓部的三大分支及冠状动脉。约80%患者合并主动脉缩窄，多位于主动脉峡部。

主动脉瓣狭窄时，前向血流较正常减少，升主动脉及主动脉弓细窄，但比主动脉瓣闭锁时宽，升主动脉一般在2~6mm，常常合并主动脉缩窄。罕见主动脉瓣缺如。

（2）左室和二尖瓣：左室不同程度发育不良，左室壁厚、僵硬，多有心内膜弹力纤维增生样改变，病理表现为左心室心肌和主动脉壁存在广泛的肌纤维混乱和纤维化[6]。严重的左室腔狭小呈缝隙样，甚者左心室腔完全缺如呈现右心室为主腔的单心室样改变[7]。约2/3患者二尖瓣狭窄，1/3二尖瓣闭锁，甚至左侧房室连接缺如。主动脉瓣闭锁及二尖瓣闭锁时左室腔可完全闭塞。在二尖瓣狭窄而主动脉瓣闭锁患者中可出现左室心肌窦状隙-冠状动脉相通，类似于室间隔完整的肺动脉闭锁的右室依赖冠脉循环。

（3）右心和肺动脉：右心往往扩大，右房壁不同程度增厚。右室腔大小约为正常时的3倍，室壁均匀性增厚，三尖瓣瓣环扩张，常伴有不同程度的三尖瓣反流。肺动脉干明显增宽，延续为粗大的动脉导管，肺动脉左右分支发育良好。左心发育不良综合征血流动力学特征是动脉导管依赖性体循环，存在动脉导管方能存活。

左心发育不良综合征一般右上腔静脉和下腔静脉、冠状静脉的回流正常，均汇入右心房。约5%合并左上腔静脉。

（4）左房、房间隔、肺静脉：左房不同程度缩小，壁厚，通常有卵圆孔未闭或房间隔缺损，原发隔常凸向右房侧，房水平为左向右为主分流。如果房水平分流受限，则左房压增高，左房扩张，左心耳结构更加清晰。约6%的新生儿房间隔完整或严重受限[8]，此时若二尖瓣闭锁伴肺静脉连接正常，则肺静脉必定引流异常，可通过左侧心房主静脉回流（见第三章第一节）。

二尖瓣闭锁或（和）主动脉瓣闭锁时，如果房间隔完整或分流受限，则肺静脉出现不同程度的压力增高，进入肺动脉的前向血流量也将受限。肺静脉高压胎儿时期即会出现，将会影响胎儿肺部血管发育。对房间隔完整的左心发育不良综合征患儿进行尸检，显示肺静脉存在严重增厚和"动脉化"的显著组织学变化[8-10]。

（5）冠状动脉：发育一般正常，但是在主动脉瓣闭锁及二尖瓣狭窄型患者中，将近50%合并冠状动脉发育异常，常见冠状动脉瘘和冠脉走行迂曲。

2. 分型　根据病理改变，左心发育不良综合征可分为四个类型。

（1）主动脉瓣及二尖瓣狭窄（**图8-1**）。

（2）主动脉瓣及二尖瓣闭锁。

（3）主动脉瓣闭锁及二尖瓣狭窄（**图8-2**）。

（4）主动脉瓣狭窄及二尖瓣闭锁。

其中，以主动脉瓣及二尖瓣闭锁最常见，约占2/3，主动脉瓣狭窄及二尖瓣闭锁型少见，约占5%。

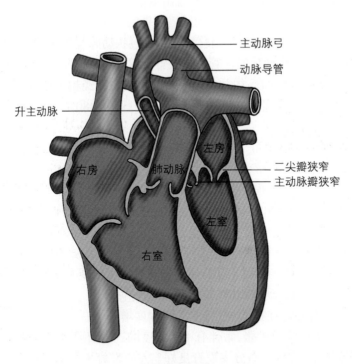

图 8-1 主动脉瓣狭窄及二尖瓣狭窄示意图

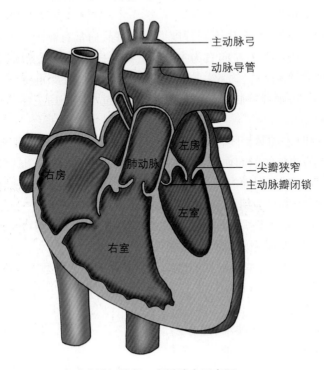

图 8-2 主动脉瓣闭锁及二尖瓣狭窄示意图

三、病理生理

胎儿时期,由于肺脏不承担气体交换功能,房间隔完整和卵圆孔受限的左心发育不良综合征胎儿通过动脉水平分流(动脉导管逆灌),尚可宫内存活。

出生后,肺静脉回流至左心房,部分经未闭的卵圆孔或房间隔缺损至右心房,尤其在二尖瓣闭锁时,心房水平左向右分流为左房的唯一出路,当房水平分流受限或房间隔完整时,左房压及肺静脉压显著增高,氧合血不能顺利进入左房,患儿出现严重肺水肿及低氧血症,这是该病产后死亡的主要原因之一。

主动脉瓣闭锁的情况下,左室和主动脉之间无血液交通,粗大的动脉导管血流一部分"逆灌"至主动脉弓及其分支、冠状动脉,另一部分进入降主动脉供应全身,临床出现发绀,多数患儿存在体循环低灌注状态、低血压和代谢性酸中毒,肺血管阻力往往低于体循环,肺循环血量明显增加。此类患儿为动脉导管依赖性体循环,随着动脉导管自然闭合,患儿将很快死亡,因此产后须应用前列腺素 E,保持动脉导管开放。

右心接受体、肺循环的血液,右室及三尖瓣环扩张,容量负荷过重,出生后易发生心力衰竭。

四、超声心动图表现

1. 四腔心切面　左心多有不同程度缩小,左室可呈缝隙状甚至无法分辨,左室壁增厚,运动幅度减低(图 8-3~ 图 8-5),心尖由右室构成。如果左室心内膜回声增强,提示可能存在心内膜弹力纤维增生改变。二尖瓣狭窄时,瓣膜增厚,开放幅度明显减小,彩色多普勒在二尖瓣口检出左房至左室的细条状血流信号(图 8-5~ 图 8-7);二尖瓣闭锁时,二尖瓣区呈条索样强回声,无启闭运动,彩色多普勒显示左房与左室之间无血流交通(图 8-3、图 8-4)。右心明显扩大,可有不同程度三尖瓣反流。

由于本病存在房水平分流不同程度受限,应密切观察房水平结构及分流情况,应用二维超声心动图评估卵圆孔大小,彩色多普勒及脉冲多普勒评估房水平受限程度。通常房水平为左向右的彩色或明亮血流(图 8-3b、图 8-7b),卵圆孔瓣反常活动,摆向右房侧。

主动脉瓣闭锁及二尖瓣狭窄型,二尖瓣有前向血流但无反流时,应警惕是否存在左室心肌窦状隙 - 冠状动脉交通。此时应降低彩色血流速度仔细观察左室壁、心尖部、室间隔有无彩色血流充盈与冠状动脉相通。

2. 左室流出道　主动脉瓣环、主动脉根部及升主动脉不同程度的发育不良、细小。主动脉瓣开放受限或闭锁(图 8-8)。主动脉瓣闭锁时左室流出道呈盲端,主动脉瓣呈条索样强回声,无启闭运动。常因主动脉严重发育不良致使左室流出道探查困难。主动脉瓣狭窄时彩色多普勒显示升主动脉及主动脉弓内血流明显减少、暗淡。主动脉瓣严重狭窄或闭锁时升主动脉及主动脉弓内可见源于动脉导管的反向血流(图 8-4f、g,图 8-5e,图 8-6e、f,图 8-7e)。

3. 右室流出道、三血管切面及主动脉弓　右室流出道通畅,肺动脉明显增宽,延续为粗大的动脉导管与降主动脉连接。肺动脉左右分支发育好(图 8-6)。三血管主动脉弓切面:肺动脉及动脉导管明显扩张,二维超声心动图主动脉内径细窄或显示不清,彩色多普勒可显示肺动脉与主动脉内血流方向相反(图 8-5)。

附左心发育不良综合征胎儿尸检 1 例,直观显示无功能的解剖学左心室遗迹和发育不良的主动脉弓,尤其是纤细的升主动脉(图 8-9)。

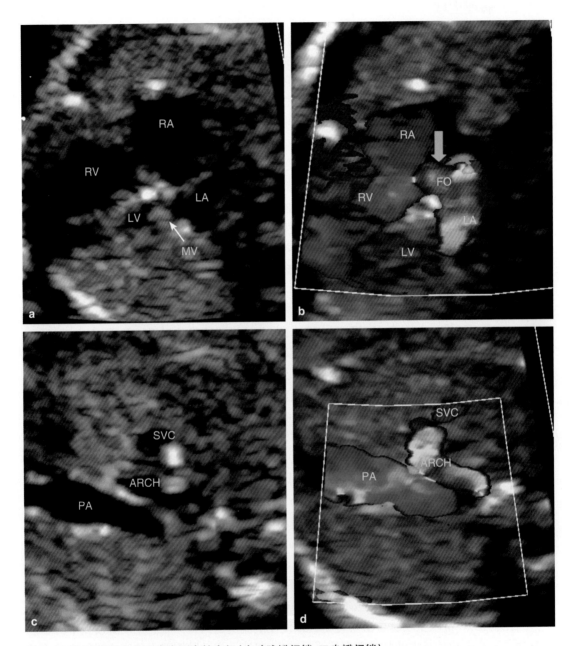

图 8-3 孕 24 周胎儿左心发育不良综合征(主动脉瓣闭锁、二尖瓣闭锁)

a:四腔心切面显示左心大小明显小于右心,二尖瓣呈条索样回声,回声增强,未见启闭运动;b:彩色多普勒显示舒张期仅见三尖瓣口血流,左房与左室之间无血流交通,左房血液经卵圆孔流入右房(左向右分流,绿色箭头处);c:三血管切面示:主动脉弓部内径纤细,窄于上腔静脉;d:彩色多普勒显示主动脉弓内见源于动脉导管的反向血流

LA:左房;LV:左室;RA:右房;RV:右室;PA:肺动脉;ARCH:主动脉弓;SVC:上腔静脉;MV:二尖瓣;FO:卵圆孔

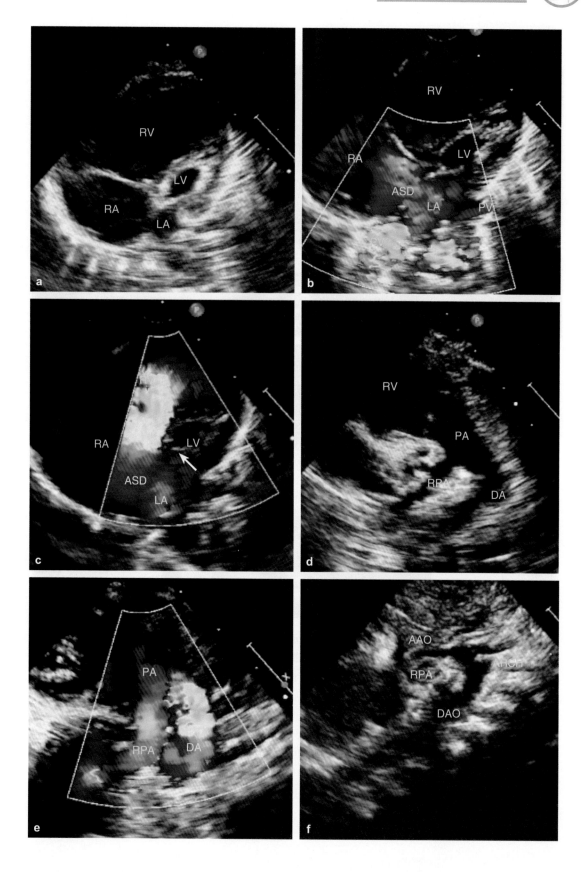

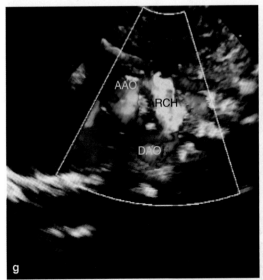
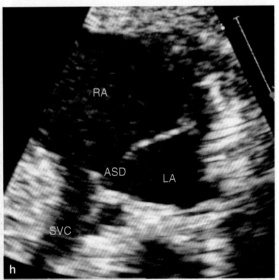
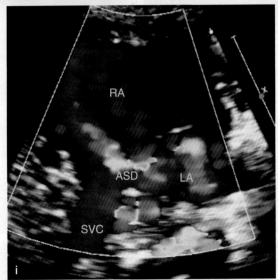

图 8-4　图 8-3 病例出生后 1 天复查超声心动图：左心发育不良综合征（二尖瓣闭锁、主动脉瓣闭锁、升主动脉及主动脉弓发育不良）、动脉导管未闭、房间隔缺损

a：心房正位，心室右袢，左室壁增厚，左室腔狭小，呈球形，二尖瓣呈条索样强回声，右房、右室扩大，心尖部由右室构成；b、c：彩色多普勒显示肺静脉引流入左房后经房间隔缺损入右房，二尖瓣无启闭运动，左房和左室之间无血液交通（白色箭头）；d：右室流出道通畅，可见粗大的未闭动脉导管；e：动脉导管的左向右分流；f：升主动脉及主动脉弓发育不良，升主动脉为著；g：主动脉弓及升主动脉内源于动脉导管的反向血流；h：房间隔近上腔静脉端回声失落；i：房间隔回声失落处的左向右分流

LA：左房；LV：左室；RA：右房；RV：右室；PA：肺动脉；ARCH：主动脉弓；ASD：房间隔缺损；SVC：上腔静脉；AAO：升主动脉；DAO：降主动脉；RPA：右肺动脉；DA：动脉导管；PV：肺静脉

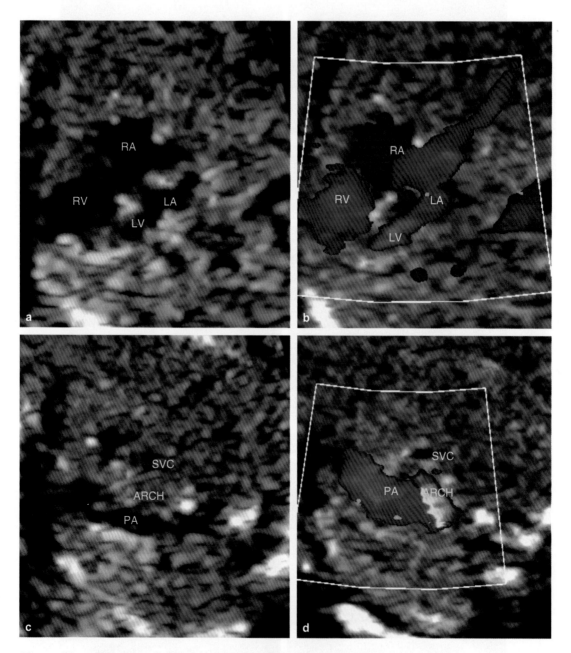

图 8-5　孕 19 周胎儿左心发育不良综合征（主动脉瓣闭锁、二尖瓣狭窄）

a：四腔心切面显示左心大小明显小于右心；b：彩色多普勒显示舒张期二尖瓣口血流明显窄于三尖瓣；c：三血管切面示：主动脉弓部内径纤细，二维超声心动图显示欠清晰；d：彩色多普勒显示主动脉弓内见源于动脉导管的反向血流

LA：左房；LV：左室；RA：右房；RV：右室；PA：肺动脉；ARCH：主动脉弓；SVC：上腔静脉

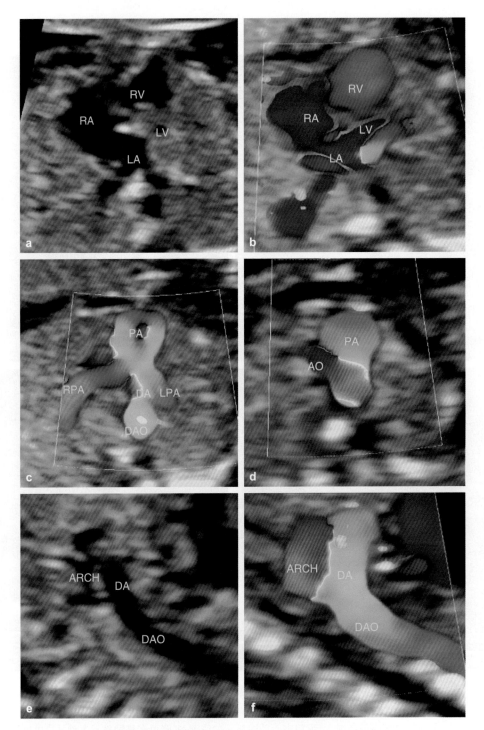

图 8-6 孕 18 周胎儿心脏左心发育不良综合征（主动脉瓣闭锁、二尖瓣狭窄）

a：四腔心切面，房室连接一致，左室腔小，呈球形，二尖瓣增厚，回声增强；b：彩色多普勒显示舒张期二尖瓣可见前向血流；c：肺动脉主干及其左、右分支血流正常；d：主动脉内见反向血流；e：主动脉弓发育不良，动脉导管粗大；f：主动脉弓内见反向血流

LA：左房；LV：左室；RA：右房；RV：右室；AO：主动脉；PA：肺动脉；LPA：左肺动脉；RPA：右肺动脉；DA：动脉导管；DAO：降主动脉；ARCH：主动脉弓

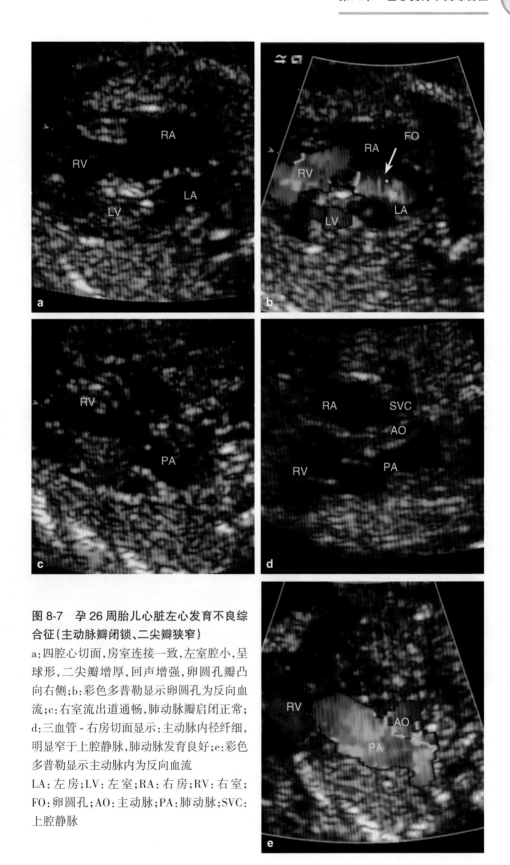

图 8-7　孕 26 周胎儿心脏左心发育不良综合征（主动脉瓣闭锁、二尖瓣狭窄）

a：四腔心切面，房室连接一致，左室腔小，呈球形，二尖瓣增厚，回声增强，卵圆孔瓣凸向右侧；b：彩色多普勒显示卵圆孔为反向血流；c：右室流出道通畅，肺动脉瓣启闭正常；d：三血管 - 右房切面显示：主动脉内径纤细，明显窄于上腔静脉，肺动脉发育良好；e：彩色多普勒显示主动脉内为反向血流

LA：左房；LV：左室；RA：右房；RV：右室；FO：卵圆孔；AO：主动脉；PA：肺动脉；SVC：上腔静脉

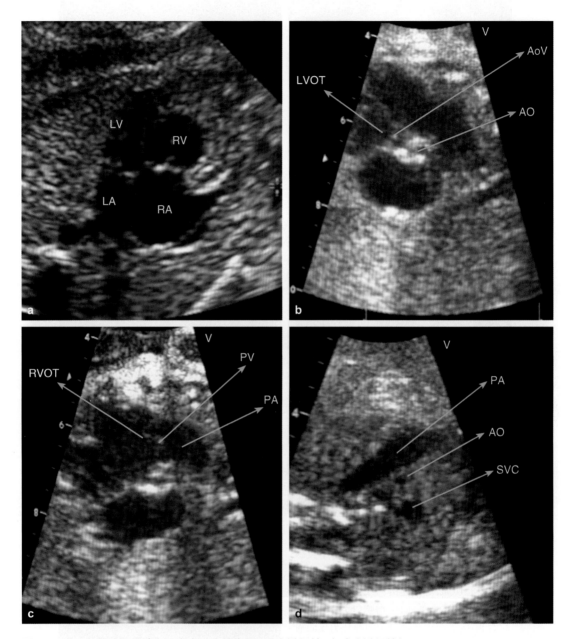

图 8-8　孕 32 周胎儿心脏左心发育不良综合征（二尖瓣闭锁、主动脉瓣闭锁）

a：四腔心切面左心明显缩小，二尖瓣呈条索状回声，未见启闭运动，三尖瓣启闭运动可见，室间隔连续完整；
b：左室流出道切面见主动脉瓣增厚，回声增强，主动脉内径明显细窄；c：右室流出道切面右室流出道通畅，
肺动脉瓣启闭正常，肺动脉内径较宽；d：三血管切面主动脉内径明显窄于肺动脉，窄于上腔静脉
LA：左房；LV：左室；RA：右房；RV：右室；AO：主动脉；AoV：主动脉瓣；LVOT：左室流出道；RVOT：右室流出
道；PA：肺动脉；PV：肺动脉瓣；SVC：上腔静脉

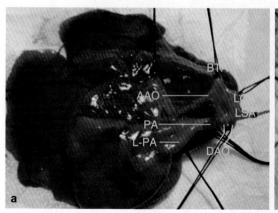
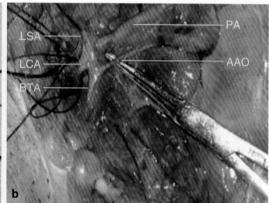
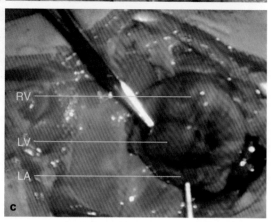

图8-9 图8-8病例尸检

a、b:升主动脉和主动脉弓内径细窄;c:左心明显缩
小,左室呈实心状

LA:左房;LV:左室;RV:右室;PA:肺动脉;AAO:升
主动脉;BTA:头臂干;LCA:左颈总动脉;LSA:左锁
骨下动脉;DAO:降主动脉;LPA:左肺动脉

　　左心发育不良综合征诊断的体会:①本病多数内脏/心房正位,心室右袢,心室动脉连接正常,因此四腔心切面左右心发育显著不对称是诊断本病的重要线索(图8-3~图8-8);②由于左室流出道及主动脉系统发育极差,常规二维超声心动图切面左室流出道及升主动脉通常难以显示清楚,三血管切面主动脉横弓部通常不易显示,此时需应用三血管切面及主动脉弓长轴切面结合彩色多普勒通过对横弓部的血流特征(方向)动态扫查有助于本病的诊断(图8-5、图8-6);③本病通常合并卵圆孔限制性开放,因此应重点观察卵圆孔二维结构、卵圆孔瓣的运动特征及彩色多普勒血流特征(图8-7)与频谱多普勒特征。

　　孕早期发现主动脉瓣狭窄后,因部分病例随孕周增加动态观察可见主动脉瓣狭窄呈进行性加重,应追踪随访。孕中期若出现主动脉横弓部反向血流、卵圆孔左向右分流、舒张期二尖瓣前向血流为单峰、左室功能不全等表现,则预示胎儿进展为左心发育不良综合征的可能[11]。

　　4. 房水平受限程度的评估　胎儿时期观察肺静脉频谱的变化对评估有无肺静脉压增高及增高程度非常必要。正常肺静脉频谱为双相血流频谱,为两峰一谷,心室收缩期波峰(S波)、心室舒张期波峰(D波)和心房收缩期小的负向波(A波)。

　　左心发育不良综合征时,房水平左向右分流不受限或轻度受限时,胎儿肺静脉频谱形态正常:S波、D波和A波,A波时相较短;左向右分流受限加重时,心房收缩期反转血流峰值增大,时相变长(图 8-10);出现严重的分流受限或房间隔完整时,肺静脉血流频谱呈短而搏动明显的双向来回血流:S 波和 A 波,D 波缺失。有学者研究当前向血流与反向血流的速度 - 时间比值(曲线下面积)低于 5 时,胎儿出生即应紧急行房间隔开放术[12]。

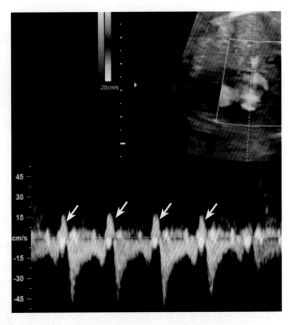

图 8-10　左心发育不良综合征胎儿肺静脉频谱:心房收缩期 A 波峰值增大(白色箭头所示)

五、预后评估

大多数患儿出生后存在继发孔型或原发孔型房间隔缺损。胎儿时期房水平分流严重受限的患儿,出生后早期诊断并进行开放房间隔手术,预后仍较差,这可能与胎儿期肺静脉高压所致肺血管发育不良有关。有报道[13]对房间隔完整或分流受限胎儿进行产前干预,可行球囊房间隔造口术。产前干预的目的主要是使左房减压,肺静脉回流左心房通畅,这在肺血管发生不可逆性改变之前进行有重要意义。也有关于宫内主动脉瓣成形术的报道[14,15]。Freud 等[15]报道了接受宫内主动脉瓣成形术的首批 100 例患者,88 例活产患儿中有 38 例可建立起双心室循环。但是在孕期进行产前干预的最佳时机目前尚无定论。

左心发育不良综合征预后凶险,未经手术治疗的患儿均不可避免死亡,出生 1 天、1 周、1 个月的病死率分别为 15%、70%、91%[16]。随着动脉导管的关闭,多数于 1~2 天死亡。因此,患儿应绝对避免吸氧,确保前列腺素 E 的输入,保持动脉导管开放是存活等待手术的关键。左心发育不良综合征患儿手术多在出生后 2~3 天进行,少数患者存在限制性卵圆孔开放及肺血过多等情况需在出生后 24 小时内行急诊手术。

主要手术治疗有两种:Norwood 分期姑息性手术和心脏移植。Norwood 分期姑息性手术一般分三期:I 期:将肺总动脉切断,其近端与升主动脉和主动脉弓吻合,升主动脉切开至胸主动脉,用同种肺动脉补片对主动脉进行扩大,保持心房左向右分流通畅,用 4mm 的膨体聚四氟乙烯管道(PTFE 或 Gore-Tex)连接无名动脉和肺动脉建立体 - 肺分流(blalock-taussig 分流术)供应肺动脉。近年来,Sano 医生[17,18]提出改良 Norwood 分流术:用 5mm 的聚四氟乙烯(polytetrafiuoroethylene,PTFE)管道连接右心室与肺动脉作为肺血的来源。

3~6 个月行 II 期手术,即半 Fontan(hemi fontan)手术:切断分流管道,将肺动脉与上腔静脉连接。

18 个月 ~5 岁行 III 期手术,即改良 Fontan 术:将右心房切开,右房与肺动脉直接相通,使全部腔静脉血回流至左右肺动脉。在半 Fontan 术的基础上,或采用心房内 PTFE 板障(侧隧道)将下腔静脉血引流至肺动脉;或采用 Gore-Tex 管道在右房内连接上、下腔静脉开口,将下腔静脉血导向肺动脉。

目前,手术存活率虽然有所提高,但仍不尽如人意。60%~80% 的患者术后可存活 5~10

年[19]。Ⅰ期手术后可根据患者解剖和血流动力学的状况决定行 Norwood Ⅱ期手术还是心脏移植。有报道心脏移植 5 年存活率达 82%[20]。

参 考 文 献

[1] Hoffman JI, Kaplan S. The incidence of congenital heart disease. J Am Coll Cardiol, 2002, 39:1890-1900.

[2] McElhinney DB, Geiger E, Blinder J, et al. NKX 2.5 mutations in patients with congenital heart disease. J Am Coll Cardiol, 2003, 42:1650-1655.

[3] Dasgupta C, Martinez AM, Zuppan CW, et al. Identification of connexin43 (alpha1) gap junction gene mutations in patients with hypoplastic left heart syndrome by denaturing gradient gel electrophoresis (DGGE). Mutat Res, 2001, 479:173-186.

[4] Garg V, Muth AN, Ransom JF, et al. Mutations in NOTCH1 cause aortic valve disease. Nature, 2005, 437:270-274.

[5] Hidestrand P, Pelech A, Divakaran K, et al. Hypoplastic left heart syndrome (HLHS) risk increased with measured fetal solvent exposure. J Am Call Cardiol, 2013, 61(10):S1827.

[6] 夏红梅, 蒋演, 唐琪, 等. 胎儿左心发育不良综合征超声影像学与病理学特征研究. 中华超声影像学杂志, 2016, (9):762-766.

[7] Perinatol C. Challenges and controversies in fetal diagnosis and treatment. Clinics in Perinatology, 2014, 41(4):787-798.

[8] Rychik J, Rome JJ, Collins MH, et al. The hypoplastic left heart syndrome with intact atrial septum:atrial morphology, pulmonary vascular histopathology and outcome. J Am Coll Cardiol, 1999, 34:554-560.

[9] Rychik J. Hypoplastic left heart syndrome:from in-utero diagnosis to school age. Semin Fetal Neonatal Med, 2005, 10(6):553-566.

[10] Rychik J, Szwast A, Natarajan S, et al. Perinatal and early surgical outcome for the fetus with hypoplastic left heart syndrome:a 5-year single institutional experience. Ultrasound Obstet Gynecol, 2010, 36(4):465-470.

[11] Mäkikallio K, McElhinney DB, Levine JC, et al. Fetal aortic valve stenosis and the evolution of hypoplastic left heart syndrome. Circulation, 2006, 113:1401-1405.

[12] Michelfelder E, Gomez C, Border W, et al. Predictive value of fetal pulmonary venous flow patterns in identifying the need for atrial septoplasty in the newborn with hypoplastic left ventricle. Circulation, 2005, 112:2974-2979.

[13] Marshall AC, van der Velde ME, Tworetzky W, et al. Creation of an atrial septal defect in utero for fetuses with hypoplastic left heart syndrome and intact or highly restrictive atrial septum. Circulation, 2004, 110:253-258.

[14] Rychik J. Hypoplastic left heart syndrome:can we change the rules of the game? Circulation, 2014, 130(8):629-631.

[15] Freud LR, Mcelhinney DB, Marshall AC, et al. Fetal aortic valvuloplasty for evolving hypoplastic left heart syndrome:posmatal outcomes of the first 100 patients. Circulation, 2014, 130(8):638-645.

[16] Orr Y, Leclair K, Jacobe S, et al. Early outcomes from a new regional programme for the surgical management of hypoplastic left heart syndrome. ANZ J Surg, 2015, 85(6):466-471.

[17] Sano S, Ishino K, Kado H, et al. Outcome of right ventricle-to-pulmonary artery shunt in first-stage palliation of hypoplastic left heart syndrome:a multi-institutional study. Ann Thorac Surg, 2004, 78:1951-1958.

[18] Sano S, Ishino K, Kawada M, et al. Right ventricle-pulmonary artery shunt in first-stage palliation of hypoplastic left heart syndrome. J Thorac Cardiovasc Surg, 2003, 126:504-510.

[19] Di Bardino DJ. Long term progression and survival following Norwood single ventricle reconstruction. Curr Opin Cardiol, 2015, 30:95-99.

[20] Chiavarelli M, Gundry SR, Razzouk AJ, et al. Cardiac transplantation for infants with hypoplastic left-heart syndrome. JAMA, 1993, 270:2944.

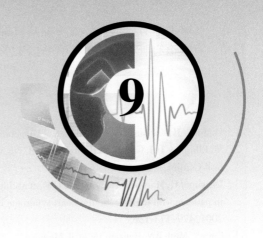

第九章

功能单心室

单心室（single ventricle, SV）是指两侧心房通过两侧房室瓣或共同房室瓣开口于单一心室腔的先天性心脏畸形。事实上，仅单一心室存在的情况非常罕见，多数有两个心室，一个为主腔，另一个为发育不全的残余心室[1]。曾用的命名有"单心室心脏""共同心室""心室双入口""原始心室""三腔二房心"等。

Van Praagh 提出："单心室"是一个心室与二尖瓣和三尖瓣相连，或与一个共同房室瓣相连，不包括二、三尖瓣闭锁。Anderson 主张："单心室心脏"的统一标准是整个房室连接仅与心室体的一个心室连接，如果存在第二个心室则该心腔没有房室连接，强调房室连接的单一性是本病的本质（纳入二、三尖瓣闭锁）。Anderson 提出"功能单心室"概念，不仅包括单一房室连接的心脏畸形，也包括双侧房室连接的一些心脏畸形，即左室或右室发育异常（太小），导致不足以维持体循环或肺循环，外科手术不能进行双心室矫治者[2-5]。

一、胚胎学发生机制

单心室的胚胎学发生机制尚不完全清晰。一种假说是发育不全的房室隔或圆锥动脉干移位导致流入道和流出道发育异常。房室管未能如常向右侧偏移，房室口完全与原始心室相连，或右侧房室口不同程度骑跨，使得双侧心房的血液均达左室侧，形成左室双入口。如果房室管向右侧偏移过度，则形成右室双入口。

二、病理解剖与分型

（一）病理解剖

1. 心房　单心室时心房可正位、反位或不定位（**图 9-1a**）。左室双入口通常心房正位；

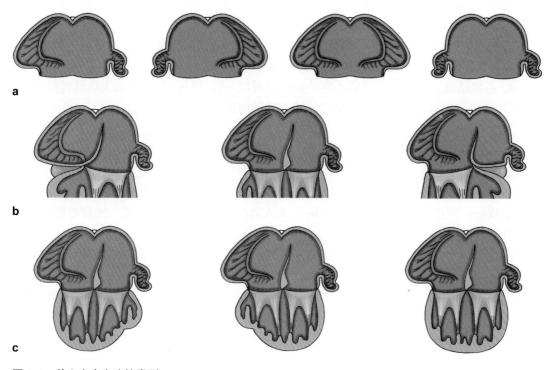

图 9-1　单心室房室连接类型

右室双入口或心室不定型时,50% 心房正位,50% 心房不定位,后者以右房异构多见。心房反位少见。

2. **房室连接**　单心室房室连接有三种方式:心室双入口、共同房室入口和一侧房室连接缺失或房室瓣闭锁(**图 9-1b**)。①心室双入口有两个房室瓣口,但是从形态学上很难区别是二尖瓣还是三尖瓣,因此称作左侧房室瓣和右侧房室瓣更为合适。心室双入口可与形态学左室或右室的主腔相连,或与单一心室相连,国外资料报道以左室双入口最常见[6]。②一侧房室连接缺失,可为左侧或右侧缺失,未缺失的一侧与主腔相连。③共同房室连接多见于右室双入口,且常常有严重的房室瓣反流,少见于左室双入口。

房室连接中房室瓣可出现坐跨(overriding)或骑跨(straddling)。坐跨是指一侧房室瓣口跨越室间隔之上,其腱索和乳头肌在同侧的心室发出。骑跨是指一侧房室瓣口位于室间隔之上,并且其腱索附着于室间隔的两侧。当两个相互独立的房室瓣口合并一侧房室瓣坐跨时,大于 50% 的瓣环与主腔连接则称单心室连接,小于 50% 的瓣环与主腔连接为双心室连接。当房室连接类型为共同房室瓣时,瓣口与主腔连接大于 75% 时,则称单心室连接。

3. **心室**　通常有两个心室:一个主腔(dominant ventricular chamber)(行使心室功能)和一个残存心腔(rudimentary chamber)(无心室功能)(**图 9-1c**)。主腔可以为形态学左室、形态学右室或不定型心室。可以是心室右袢、左袢或心室袢不定型。

正常心室由三部分组成:流入部、流出部和心尖小梁部。单心室主腔三部分均存在,残余心腔没有完整的三部分,通常缺少流入部,有时也同时缺少流出部,仅残留心尖小梁部。残余心腔很小,通过所谓的“室间隔缺损”与主腔相通,此时的室间隔缺损称为“球室孔”

(bulboventricular foramen)。残余心腔为形态学左室时通常呈盲腔,无大血管连接。残余心腔为形态学右室时通常与大血管连接。

心室判定根据心室的形态学特征。左室心腔相对光滑,肌小梁细小,右室腔内肌小梁粗大。真正仅存单一心室腔的情况少见,此型在形态学上不能区分左室或右室。

4. 心室动脉连接 单心室的心室动脉连接可以一致,也可不一致,如大动脉转位、心室双出口、心室单出口(共同动脉干、肺动脉或主动脉闭锁)等。

(二) 分型

1. 目前应用广泛的是 Van Praagh 分型,1964 年 Van Praagh 根据 60 例单心室的尸解结果将其分为 4 种类型:

A 型:约占 78%。主腔为解剖学左室,右室漏斗部为残余心腔,位于前上方。与大动脉连接的残余心腔称输出腔(outlet chamber),无大动脉连接时称残余隐窝。残余心腔通过球室孔与主腔相通。

B 型:约占 5%。主腔为解剖学右室,左室残腔位于主腔的左后部,呈一无功能的裂隙或左室残迹,多无大血管连接,称为残余隐窝。

C 型:约占 7%。左、右心室肌各半,组成共同心室腔,无明确的附属心腔,无室间隔或仅有其残迹。

D 型:约占 10%。无左、右心室窦部及室间隔结构,心室腔由原始心球壁组成,心室形态学上不能分辨左、右室。

每一型根据大动脉的相互关系又分为 4 个亚型:

Ⅰ型:大动脉关系正常。

Ⅱ型:大动脉右转位,即主动脉瓣口位于肺动脉瓣口的右前方。

Ⅲ型:大动脉左转位,即主动脉瓣口位于肺动脉瓣口的左前方。

Ⅳ型:大动脉左转位,但主动脉瓣口位于肺动脉瓣口的左后方。

2. 1976 年,Anderson 将一侧房室瓣闭锁归入单心室的范畴,将双入口心室分为 3 型[7]:

(1) 左心室型:最常见,占 80% 以上。主腔为形态学左室,无右室窦部,仅右室漏斗残腔位于主腔前上方。

(2) 右心室型:较少见,约占 5%。主腔为形态学右心室,残余左心室位于主腔后下方。

(3) 心室不定型:约占 7%。室间隔未发育,心腔肌小梁发育不良,形态学上分不清左、右室结构。

(三) 分类

Anderson 认为,无论何时及何种理由,只要有一个或另一个心室无法支持体循环或肺循环时即为功能单心室。2000 年欧洲心胸外科协会、欧洲先天性心脏病外科医师协会先天性心脏病数据库的专家关于功能单心室的命名达成了共识:①心脏具备双入口连接(左室双入口和右室双入口);②心脏中有一侧房室连接缺如(包括二、三尖瓣闭锁);③心脏中有共同房室瓣且仅有一个发育良好的心室(非平衡性共同房室管畸形);④心脏仅有一个发育完全的心室且存在内脏异位综合征;⑤不符其中任何一个特殊大类的其他单心室的罕见类型。其中左室双入口、三尖瓣闭锁最常见。尽管左心发育不良综合征也是功能单心室的一种形式,但当前的命名法和数据库仍将其作为一类畸形,对其单独命名[8]。

根据 Anderson、Van Praagh、Kirklin 的分类,对功能单心室的解剖作如下阐述:

1. 心室双入口　指两个心房通过两组房室瓣或共同房室瓣连接一个心室腔;主腔可以是左室结构、右室结构或不定型心室结构;残余心腔通过室间交通(球室孔)与主心腔相连,球室孔过小时称其为限制性室间交通,对血流产生生理性限制,导致流出道及大动脉梗阻。

(1) 左室双入口:是心室双入口最常见的解剖亚型[6]。主腔是左心室形态,残余心腔是右心室形态,两者之间通过室间隔缺损(即球室孔)相通。残余心腔总是位于主腔(左室)的前上方,通常是在左侧,也可在右侧,一般都有血管发出。通常心房正位,也可见心房不定位,罕见心房反位。

左室双入口根据心室袢和心室大动脉关系分为两种类型:

1) 左室双入口心室左袢,主腔(解剖学左室)位于右侧,输出腔(解剖学右室)位于左侧。两组房室瓣均开口于主腔,这时的左、右房室瓣通常是三尖瓣和二尖瓣形态,呈前后位。房室瓣的功能多数正常,最常见的异常为左侧房室瓣(三尖瓣)狭窄,有时可见左侧房室瓣骑跨至输出腔。如为共同房室瓣,多合并右房异构。心室 - 大动脉关系连接不一致,主动脉发自输出腔,肺动脉发自主腔,肺动脉与右侧的"二尖瓣"纤维连续。可发生肺动脉瓣或瓣下狭窄,但少见,偶见肺动脉闭锁。室间隔缺损通常较大,位于圆锥间隔下方,如缺损为限制性,则易发生主动脉瓣下狭窄、主动脉弓发育不良、主动脉缩窄或弓离断等。冠状动脉的分布与矫正型大动脉转位时相似。

2) 左室双入口心室右袢,主腔(形态学左室)位于左后方,输出腔(形态学右室)位于右前上方,心室 - 大动脉关系正常,与正常心脏解剖位置一致,约占左室双入口的10%。1824年 Holmes 首次描述上述畸形,又称 Holmes 心脏[9]。该型心室及心室动脉连接特征与三尖瓣闭锁相似。室间隔缺损常为限制性,肺动脉瓣狭窄和肺动脉瓣下狭窄多见。

(2) 右室双入口:右室双入口时,残余心腔(形态学左室)总是位于主腔的后下方,心室右袢多见,心室左袢罕见。残余心腔很小,或呈缝隙状,通过很小的球室孔与主腔相通,多无大动脉连接。心室动脉连接往往为右室双出口(两根大动脉均发自主腔),或右室单出口(主动脉发自主腔,肺动脉闭锁)。罕见肺动脉发自残余左室,主动脉发自主腔。可为两组房室瓣伴左侧房室瓣骑跨或共同房室瓣连接,后者实为完全型房室间隔缺损右室优势的极度不平衡型。心房反位和右房异构比左室双入口常见。右室双入口合并右房异构在国人更为多见[10]。

(3) 不定型心室双入口:两侧心房开口于孤立的单一心室腔。其实质可能是右室双入口,因为残余心腔太小影像学检查不易被发现,尸检仔细检查方能发现。单心室腔主要表现为右心室形态,心尖部肌小梁粗大。合并内脏异位概率高。心室动脉连接可为心室双出口或单出口(肺动脉闭锁),肺动脉狭窄常见。

(4) 共同心室双入口:罕见,形态学上可区分左、右心室,无明确残余心腔。无室间隔或心尖部仅残留少许室间隔结构。Lev 等[11]主张将其考虑为巨大室间隔缺损,而非共同心室双入口。

2. 一侧房室瓣闭锁

(1) 左侧房室瓣(二尖瓣)闭锁:最常见的是心房正位,心室右袢,主腔为右室,通过三尖瓣与右房相连。发育不良的左室在左后方,通过室间隔缺损与右室相通。左侧房室瓣可以是发育不良的无孔膜状结构,或者是房室连接缺如,即心房和心室之间由纤维脂肪组织分隔。右侧房室瓣可有坐跨,但50%以上的瓣环开口于右室。多数心室动脉连接一致,室间隔缺损为限制性时容易出现主动脉缩窄或主动脉弓发育不良。如果房水平交通为限制性,可出现肺静脉血流梗阻。二尖瓣闭锁不累及主动脉瓣畸形,诊断为功能单心室,若同时累及左室流入道和流出道,则诊断为左心发育不良综合征较为合适。

(2) 右侧房室瓣(三尖瓣)闭锁:心室右袢,发育不良的右室位于左室的右前方。常见的情况是不存在房室瓣及房室孔,由纤维脂肪组织充填房室沟,从而完全隔开心房肌和心室肌。心室动脉连接一致(约70%),右室和肺动脉的大小与室间隔缺损大小有关。也有心室动脉连接不一致的情况(大动脉转位),如果室间隔缺损为限制性,主动脉弓可能发育不良(详见第八章)。

3. **非平衡型共同房室管缺损**　共同房室瓣相对于室间隔右移或左移,超过50%的瓣环开口于主腔时被认为功能单心室。右侧优势型共同房室管缺损(共同房室瓣相对于室间隔右移)常伴主动脉弓发育不良、主动脉缩窄等;左侧优势型共同房室管缺损(共同房室瓣相对于室间隔左移),肺动脉狭窄少见(详见第五章)。

4. **内脏异位综合征合并单心室**　半数以上为功能单心室,通常是共同房室连接,主腔为右心室。右房异构时,常合并右室双出口、肺动脉闭锁,也可合并永存动脉干,合并完全性肺静脉异位连接时一般连接到心外体静脉。左房异构时一般心室动脉连接一致或为右室双出口,肺动脉闭锁少见。

三、病理生理

胎儿期肺组织没有通气,肺循环没有建立,血氧主要通过胎盘供给,单心室畸形对胎儿病理生理没有明显影响,通常可存活至出生;如果合并严重房室瓣反流,可导致心脏扩大、心功能不全及胎儿水肿,甚至胎死宫内。

出生后,单心室体、肺循环的血液混合,血流动力学变化取决于体、肺循环在心室腔内的混合程度、肺血管发育情况和体、肺循环的排血阻力。如果有肺动脉狭窄,肺血流量减少,则发绀严重。如果无肺动脉狭窄,出生后肺血管阻力逐渐降低,肺血流量明显增加,血流动力学与巨大室间隔缺损相似,可致充血性心力衰竭。如果体循环排血受阻,体循环灌注不足,新生儿期即可表现严重发绀、心力衰竭。

1. **限制性房间隔交通**　见于左侧房室瓣闭锁,即便出生时房间隔交通为非限制性,也存在随着时间推进而变成限制性的强烈趋势。限制性房间隔交通将导致肺静脉梗阻、低氧血症、酸中毒,生后数日死亡。

2. **限制性室间隔交通**

(1) 导致体循环流出道梗阻(主动脉弓发育不良、主动脉缩窄、主动脉弓离断),见于以下类型:①左室双入口合并心室动脉连接不一致;②二尖瓣闭锁合并心室动脉关系正常;③三尖瓣闭锁合并心室动脉连接不一致。

(2) 导致肺循环流出道梗阻,见于三尖瓣闭锁且心室动脉关系正常。

四、超声心动图表现

功能单心室的诊断须明确以下几点:①功能单心室类型;②残余心腔是否存在、主腔和残余心腔的位置关系;③房室瓣数目、功能;④大动脉与主腔或残余心腔的连接方式;⑤主动脉和肺动脉空间位置关系、有无梗阻等。

首先,上腹部横切面明确心房位,最可靠的是依据心耳形态判断,但因胎儿时期显示心耳困难,通常依据腹腔大血管的位置关系间接推测心房位。

其次,四腔心切面可以明确心脏位置及心尖指向,它是诊断功能单心室的关键切面,该切面显示十字交叉结构消失,可见一大、一小两个心腔,即主腔和残余心腔,两者间可见球室孔相通(图9-2~图9-7),或仅探及单一心室腔(图9-8),但心室双入口时四腔心切面多不能同时显示主腔和残余心腔(图9-7,图9-9~图9-11),应多切面动态观察残余心腔的存在与否(图9-11)。心腔内有特征性的肌小梁来区别左、右室。但是单心室时,心室内部的肌小梁变异较大,超声心动图在形态学上较难区分右室和左室,一般根据残余心腔的位置来判断。

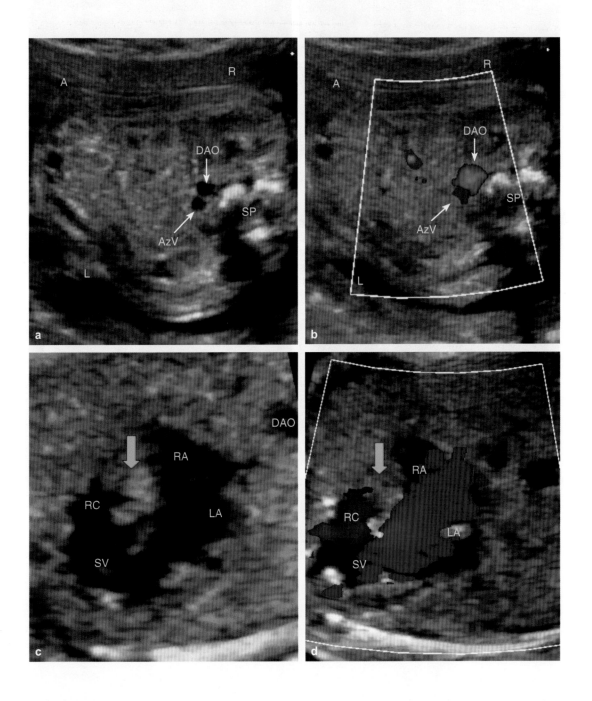

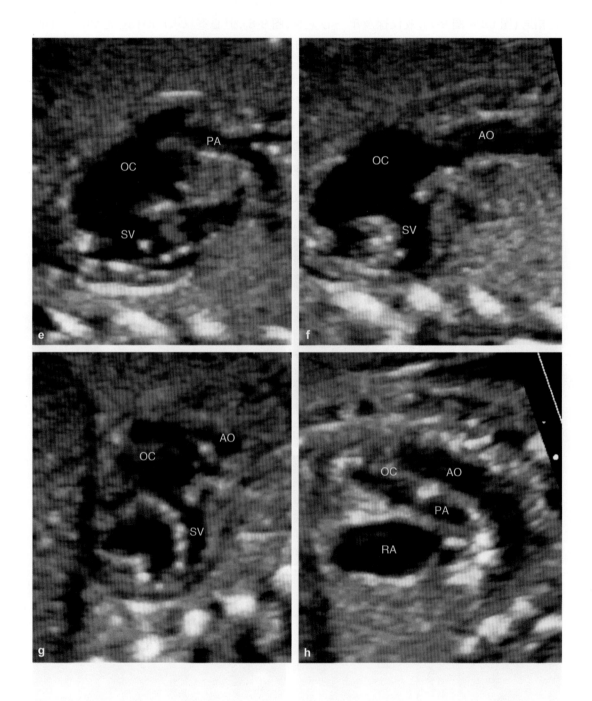

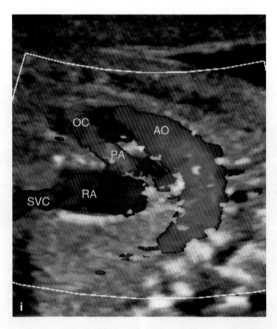

图 9-2　孕 24 周胎儿左房异构、单心室（A 型，右侧房室瓣闭锁）、输出腔（右室）双出口、肺动脉狭窄

a:上腹部横切面示腹主动脉位于脊柱左前方,其左侧可探及增宽的奇静脉结构,未探及下腔静脉;b:彩色多普勒显示奇静脉与腹主动脉血流方向相反;c:四腔心切面显示十字交叉结构消失,仅见左侧房室瓣启闭,右侧房室瓣闭锁(绿色箭头示),主腔位于左后方,残余心腔位于右前方;d:彩色多普勒显示仅见一组房室瓣血流,右侧房室瓣无启闭运动,无血流相通(绿色箭头示);e、f:流出道切面见主动脉及肺动脉均发自前方的残余心腔,此时称作输出腔;g:瓣口水平心室短轴示主腔侧有房室瓣开口,残余心腔在前,主腔在后;h、i:主动脉弓长轴切面显示主动脉及肺动脉均发自前面的残余心腔,主动脉在前,肺动脉在后,肺动脉内径明显窄于主动脉

DAO:降主动脉;AzV:奇静脉;SP:脊柱;LA:左房;RA:右房;SV:单心室(主腔);OC:输出小腔;AO:主动脉;PA:肺动脉;SVC:上腔静脉

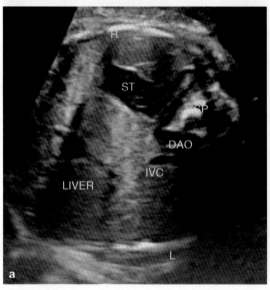

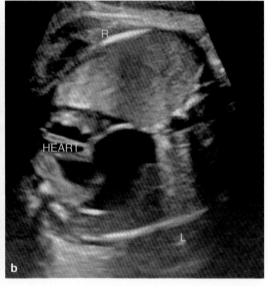

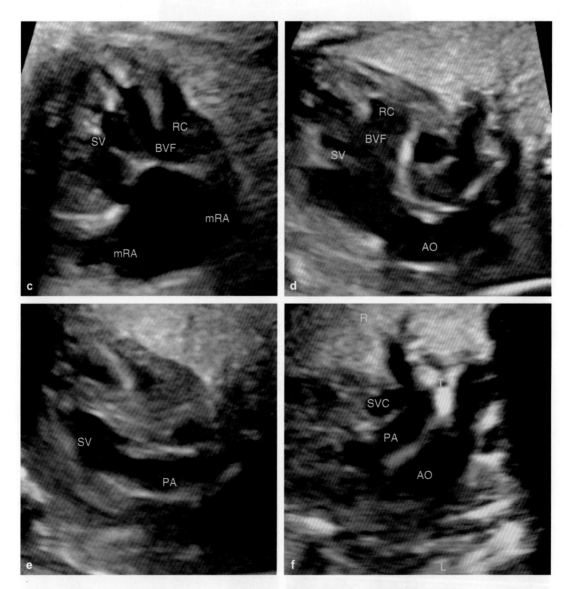

图 9-3　孕 35 周胎儿心脏右位心、双侧右房异构、单心室（B 型）、心室双出口、肺动脉狭窄

a：上腹部横切面显示对称肝，胃泡位于右侧，腹主动脉和下腔静脉同位于脊柱左侧；b：心尖指向右前；c：四腔心切面心室左袢，十字交叉结构消失，可见位于前方的主腔和后方的残余心腔，两者通过球室孔相通，双侧心房共同开口于单心室主腔，主腔内见粗大肌小梁，残余心腔内膜光滑；d、e：流出道切面见主动脉和肺动脉均发自单心室主腔；f：三血管切面示主动脉在左，肺动脉位于右，肺动脉内径窄于主动脉，左位主动脉弓

mRA：形态学右房；SV：单心室（主腔）；BVF：球室孔；RC：残余心腔；PA：肺动脉；AO：主动脉；SVC：上腔静脉；DAO：降主动脉；SP：脊柱；ST：胃泡；IVC：下腔静脉；HEART：心脏；T：气管；LIVER：肝脏

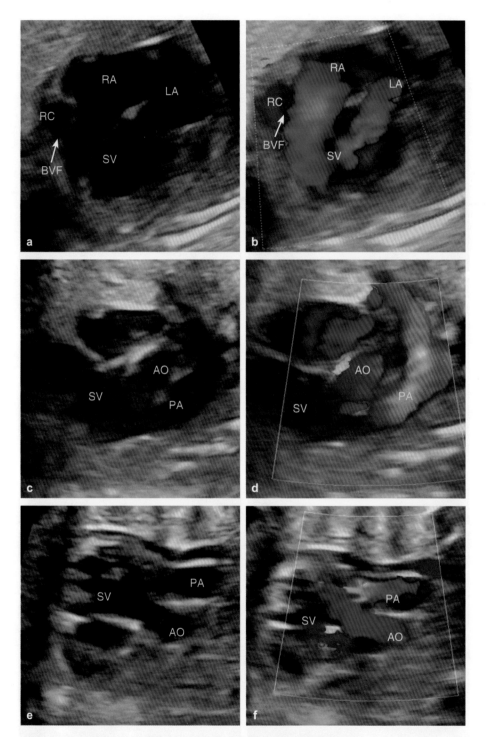

图9-4　孕27周胎儿心脏单心室（A型）、心室双入口、心室双出口

a：四腔心切面十字交叉结构消失，探及位于后方的主腔和前方的残余心腔，两者通过球室孔相通，两侧房室瓣均开口于主腔；b：彩色多普勒显示两侧心房血流均流入主腔；c、d：流出道切面见肺动脉和主动脉均发自主腔，主动脉位于肺动脉右后方；e、f：心室短轴流出道切面见肺动脉和主动脉均发自后方的主腔

LA：左房；RA：右房；SV：单心室（主腔）；RC：残余心腔；PA：肺动脉；AO：主动脉；BVF：球室孔

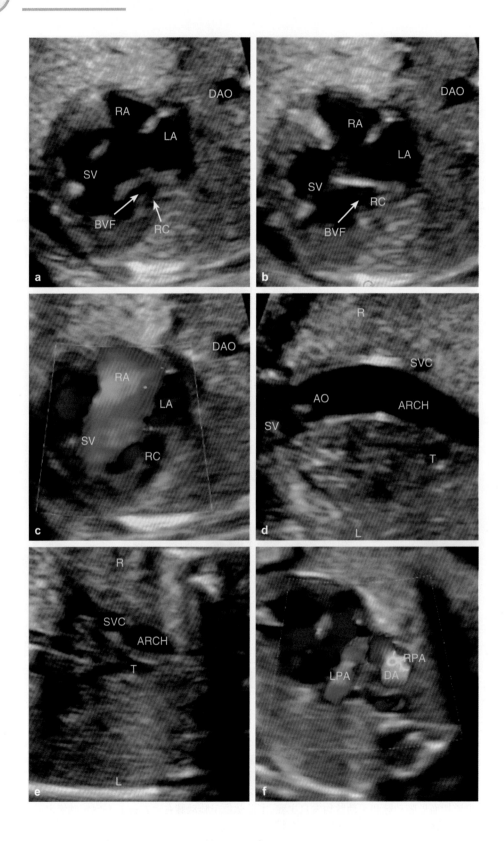

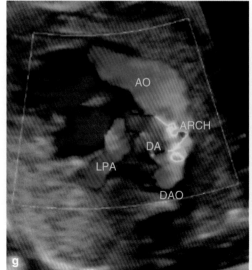
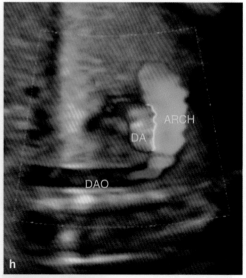
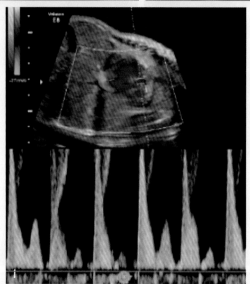

图 9-5　孕 28 周胎儿心脏单心室（B 型）、肺动脉闭锁、右位主动脉弓

a、b：四腔心切面心房正位，心室右袢，十字交叉结构消失，左、右心房共同开口于主腔，前方的主腔和后方的残余心腔通过球室孔相通；c：彩色多普勒显示舒张期左、右心房血流通过共同房室瓣流入主腔；d：流出道切面见主动脉发自前方的主腔，主动脉弓位于气管右侧走行，连接于后方的降主动脉；e：气管冠状面显示主动脉弓和上腔静脉均位于气管右侧；f、g：彩色多普勒显示动脉导管内为反向血流，主动脉弓的血流通过降主动脉逆灌入肺动脉再供应左、右肺动脉；h：主动脉弓长轴切面亦能清晰显示动脉导管的血流逆灌；i：频谱多普勒显示动脉导管内的反向血流频谱

LA：左房；RA：右房；SV：单心室（主腔）；RC：残余心腔；BVF：球室孔；RPA：右肺动脉；LPA：左肺动脉；AO：主动脉；ARCH：主动脉弓；SVC：上腔静脉；DAO：降主动脉；DA：动脉导管；T：气管

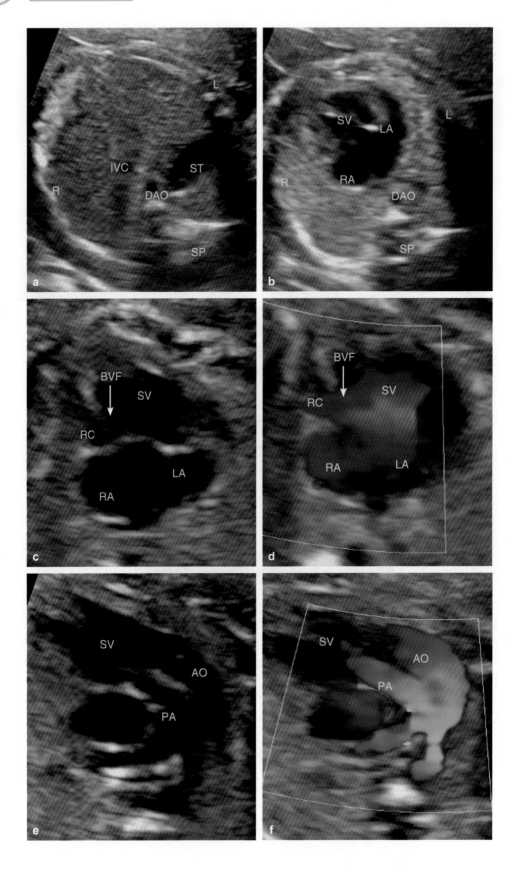

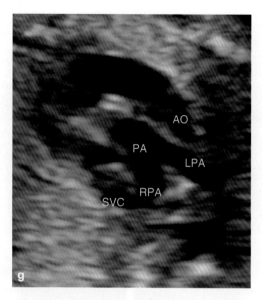

图 9-6 孕 25 周胎儿心脏右位心、单心室（B 型）、心室双出口、肺动脉狭窄

a：上腹部横切面显示内脏正位，腹主动脉和下腔静脉关系正常；b：四腔心切面心房正位，可清晰显示左心耳结构，心尖指向右前；c、d：四腔心切面显示心室左袢，十字交叉结构消失，左、右心房共同开口于主腔，前方的主腔和后方的残余心腔通过球室孔相通；e、f：流出道切面见主动脉和肺动脉均发自前方的主腔，主动脉位于左前，肺动脉位于右后，且肺动脉内径窄于主动脉；g：可清晰显示肺动脉及其左、右分支，左、右肺动脉发育良好

LA：左房；RA：右房；SV：单心室（主腔）；RC：残余心腔；BVF：球室孔；PA：肺动脉；RPA：右肺动脉；LPA：左肺动脉；AO：主动脉；SVC：上腔静脉；DAO：降主动脉；SP：脊柱；ST：胃泡；IVC：下腔静脉

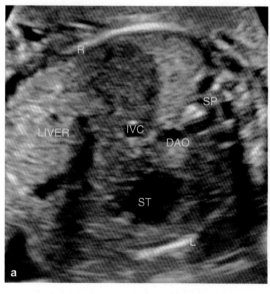

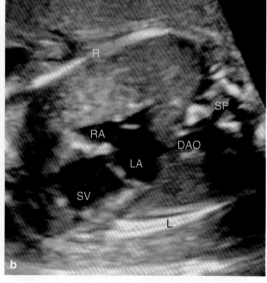

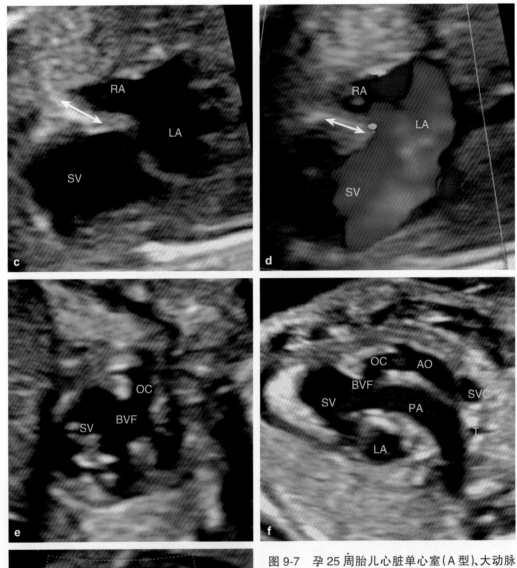

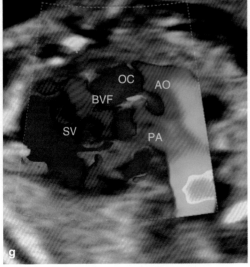

图 9-7 孕 25 周胎儿心脏单心室（A 型）、大动脉转位

a:上腹部横切面:内脏正位,腹主动脉和下腔静脉关系正常;b、c:心尖指向左前,四腔心切面仅见单一心室腔(左室),右侧房室瓣区呈带状强回声,未见瓣膜结构回声,左侧房室瓣启闭正常;d:舒张期右侧房室瓣区未见血流通过,仅见左侧房室瓣前向血流;e:心室短轴切面见前方有输出小腔和主腔通过球室孔相通;f、g:流出道切面见肺动脉发自主腔,主动脉发自输出小腔

LA:左房;RA:右房;SV:单心室(主腔);OC:输出小腔;PA:肺动脉;AO:主动脉;SVC:上腔静脉;DAO:降主动脉;SP:脊柱;ST:胃泡;BVF:球室孔;T:气管;LIVER:肝脏;IVC:下腔静脉

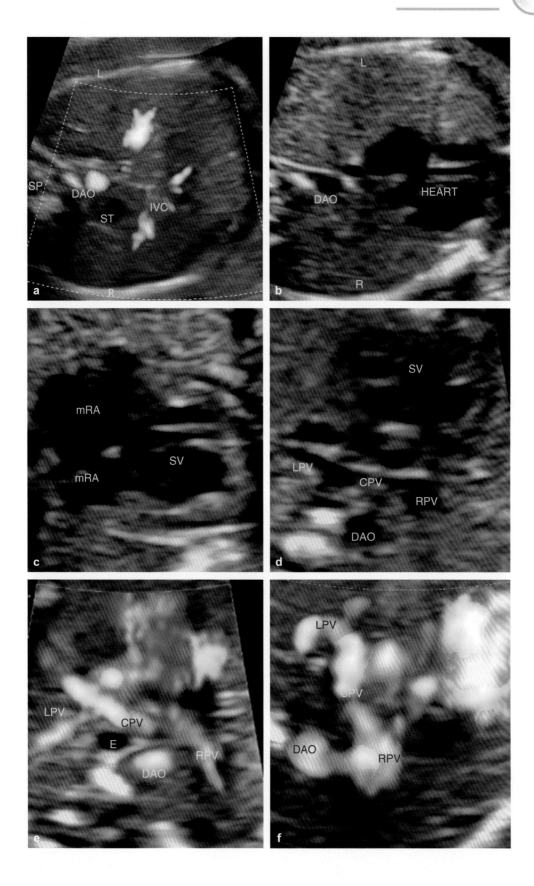

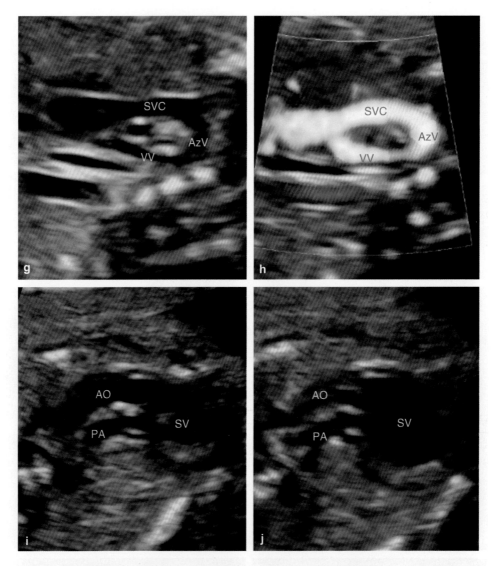

图 9-8 孕 24 周胎儿心脏右位心、双侧右房异构、单心室（C 型）、心室双出口、肺动脉狭窄、完全性肺静脉异位连接（心上型）

a：上腹部横切面显示对称肝，胃泡位于右侧，腹主动脉和下腔静脉同位于脊柱右侧；b：心尖指向右前；c：四腔心切面见十字交叉结构消失，仅见单一心室，左、右心房共同开口于单心室；d：心房后方可探及共同肺静脉腔，左、右肺静脉均与之相连接；e、f：彩色多普勒显示左、右肺静脉血液均引流入共同肺静脉腔；g、h：可清晰显示垂直静脉向上经奇静脉引流入上腔静脉，最终入右房；i、j：流出道切面见主动脉和肺动脉均发自单心室，主动脉在左前，肺动脉位于左后，肺动脉内径窄于主动脉，可清晰显示肺动脉左、右分支

mRA：形态学右房；SV：单心室；PA：肺动脉；AO：主动脉；SVC：上腔静脉；DAO：降主动脉；SP：脊柱；ST：胃泡；IVC：下腔静脉；HEART：心脏；VV：垂直静脉；CPV：共同肺静脉腔；LPV：左肺静脉；RPV：右肺静脉；AzV：奇静脉；E：食管

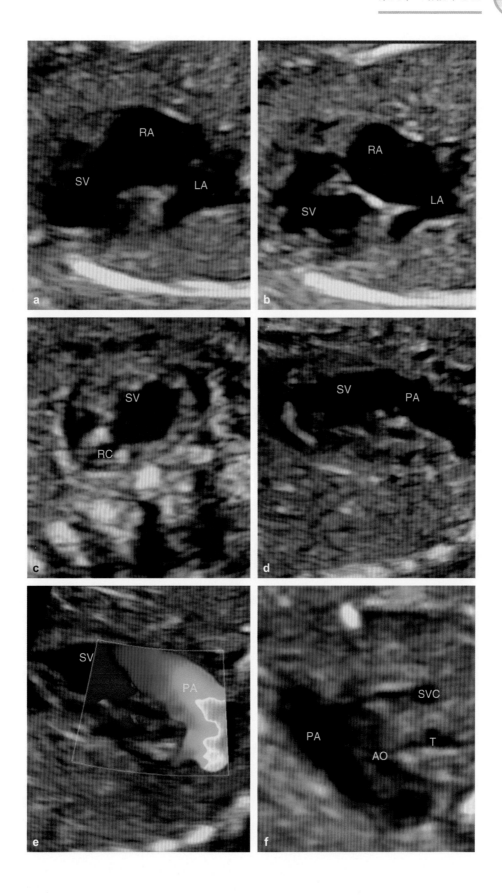

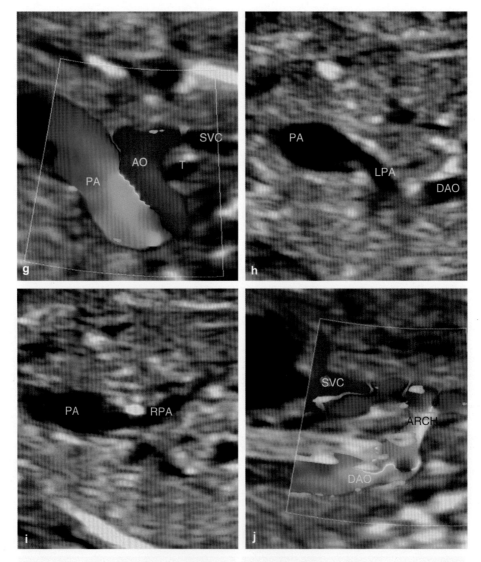

图9-9 孕21周胎儿心脏单心室(B型,一侧房室连接缺如)、心室双出口、主动脉瓣闭锁、主动脉弓发育不良、肺动脉交叉

a、b:四腔心切面心房正位,心室右袢,十字交叉结构消失,探及单一心室,右侧房室瓣开口于该心室,左侧房室无连接;c:心室短轴切面可探及主腔位于前方,残余心腔位于后方,两者通过球室孔相通;d、e:肺动脉发自前方的主腔,肺动脉内见前向血流;f、g:三血管切面主动脉明显窄于肺动脉,主动脉内为反向血流;h、i:探及左肺动脉起源于肺动脉主干右侧,右肺动脉起源于肺动脉主干左侧,起始部交叉;j:彩色多普勒显示主动脉弓内径细,内见反向血流

LA:左房;RA:右房;SV:单心室(主腔);RC:残余心腔;PA:肺动脉;AO:主动脉;SVC:上腔静脉;ARCH:主动脉弓;DAO:降主动脉;LPA:左肺动脉;RPA:右肺动脉;T:气管

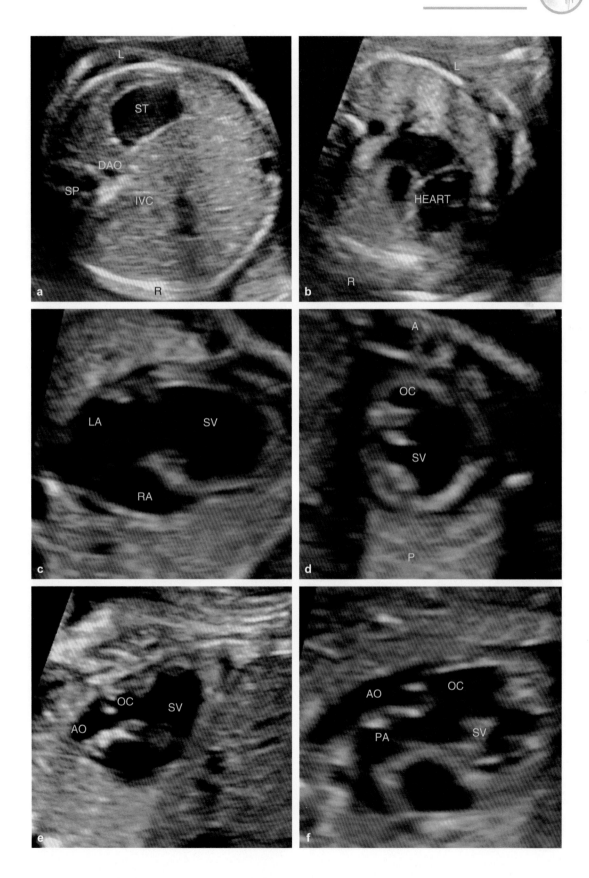

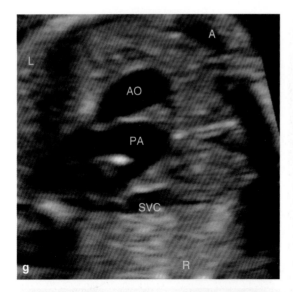

图 9-10 孕 24 周胎儿心脏右旋心、单心室（A 型，一侧房室连接缺如）、大动脉转位

a：上腹部横切面显示内脏正位，腹主动脉和下腔静脉关系正常；b：心尖指向右前；c：四腔心切面左侧房室瓣开口于单心室主腔，右侧房室瓣区呈条带样强回声，无启闭运动；d：心室短轴切面，清晰显示位于前方的残余心腔和后方的主腔；e：主动脉发自前方的残余心腔，此时称为输出小腔；f：肺动脉发自主腔，主动脉和肺动脉起始部平行走行；g：三血管切面主动脉位于左前，肺动脉位于右后

RA：右房；LA：左房；SV：单心室（主腔）；OC：输出小腔；PA：肺动脉；AO：主动脉；SVC：上腔静脉；DAO：降主动脉；SP：脊柱；ST：胃泡；IVC：下腔静脉；HEART：心脏

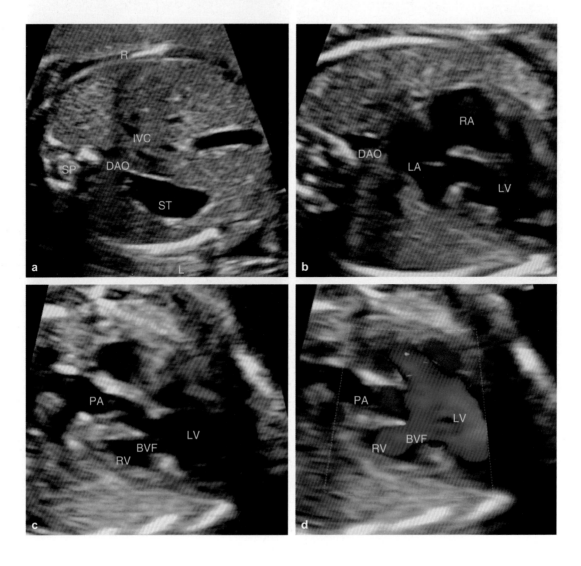

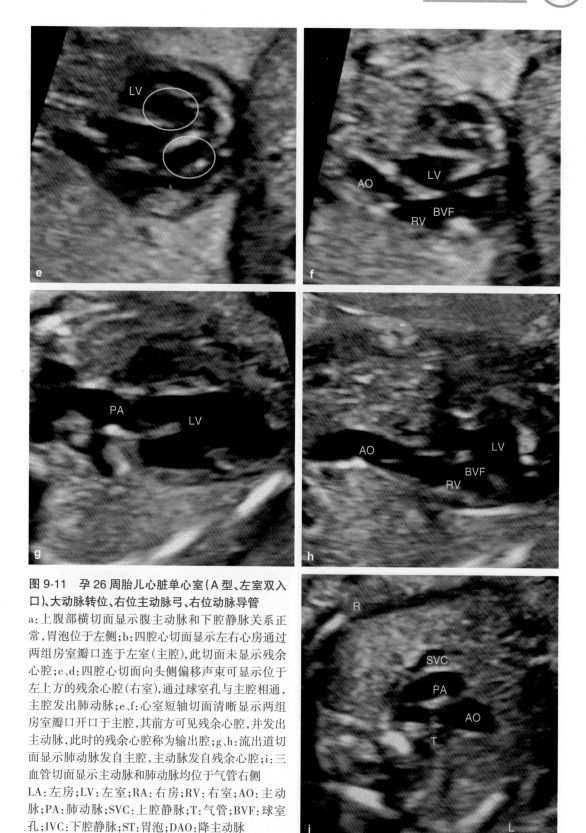

图 9-11　孕 26 周胎儿心脏单心室（A 型、左室双入口）、大动脉转位、右位主动脉弓、右位动脉导管

a：上腹部横切面显示腹主动脉和下腔静脉关系正常，胃泡位于左侧；b：四腔心切面显示左右心房通过两组房室瓣口连于左室（主腔），此切面未显示残余心腔；c、d：四腔心切面向头侧偏移声束可显示位于左上方的残余心腔（右室），通过球室孔与主腔相通，主腔发出肺动脉；e、f：心室短轴切面清晰显示两组房室瓣口开口于主腔，其前方可见残余心腔，并发出主动脉，此时的残余心腔称为输出腔；g、h：流出道切面显示肺动脉发自主腔，主动脉发自残余心腔；i：三血管切面显示主动脉和肺动脉均位于气管右侧

LA：左房；LV：左室；RA：右房；RV：右室；AO：主动脉；PA：肺动脉；SVC：上腔静脉；T：气管；BVF：球室孔；IVC：下腔静脉；ST：胃泡；DAO：降主动脉

　　心室长轴和短轴可以实时观察心室大小、主腔和残腔的空间方位,还有助于发现较小的易遗漏的残余心腔。主腔和残腔多以前后方位排列,残余心腔位于主腔的前上方时,则主腔为形态学左室(图 9-2g、图 9-7e);残余心腔位于主腔的后下方时,则主腔为形态学右室(图 9-9c);若未发现残余心腔,则为不定型单心室。

　　四腔心切面还可清晰显示心室双入口(图 9-12、图 9-13)、共同房室入口(图 9-5)还是一侧房室连接缺失(图 9-2、图 9-14、图 9-15)。前者显示四腔心切面收缩期两组房室瓣关闭,心内十字交叉消失,代之以"T"形改变(图 9-11b、图 9-12b),舒张期显示两组房室瓣开向主腔,彩色多普勒显示舒张期两个心房内血流信号通过两组房室瓣进入主腔。非均衡型房室间隔缺损是两个心房通过共同房室瓣开口于主腔(图 9-16)。心尖四腔心切面结合彩色多普勒可显示房室瓣口大小、是否有反流或狭窄。瓣口水平心室短轴切面有助于显示瓣膜的形态、骑跨及附着情况。

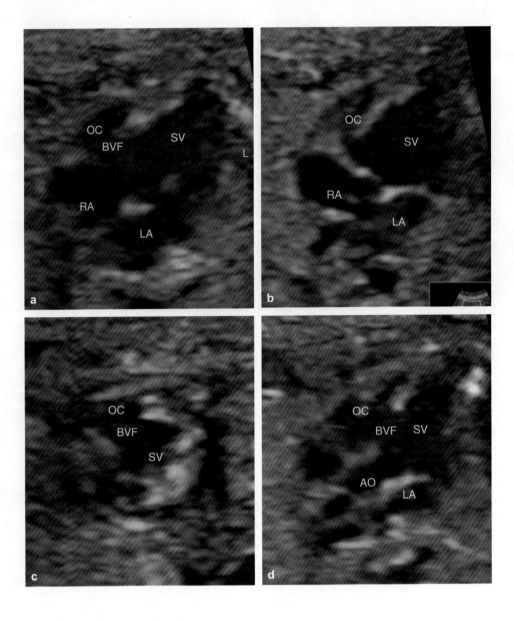

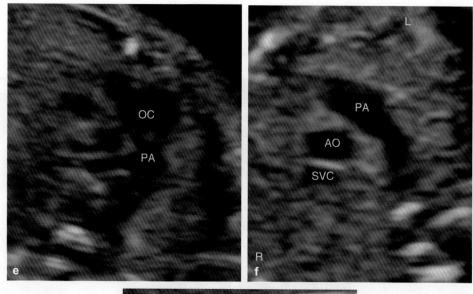

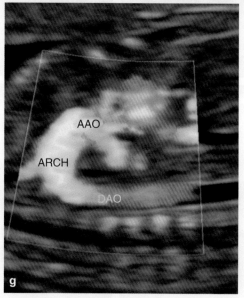

图 9-12 孕 21 周胎儿心脏单心室（A 型，心室双入口，Holmes 心脏）

a、b：四腔心切面心房正位，心室右襻，心尖指向左前方，十字交叉结构消失，探及位于前方的小腔和后方的主腔，两者通过球室孔相通，并可探及两侧房室瓣均开口于后方的主腔；c：心室短轴切面亦清晰探及前方的小腔和后方的主腔；d、e：流出道切面见主动脉发自后方的主腔，肺动脉发自前方的输出小腔；f：三血管切面见肺动脉、主动脉、上腔静脉三者分布、排列、大小均正常；g：主动脉弓长轴切面显示主动脉弓形态正常，管腔通畅

LA：左房；RA：右房；SV：单心室（主腔）；OC：输出小腔；BVF：球室孔；AO：主动脉；PA：肺动脉；SVC：上腔静脉；ARCH：主动脉弓；AAO：升主动脉；DAO：降主动脉

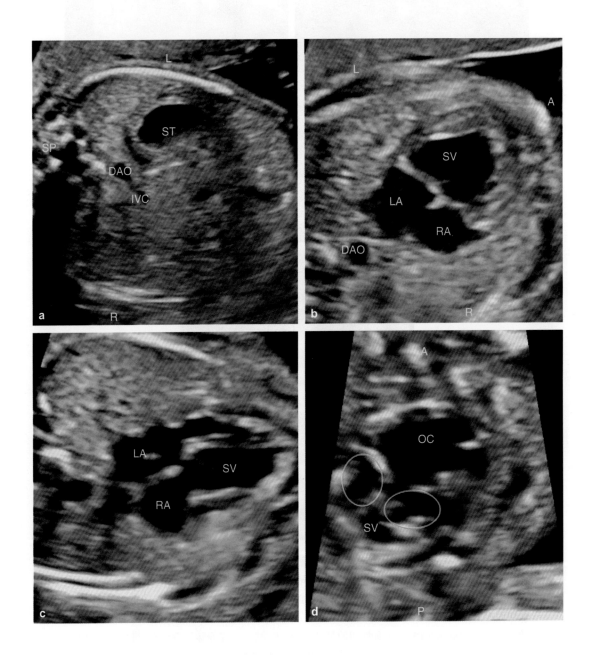

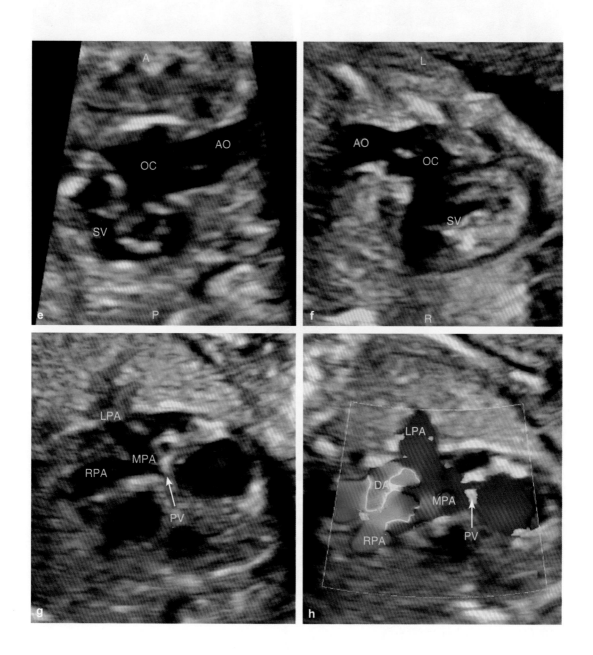

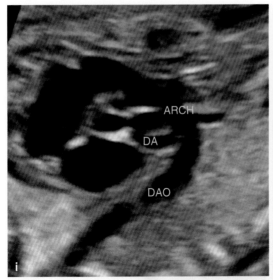
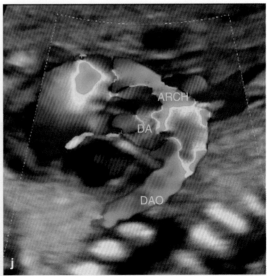
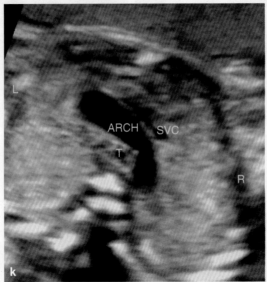

图 9-13 孕 25 周胎儿心脏单心室（A 型、心室双入口）、肺动脉闭锁、右位主动脉弓

a：上腹部横切面显示内脏正位，腹主动脉和下腔静脉关系正常；b：心尖指向左前，单心室主腔内膜光滑；c：四腔心切面两侧心房均开口于单心室主腔，房室瓣结构显示欠清晰；d：瓣口水平心室短轴切面，清晰显示两组房室瓣均开口于主腔，其前方可见发育不良的残余心腔；e：清晰显示主动脉发自前方的残余心腔，此时称为输出小腔；f：显示输出小腔位于主腔的左侧，发出主动脉，因此可判断残余心腔位于主腔的左前方，心室襻是左襻；g：显示肺动脉主干及其左右分支，肺动脉瓣增厚，未见启闭运动；h：彩色多普勒显示肺动脉和心室之间没有血流交通，其血液来源于动脉导管的逆灌；i、j：主动脉弓长轴切面见垂直型动脉导管及其内的反向血流；k：主动脉弓走行于气管右侧

RA：右房；LA：左房；SV：单心室（主腔）；OC：输出小腔；PV：肺动脉瓣；MPA：主肺动脉；LPA：左肺动脉；RPA：右肺动脉；AO：主动脉；SVC：上腔静脉；ARCH：主动脉弓；DA：动脉导管；DAO：降主动脉；SP：脊柱；ST：胃泡；IVC：下腔静脉；T：气管

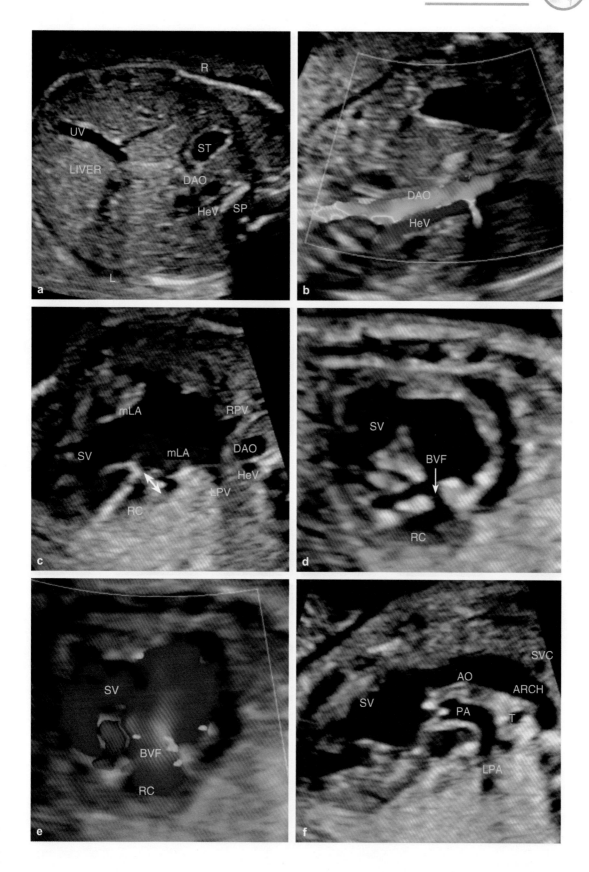

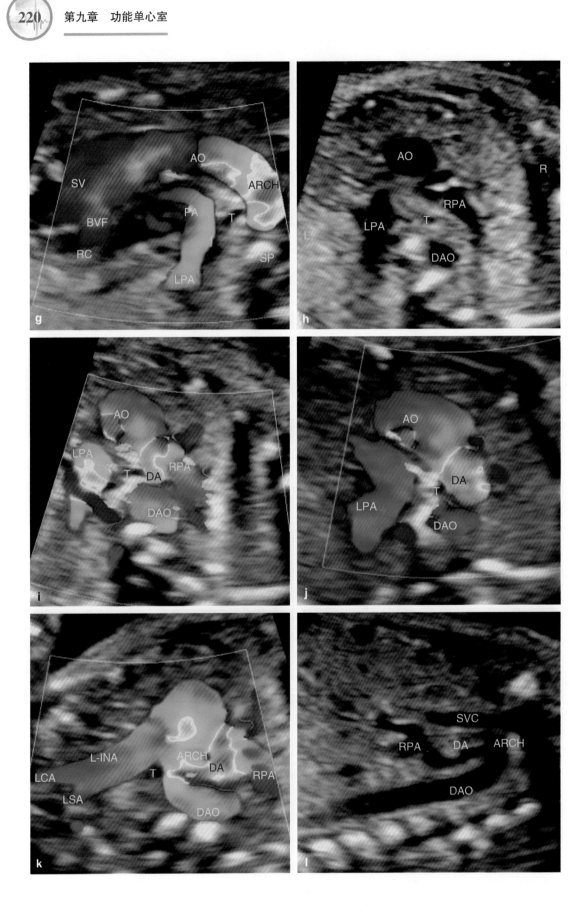

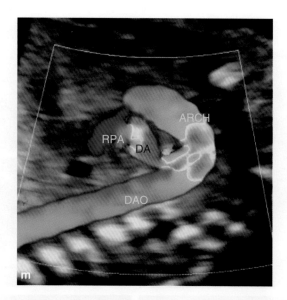

图 9-14 孕 25 周胎儿心脏左房异构、单心室（B 型）、主腔双出口、肺动脉狭窄、右位主动脉弓（镜像分支）、动脉导管供应右肺

a、b：上腹部横切面显示对称肝，腹主动脉左后方探及增宽的半奇静脉，与腹主动脉血流方向相反；c：四腔心切面显示单心室主腔位于右前方，残余心腔位于左后方，左侧房室瓣区呈条索样回声，未见瓣膜启闭（白色箭头所示）；d、e：单心室主腔和残余心腔之间通过球室孔血流相通；f、g：流出道切面见主动脉和肺动脉均发自主腔，主动脉在右前，肺动脉在左后，肺动脉内径明显窄于主动脉，肺动脉延续为左肺动脉；h、i：三血管切面显示左、右两侧肺动脉位于气管两侧，未见两者相汇合，右肺血流来源于动脉导管；j：声束略向头侧偏移更清晰显示动脉导管位于气管右侧，其内为反向血流；k：主动脉弓发出第一个分支（左无名动脉）在气管前方向左走行，发出左颈总动脉和左锁骨下动脉，主动脉弓下方发出垂直导管连接于右侧肺动脉；l、m：主动脉弓长轴切面：二维及彩色多普勒清晰显示主动脉弓发出垂直导管，连于右侧肺动脉，供应右肺

mLA：形态学左房；SV：单心室（主腔）；RC：残余心腔；PA：肺动脉；AO：主动脉；SVC：上腔静脉；DAO：降主动脉；SP：脊柱；ST：胃泡；DA：动脉导管；BVF：球室孔；LPA：左肺动脉；RPA：右肺动脉；ARCH：主动脉弓；L-INA：左无名动脉；LCA：左颈总动脉；LSA：左锁骨下动脉；T：气管；HeV：半奇静脉；LIVER：肝脏；UV：脐静脉；LPV：左肺静脉；RPV：右肺静脉

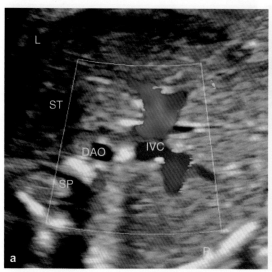

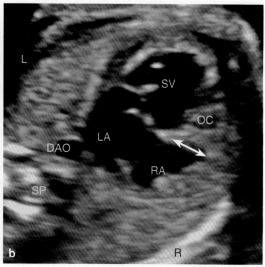

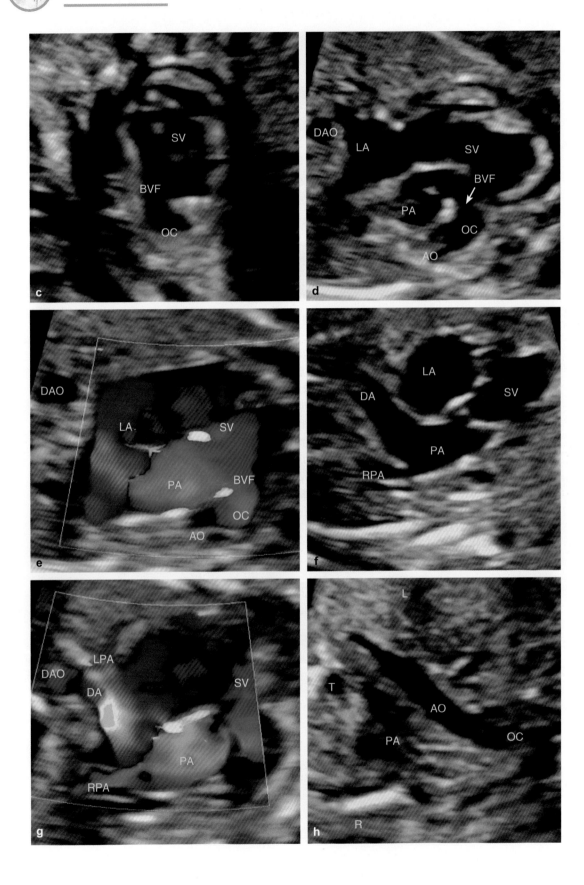

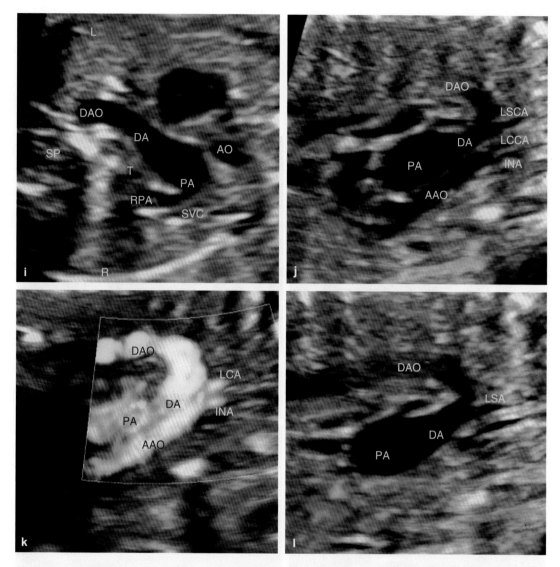

图 9-15 孕 25 周胎儿心脏单心室（A 型，右侧房室瓣闭锁）、大动脉转位、主动脉弓离断（B 型）

a：上腹部横切面：内脏正位，腹主动脉和下腔静脉关系正常；b：四腔心切面：右侧房室瓣区呈带状强回声（白色箭头所示），未见瓣膜结构回声，显示左后方的单心室主腔（左室），右前方的输面出小腔（右室）；c：心室短轴切面：单心室主腔和输出小腔之间通过球室孔相通；d，e：流出道切面：肺动脉发自主腔，主动脉发自输出小腔，主动脉在右前，肺动脉在左后；f～i：清晰显示与主腔相连的为肺动脉，很快发出左、右肺动脉，并通过动脉导管与降主动脉相延续，输出小腔发出的为主动脉，未与降主动脉相延续；j～l：主动脉弓长轴切面：升主动脉内径窄，走行僵直，仅发出头臂干和左颈总动脉，未与降主动脉相延续，动脉导管与降主动脉相连接处发出左锁骨下动脉

LA：左房；RA：右房；SV：单心室（主腔）；OC：输出小腔；PA：肺动脉；AO：主动脉；SVC：上腔静脉；DAO：降主动脉；SP：脊柱；ST：胃泡；DA：动脉导管；BVF：球室孔；LPA：左肺动脉；RPA：右肺动脉；INA：无名动脉；LCA：左颈总动脉；LSA：左锁骨下动脉；T：气管

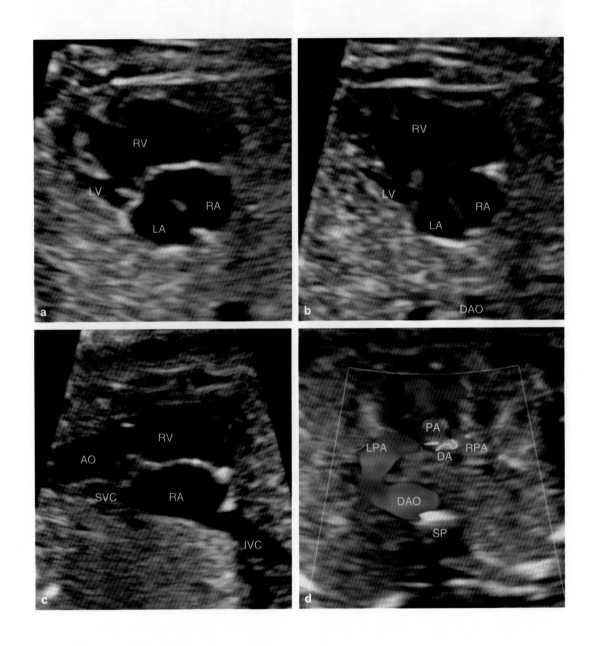

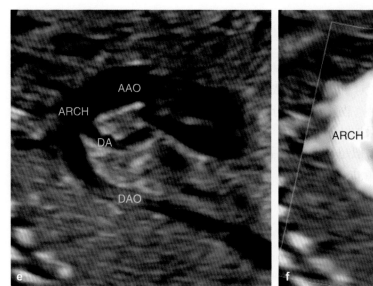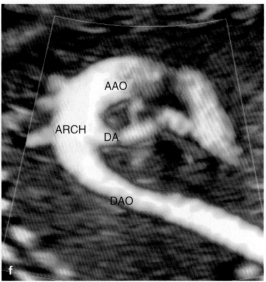

图 9-16 孕 24 周胎儿心脏功能单心室（B 型、非均衡型房室间隔缺损）、肺动脉闭锁

a、b：四腔心切面显示房间隔和室间隔对位不良，左室（残余心腔）位于右室（主腔）的后方，收缩期和舒张期均见共同房室瓣开口于右室；c：流出道切面见主动脉发自右室，未见肺动脉与心室连接；d：彩色多普勒显示动脉导管内为反向血流，逆灌入肺动脉主干后再供应左右分支；e、f：主动脉弓长轴切面显示垂直型动脉导管，血流方向为反向

LA：左房；LV：左室；RA：右房；RV：右室；AO：主动脉；PA：肺动脉；LPA：左肺动脉；RPA：右肺动脉；AAO：升主动脉；ARCH：主动脉弓；DAO：降主动脉；DA：动脉导管；SP：脊柱；SVC：上腔静脉；IVC：下腔静脉

　　流出道切面显示心室大动脉的关系。左室型单心室时，大动脉关系可正常（图 9-12）、转位（图 9-7、图 9-10、图 9-11、图 9-15）或残余心腔双出口（图 9-2），主腔双出口少见（图 9-4、图 9-6）。右室型单心室往往为右室（主腔）双出口（图 9-3、图 9-6、图 9-14），残余左室常无大动脉连接。应明确主动脉及肺动脉的空间方位。

　　流出道切面有助于显示半月瓣，观察有无瓣下、瓣及瓣上狭窄。主动脉瓣下狭窄常常发生于心室动脉连接不一致时，球室孔的大小非常关键，如果球室孔小于主动脉根部直径，发生主动脉瓣下狭窄的风险增大，常常伴有升主动脉或主动脉弓（缩窄或离断）的病变。另外，应仔细观察动脉导管的血流方向，严重肺动脉狭窄时，动脉导管内见反向血流。

　　评估体静脉及肺静脉引流情况，观察是否合并心房异构、下腔静脉离断、肺静脉异位连接等情况。

　　单心室这类畸形中常伴有单心室腔内异常发育的乳头肌和粗大肌束（图 9-13c），切勿将其误认为室间隔，应从不同声窗、不同角度多切面灵活扫查，避免漏误诊。

　　单心室应与巨大室间隔缺损鉴别：后者存在残余的室间隔组织分隔左、右室，一侧心室腔内为粗糙的右室肌小梁结构，另一侧为细腻的左室肌小梁结构。

五、预后评估

合并肺动脉轻、中度狭窄,体、肺循环血流量基本均衡,无需做姑息性手术,2~4 岁行 Fontan 手术。

功能单心室姑息性手术主要目的是平衡体、肺循环血流量。合并严重肺动脉狭窄,需做改良 Blalock-Taussig 分流术。对于动脉导管依赖性肺循环的功能单心室出生后可先行动脉导管支架术做一期姑息治疗[12],较外科体肺分流手术创伤性大大减小。肺血流量明显增加的患者需行肺动脉环缩术以保护肺血管床。

功能单心室的患者年龄一般超过 4 个月后行双向 Glenn 术较为安全,大多数中心选择 6 个月左右[13]。2~4 岁行 Fontan 手术。

参 考 文 献

[1] Frescura C,Thiene G. The new concept of univentricular heart. Front Pediatr,2014,2:62.

[2] Cook AC,Anderson RH. The functionally univentricular circulation:anatomic substrates as related to function. Cardiol Young,2005,15(Suppl 3):7-16.

[3] Anderson RH,Cook AC. Morphology of the functional univentricular heart. Cardiol Young,2004,14(Suppl 1):3-12.

[4] Jacobs ML,Anderson RH. Nomenclature of the functionally univentricular heart. Cardiol Young,2006,16(Suppl 1):3-8.

[5] Edwards RM,Reddy GP,Kicska G. The functional single ventricle:how imaging guides treatment. Clinical Imaging,2016,(40):1146-1155.

[6] Cook AC,Anderson RH. The anatomy of hearts with double inlet ventricle. Cardiol Young,2006,16(Suppl. 1):22-26.

[7] Anderson RH,Becker AE,Wilkinson JL,et al. Morphogenesis of univentricular hearts. British Heart Journal,1976,38:558-572.

[8] Tchervenkov CI,Jacobs ML,Tahta SA. Congenital Heart Surgery Nomenclature and Database Project:hypoplastic left heart syndrome. Ann Thorac Surg,2000,69(4 Suppl):S170-179.

[9] Holmes AF. Case of malformation of the heart. Trans Med Chir Soc Edinb,1824,1:252.

[10] Wang JK,Lue HC,Wu MH, et al. Double-inlet ventricle in Chinese patients. Am J Cardiol,1993,72(1):85-89.

[11] Lev M,Liberthson RR,Kirkpatrick JR,et al. Single(primitive)ventricle. Circulation,1969,39:577.

[12] Celebi A,Yucel IK,Bulut MO,et al. Stenting of the Ductus Arteriosus in Infants with Functionally Univentricular Heart Disease and Ductal-Dependent Pulmonary Blood Flow:A Single-Center Experience. Catheterization and Cardiovascular Interventions,2017,89:699-708.

[13] Grattan M,Mertens L. Mechanics of the Functionally Univentricular Heart-How Little Do We Understand and Why Does It Matter? Canadian Journal of Cardiology,2016,(32):1033.e11-1033.e18.

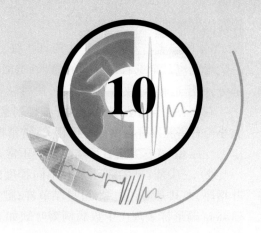

第十章

室间隔完整的肺动脉闭锁

室间隔完整的肺动脉闭锁（pulmonary atresia with intact ventricular septum，PA/IVS）是一种少见的先天性心脏病，是指右室与肺动脉之间缺乏直接交通，右室流出道呈盲端使血流无出路，而且室间隔完整，主要表现为肺动脉瓣闭锁、不同程度的右室和三尖瓣发育不良及冠状动脉异常。1783 年 John Hunter 首次描述。占先天性心脏病的 1%~3%，在出生活婴中占 0.04‰~0.1‰[1,2]，男女比例相当。

一、胚胎学发生机制

PA/IVS 的发生机制尚不清楚，有多种理论学说，其中被普遍接受的是血流动力学理论。胚胎早期解剖学发育异常，通过右心的血液减少，右室结构发育不良，进一步减少流经右室的血流，最终导致肺动脉瓣的失用性闭锁。血流动力学改变的初始原因可能是三尖瓣、卵圆孔瓣、欧氏瓣或肺动脉瓣的发育异常所致的左心容量负荷增加，右心射血减少。瓣膜闭锁越早，右室发育越小，常有发育不良的肺动脉瓣、广泛的右室 - 冠状动脉交通；瓣膜闭锁较晚，右室腔、肺动脉窦部发育相对较好。

二、病理解剖与分型

1. 病理解剖

（1）右室：60% 的患者右室严重发育不良，主要是室壁异常肥厚向右室腔延伸所致。右室腔内的调节束及乳头肌常常因过度生长而异常肥厚导致右心室腔部分消失，难以识别。右室窦部（流入部）很小，漏斗部（流出部）常常发育不全，10%~25% 的患者漏斗部闭锁[1,3]。

PA/IVS 大多数右室形态的三部分均存在，也可仅存在流入部和流出部两部分，少数仅存在流入部[1]。

5%的患者右室扩大,三尖瓣环扩张,三尖瓣 Ebstein 畸形样改变或严重发育不良,严重三尖瓣反流。罕见右室壁薄的患者(类似于 Uhl 畸形或羊皮纸心),扩大的右心占据胸腔大部分,可压迫肺,导致肺发育不良,预后极差。

右室心肌异常表现为心肌纤维排列紊乱、海绵状心肌、心内膜弹力纤维增生等。三尖瓣大小与右室腔发育程度存在正相关,常常根据三尖瓣 z 值评估右室发育情况:

z 值 =(三尖瓣直径实测值 – 正常三尖瓣直径均值)/ 正常三尖瓣直径标准差

(2) 三尖瓣:三尖瓣环常有不同程度的发育不良,从极度狭窄到瓣环扩张均可见。瓣叶增厚,尤其是瓣叶边缘,可呈结节样;腱索数量减少,纤维增厚、缩短。部分患者三尖瓣呈 Ebstein 畸形样表现。少数病例瓣叶缺如。三尖瓣在功能上可表现为不同程度的狭窄及关闭不全。

(3) 肺动脉瓣及肺动脉:肺动脉瓣三个瓣叶融合,瓣叶融合处有明显的交界线,75% 为肺动脉瓣膜闭锁,漏斗部通畅,称膜性闭锁(图 10-1);漏斗部闭锁罕见,没有流出腔,称肌性闭锁[1]。

当三尖瓣发育不良或 Ebstein 畸形导致严重三尖瓣反流时,右室流出道压力不足以冲开肺动脉瓣,导致功能性肺动脉瓣闭锁,此时要注意与真性肺动脉瓣闭锁相鉴别。

肺动脉瓣环和肺动脉主干一般正常,左、右肺动脉分支通常发育良好。肺动脉的发育程度与右室腔的大小不具相关性,肺动脉及其左、右分支由动脉导管倒灌供血。

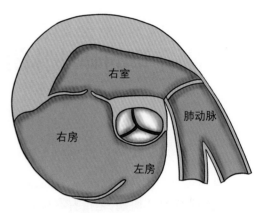

图 10-1　室间隔完整型肺动脉闭锁示意图

(4) 冠状动脉:PA/IVS 患者冠状动脉瘘的发生与三尖瓣环内径、右室腔大小、三尖瓣反流程度及右室压相关。右室及三尖瓣环越小,越易发生冠状动脉异常。冠状动脉瘘多见于右室严重发育不良而又无或很少三尖瓣反流的患者。

右室壁肥厚、右室压力高于体循环压力,右室心肌窦状隙(intramyocardial sinusoids)开放,与冠状动脉相通,舒张期冠状动脉血流来源于主动脉,收缩期冠状动脉的血液来源于右室。因右室高压对血管的反复持续性损伤,冠状动脉近端可发生闭锁或狭窄。约 10% 的 PA/IVS 冠脉循环全部或几乎全部来源于右室,称右室依赖冠脉循环(RV-dependent coronary circulation,RVDCC),主要发生于左和(或)右冠脉、左前降支近端闭塞的情况(可发生于胎儿期或出生后)[4]。右室压力高于左室,心肌灌注来源于右室腔内的低氧血。右室解压后,如肺动脉瓣切开术,将产生右室“窃血”或严重的心肌缺血,甚至猝死[5]。

(5) 右房:右房扩大,与其相连接的腔静脉增宽。严重三尖瓣反流时右房更大。大多数患者有大的卵圆孔未闭,部分伴有继发孔型房间隔缺损。右房扩大的程度与三尖瓣反流量、未闭卵圆孔或房间隔缺损大小、血流动力学发生异常的时间长短等有关。

(6) 左心系统:左房不同程度扩大,二尖瓣口较正常扩大。临床和尸检研究表明 PA/IVS 患者均存在左室心肌缺血,左室功能减退。

（7）动脉导管：出生后动脉导管是开放的但为趋于闭合的状态。室间隔缺损合并肺动脉闭锁的典型动脉导管为垂直型导管，动脉导管与降主动脉之间的夹角为锐角，正常情况下为钝角（图 10-2）。而 PA/IVS 的动脉导管形态变异性较大，往往与右室腔发育程度相关。右室腔发育越好，动脉导管形态越趋于正常；右室腔发育越差，动脉导管往往趋于垂直型[1]。

（8）其他：98% 的患者内脏 / 心房正位，房室连接一致。

2. **分型** 通常是根据右室腔大小将其分为两类（图 10-3）。

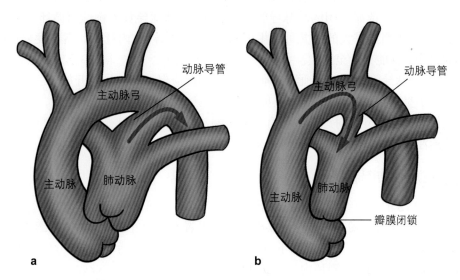

图 10-2 动脉导管形态示意图
a：正常心脏，动脉导管与降主动脉之间夹角为钝角；b：室间隔缺损合并肺动脉闭锁时，动脉导管与降主动脉之间夹角为锐角，为垂直型动脉导管

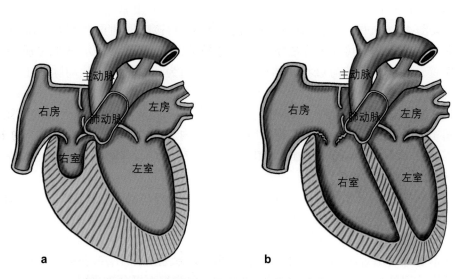

图 10-3 室间隔完整的肺动脉闭锁的两种病理解剖表现示意图
a：最常见，右室腔小壁厚，三尖瓣瓣环小，右房扩大不严重；b：少见，右室壁薄，大小正常或扩大，三尖瓣反流，右房明显扩大

Ⅰ型：占大多数。右室发育不良，右室腔小，壁厚。三尖瓣发育异常，往往与右室发育程度一致。可有冠状动脉瘘。

Ⅱ型：右室正常大小或扩大。三尖瓣发育基本正常，常有三尖瓣反流，右房扩大明显。无明显冠状动脉瘘。

三、病理生理

胎儿期，PA/IVS 右室流出道呈盲端，右室和肺动脉之间无血流交通，右室血液经三尖瓣反流至右心房，机体依靠未闭的动脉导管实现肺循环（动脉导管依赖性肺循环）。伴有严重三尖瓣反流、右心明显扩大的胎儿可发生低心排血量、水肿、宫内死亡。右室发育正常或发育不良的胎儿通常能存活至出生。

出生后，动脉导管是肺动脉血液的唯一来源，因此应保持动脉导管开放。三尖瓣反流程度与右室大小呈正相关，与右室压力呈负相关。

出生后冠状动脉异常对患儿预后有严重影响。右室依赖冠脉循环心肌氧气的输送依赖于右室的灌注，右室压减低，则心肌严重缺血。

四、超声心动图表现

诊断 PA/IVS 的主要线索是四腔心不对称。四腔心切面多见右房扩大，右室壁厚，右室腔明显缩小（图 10-4a、图 10-5a、图 10-6a），部分患者右室大小正常或扩大（图 10-7a）。左心室内径扩大或正常。三尖瓣发育不良，瓣叶增厚，回声增强，活动受限，可狭窄或闭锁，少数三尖瓣下移或缺如；二尖瓣环内径可扩张，瓣叶活动幅度大。

右室大小和三尖瓣环大小相关，测量三尖瓣 Z 值有助于评估右室发育情况，Z 值小于 –3 提示右室及三尖瓣发育不良。计算三尖瓣 / 二尖瓣环内径比值，比值小于 0.7 提示右室发育不良，不宜行双心室修补。

由于 PA/IVS 右室流出道为盲腔，右室压力高，三尖瓣常常伴有中度以上的反流（图 10-4b、图 10-5b、图 10-6b、图 10-7b），这也是诊断该畸形的重要线索。若三尖瓣反流为轻度或轻中度则有可能存在右室依赖冠脉循环，彩色多普勒显示高压右室腔的血流通过右室壁开放的窦状隙与冠状动脉相通，血流方向为从右室至冠状动脉灌注为主的双期双向血流信号。

流出道切面见肺动脉内径大小基本正常，肺动脉瓣呈条索样强回声，无启闭运动（图 10-5c、图 10-6c、图 10-7d）。彩色多普勒显示肺动脉内无前向血流，肺动脉内血流来源于动脉导管"逆灌"（图 10-4c、图 10-5d、图 10-6d、图 10-7e）。主动脉弓长轴切面显示动脉导管与主动脉弓内血流方向相反。

若收缩期肺动脉内无前向血流，肺动脉瓣薄且柔软，有可能存在功能性肺动脉瓣闭锁，并不是真正解剖学闭锁，需仔细寻找肺动脉瓣闭锁的原因，比如严重三尖瓣反流、Ebstein 畸形、右室功能不全等。

如果静脉导管出现心房收缩期 a 波反向（图 10-6e、图 10-7h），或脐静脉搏动则提示右心功能不全。如果 PA/IVS 出现早期水肿，则原因可能为房水平分流受限。

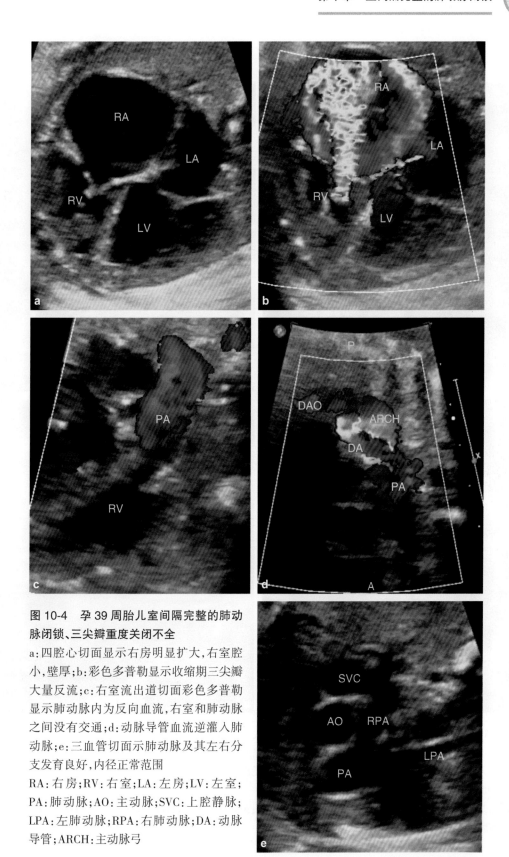

图 10-4　孕 39 周胎儿室间隔完整的肺动脉闭锁、三尖瓣重度关闭不全

a：四腔心切面显示右房明显扩大，右室腔小，壁厚；b：彩色多普勒显示收缩期三尖瓣大量反流；c：右室流出道切面彩色多普勒显示肺动脉内为反向血流，右室和肺动脉之间没有交通；d：动脉导管血流逆灌入肺动脉；e：三血管切面示肺动脉及其左右分支发育良好，内径正常范围

RA：右房；RV：右室；LA：左房；LV：左室；PA：肺动脉；AO：主动脉；SVC：上腔静脉；LPA：左肺动脉；RPA：右肺动脉；DA：动脉导管；ARCH：主动脉弓

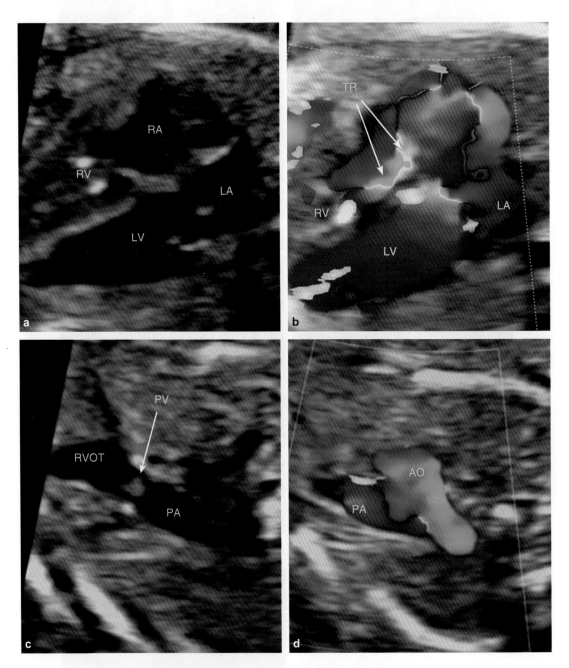

图 10-5　孕 21 周胎儿心脏室间隔完整的肺动脉闭锁、三尖瓣重度关闭不全

a：四腔心切面右室腔小，壁厚；b：彩色多普勒显示收缩期三尖瓣大量反流，室间隔未见过隔血流；c、d：右室流出道示右室漏斗部通畅，肺动脉瓣呈条索样回声，无启闭运动，彩色多普勒显示肺动脉内可见反向血流，右室和肺动脉之间无直接交通

RA：右房；RV：右室；LA：左房；LV：左室；PA：肺动脉；AO：主动脉；RVOT：右室流出道；TR：三尖瓣反流；PV：肺动脉瓣

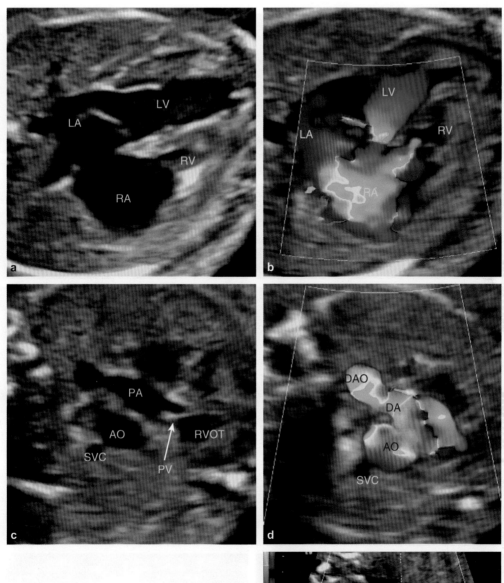

图 10-6 孕 24 周胎儿心脏室间隔完整的肺动脉闭锁、三尖瓣重度关闭不全、静脉导管 a 波反向

a：四腔心切面右室腔小，壁厚，卵圆孔大；b：彩色多普勒显示收缩期三尖瓣大量反流，室间隔未见过隔血流；c：右室流出道示右室漏斗部通畅，肺动脉瓣呈膜性闭锁，无启闭运动；d：彩色多普勒显示肺动脉内见源于动脉导管的反向血流，右室和肺动脉之间无直接交通；e：静脉导管 a 波反向

RA：右房；RV：右室；LA：左房；LV：左室；PA：肺动脉；AO：主动脉；RVOT：右室流出道；PV：肺动脉瓣；DV：动脉导管；SVC：上腔静脉

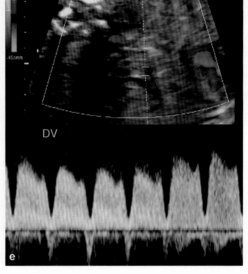

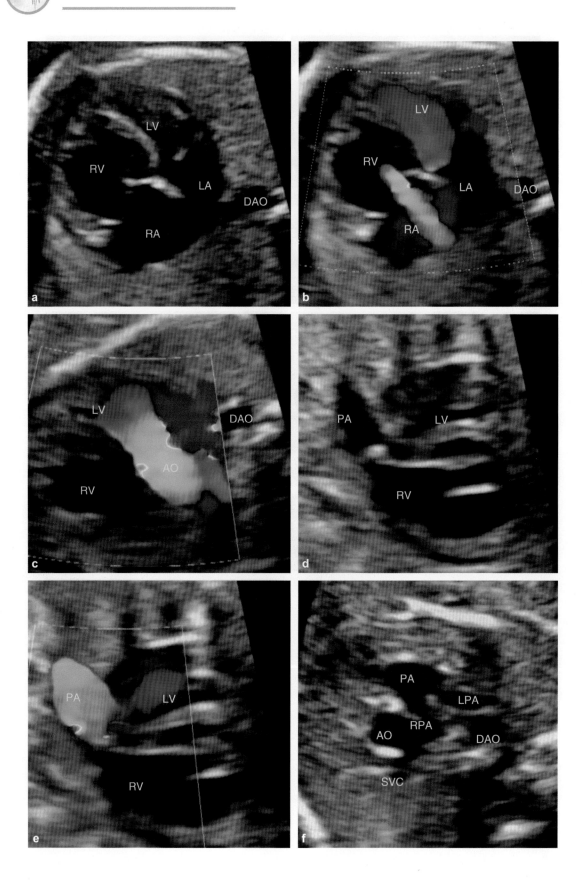

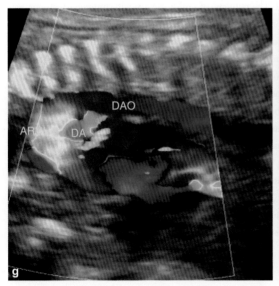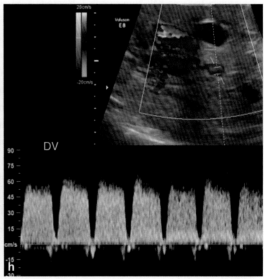

图 10-7 孕 24 周胎儿心脏室间隔完整的肺动脉闭锁、三尖瓣中度关闭不全、静脉导管 a 波反向

a、b:四腔心切面,右房右室扩大,室间隔向左室侧膨出,三尖瓣反流明显;c:左室流出道通畅;d、e:右室流出道切面肺动脉瓣增厚,回声增强,肺动脉内血流为动脉导管逆灌;f:三血管切面未见异常;g:动脉导管内血流逆灌;h:静脉导管频谱显示 a 波反向

RA:右房;RV:右室;LA:左房;LV:左室;PA:肺动脉;AO:主动脉;SVC:上腔静脉;DAO:降主动脉;ARCH:主动脉弓;DV:静脉导管;LPA:左肺动脉;RPA:右肺动脉

五、预后评估

PA/IVS 患儿如不手术治疗,50% 于 2 周内死亡,85% 于 6 个月内死亡。手术方式有双心室修补、一个半心室修补和单心室修补。治疗目的是建立右室-肺动脉通道,增加肺血供,提高血氧饱和度,改善发绀。

详细评估右室大小、三尖瓣环大小和是否存在右室-冠状动脉交通对手术方式的选择至关重要[6]。右室腔及三尖瓣环足够大,没有右室依赖冠脉循环,可行双心室修补,即解除右室流出道梗阻,建立右室-肺动脉连接。双心室修补的死亡率一般多发生在前 6 个月,长期死亡率较低[7,8]。日本一项研究双心室修补后 14 年存活率约 86%[8]。

一个半心室修补,即解除右室流出道梗阻,下腔静脉通过右室供应肺循环,上腔静脉与肺动脉通过腔肺吻合供应肺循环。Numata 等[8]研究表明,术后 5 年和 10 年在活动耐力方面一个半心室修补与单心室修补无明显差别,而且一个半心室修补的房性心律失常多见。

单心室修补,即 Fontan 手术,对于右室依赖冠脉循环的患者,不能行右室减压术,需行单心室修补。

——— 参 考 文 献 ———

[1] Daubeney PEF,Delany DJ,Anderson RH,et al. Pulmonary atresia with intact ventricular septum.Range of morphology in a population-based study. J Am Coll Cardiol,2002,39:1670-1679.

［2］ Ekman Joelsson BM,Sunnegardh J,Hanseus K,et al. The outcome of children born with pulmonary atresia and intact ventricular septum in Sweden from 1980 to 1999. Scand Cardiovasc J,2001,35:192-198.

［3］ Dyamenahalli U,McCrindle B,McDonald C,et al. Pulmonary atresia with intact ventricular septum: management of,and outcomes for,a cohort of 210 consecutive patients. Cardiol Young,2004,12:299-308.

［4］ Cha HH,Choo YS,Seong WJ. Prenatal diagnosis of multiple ventriculocoronary connections in pulmonary atresia with an intact ventricular septum:A case report. J Obstet Gynaecol Res,2015,41 (8):1278-1281.

［5］ Freedom RM,Anderson RH,Perrin D. The significance of ventriculo-coronary arterial connections in the setting of pulmonary atresia with an intact ventricular septum. Cardiol Young,2005,15:447-468.

［6］ LI FF,DU XL,CHEN S. Biventricular Repair versus Uni-ventricular Repair for Pulmonary Atresia with Intact Ventrical Septum:A Systematic Review. J Huazhong Univ Sci Technol Med Sci,2015,35 (5):656-661.

［7］ Mishima A,Asano M,Sasaki S,et al. Long-term outcome for right heart function after biventricular repair of pulmonary atresia and intact ventricular septum. Jpn J Thorac Cardiovasc Surg,2000,48:145-152.

［8］ Numata S,Uemura H,Yagihara T,et al. Long-term functional results of the one and one half ventricular repair for the spectrum of patients with pulmonary atresia/stenosis with intact ventricular septum. Eur J Cardiothorac Surg,2003,24:516-520.

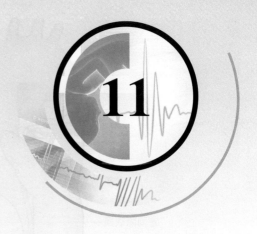

第十一章

法洛四联症

第一节 法洛四联症

法洛四联症(tetralogy of Fallot,TOF),早在 1671 年 Stenson 首次描述此病,1888 年 Fallot 详细描述该病病理特征包括:肺动脉狭窄、室间隔缺损、主动脉骑跨和右心室肥厚(图 11-1)。1924 年 Abbott 和 Dawson 将其命名为"法洛四联症"。法洛四联症为最常见的发绀型先天性心脏病,在出生活婴中约占 0.326‰[1,2],约占先天性心脏病的 10%。男性较女性略多见。约 15% 的法洛四联症合并染色体 22q11 微缺失。

一、胚胎学发生机制

法洛四联症属于圆锥动脉干畸形的范畴,与神经嵴细胞迁移异常有关。胚胎发育早期,原始心脏动脉干和心球内出现一对螺旋形纵行嵴,相对生长,延续为螺旋形主-肺动脉间隔,将动脉干和心球远段分为主动脉和肺动脉。右室与肺动脉相连通,左室与主动脉相连通。心球中段被分隔为右室侧的漏斗部和左室侧的主动脉前庭。如果胚胎时期出现分隔移位,主-肺动脉间隔向左移位,同时旋转不完全,将会导致不同程度的右室漏斗部及肺动脉狭窄,主动脉则向右、前移位,形成对位不良型室间隔缺损。右心室肥厚则是继发性改变,最终形成法洛四联症。

二、病理解剖

正常心脏右室流出部为全肌性结构,为肺动脉瓣提供支撑,肌性流出部间隔恰恰位于隔缘束的前支和后支之间,而法洛四联症胚胎学发生本质是圆锥间隔(流出间隔)移位。

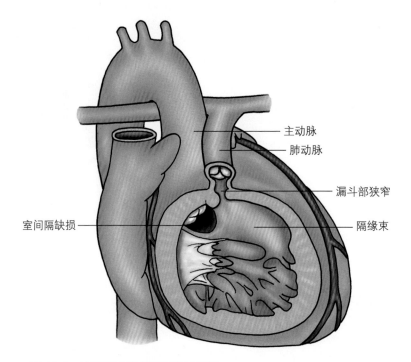

图 11-1 法洛四联症病理解剖示意图

Van Praagh 将法洛四联症的特征概括为单联征,即流出间隔的左前移位,由此产生漏斗部狭窄、室间隔缺损及主动脉骑跨[3]。Anderson 认为法洛四联症一方面为流出间隔向左前方移位,与前支融合,造成漏斗部狭窄,同时对位不良的流出间隔与排列异常的隔壁小梁(septoparietal trabeculation)两者的挤压,也是造成漏斗部狭窄的一个重要因素[4](图 11-2)。

1. 右室流出道梗阻 大部分法洛四联症患者均有漏斗部狭窄,主要是流出间隔向前、上、左移位所致(图 11-3)。通常右室漏斗部比正常时略长。漏斗部多为局限性狭窄,也可为弥漫的管状狭窄。另外,部分患者漏斗部发育不良或缺如。

75% 的患者存在一定程度的肺动脉瓣狭窄,约 2/3 为肺动脉瓣二叶瓣,有的为瓣叶交界区融合而狭窄,瓣膜面积通常比主动脉瓣面积小,常增厚、粘连。法洛四联症合并肺动脉瓣缺如占 3%~6%[5]。

主肺动脉通常狭窄,窄于主动脉。肺动脉分支狭窄常发生于左右肺动脉起始部,分支细窄往往提示病变严重。另外,一侧肺动脉缺如(尤其是左肺动脉)可见,该侧肺由动脉导管或体肺侧支供血。

2. 室间隔缺损 多为单发,较大,为非限制性,大小与主动脉根部直径相当。约 80% 室间隔缺损位于膜周部,不同于单纯膜周部室间隔缺损,其特征是流出间隔向左、前、上方移位,圆锥间隔与其他部分间隔对位不良(图 11-3)。限制性室间隔缺损约占 1.5%。

室间隔缺损位于骑跨的主动脉下、隔缘束两支之间,缺损上缘是主动脉瓣;前上缘为左前移位的圆锥间隔;前缘是隔缘束前支;下缘是隔缘束后支;约 4/5 的患者缺损后下缘为主动脉瓣和三尖瓣的纤维连接(是定义室间隔缺损为膜周型的原因),约 1/5 缺损后下缘与三尖瓣之间有肌性组织(心室漏斗皱褶与隔缘束后支相延续)[5-7]。圆锥间隔发育不良时缺损向肺动脉瓣下延伸,当圆锥间隔完全缺失时,缺损为双动脉下型,常见于亚洲和南美地区。

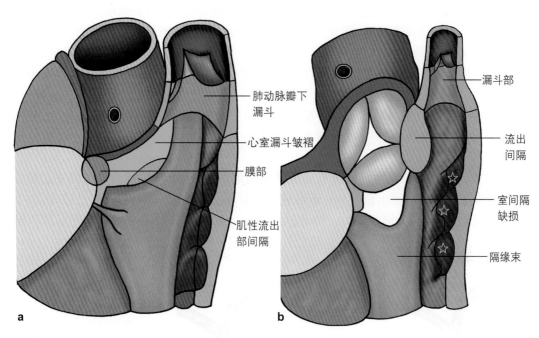

图 11-2　法洛四联症右室漏斗部狭窄示意图

a：正常右室流出道；b：法洛四联症右室流出道。星号示隔壁小梁

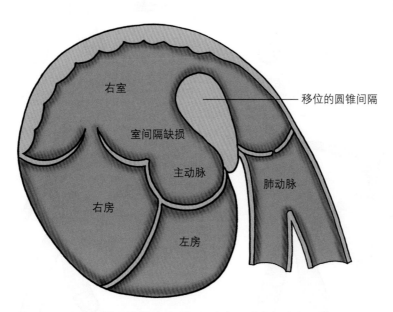

图 11-3　法洛四联症圆锥间隔移位导致右室漏斗部狭窄和对位不良型室间隔缺损示意图

3%~15% 的法洛四联症合并肌部或流入部室间隔缺损[8]。

3. 主动脉骑跨 流出间隔移位、主动脉根部顺钟向转位(自心尖观察)和主动脉增宽右移导致主动脉不同程度骑跨,部分主动脉瓣结构被右室侧的隔缘束成分支撑,骑跨率多数为 50% 左右。多数学者认为主动脉骑跨率大于 50% 诊断为右室双出口。简单来说,右室双出口特指心室动脉连接异常,而法洛四联症的本质是流出间隔的移位和隔壁小梁肥厚。

4. 右心室肥厚 是继发性改变。胎儿时期因非限制性室间隔缺损分流,左、右室压力基本相等,右室壁厚度与左室壁相当。出生后右室厚度增加,与右室压力负荷呈正相关。

5. 冠状动脉 约 9% 的 TOF 伴有冠状动脉畸形(**图 11-4**),常见的为左前降支起源于右冠状动脉并横跨右室流出道(3%),还可见双左前降支(1.8%)、单一右冠状动脉(0.3%)、单一左冠状动脉(0.2%)、冠状动脉 - 肺动脉瘘(0.2%)等。也有报道左冠状动脉起源于肺动脉[9,10]。

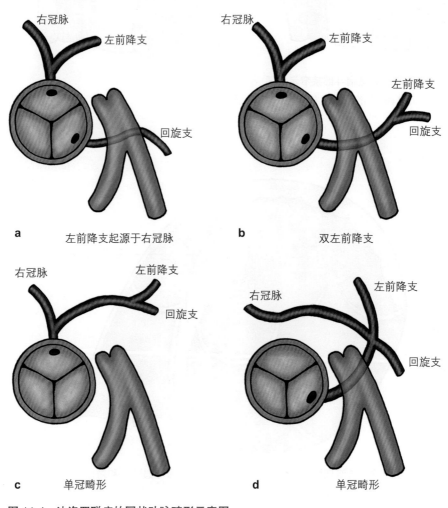

| a | 左前降支起源于右冠脉 | b | 双左前降支 |
| c | 单冠畸形 | d | 单冠畸形 |

图 11-4 法洛四联症的冠状动脉畸形示意图

6. **动脉导管** TOF 的动脉导管小。约 30% 法洛四联症患者动脉导管缺如,而且在右位主动脉弓时更常见。约 70% 动脉导管存在,动脉导管形态变异性较大。右室流出道梗阻为轻、中度时,胎儿时期动脉导管内为肺动脉流向主动脉的单向血流,动脉导管形态一般正常;右室流出道梗阻严重时,胎儿时期动脉导管内为以主动脉流向肺动脉为主的双向血流。

TOF 合并肺动脉瓣缺如时,动脉导管通常缺如(详见本章第二节)。

7. **其他畸形** 约 25% 合并右位主动脉弓,90% 的右位主动脉弓合并镜像分支。

约 3.5% 患者合并较大的体肺侧支动脉,是根治手术所要关注的重要问题,根治术后顽固性肺损伤和充血性心力衰竭主要是体肺侧支引起的。

TOF 合并完全型房室间隔缺损约占 1.7%,Rastelli C 型多见。

TOF 还可合并卵圆孔未闭、房间隔缺损、永存左上腔静脉。

三、病理生理

胎儿期,胎儿依靠胎盘进行气体交换,胎儿肺脏呈高阻状态,TOF 胎儿即使存在右心室流出道梗阻,妊娠期对胎儿血液循环无明显影响;当肺动脉狭窄致肺血流量严重减少时,可通过动脉导管逆灌供血。

出生后,血流动力学的改变与右室流出道梗阻程度有关。肺动脉轻度狭窄,室水平为左向右为主分流,血液进入肺循环受阻较轻,发绀较轻。肺动脉狭窄较重,室水平为右向左为主分流,肺循环低灌注,发绀较重。严重法洛四联症患者通常需要保持动脉导管开放来改善肺部供血。

四、超声心动图表现

胎儿法洛四联症四腔心切面多正常,四个心腔大小基本对称,室壁厚度正常(图 11-5a、图 11-6a),如果室间隔缺损较大且向流入道方向延伸,四腔心切面可显示室间隔上部回声失落。

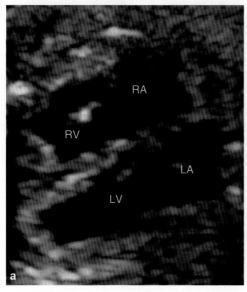
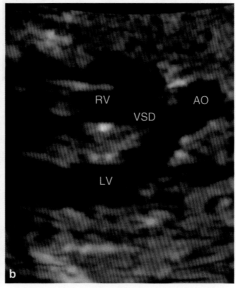

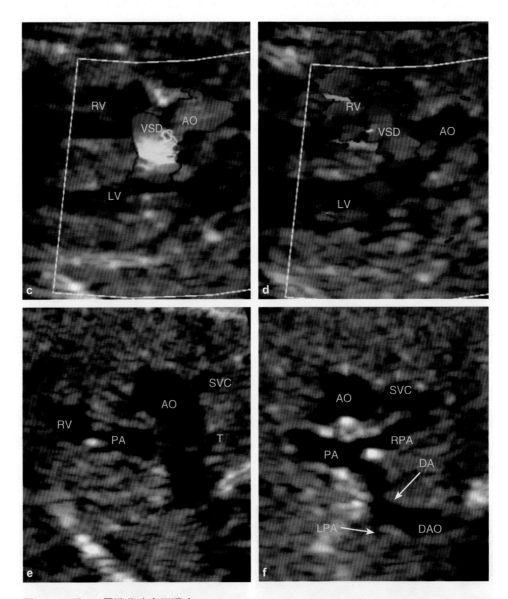

图 11-5　孕 27 周胎儿法洛四联症

a：四腔心切面左、右房室大小基本对称，左、右室壁厚度相似，室间隔连续完整；b：左室流出道切面显示室间隔上部与主动脉前壁连续中断，主动脉前移，骑跨于室间隔，骑跨率约 50%；c、d：彩色多普勒显示室间隔缺损处可见双向分流；e：右室流出道切面显示漏斗部及肺动脉狭窄，内径明显窄于主动脉，肺动脉瓣回声增强，主动脉弓为左位；f：三血管切面示：三血管大小、分布、排列均异常，主动脉增宽、前移，肺动脉及其左右分支内径窄，并有动脉导管与肺动脉相连

LA：左房；LV：左室；RA：右房；RV：右室；AO：主动脉；VSD：室间隔缺损；PA：肺动脉；SVC：上腔静脉；RPA：右肺动脉；LPA：左肺动脉；DA：动脉导管；DAO：降主动脉；T：气管

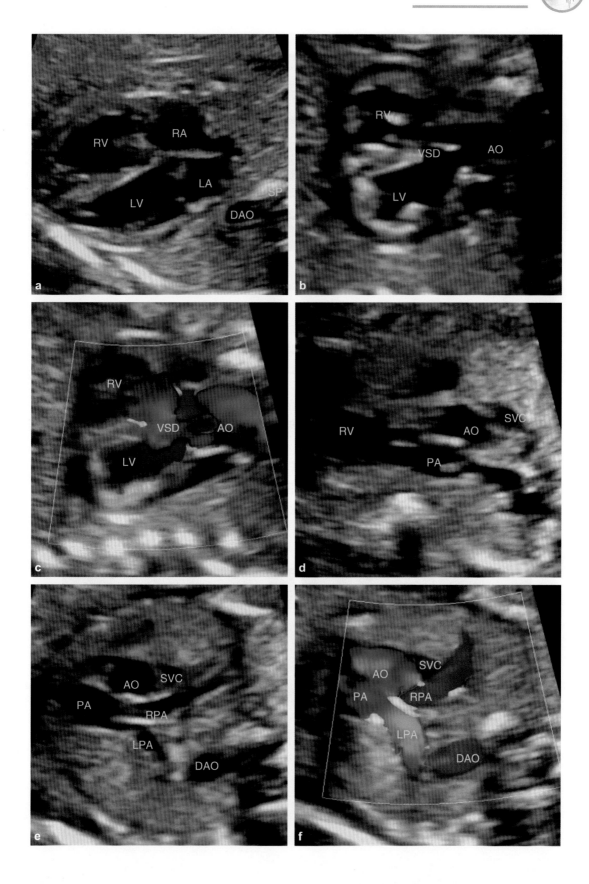

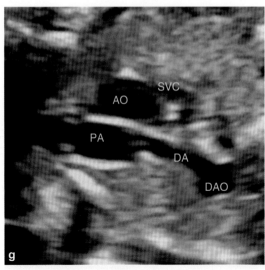
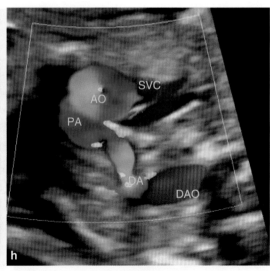

图 11-6　孕 25 周胎儿心脏法洛四联症

a：四腔心切面未见异常；b：左室流出道切面显示室间隔上部连续中断，主动脉骑跨于室间隔，骑跨率约
50%；c：彩色多普勒显示室间隔缺损处见双向分流；d：肺动脉发自右室；e、f：三血管 - 肺动脉分支水平：切面
肺动脉内径稍窄，左右肺动脉发育可，血流充填良好；g、h：三血管切面肺动脉内径窄于主动脉，动脉导管显
示良好，内见前向血流

LA：左房；RA：右房；LV：左室；RV：右室；VSD：室间隔缺损；AO：主动脉；PA：肺动脉；SVC：上腔静脉；
DAO：降主动脉；LPA：左肺动脉；RPA：右肺动脉；DA：动脉导管；SP：脊柱

　　左室流出道切面显示主动脉前壁与室间隔上部连续中断，缺损较大，主动脉增宽、前移，
骑跨于室间隔（图 11-5b、图 11-6b、图 11-7b、图 11-8a、图 11-9a），彩色多普勒显示连续中
断处双向分流（图 11-5c、d，图 11-6c）。主动脉后壁与二尖瓣之间存在纤维连接，不同于室
间隔缺损位于主动脉瓣下的右室双出口。

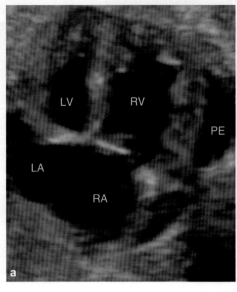
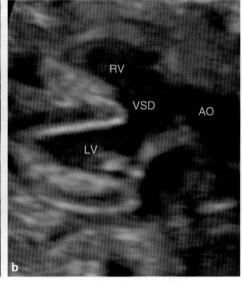

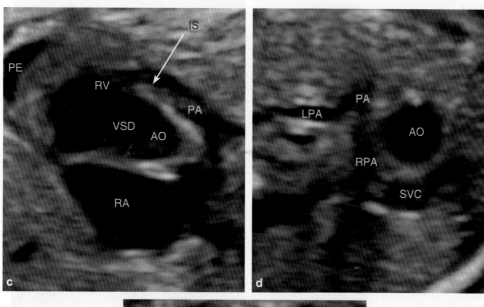

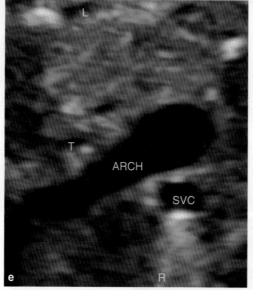

图 11-7 孕 28 周胎儿法洛四联症、右位主动脉弓、少量心包积液
a:四腔心切面室间隔连续完整,各房室大小对称,右室游离壁之外心包腔内可见少量液性暗区;
b:左室流出道切面室间隔上部连续中断,主动脉骑跨于室间隔;c:大动脉短轴切面圆锥间隔向左
移位致使右室漏斗部明显狭窄,肺动脉明显狭窄,圆锥隔移位还导致室间隔缺损,缺损位于膜周
部;d:三血管切面主动脉明显增宽前移,肺动脉及其左右分支内径细窄,肺动脉、主动脉、上腔静脉
排列呈三角形;e:三血管-主动脉弓切面示主动脉弓位于气管右侧走行,与上腔静脉位于同侧
LA:左房;LV:左室;RA:右房;RV:右室;VSD:室间隔缺损;IS:圆锥间隔;PA:肺动脉;AO:主动脉;
SVC:上腔静脉;RPA:右肺动脉;LPA:左肺动脉;T:气管;ARCH:主动脉弓;PE:心包积液

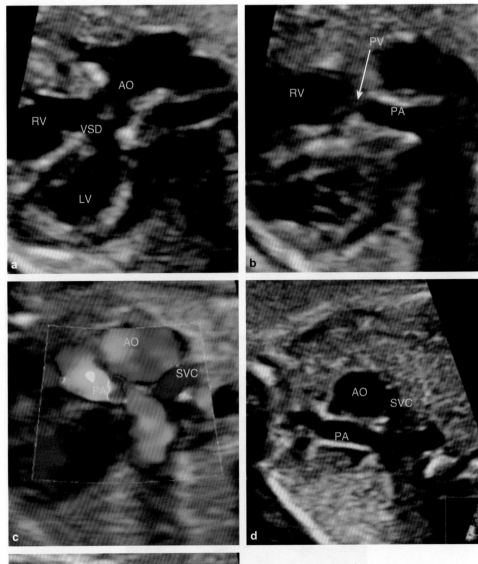

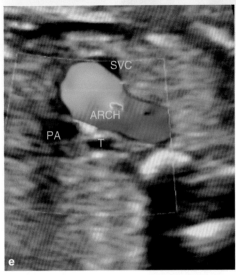

图 11-8　孕 28 周胎儿心脏法洛四联症、右位主动脉弓（镜像分支）

a：左室流出道切面显示室间隔上部连续中断，主动脉骑跨于室间隔，骑跨率约 50%；b：右室流出道切面见肺动脉发自解剖学右室，右室漏斗部尚通畅，肺动脉内径明显窄；c：彩色多普勒显示肺动脉内血流明亮；d：三血管切面显示主动脉增宽、前移，三血管呈"三角形"排列；e：主动脉弓气管切面显示主动脉弓靠近上腔静脉侧，位于气管右侧走行

LV：左室；RV：右室；VSD：室间隔缺损；AO：主动脉；PA：肺动脉；SVC：上腔静脉；T：气管；ARCH：主动脉弓；PV：肺动脉瓣

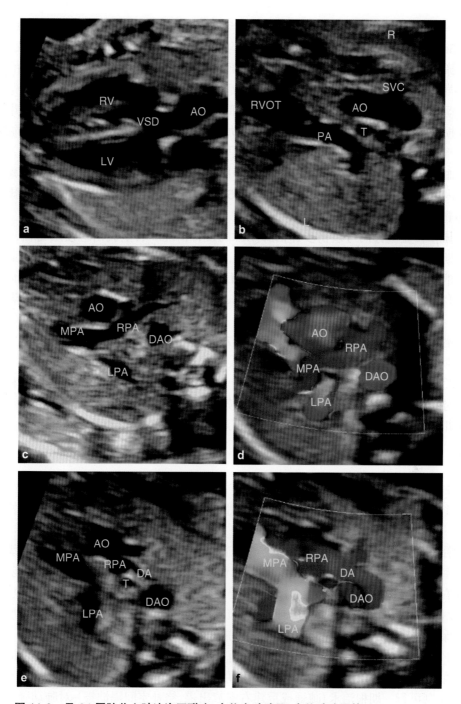

图 11-9　孕 24 周胎儿心脏法洛四联症、右位主动脉弓、右位动脉导管

a:左室流出道切面显示室间隔上部连续中断,主动脉骑跨于室间隔,骑跨率约 50%;
b:右室流出道切面见肺动脉发自解剖学右室,右室漏斗部通畅,肺动脉内径明显窄,主动脉弓走行于气管右侧;c:三血管切面显示主动脉增宽、前移,主肺动脉及其左右分支内径窄;d:主肺动脉及其左右分支前向血流良好;e:较细的动脉导管连于降主动脉和右肺动脉起始部,位于气管右侧;f:彩色多普勒显示动脉导管内反向血流为主

LV:左室;RV:右室;VSD:室间隔缺损;AO:主动脉;PA:肺动脉;SVC:上腔静脉;T:气管;DAO:降主动脉;LPA:左肺动脉;RPA:右肺动脉;DA:动脉导管;RVOT:右室流出道

右室流出道及大动脉短轴切面显示漏斗部及肺动脉瓣环狭窄,肺动脉瓣回声增强(图 11-5e),部分病例主肺动脉及其左右分支均窄(图 11-7d)。右室流出道局限性狭窄时,可见肺动脉瓣与漏斗口之间的第三心室。漏斗部还可呈弥漫性管状狭窄。轻度狭窄的肺动脉内为前向血流,如果肺动脉内见反向血流,多提示病变严重。

大动脉短轴切面可显示对位不良的圆锥间隔向左、前移位,致使漏斗部狭窄,并可见室间隔缺损(图 11-7c),缺损在 9~11 点处。肺动脉内径窄于主动脉,若小于主动脉的 50% 提示病变严重,出生后需保持动脉导管开放,尽早进行手术干预。

三血管切面显示肺动脉、主动脉、上腔静脉大小、分布、排列异常。主动脉增宽、前移,肺动脉内径窄,三者呈"三角形"排列(图 11-5f、图 11-8d)。肺动脉内径窄于主动脉是诊断 TOF 的重要指标。

动脉导管血流方向可以初步评估肺动脉的发育情况。右室流出道梗阻为轻、中度时,胎儿时期血流方向为右向左分流(图 11-6h),通常出生后可行一期根治术;右室流出道梗阻严重时,分流方向为左向右为主(图 11-9f),但尚能见肺动脉瓣的前向血流,预示病变严重,可能需要先行姑息性手术再行根治术,出生后需立即使用前列腺素保持动脉导管开放。

法洛四联症合并右位主动脉弓时(图 11-7e、图 11-8e、图 11-9b),应同时关注主动脉弓分支异常的类型及动脉导管的位置(图 11-9e、f),观察是否存在动脉导管变异。

应关注室间隔肌部的扫查,保持声束方向与室间隔垂直,运用横位四腔心切面和心室短轴切面对室间隔前后方位及上下方位仔细连续扫查。

胎儿期冠状动脉显像困难,出生后需认真观察冠脉的解剖、起源及走行。

五、预后评估

TOF 预后与肺动脉狭窄严重程度有关。严重狭窄不予手术治疗 1 年死亡率约 25%,多于 1 个月内死亡。但 TOF 术后预后良好,手术死亡率低,约 1%~2%,而且术后长期存活率高。

修补室间隔缺损的关键是保持两个流出道通畅,避免残余分流和损伤传导组织。过去重视右室流出道的疏通,但忽略了远期肺动脉瓣反流和右室流出道切开对右室功能的影响,可引起右室扩大、右室功能减低、心律失常、猝死以及心室之间相互作用引起左室功能不全等,因此目前根治的关键在于良好疏通右室流出道同时又最大程度避免肺动脉瓣反流。故近年来保留肺动脉瓣环的法洛四联症根治术得到外科医师的推崇。

TOF 手术治疗方案与肺动脉狭窄程度有关:术前肺动脉超声评估一般用"McGoon 比值",即左、右肺动脉直径之和除以膈水平降主动脉直径。如果 McGoon 比值大于 1.2(正常大于 2.0),则可行一期根治术(疏通或重建右室流出道,修补室间隔缺损);对肺动脉分支严重发育不良者通常先建立体 - 肺分流(常用 Blalock-Taussig 分流术),待肺动脉发育改善后再行二期根治术。

术前还应测量左室舒张末容积指数,即左室舒张末容积除以体表面积,如果 $\geqslant 30ml/m^2$,行根治手术效果良好。左室舒张末容积过小易出现术后低心排血量。

参 考 文 献

［1］Loffredo CA. Epidemiology of cardiovascular malformations:prevalence and risk factors. Am J Med Genet, 2000,97:319-325.

［2］Hoffman JI,Kaplan S. The incidence of congenital heart disease. J Am Coll Cardiol,2002,39:1890-1900.

［3］Van Praagh R. The first Stella Van Praagh memorial lecture:the history and anatomy of tetralogy of Fallot. Semin Thorac Cardiovasc Surg Pediatr Card Surg Annu,2009:19-38.

［4］Anderson RH,Jacobs ML. The anatomy of tetralogy of Fallot with pulmonary stenosis. Cardiol Young,2008, 18:12-21.

［5］Shinebourne EA,Babu-Narayan SV,Carvalho JS. Tetralogy of Fallot:from fetus to adult. Heart,2006,92:1353-1359.

［6］Anderson RH,Weinberg PM. The clinical anatomy of tetralogy of Fallot. Cardiol Young,2005,15:38-47.

［7］Anderson RH,Allwork SP,Ho SY,et al:Surgical anatomy of tetralogy of Fallot. J Thorac Cardiovasc Surg, 1981,81:887-896.

［8］Poon LCY,Huggon IC,Zidere V,et al. Tetralogy of Fallot in the fetus in the current era. Ultrasound Obstet Gynecol,2007,29:625-627.

［9］Carretero J,Rissech M,Mortera C,et al. Aortic origin of the left pulmonary artery in an infant with Fallot's tetralogy. Rev Esp Cardiol,2005,58:1124-1126.

［10］Shiraishi I,Yamagishi M,Toiyama K,et al. Coronary artery obstruction due to membranous ridge of the right sinus valsalva associated with tetralogy of Fallot:syncope mimics anoxic spell. Ann Thorac Surg,2004,77: 321-322.

第二节　法洛四联症合并肺动脉瓣缺如

先天性肺动脉瓣缺如（absence of the pulmonary valve）是一种罕见的先天性心脏病,其特征为肺动脉瓣完全缺如或仅有残留的嵴状结构和小结节样纤维组织。多数合并法洛四联症[1], 占法洛四联症的 3%~6%。本节重点讨论法洛四联症合并肺动脉瓣缺如。

法洛四联症合并肺动脉瓣缺如（tetralogy of Fallot with absent pulmonary valve syndrome, TOF/APVS）是法洛四联症的一个亚型（图 11-10）。占先天性心脏病的 0.2%~0.4%。21%~ 38% 的 TOF/APVS 合并有染色体 22q11 微缺失[2,3]。

一、病理解剖

TOF/APVS 的室间隔缺损特征为非限制性、对位不良型。漏斗部通常不狭窄,趋于发生一定程度的延长和管状化。肺动脉瓣缺如或仅残留嵴状原始肺动脉瓣结构,没有真正的肺动脉瓣。肺动脉瓣环狭窄。主肺动脉及其分支呈瘤样扩张,瘤样扩张的肺动脉可压迫气道、食管和肺脏。多数动脉导管缺如。右室明显扩张,三尖瓣环不同程度扩张。

TOF/APVS 可合并肺动脉分支起源异常、主动脉缩窄、完全性肺静脉异位连接等。

二、病理生理

肺动脉瓣缺如患者收缩期射入肺动脉的血液,于舒张期反流至右室,右室容量负荷明显增加。肺动脉反流严重者可引起右心衰竭、胎儿水肿,甚至胎死宫内。因扩张的肺动脉压迫

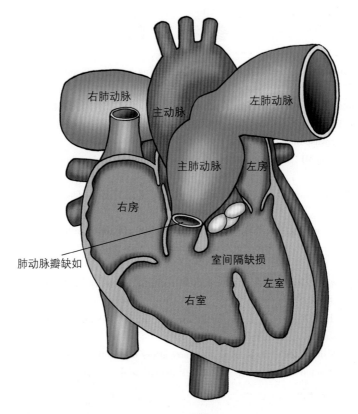

图 11-10　法洛四联症合并肺动脉瓣缺如示意图

气道,产后约半数的 TOF/APVS 患者存在新生儿呼吸窘迫。

三、超声心动图表现

除具有法洛四联症的室间隔缺损、主动脉骑跨于室间隔等特点外,其超声表现还有:四腔心切面显示右室扩张,三尖瓣环不同程度扩张,彩色多普勒显示收缩期三尖瓣反流,反流程度与三尖瓣环扩张程度有关。右室流出道切面肺动脉瓣环狭窄,小于主动脉瓣环内径,肺动脉瓣缺如或仅见原始肺动脉瓣残迹。肺动脉及其分支瘤样扩张。彩色多普勒显示收缩期肺动脉瓣环狭窄处高速五彩血流,舒张期肺动脉内血流反流至右室(**图 11-11~ 图 11-13**)。多数动脉导管缺如。

附小儿心脏法洛四联症合并肺动脉瓣缺如 1 例(**图 11-14**)。

四、预后评估

胎儿肺动脉反流严重者可引起右心衰竭、胎儿水肿,甚至胎死宫内。

出生后,TOF/APVS 较单纯的法洛四联症预后差,多数是由于气道受压和肺部病变。伴有呼吸窘迫综合征的患儿手术死亡率高达 50%[4]。术后 10 年存活率 79%~87%[4,5]。

手术通常是切除扩张的肺动脉,植入同种带瓣管道,解除对气道、食管及肺脏的压迫,修补室间隔缺损。

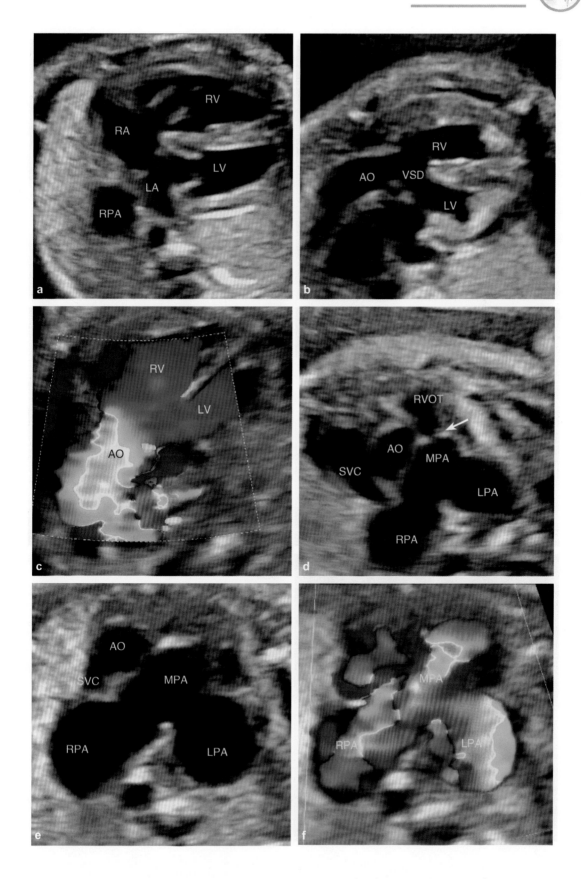

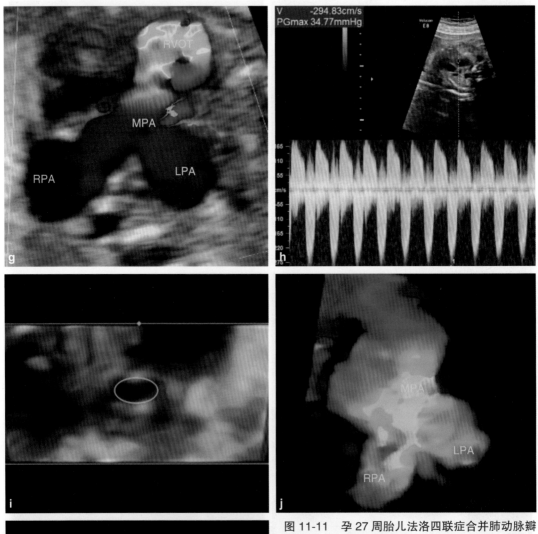

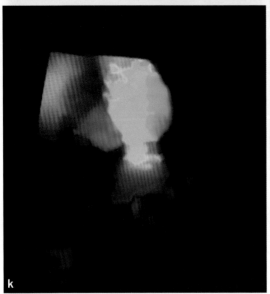

图 11-11 孕 27 周胎儿法洛四联症合并肺动脉瓣缺如

a:四腔心切面心轴左偏,心室右袢,室间隔连续完整,心房后方可探及扩张的部分右肺动脉结构;b:左室流出道切面室间隔上部与主动脉前壁之间连续中断,主动脉骑跨于室间隔,骑跨率约 50%;c:右室内血流部分通过室间隔缺损入主动脉;d:肺动脉瓣环狭窄,瓣环位置可见凸出的峰状结构,未见瓣膜结构,肺动脉主干及其左右分支明显扩张;e:三血管切面清晰显示扩张的肺动脉主干及其左右分支,主动脉前移;f:收缩期肺动脉瓣环狭窄处可见湍流;g:舒张期肺动脉内血流反流至右室;h:频谱多普勒测肺动脉内双期双向频谱,收缩期前向血流速度增高;i:STIC 立体成像显示肺动脉瓣口为狭窄的环形结构,未见瓣膜结构;j、k:STIC 结合彩色多普勒显示右室和肺动脉之间自由往反的血流

LA:左房;LV:左室;RA:右房;RV:右室;VSD:室间隔缺损;MPA:主肺动脉;AO:主动脉;SVC:上腔静脉;RPA:右肺动脉;LPA:左肺动脉;RVOT:右室流出道

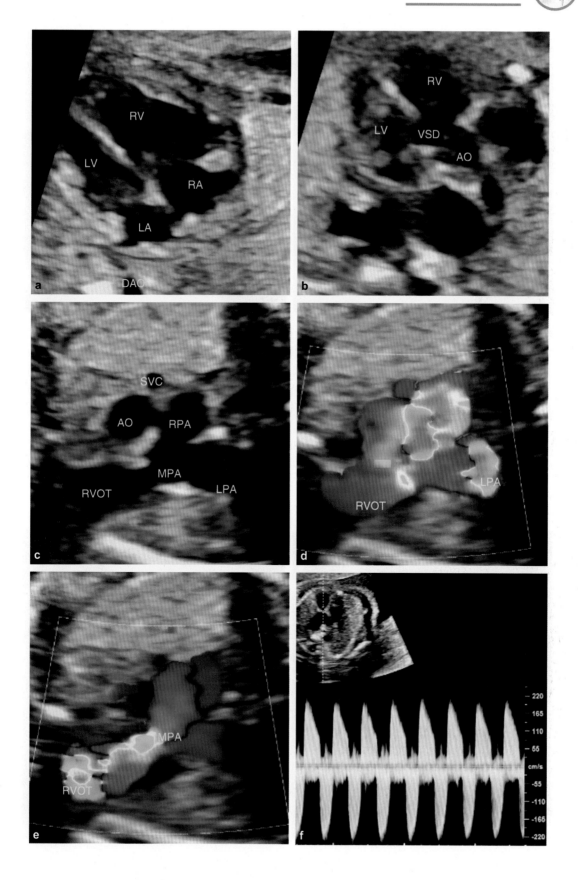

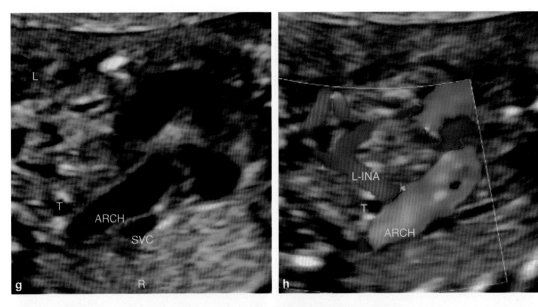

图 11-12　孕 23 周胎儿法洛四联症合并肺动脉瓣缺如、右位主动脉弓（镜像分支）

a：四腔心切面右心比例大，室间隔连续完整；b：左室流出道切面室间隔上部与主动脉前壁之间连续中断，主动脉骑跨于室间隔，骑跨率约 50%；c：右室流出道漏斗部通畅，肺动脉瓣环狭窄，未见瓣膜结构，肺动脉主干及其左、右分支明显扩张；d、e：右室和肺动脉之间的自由往反血流；f：频谱多普勒测肺动脉内双期双向频谱，收缩期前向血流速度增高；g：主动脉弓走行于气管右侧；h：主动脉弓发出向左走行的无名动脉，再次分为两个分支

LA：左房；LV：左室；RA：右房；RV：右室；VSD：室间隔缺损；PA：肺动脉；AO：主动脉；SVC：上腔静脉；MPA：主肺动脉；RPA：右肺动脉；LPA：左肺动脉；RVOT：右室流出道；T：气管；ARCH：主动脉弓；L-INA：左无名动脉；DAO：降主动脉

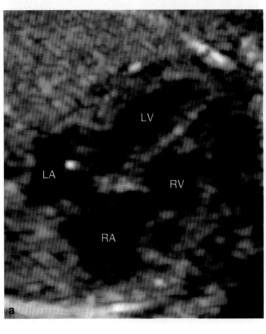

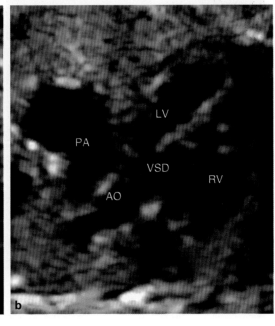

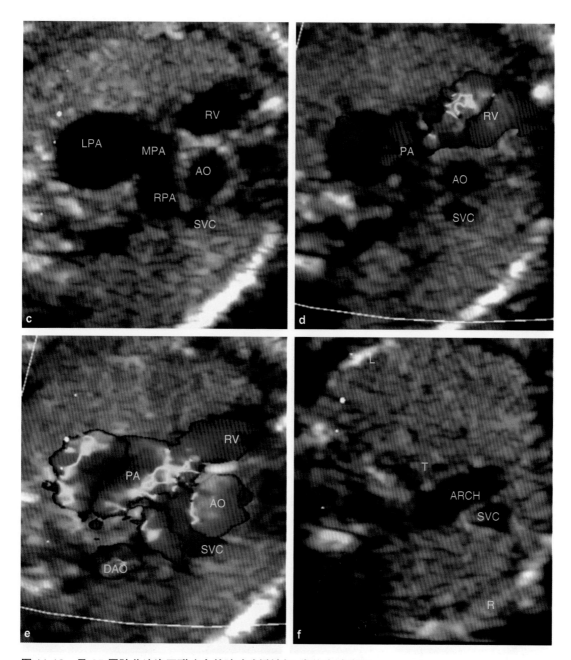

图 11-13　孕 25 周胎儿法洛四联症合并肺动脉瓣缺如、右位主动脉弓

a:四腔心切面右心比例稍大,室间隔连续完整;b:左室流出道切面室间隔上部与主动脉前壁之间连续中断,主动脉骑跨于室间隔;c:右室流出道切面漏斗部通畅,肺动脉瓣环狭窄,瓣环位置可见凸出的嵴状结构,未见瓣膜结构,肺动脉主干及其左、右分支明显扩张;d:彩色多普勒显示舒张期肺动脉内血流反流至右室;e:收缩期肺动脉瓣环狭窄处可见湍流;f:主动脉弓位于气管右侧走行,连接降主动脉

LA:左房;LV:左室;RA:右房;RV:右室;VSD:室间隔缺损;PA:肺动脉;AO:主动脉;SVC:上腔静脉;RPA:右肺动脉;LPA:左肺动脉;T:气管;ARCH:主动脉弓;DAO:降主动脉

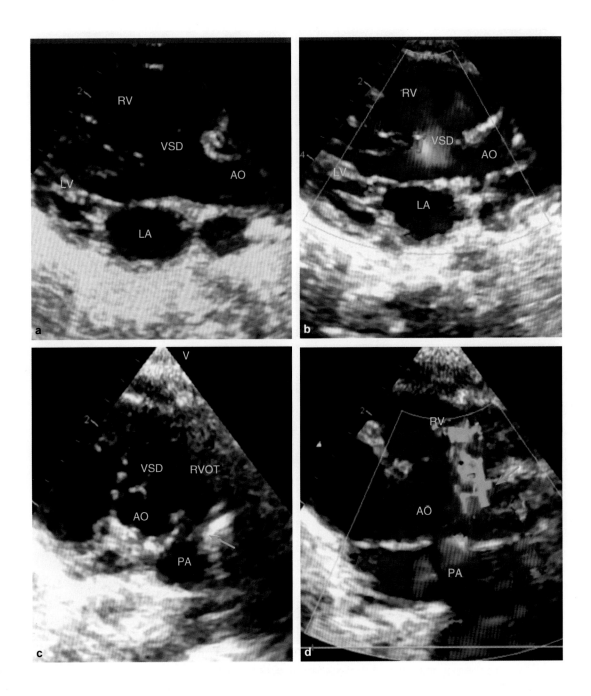

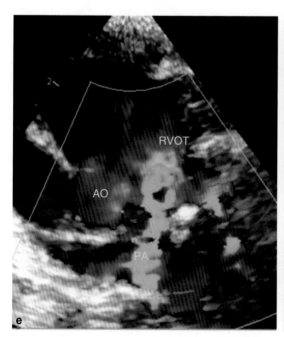 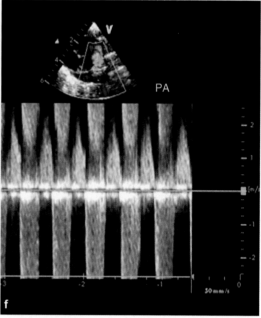

图 11-14 图 11-12 病例出生后复查,法洛四联症合并肺动脉瓣缺如

a、b:左室流出道切面见主动脉前壁与室间隔上部连续中断,主动脉增宽、前移,骑跨于室间隔,骑跨率约50%,彩色多普勒显示室间隔连续中断处的分流;c:右室流出道切面见肺动脉瓣环狭窄(绿色箭头所示),肺动脉内径窄后扩张;d、e:彩色多普勒显示肺动脉与右室流出道之间可见自由往复的血流,肺动脉跨瓣血流为高速湍流;f:频谱多普勒显示肺动脉内的收缩期和舒张期见双向血流

LA:左房;LV:左室;RV:右室;VSD:室间隔缺损;PA:肺动脉;AO:主动脉;RVOT:右室流出道

参 考 文 献

[1] Zucker N,Rozin I,Levitas A,et al. Clinical presentation,natural history,and outcome of patients with the absent pulmonary valve syndrome. Cardiol Young,2004,14:402-408.

[2] Galindo A,Gutierrez-Larraya F,Martinez JM,et al. Prenatal diagnosis and outcome for fetuses with congenital absence of the pulmonary valve. Ultrasound Obstet Gynecol,2006,28:32-39.

[3] Boudjemline Y,Fermont L,Le Bidois J,et al. Prevalence of 22q11 deletion in fetuses with conotruncal cardiac defects:a 6 year prospective study. J Pediatr,2001,138:520-524.

[4] Norgaard MA,Alphonso N,Newcomb AE,et al. Absent pulmonary valve syndrome.Surgical and clinical outcome with long-term follow-up. Eur J Cardiothorac Surg,2006,29(5):682-687.

[5] Alsoufi B,Williams WG,Hua Z,et al. Surgical outcomes in the treatment of patients with tetralogy of Fallot and absent pulmonary valve. Eur J Cardiothorac Surg,2007,31:354-359.

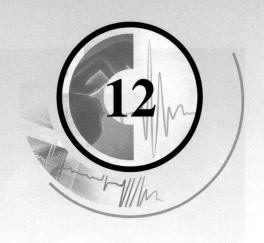

第十二章

室间隔缺损合并肺动脉闭锁

室间隔缺损合并肺动脉闭锁（pulmonary atresia with ventricular septal defect，PA/VSD）是指右心室和肺动脉的管腔连续中断，并伴有室间隔缺损的一种先天性心脏畸形。最初 Collett 和 Edwards 将其归为"永存动脉干Ⅳ型"[1]，而 Van Praagh 将其本质定义为"法洛四联症伴肺动脉闭锁"[2]，先天性心脏外科医生命名法委员会将其归属于"室间隔缺损合并肺动脉闭锁"[3]。在出生活婴中占 0.07‰，在先天性心脏病中占 1%~2%[4]。约 10% 的法洛四联症患者为 PA/VSD[5]，但是染色体 22q11 微缺失在 PA/VSD 中更常见。PA/VSD 中染色体 22q11 微缺失患者往往主肺动脉及其分支发育不良，部分患者有体 - 肺侧支动脉[6]。

一、胚胎学发生机制

PA/VSD 最简单的理解为法洛四联症的最严重型，胚胎发育过程中动脉干分隔不均，圆锥间隔向左前移位，导致室间隔缺损、主动脉骑跨、肺动脉严重肌性狭窄以致闭锁状态（图 12-1）。

严重者表现为主肺动脉或其主要分支闭锁，肺血供应依靠大的体 - 肺侧支动脉。胚胎发育过程中，肺有双重血供，一个为成对的原始背主动脉，另一个为第六对弓动脉发出分支形成的肺动脉。降主动脉上段发出分支形成支气管动脉。PA/VSD 的原始节间动脉参与体 - 肺侧支动脉形成。

二、病理解剖

PA/VSD 是法洛四联症的严重表现形式，闭锁可发生于漏斗部、瓣膜、肺动脉主干及其分支（图 12-2），或纵隔内肺动脉缺如。心内其他表现与法洛四联症相似，包括增宽前移的主动

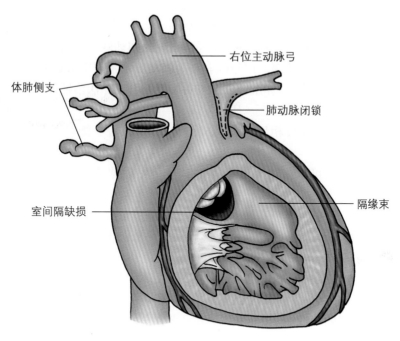

图 12-1　室间隔缺损合并肺动脉闭锁病理解剖示意图

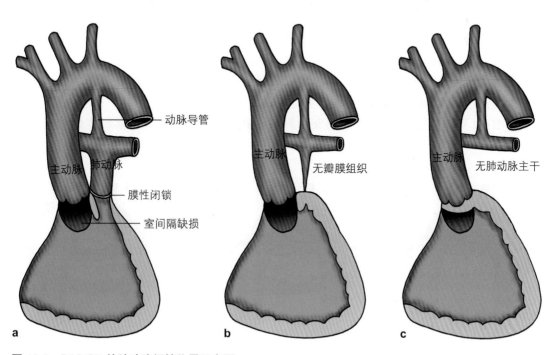

图 12-2　PA/VSD 的肺动脉闭锁位置示意图

脉、对位不良型室间隔缺损和右室壁异常肥厚。漏斗部闭锁是 PA/VSD 的最常见表现形式，是圆锥间隔极度左移所致，右室漏斗部表现为完全缺如。闭锁发生于瓣膜水平时，通常是较厚的纤维膜性闭锁，漏斗部一般存在，但往往狭窄。

1. 肺动脉　肺动脉的发育差异性很大，轻者表现为肺动脉主干及其左右分支存在但比正常发育差，肺动脉瓣呈闭锁状态。严重的表现为肺动脉主干闭锁或缺如，仅有纤维带样组织与漏斗部相连接。一般情况下，PA/VSD 的左右肺动脉分支比法洛四联症发育差。

若左右肺动脉存在，通常有共汇。研究发现，存在左右肺动脉共汇的患者约半数肺动脉可完全分布至 20 个肺动脉段；相反，大部分没有共汇的患者一侧或两侧肺动脉不能完全分布[7]。

左右肺动脉无共汇，可以由动脉导管供血，或一侧由动脉导管供血，另一侧由体肺侧支供血。

在极严重的情况下，心包内左右肺动脉缺如，肺血完全由体肺侧支供应。

2. 肺血供　肺动脉不同程度发育不良，血供主要来源于动脉导管和（或）体肺侧支动脉（major aortopulmonary collateral arteries，MAPCAs）。

Castaneda 等根据肺动脉发育情况将 PA/VSD 肺循环分为四个类型：

Ⅰ型：肺动脉发育良好，并可供应所有肺段，肺循环由动脉导管供血。闭锁位置多在肺动脉瓣处，可以是膜状闭锁或呈"鼠尾状"逐渐闭锁。少见右室流出道闭锁。肺动脉瓣及左右肺动脉发育尚可。

Ⅱ型：无主肺动脉，左右肺动脉及其共汇存在，左右肺动脉发育较好，肺部由动脉导管供血。动脉导管与肺动脉连接处可发生狭窄。

Ⅲ型：肺动脉发育不良，肺动脉闭锁可发生至纵隔内肺动脉分支共汇处，肺动脉左右分支可无连接。动脉导管细小甚至缺如，存在体肺侧支动脉，肺部为双重供血。

Ⅳ型：无自身肺动脉，体-肺侧支动脉供应所有肺段。

国际先天性心脏病命名系统将 PA/VSD 肺循环分为三种类型[3]（图 12-3）：

A 型：自身肺动脉存在，肺循环由动脉导管供血。

B 型：自身肺动脉和大的体肺侧支动脉均存在，肺循环由动脉导管和体肺侧支双重供血。

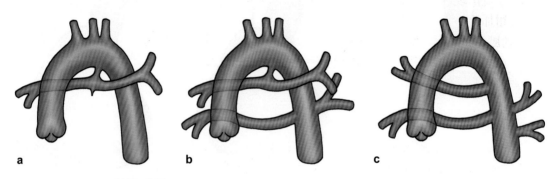

图 12-3　PA/VSD 肺循环分型

a:左右肺动脉汇合，动脉导管供血；b:动脉导管及体肺侧支供血；c:心包内肺动脉缺如，完全由体肺侧支供血

C 型:只有大的体肺侧支动脉,无自身肺动脉,肺循环由大的体肺侧支供血。

3. 体 - 肺侧支动脉　先天的体 - 肺侧支动脉直径一般较大,有时可大于 10mm。继发的体 - 肺侧支动脉一般较小、较多。大的体 - 肺侧支动脉一般为 1~6 支或更多,常发生于胸主动脉上段,亦可发生于主动脉的任意分支,如锁骨下动脉、肋间动脉、头臂动脉、乳内动脉、冠状动脉、支气管动脉或腹腔动脉等。体 - 肺侧支动脉一般走行迂曲,多数连接于肺小叶间动脉或小叶内动脉。体 - 肺侧支动脉内膜增生可致管腔狭窄,常常发生于血管起源部位或与肺动脉连接处。

4. 动脉导管　动脉导管形态往往异常,表现为垂直型导管(为 PA/VSD 的特征性结构),动脉导管行程更长,更加迂曲,肺动脉端常伴有狭窄。左位主动脉弓时动脉导管往往连于左肺动脉起始部,右位主动脉弓时动脉导管一般连于右肺动脉起始部。左位主动脉弓合并右位动脉导管罕见,此时的动脉导管常发自右锁骨下动脉或头臂动脉。

动脉导管存在与否非常重要:如果动脉导管及共汇均存在,肺血主要由动脉导管供应,罕见大的体 - 肺侧支动脉;如果动脉导管存在而无共汇,则一侧肺动脉(通常是左侧肺动脉)接受动脉导管的血液,而另一侧肺动脉(通常是右侧肺动脉)多发育不良或完全缺如,该侧肺由大的体 - 肺侧支动脉供血[8]。

5. 其他畸形　室间隔缺损通常为非限制性,位于主动脉瓣下,位于肌部少见。

PA/VSD 约 25% 合并右位主动脉弓,还可合并右位心、左转位型大动脉转位、房室间隔缺损、内脏异位等[9]。冠状动脉畸形多见于 PA/VSD 合并较大体肺侧支时,主要为左前降支起源于右冠脉[10]。

三、病理生理

胎儿期,由于右室与肺动脉没有交通,肺部通过动脉导管逆向灌注和(或)体肺侧支供血。由于存在室间隔缺损,右心室的血液经缺损分流入主动脉,左右心室发育尚均衡。

出生后,PA/VSD 右室流出道呈盲端,体静脉回流入右心后通过较大的室间隔缺损右向左分流,再泵入主动脉供应全身,体循环动脉血的氧饱和度降低,出现缺氧和发绀。发绀程度主要取决于肺血流量和室水平分流量。

室间隔缺损较小或因三尖瓣组织遮挡致使右向左分流受限时,右心压力升高,体静脉回流受阻,可出现肝大、水肿等症状。而左心血流量相应减少,心排出量减少,肺循环血量亦减少,发绀加重。

动脉导管或体 - 肺侧支动脉粗大,肺部供血丰富时,缺氧及发绀较轻,但易继发肺血管病变。体 - 肺侧支动脉狭窄可避免肺循环血流量过多及肺血管病变,由于肺血流量降低,会影响肺血管与肺实质的发育。

四、超声心动图表现

PA/VSD 胎儿时期四腔心切面左、右心室基本对称。左室流出道切面清晰显示室间隔上部连续中断,主动脉明显增宽前移,骑跨于室间隔,接受左右心室的血液(**图 12-4~ 图 12-6**)。

因闭锁水平不同,其超声表现亦不同。右室流出道呈盲端,右室漏斗部可见肌性狭窄、闭锁。部分病例可见增厚、回声增强的肺动脉瓣,无肺动脉瓣启闭(**图 12-5、图 12-7**),肺动脉主干及左右分支发育尚可但较正常窄(**图 12-7、图 12-8**)。

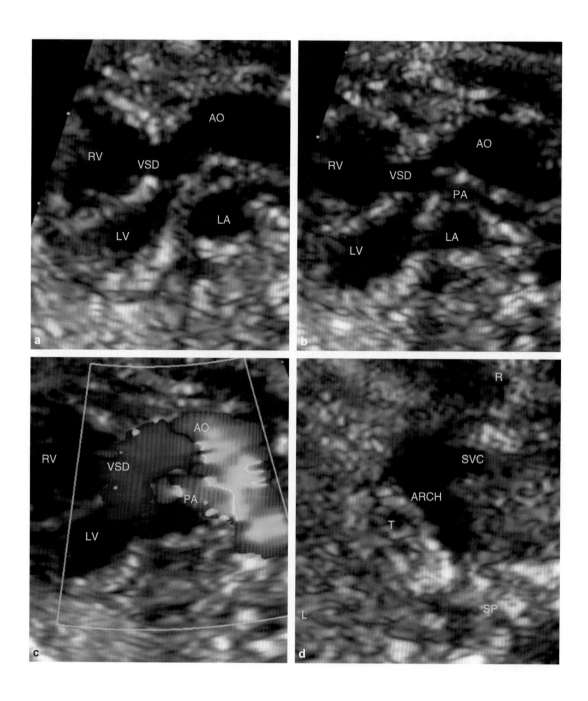

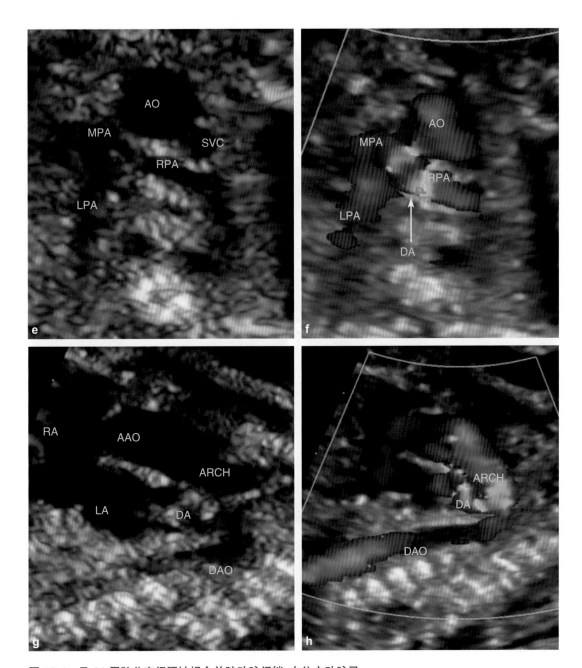

图 12-4 孕 24 周胎儿室间隔缺损合并肺动脉闭锁、右位主动脉弓

a、b:室间隔上部连续中断,主动脉增宽前移,骑跨于室间隔,右室流出道呈盲端,肺动脉细窄;c:彩色多普勒
显示主动脉接受左、右室的血液,肺动脉内可见反向血流;d:主动脉弓位于气管右侧走行;e:三血管切面示
肺动脉及其左右分支内径细,主动脉增宽前移;f:彩色多普勒显示肺动脉内可见来自动脉导管的反向血流,
且动脉导管与右肺动脉相连接;g、h:主动脉弓长轴切面显示垂直型动脉导管,其内为反向血流

LA:左房;LV:左室;RA:右房;RV:右室;AO:主动脉;VSD:室间隔缺损;DAO:降主动脉;MPA:主肺动脉;
LPA:左肺动脉;RPA:右肺动脉;DA:动脉导管;ARCH:主动脉弓;AAO:升主动脉;SP:脊柱;SVC:上腔静脉;
T:气管

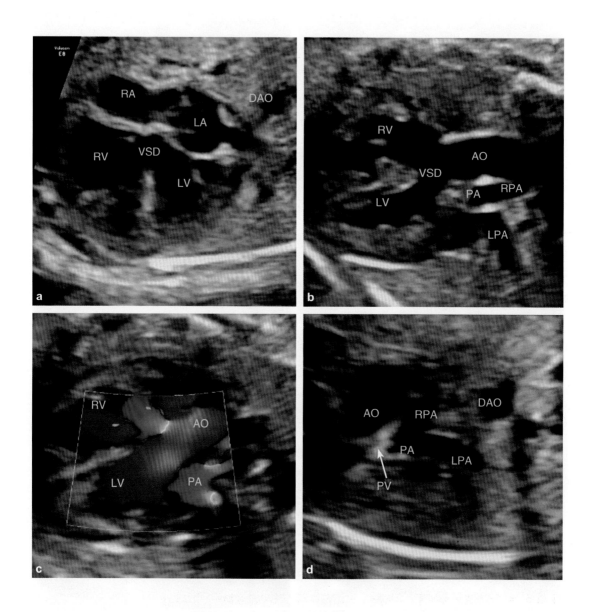

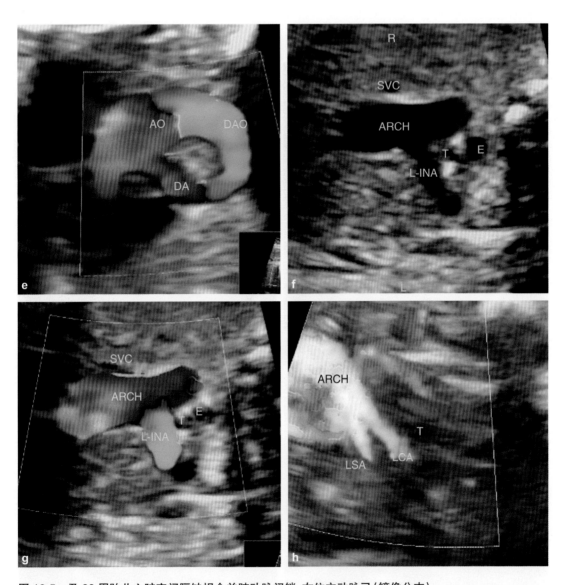

图 12-5　孕 28 周胎儿心脏室间隔缺损合并肺动脉闭锁、右位主动脉弓（镜像分支）

a：四腔心切面见室间隔上部回声失落；b、c：流出道切面主动脉骑跨于室间隔，骑跨率约 50%，可见肺动脉及其左右分支，但未见右室流出道；d：肺动脉瓣增厚，回声增强，未见启闭运动；e：动脉导管内为反向血流；f、g：主动脉弓位于气管右侧走行，并发出左无名动脉；h：主动脉弓分支：其第一个分支向左走行，为左无名动脉，跨过气管分为左颈总动脉、左锁骨下动脉

DAO：降主动脉；LA：左房；LV：左室；RA：右房；RV：右室；AO：主动脉；VSD：室间隔缺损；PA：肺动脉；LPA：左肺动脉；RPA：右肺动脉；DA：动脉导管；ARCH：主动脉弓；L-INA：左无名动脉；LCA：左颈总动脉；LSA：左锁骨下动脉；T：气管；E：食管；SVC：上腔静脉；PV：肺动脉瓣

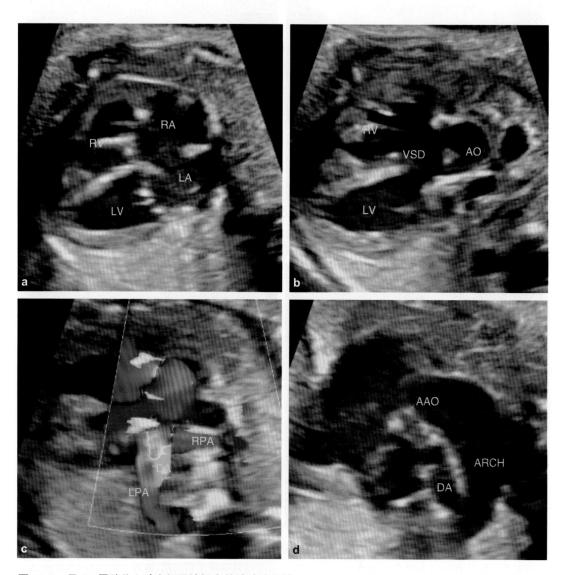

图 12-6 孕 34 周胎儿心脏室间隔缺损合并肺动脉闭锁

a:四腔心切面未见异常;b:左室流出道切面主动脉骑跨于室间隔,骑跨率约 50%,未见右室流出道;c:左右肺动脉及其共汇存在,肺动脉内的血供来源于动脉导管的反向血流;d:显示垂直导管

LA:左房;LV:左室;RA:右房;RV:右室;AO;主动脉;VSD:室间隔缺损;LPA:左肺动脉;RPA:右肺动脉;DA:动脉导管;ARCH:主动脉弓;AAO:升主动脉

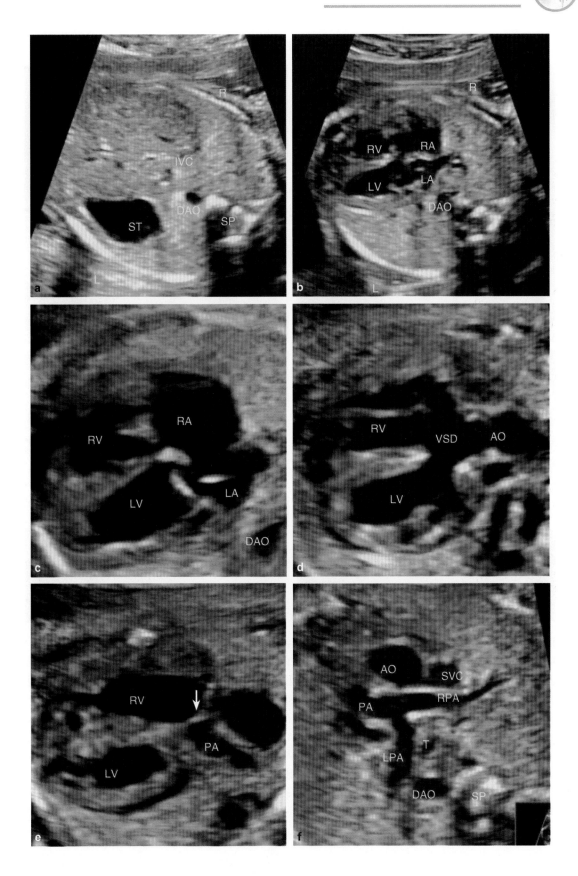

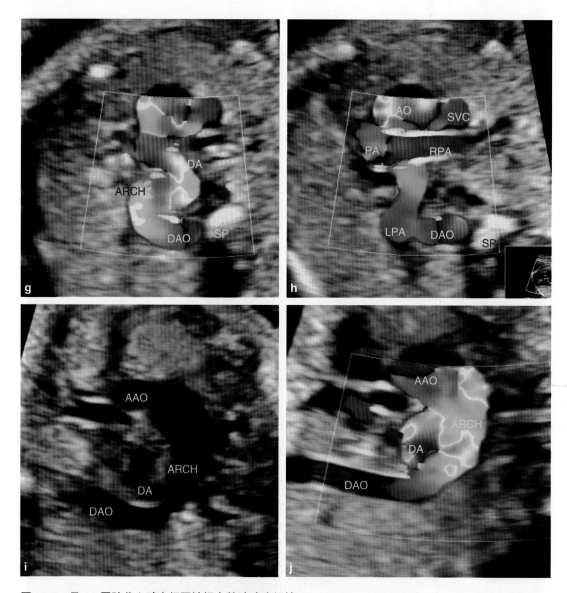

图 12-7　孕 26 周胎儿心脏室间隔缺损合并肺动脉闭锁

a:上腹部横切面显示腹主动脉和下腔静脉关系正常,内脏正位;b:心尖指向左前;c:四腔心切面未见异常,左右房室腔大小基本对称;d:左室流出道切面见主动脉骑跨于室间隔,骑跨率约 50%;e:右室流出道切面见肺动脉发自右室,但肺动脉瓣增厚,回声增强,心脏舒缩过程中无瓣膜启闭运动,始终在视野内(白色箭头所示);f:三血管 - 左右肺动脉切面见肺动脉左右分支发育可,肺动脉主干内径窄于主动脉,主动脉增宽前移;g:彩色多普勒显示自 f 切面向头侧移位可见血流反向的动脉导管,供应至肺动脉主干;h:左右分支内血流充盈良好;i、j:主动脉弓长轴切面见垂直型动脉导管,内为反向血流

LA:左房;LV:左室;RA:右房;RV:右室;AO:主动脉;VSD:室间隔缺损;DAO:降主动脉;PA:肺动脉;LPA:左肺动脉;RPA:右肺动脉;DA:动脉导管;ARCH:主动脉弓;AAO:升主动脉;T:气管;SP:脊柱;SVC:上腔静脉;ST:胃泡

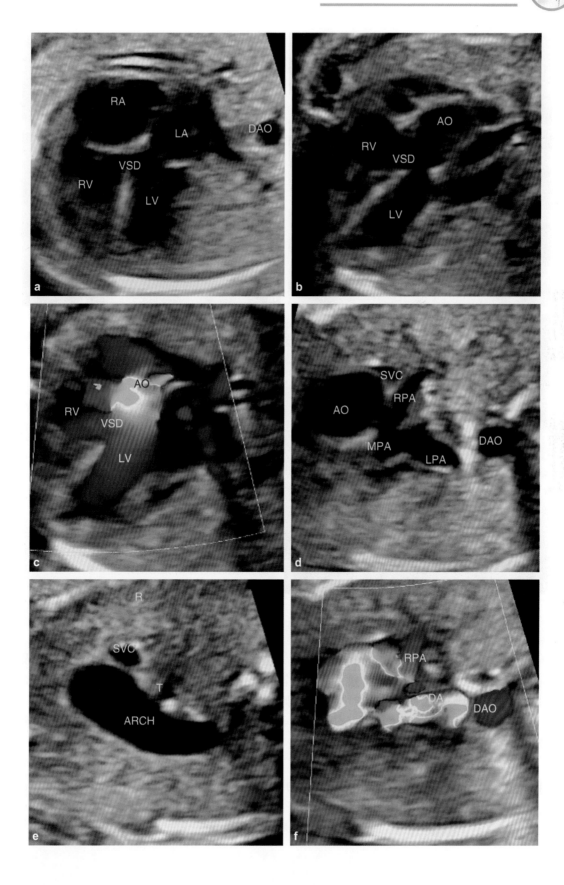

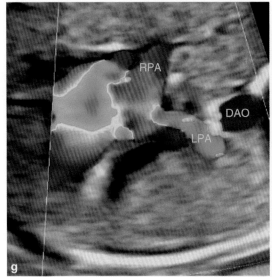

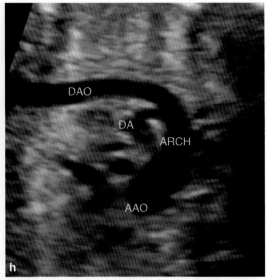

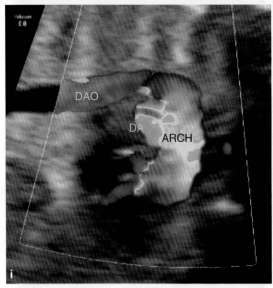

图 12-8　孕 27 周胎儿心脏室间隔缺损合并肺动脉闭锁

a:四腔心切面室间隔上部见回声失落;b:左室流出道切面室间隔上部回声失落,主动脉骑跨于室间隔,骑跨率约 50%,右室流出道呈盲端;c:左、右室血液均流向主动脉;d:三血管切面主动脉增宽前移,肺动脉主干内径窄,左右肺动脉发育尚可;e:左位主动脉弓;f:动脉导管内为反向血流供应肺动脉,而且动脉导管连于左肺动脉起始部;g:动脉导管倒灌入肺动脉主干后再供应左、右肺动脉;h、i:主动脉弓长轴切面见垂直导管,其内血流为反向

LA:左房;LV:左室;RA:右房;RV:右室;AO:主动脉;VSD:室间隔缺损;MPA:主肺动脉;LPA:左肺动脉;RPA:右肺动脉;DA:动脉导管;ARCH:主动脉弓;AAO:升主动脉;T:气管;DAO:降主动脉

　　主肺动脉近端常因闭锁与周围肌性组织无法区分,仅见较短的主肺动脉远端(共汇)及左右分支(图 12-6、图 12-9)。部分患者可完全探测不到主肺动脉,仅能探查到左右肺动脉,甚至仅能探查到一支肺动脉。有时探查不到肺动脉主干及其分支(图 12-10)。

　　肺血供应变异性较大,可由动脉导管和(或)体肺侧支动脉供应,应注意鉴别。体-肺侧支动脉多于胸主动脉发出,进入肺实质(图 12-10)。

　　彩色多普勒显示主肺动脉内无前向血流,动脉导管内可探及反向血流供应肺动脉,存在体肺侧支者,可探及体肺侧支动脉内源于主动脉的血流。

　　注意观察主动脉弓及动脉导管位置,并仔细追踪主动脉弓分支及动脉导管走行。

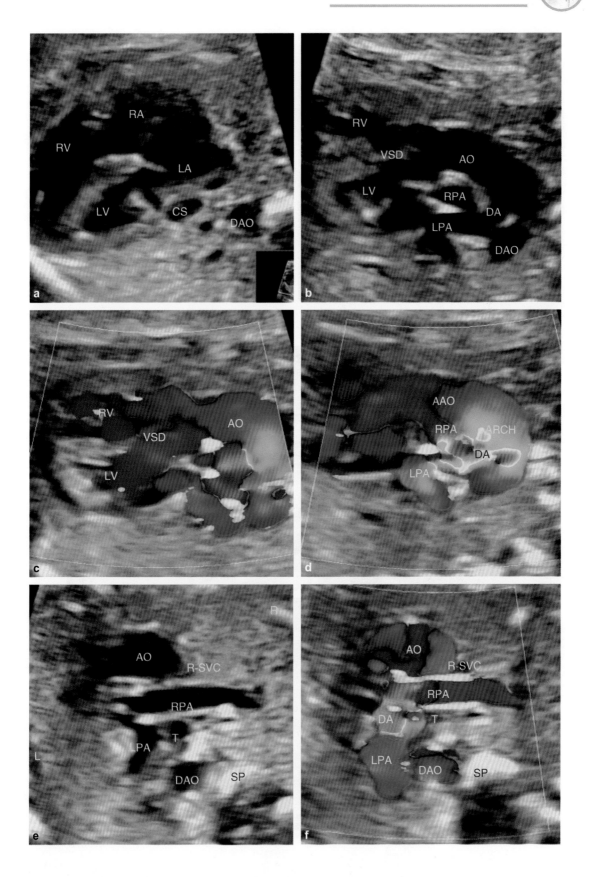

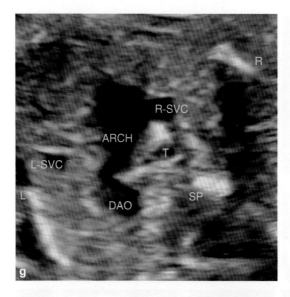

图 12-9 孕 26 周胎儿心脏室间隔缺损合并肺动脉闭锁、永存左上腔静脉

a:四腔心切面房室连接一致,右心比例稍大,冠状静脉窦明显增宽;b:主动脉发自左、右室,主动脉骑跨于室间隔,骑跨率约 50%,主动脉弓发出垂直导管,导管连于左、右肺动脉共汇;c:左、右室血液通过室间隔缺损均流入主动脉;d:彩色多普勒显示垂直动脉导管内为反向血流,供应左、右肺动脉;e:三血管切面主动脉增宽前移,显示左、右肺动脉分支及其共汇;f:彩色多普勒显示动脉导管内为反向血流,倒灌入共汇;g:三血管切面略向头侧扫查显示左位主动脉弓连于降主动脉,并可清晰显示双侧上腔静脉
LA:左房;LV:左室;RA:右房;RV:右室;AO:主动脉;VSD:室间隔缺损;LPA:左肺动脉;RPA:右肺动脉;DA:动脉导管;ARCH:主动脉弓;AAO:升主动脉;T:气管;CS:冠状静脉窦;L-SVC:左上腔静脉;R-SVC:右上腔静脉;DAO:降主动脉;SP:脊柱

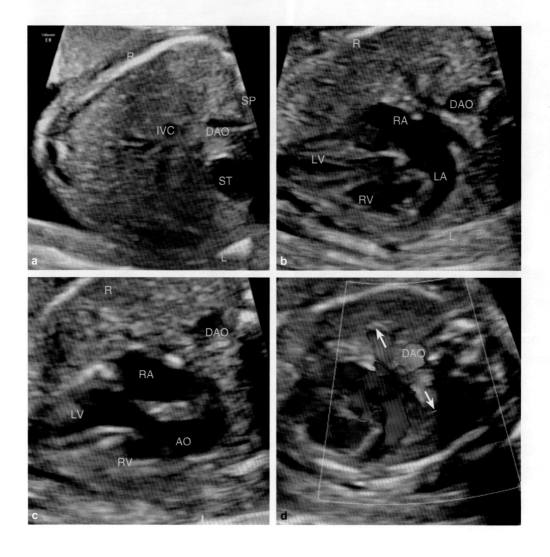

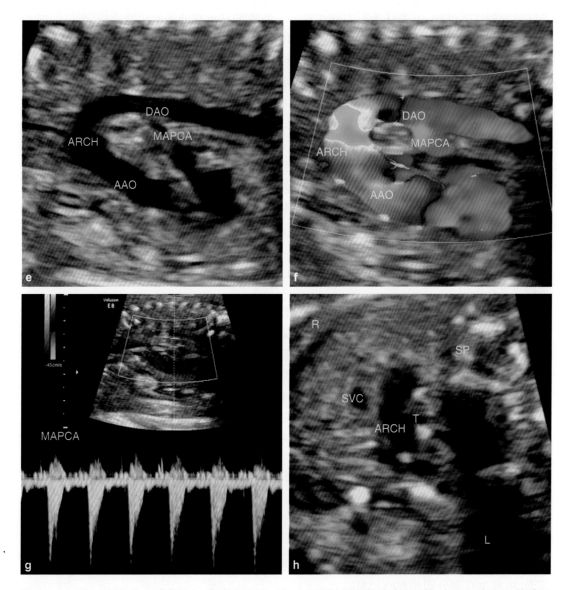

图 12-10 孕 23 周胎儿心脏右位心、房室连接不一致、室间隔缺损合并肺动脉闭锁、右位主动脉弓、体肺侧支循环

a:内脏 / 心房正位;b:心尖指向右前,左房 - 三尖瓣 - 右室相连,右房 - 二尖瓣 - 左室相连;c:主动脉发自左、右室,骑跨于室间隔,骑跨率约 50%,未见明确肺动脉;d:降主动脉短轴显示体肺侧支(白色箭头所示)发自胸段降主动脉,供应左、右肺;e、f:主动脉弓长轴切面显示胸段降主动脉发出体肺侧支;g:频谱多普勒显示体肺侧支为动脉频谱;h:主动脉弓位于气管右侧,为右弓右降

LA:左房;LV:左室;RA:右房;RV:右室;AO:主动脉;ARCH:主动脉弓;AAO:升主动脉;T:气管;SVC:上腔静脉;SP:脊柱;MAPCA:体肺侧支;DAO:降主动脉;IVC:下腔静脉;ST:胃泡

工作中我们体会到下列结构的观察对诊断本病有非常重要的价值：①主肺动脉、共汇及其左右肺动脉：由于上述结构通常多于前后左右方位，故主要用胸腔横切面并上下微调探头来仔细发现这些结构，笔者认为左右肺动脉分支的清晰显示有助于本病的诊断，当仔细探查不能发现一侧或双侧肺动脉分支时，应高度怀疑大型体肺侧支的存在。②动脉导管：动脉导管通常为垂直型（图 12-6~ 图 12-8），与正常动脉导管结构有显著差异，通常起于峡部，连于肺动脉共汇，若为左位主动脉弓，通常连于左肺动脉起始部，若为右位主动脉弓，通常连于右肺动脉起始部，罕见连于主动脉弓分支（病例见第二十二章）。主动脉弓长轴切面容易显示垂直型动脉导管，其对于诊断肺动脉闭锁有非常重要的参考价值。动脉导管血流方向与左右肺动脉血流方向相反，且位置略高于左右肺动脉分支，因此通过血流方向及微调探头位置可以甄别动脉导管或左右肺动脉。③大型体肺侧支：由于大型体肺侧支多起源于胸主动脉上段、主动脉弓分支以及降主动脉，因此当未发现动脉导管时，应注重上述部位的扫查。其中来源于胸主动脉的体肺侧支应注重胸主动脉长轴和短轴的联合扫查，胸主动脉短轴上下扫查更易发现体肺侧支。与动脉导管结构走行不同的是：体肺侧支起源于上述部位（胸主动脉上段、主动脉弓分支及降主动脉）而非峡部，连于肺小叶间动脉或小叶内动脉。根据上述结构及血流频谱特征（动脉导管频谱为连续性，体肺侧支频谱为搏动性）可对动脉导管与体肺侧支进行甄别。

肺动脉闭锁应与法洛四联症相鉴别：二者心内结构畸形相似，即室间隔缺损，主动脉增宽前移，骑跨于室间隔，不同之处在于圆锥间隔左前移位的程度不同（圆锥间隔左前移位致右室流出道狭窄为法洛四联症的重要形态特征，圆锥间隔进一步左前移位致右室流出道呈盲端为肺动脉闭锁的重要形态特征），法洛四联症虽然肺动脉内径窄，但右室流出道存在，可以显示肺动脉与右室的连接，肺动脉瓣有启闭运动，彩色多普勒可见通过肺动脉瓣的前向血流。肺动脉闭锁虽然有部分病例存在肺动脉瓣，但无启闭运动，右室和肺动脉之间无血流相通。严重法洛四联症的动脉导管可以出现以反向血流为主的双向分流（详见第十一章），而肺动脉闭锁为反向血流。

由于主肺动脉、共汇及其左右分支发育不良，本病在三血管切面可以仅见两根血管，此时需与永存动脉干相鉴别（详见第十七章）。

五、预后评估

PA/VSD 预后不良，未经治疗者 50% 于 1 岁内死亡，其中多数于 1 个月内死亡。术后 10 年及 20 年生存率分别约 69%、58%。

PA/VSD 手术目的是保证充足但不过量的肺血供应：①建立肺动脉共汇，形成一功能性肺血管系统；②完成右室 - 肺动脉连接；③用补片关闭室间隔缺损。

PA/VSD 手术方案的选择与肺血供来源直接相关。

肺动脉主干及其左右分支存在，且左右肺动脉发育良好，肺血由动脉导管逆灌供应，可使用补片重建右室流出道，关闭室间隔缺损，与法洛四联症手术类似。左、右肺动脉无共汇，可通过直接吻合建立共汇。如肺动脉发育不良，则应行改良 Blalock-Taussig 分流术，再行根治术。

若一侧肺动脉发育不良，另一侧肺由体 - 肺侧支动脉供应时，应分次手术。首先，行 Blalock-Taussig 分流术增加肺动脉血流以扩大肺动脉，然后行单源化（unifocalization）手术，将体-肺侧支动脉从其主动脉起源部位离断下来,逐渐会聚到中央肺动脉上,肺血管发育至可进行根治术后,连接右室与肺动脉,并关闭室间隔缺损。另外,应尽量封堵能够封堵的侧支血管。

如果肺动脉缺如,合并大的体-肺侧支动脉,则采用自体心包或同种管道重建中央肺动脉,体-肺侧支动脉与其相连接,然后建立同侧锁骨下动脉与新的肺动脉体肺分流,再用带瓣管道连接右室及肺动脉。

参 考 文 献

[1] Collett RW,Edwards JE. Persistent truncus arteriosus. A classification according to anatomic subtypes. Surg Clin North Am,1949,29:1245.

[2] Van Praagh R,Van Praagh S. The anatomy of common aorticopulmonary trunk (truncus arteriosus communis) and its embryologic implications. A study of 57 necropsy cases. Am J Cardiol,1965,16:406-425.

[3] Tchervenkov CI,Roy N. Congenital Heart Surgery Nomenclature and Database Project:pulmonary atresia-ventricular septal defect. Ann Thorac Surg,2000,69(4 Suppl.):S97-105.

[4] Samanek M,Voriskova M. Congenital heart disease among 815569 children born between 1980 and 1990 and their 15-year survival:a prospective Bohemia survival study. Pediatr Cardiol,1999,20:411-417.

[5] Garne E,Nielsen G,Hansen OK,et al. Tetralogy of Fallot. A population-based study of epidemiology, associated malformations and survival in western Denmark 1984-1992. Scand Cardiovasc J,1999,33(1): 45-48.

[6] Momma K,Kondo C,Matsuoka R. Tetralogy of Fallot with pulmonary atresia associated with chromosome 22q11 deletion. J Am Coll Cardiol,1996,27:198-202.

[7] Shimazaki Y,Maehara T,Blackstone EH,et al. The structure of the pulmonary circulation in tetralogy of Fallot with pulmonary atresia. J Thorac Cardiovasc Surg,1988,95:1048.

[8] Malhotra SP,Hanley FL. Surgical management of pulmonary atresia with ventricular septal defect and major aortopulmonary collaterals:a protocol-based approach. Semin Thorac Cardiovasc Surg Pediatr Card Surg Annu, 2009,145-151.

[9] Hsu JY,Wang JK,Lin MT,et al. Clinical implications of major aortopulmonary collateral arteries in patients with right isomerism. Ann Thorac Surg,2006,82:153-157.

[10] Muralidaran A,Mainwaring RD,Reddy VM,et al. Prevalence of anomalous coronary arteries in pulmonary atresia with ventricular septal defect and major aortopulmonary collaterals. J Am Coll Cardiol,2013,62:1127-1128.

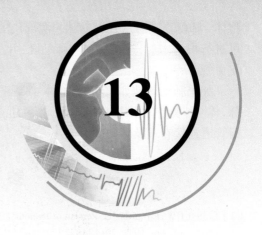

第十三章

肺动脉狭窄

肺动脉狭窄(pulmonary stenosis,PS)是指右室流出道梗阻的一组先天性心脏病,包括右室漏斗部、肺动脉瓣、肺动脉主干及其分支狭窄[1]。在出生活婴中约占0.53‰[2],占先天性心脏病的8%~12%。肺动脉瓣狭窄可合并基因或染色体异常,如 Noonan 综合征、Williams 综合征和 Alagille 综合征。

一、胚胎学发生机制

胚胎6~8周动脉干分隔成主动脉和肺动脉,主动脉瓣下圆锥逐渐吸收,肺动脉瓣下圆锥保留。各种原因引起动脉分隔、肺动脉圆锥及肺动脉瓣发育异常等,可能会引起漏斗狭窄、瓣叶粘连、数目异常等情况,导致右室流出道梗阻。

二、病理解剖(图 13-1)

1. 肺动脉瓣狭窄　主要有三种形态学变化。

较常见肺动脉瓣游离缘部分或完全融合成隔膜状,没有独立分开的瓣叶,瓣膜增厚、短缩、僵硬,瓣叶有启闭运动,开放呈"圆顶"征或"穹窿"状。肺动脉瓣口位于中央,其大小与瓣叶融合程度有关,从针孔样大小至数毫米不等。常合并主肺动脉窄后扩张,为高速喷射的血流通过狭窄的肺动脉瓣口长期冲击肺动脉管壁所致。窄后扩张的程度与瓣膜狭窄程度不成正比。

肺动脉瓣可为单叶、二叶、三叶或四叶畸形,罕见孤立存在,常合并复杂先天性心脏病,如法洛四联症[3]。

部分肺动脉瓣狭窄的新生儿左、右肺动脉中度或重度发育不良,可能与肺动脉前向血流量减少有关,外科干预治疗后肺动脉通常能恢复到正常大小。

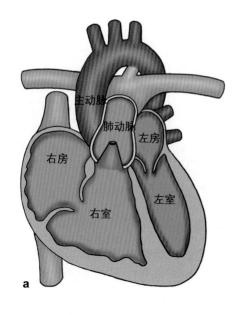
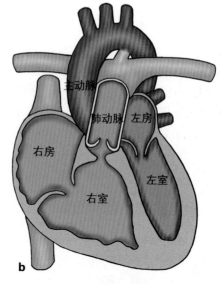
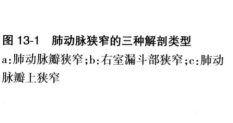
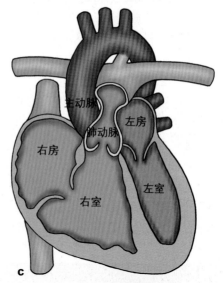

图 13-1　肺动脉狭窄的三种解剖类型
a:肺动脉瓣狭窄;b:右室漏斗部狭窄;c:肺动脉瓣上狭窄

　　继发性改变包括右房扩大,右室向心性肥厚。右室腔轻度或中度减小,仍存在流入部、小梁部和漏斗部三部分。心内膜可伴有不同程度纤维化。三尖瓣严重发育不良低于 10%。

　　约 10% 严重肺动脉狭窄的新生儿右室内有冠状动脉窦间隙开放,2% 的患者有右室冠状动脉瘘,右室依赖冠脉循环罕见。

　　2. 右室漏斗部狭窄　分肌性狭窄和纤维隔膜型狭窄。肌性狭窄一般是右室流出道异常肥厚的肌束所致,刚出生时肥厚肌束往往不明显,随着年龄增长,肌束进行性增厚,梗阻也越来越严重。纤维隔膜型狭窄是肺动脉瓣下方存在纤维隔膜,隔膜中央有较小的孔,导致右室流出道梗阻。通常肺动脉瓣环和瓣膜正常。主肺动脉无窄后扩张。

　　3. 肺动脉瓣上狭窄　即发生于肺动脉主干至肺小动脉之间的狭窄,可以是局部中央型肺动脉狭窄,累及主肺动脉和(或)左、右分支;也可是外周型肺动脉狭窄,累及肺段或肺叶动脉。

三、病理生理

肺动脉狭窄的病理生理改变与右室流出道梗阻的程度有关。

胎儿时期,轻度肺动脉狭窄对胎儿无明显影响;中重度肺动脉狭窄可引起右室壁增厚、三尖瓣反流、主肺动脉窄后扩张等,动脉导管内可见反向血流。严重肺动脉狭窄不合并三尖瓣反流时,右室压明显增高,冠状动脉窦间隙可开放。

新生儿期,轻 - 中度肺动脉狭窄在动脉导管关闭后无临床症状。严重肺动脉狭窄可引起房水平卵圆孔的右向左分流,患儿发绀,肺动脉的血流主要来源于动脉导管,动脉导管关闭将危及患儿生命。如果伴有严重三尖瓣反流或卵圆孔血流受限,则将引起右心功能不全。

四、胎儿超声心动图表现

胎儿时期轻度肺动脉狭窄容易漏诊。应多切面观察肺动脉瓣,较有价值的切面为大动脉短轴和右室流出道长轴切面。应仔细观察肺动脉大小、肺动脉瓣形态、前向血流模式和速度,同时观察肺动脉瓣上和瓣下有无异常回声。肺动脉瓣狭窄时,超声直接征象是肺动脉瓣增厚,回声增强,开放受限,呈"圆顶"征(图 13-2~ 图 13-5),收缩期和舒张期肺动脉管腔内均见肺动脉瓣。彩色多普勒显示跨瓣血流为湍流,不再是层流。三血管切面可见肺动脉主干窄后扩张(图 13-6、图 13-7)。胎儿肺动脉狭窄还常伴有肺动脉瓣反流(图 13-6)和三尖瓣反流(图 13-2、图 13-8)。

轻度和中度肺动脉狭窄时,四腔心切面各腔室比例基本对称,动脉导管为前向血流;重度肺动脉狭窄,四腔心切面右室壁增厚,右室腔小,三尖瓣瓣环内径小于二尖瓣瓣环,动脉导管内可见反向血流。

右室形态大小通常与三尖瓣反流程度有关:伴有严重三尖瓣反流,右室扩张,室壁厚度正常或变薄;不伴有三尖瓣反流,右室肥厚。右房扩大的程度亦与三尖瓣反流量有关。如果出现严重三尖瓣反流,提示胎儿水肿风险高,应密切监测。重度肺动脉狭窄胎儿应进一步观察卵圆孔的血流,若血流受限则胎儿水肿风险增加[4]。

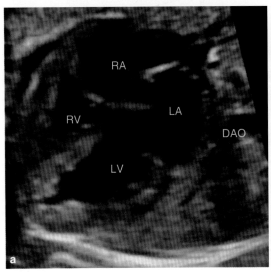
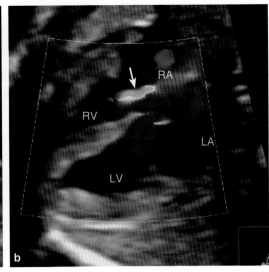

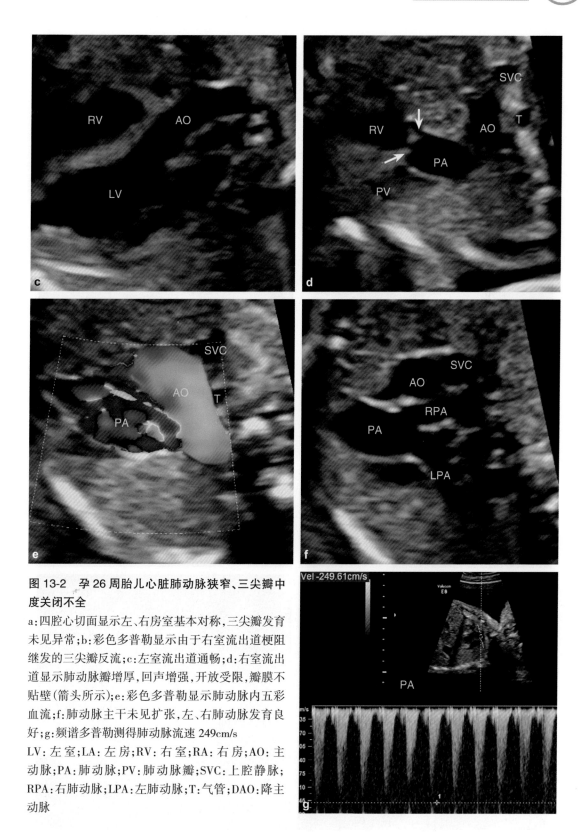

图 13-2　孕 26 周胎儿心脏肺动脉狭窄、三尖瓣中度关闭不全

a:四腔心切面显示左、右房室基本对称,三尖瓣发育未见异常;b:彩色多普勒显示由于右室流出道梗阻继发的三尖瓣反流;c:左室流出道通畅;d:右室流出道显示肺动脉瓣增厚,回声增强,开放受限,瓣膜不贴壁(箭头所示);e:彩色多普勒显示肺动脉内五彩血流;f:肺动脉主干未见扩张,左、右肺动脉发育良好;g:频谱多普勒测得肺动脉流速 249cm/s

LV:左室;LA:左房;RV:右室;RA:右房;AO:主动脉;PA:肺动脉;PV:肺动脉瓣;SVC:上腔静脉;RPA:右肺动脉;LPA:左肺动脉;T:气管;DAO:降主动脉

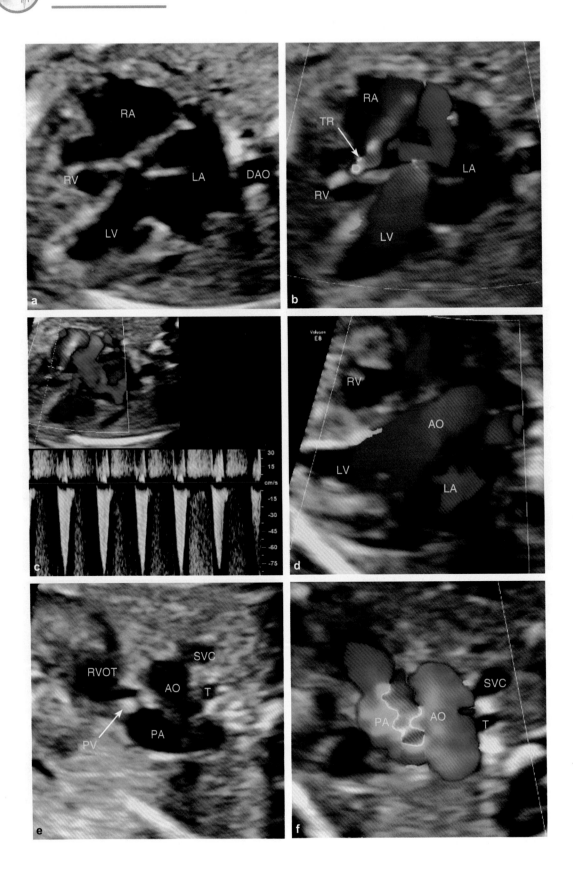

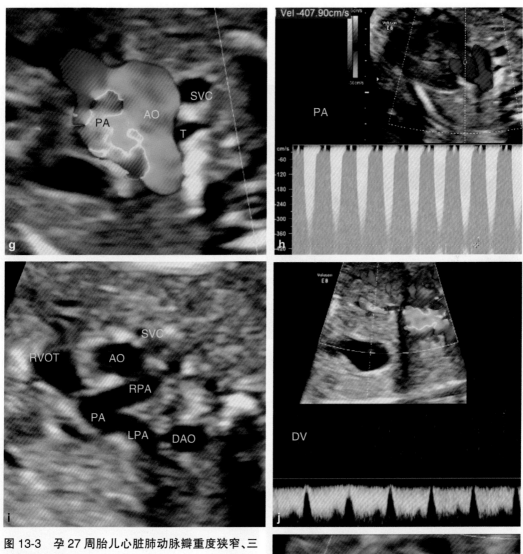

图 13-3　孕 27 周胎儿心脏肺动脉瓣重度狭窄、三尖瓣中度关闭不全

a：四腔心切面显示右室壁增厚；b：彩色多普勒显示收缩期三尖瓣反流；c：三尖瓣前向血流频谱呈单峰；d：左室流出道通畅；e：右室流出道切面见肺动脉瓣增厚，回声增强；f、g：彩色多普勒显示肺动脉瓣前向血流，为高速五彩血流，同时可见源于动脉导管的反向血流，提示肺动脉瓣狭窄程度较重；h：肺动脉内前向血流速度增高，约 407cm/s；i：左右肺动脉发育尚可；j：静脉导管频谱显示 a 波低平；k：右室内显示有血窦（白色箭头所示）

LV：左室；LA：左房；RV：右室；RA：右房；AO：主动脉；PA：肺动脉；PV：肺动脉瓣；SVC：上腔静脉；RPA：右肺动脉；LPA：左肺动脉；T：气管；DAO：降主动脉；RVOT：右室流出道；DV：静脉导管；TR：三尖瓣反流

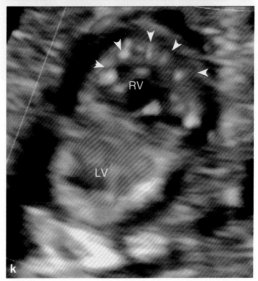

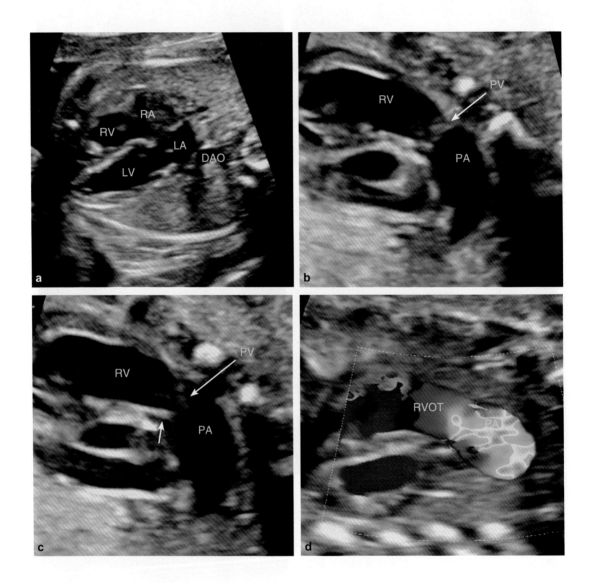

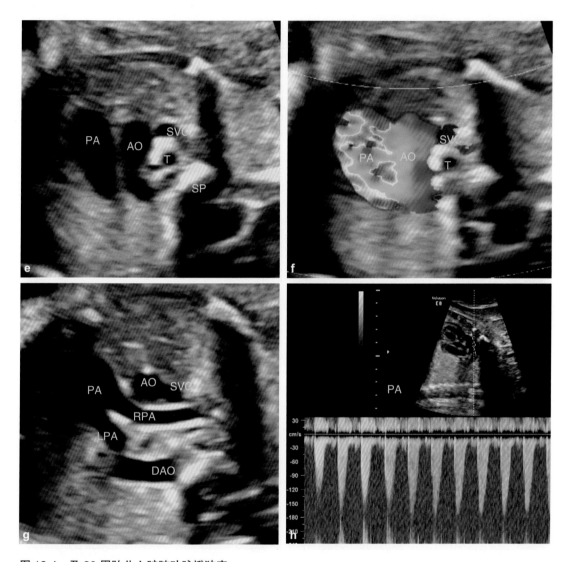

图 13-4 孕 30 周胎儿心脏肺动脉瓣狭窄

a:四腔心切面显示左、右房室基本对称;b:右室流出道切面见肺动脉瓣增厚,回声增强;c:收缩期肺动脉瓣开放受限,瓣膜不贴壁,呈"圆顶"征;d:彩色多普勒显示肺动脉瓣上高速五彩血流;e:三血管内径比例基本正常,未见肺动脉窄后扩张;f:肺动脉内五彩血流;g:肺动脉左、右分支发育良好;h:肺动脉流速 185cm/s

LV:左室;LA:左房;RV:右室;RA:右房;AO:主动脉;PA:肺动脉;PV:肺动脉瓣;SVC:上腔静脉;RPA:右肺动脉;LPA:左肺动脉;T:气管;DAO:降主动脉;RVOT:右室流出道;SP:脊柱

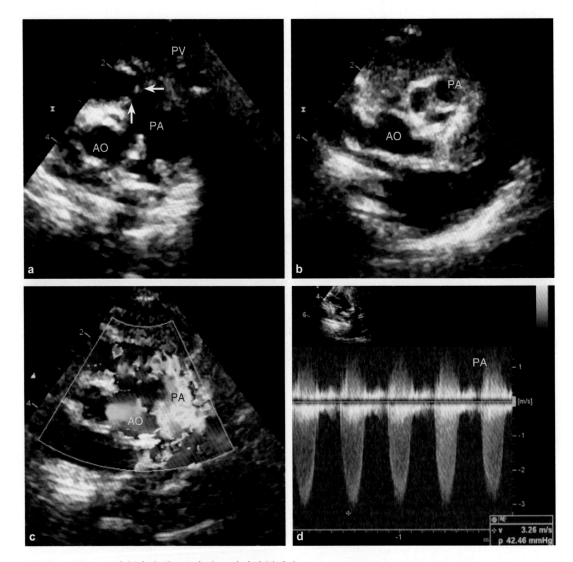

图 13-5　图 13-4 病例出生后 2 天复查　肺动脉瓣狭窄

a：肺动脉瓣开放受限，瓣叶不贴壁（箭头所示）；b：肺动脉瓣呈三叶启闭，瓣叶增厚，回声增强；c：彩色多普勒显示肺动脉内花彩血流；d：频谱多普勒测得肺动脉瓣上流速约 326cm/s

PA：肺动脉；AO：主动脉；PV：肺动脉瓣

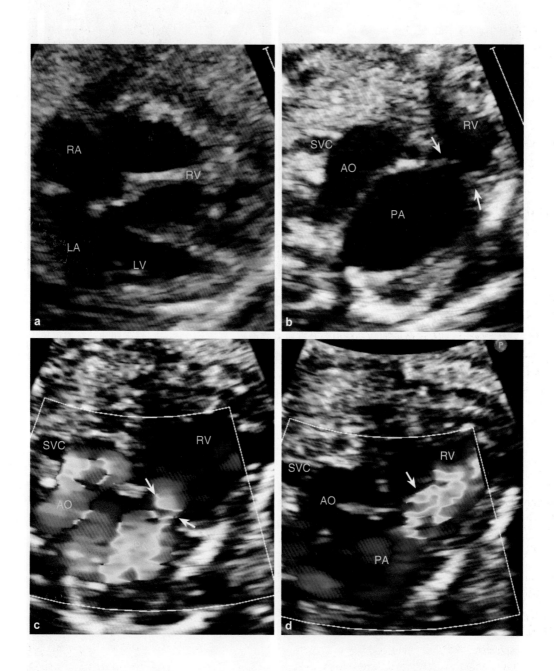

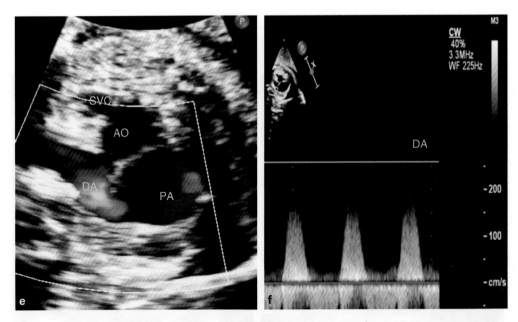

图 13-6 孕 25 周胎儿心脏肺动脉狭窄、肺动脉瓣重度关闭不全

a：四腔心切面显示右心比例增大；b：右室流出道切面显示肺动脉瓣环狭窄，肺动脉主干窄后扩张；
c、d：彩色多普勒显示收缩期肺动脉内探及高速五彩血流，流速约 225cm/s，舒张期肺动脉瓣可见大
量反流；e：舒张期动脉导管内见反向血流；f：频谱多普勒显示收缩期动脉导管流速亦增高，流速约
177cm/s

RA：右房；RV：右室；LA：左房；LV：左室；PA：肺动脉；AO：主动脉；SVC：上腔静脉；DA：动脉导管

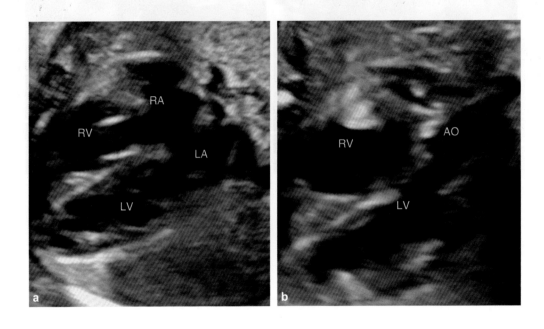

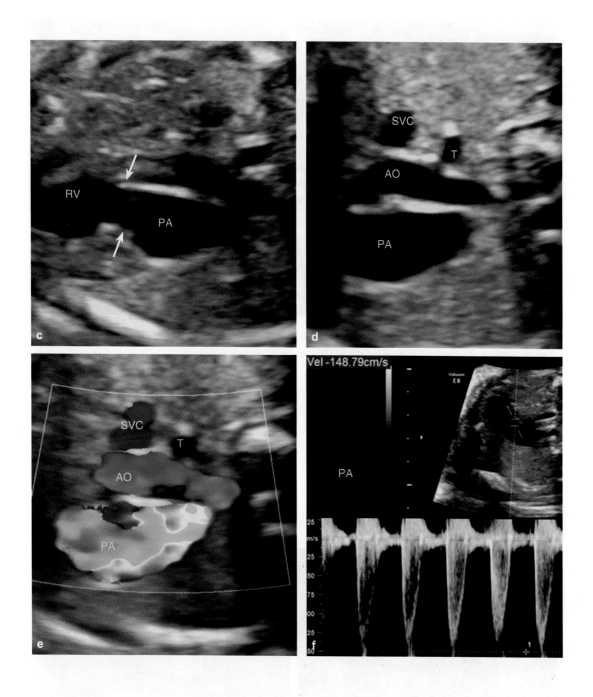

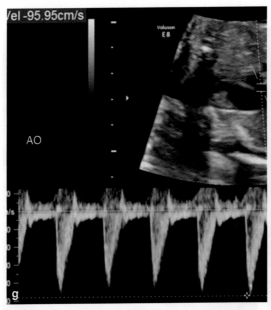

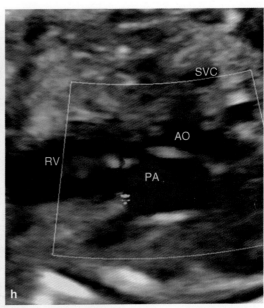

图 13-7 孕 28 周胎儿心脏肺动脉狭窄、肺动脉瓣轻度关闭不全

a:四腔心切面左右房室大小基本对称,室间隔连续完整;b:左室流出道通畅;c:右室流出道显示肺动脉瓣环处狭窄,瓣膜开放受限,肺动脉主干窄后扩张;d:三血管切面显示主动脉内径明显窄于肺动脉,与上腔静脉内径基本相当;e:彩色多普勒显示肺动脉内为高速五彩镶嵌血流;f、g:频谱多普勒测得肺动脉流速约148cm/s,主动脉流速约95cm/s,肺动脉流速明显高于主动脉;h:舒张期见肺动脉瓣少量反流

LA:左房;RA:右房;LV:左室;RV:右室;PA:肺动脉;AO:主动脉;SVC:上腔静脉;T:气管

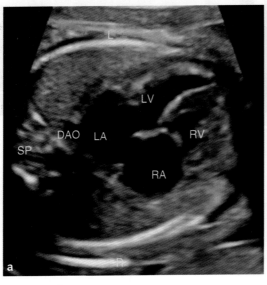

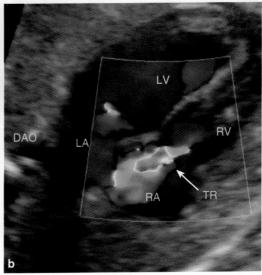

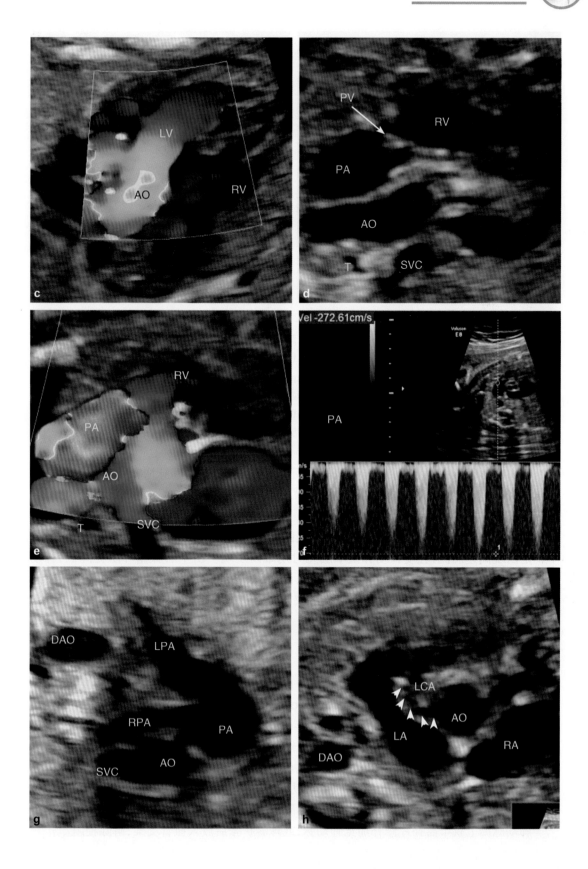

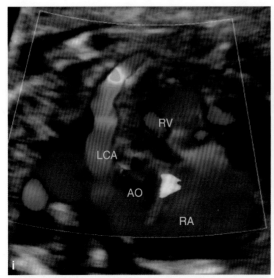 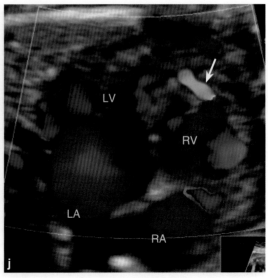

图 13-8 孕 25 周胎儿心脏肺动脉瓣狭窄、三尖瓣中 - 重度关闭不全、左冠状动脉 - 右室瘘

a：四腔心切面：房室连接一致，右室壁增厚；b：彩色多普勒显示三尖瓣明显的反流；c：左室流出道血流通畅；
d、e：右室流出道：肺动脉瓣增厚，回声增强，开放受限（白色箭头），彩色多普勒显示肺动脉瓣上呈花彩血流；
f：频谱多普勒测得肺动脉瓣上流速增高，达 272cm/s；g：肺动脉主干轻度扩张，左、右肺动脉发育良好；h：左
冠状动脉增宽，清晰可见（白色三角所示）；i、j：左冠状动脉内见丰富血流，最终开口于右室（白色箭头）
LV：左室；LA：左房；RV：右室；RA：右房；AO：主动脉；PA：肺动脉；PV：肺动脉瓣；SVC：上腔静脉；RPA：右肺
动脉；LPA：左肺动脉；T：气管；DAO：降主动脉；DV：静脉导管；TR：三尖瓣反流；LCA：左冠状动脉；SP：脊柱

　　国内有学者[5]提出存在以下超声表现提示肺动脉狭窄：①肺动脉增宽，肺动脉内径 / 主
动脉内径≥1.29，或主肺动脉明显窄于主动脉，②肺动脉收缩期显示彩色湍流信号，肺动脉
血流速度≥140cm/s。

　　胎儿时期肺血管处于高阻状态，与右室之间不存在压力阶差，肺动脉瓣狭窄时肺动脉内
不一定出现高速湍流，轻度肺动脉狭窄胎儿时期难以发现。出生后肺循环阻力降低，肺动
脉内高速血流才显现，常常于新生儿期得以诊断，故诊断肺动脉狭窄后应对胎儿进行连
续动态评估。有文献报道胎儿时期肺动脉狭窄可呈进行性进展，由轻度到重度，甚至闭锁
可能[6,7]。

五、预后评估

　　轻度肺动脉狭窄无需治疗，预后良好。中重度肺动脉瓣狭窄外科手术方法主要有：

　　1. 经皮球囊肺动脉瓣成形术（percutaneous balloon pulmonary valvuloplasty）　有效、
安全。适用于：①肺动脉瓣最大跨瓣压差大于 60mmHg，或平均跨瓣压差大于 40mmHg；②中
度以下肺动脉瓣反流的患者。不适用于肺动脉瓣钙化或发育不良的患者。

　　2. 肺动脉瓣交界切开术（pulmonary valvotomy）、**肺动脉瓣置换术**　适用于球囊扩张失
败、肺动脉瓣钙化、严重肺动脉瓣反流及右心功能不全的患者。

　　右室漏斗部狭窄主要是切除肥厚心肌，解除右室流出道梗阻。

　　肺动脉瓣上狭窄需补片修补加宽肺动脉，或球囊扩张后放入血管支架，解除梗阻。

参 考 文 献

［1］Baumgartner H, Hung J, Bermejo J, et al. Echocardiographic assessment of valve stenosis: EAE/ASE recommendations for clinical practice. J Am Soc Echocardiogr, 2009, 22:1-23.

［2］Hoffman JIE, Kaplan S. The incidence of congenital heart disease. J Am Coll Cardiol, 2002, 39:1890-1900.

［3］Bashore TM. Adult congenital heart disease: Right ventricular outflow tract lesions. Circulation, 2007, 115: 1933-1947.

［4］Huhta J, Quintero RA, Suh E, et al. Advances in fetal cardiac intervention. Curr Opin Pediatr, 2004, 16:487-493.

［5］接连利,许燕,程建,等. 胎儿单纯性肺动脉狭窄的声像图特征及其诊断价值. 中华超声影像学杂志, 2012, 21(21):1082-1083.

［6］Todros T, Paladini D, Chiappa E, et al. Pulmonary stenosis and atresia with intact ventricular septum during prenatal life. Ultrasound Obstet Gynecol, 2003, 21:228-233.

［7］Yamamoto Y, Hornberger LK. Progression of outflow tract obstruction in the fetus. Early Human Development, 2012, 88:279-285.

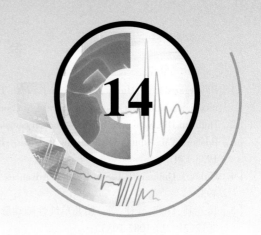

第十四章

右室双出口

右室双出口（double-outlet right ventricle, DORV）是指两条大动脉全部或接近全部发自解剖学右室的一组先天性心血管畸形。在出生活婴中约占 0.03‰~0.09‰，占所有先天性心脏病的 1%~3%[1]。与该病相关的染色体异常主要包括 13- 三体综合征、18- 三体综合征和 22q11 微缺失等[1]。

以往对 DORV 定义一直存在争议，主要有以下三种：①50% 规则，即一条大动脉完全起自解剖学右室，另一条大动脉 50% 以上起自右心室；②90% 规则，即一条大动脉完全起自解剖学右室，另一条大动脉 90% 以上起自右心室；③肺动脉发自右室，无肺动脉狭窄，主动脉骑跨大于 50%；有肺动脉狭窄，主动脉骑跨大于 75%。

目前普遍为大家接受的是 Anderson 的 50% 规则，即当两大动脉瓣环都有超过一半周长位于同一个心室时，可定义为心室双出口。

一、胚胎学发生机制

正常胚胎发育早期，随着心室襻的形成，流出道近段和远段内出现螺旋状走行的嵴。间充质细胞迁移至远段流出道，使得该处的心肌组织转化为动脉组织。与此同时，神经嵴细胞迁移至圆锥的远段和动脉干内，内部突起的嵴融合将动脉干分隔成主动脉和肺动脉。最初主动脉和肺动脉均与右室相连，因动脉圆锥旋转、移位、吸收使得肺动脉与右室相连通，主动脉与左室相连通。主动脉瓣下的圆锥组织大约孕 12 周时退化与吸收完全，最终主动脉瓣与二尖瓣之间形成纤维连接。如果主动脉瓣下圆锥不退化，主动脉则更向右前方转位，其大部分或完全与右室相连，形成 DORV。主动脉转位也使得室间隔上部对位不良形成室间隔缺损。

二、病理解剖与分型

（一）病理解剖

理解 DORV 的形态学和病理生理学变化，首先要明确以下几点：①室间隔缺损的大小和位置及其与半月瓣之间的关系；②圆锥形态；③大动脉的空间方位；④是否合并其他畸形，如流出道梗阻、房室瓣畸形、心室发育不良和冠状动脉异常等。

1. 室间隔缺损　通常较大，约 10% 的患者缺损小于主动脉内径，为限制性。缺损可为多发，罕见室间隔完整[2,3]。根据室间隔缺损与大动脉关系将室间隔缺损分为 4 类：

（1）主动脉瓣下室间隔缺损：最常见，占 42%~57%[4]。缺损位于主动脉瓣下方，隔缘束的两个分支之间，圆锥间隔的右后方（图 14-1），远离肺动脉瓣。室间隔缺损与主动脉瓣的距离取决于主动脉瓣下圆锥的有无及其大小。缺损后下缘与三尖瓣之间可为纤维连接，也可为隔缘束后支。此型缺损为对位不良型室间隔缺损，即圆锥间隔与下方的肌部间隔对位不一致。

主动脉右转位时，圆锥间隔与隔缘束的前上支连接。圆锥间隔向左、向前移位可导致肺动脉狭窄，狭窄程度与圆锥间隔移位的程度及肺动脉瓣狭窄程度相关（图 14-2）。

主动脉左转位时，室间隔缺损更靠前、靠上，其上缘为主动脉瓣或瓣下圆锥。

多数情况下，主动脉的一部分仍发自左室，但只要主动脉大部分骑跨于右室侧，则诊断为 DORV 更为合适。判断骑跨的大动脉是否分布于某个心室上，最佳的判断方法为在心室短轴切面根据室间隔切线与骑跨的大动脉之间的关系做出评估（图 14-3）。

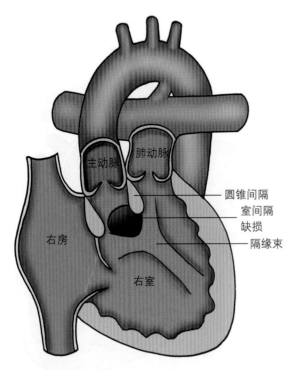

图 14-1　DORV 主动脉瓣下室间隔缺损示意图

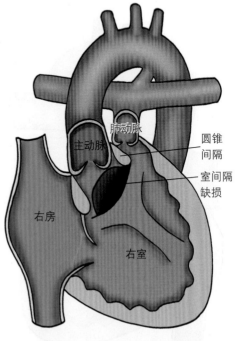

图 14-2　DORV 主动脉瓣下室间隔缺损圆锥间隔向左前移位致肺动脉狭窄示意图

（2）肺动脉瓣下室间隔缺损：占24%~37%[4]。室间隔缺损更靠前、靠上，亦位于隔缘束两分支之间，但圆锥间隔靠后附着于隔缘束后支，圆锥间隔分隔开主动脉瓣与室间隔缺损，使其距离肺动脉瓣更近（图14-4）。60%的缺损后下缘与房室瓣之间为纤维连接，40%为肌性连接[5]。主动脉瓣下圆锥一般发育良好，主动脉多位于右侧，与肺动脉或为平行排列，或略位于其前方。肺动脉瓣下圆锥大小差异较大。如果肺动脉瓣下有圆锥，则缺损上缘为肌性的漏斗部。如果肺动脉瓣下无圆锥，则肺动脉瓣与二尖瓣之间为纤维连接。此时需与完全型大动脉转位相鉴别。

该型中一大类为Taussig-Bing畸形。Taussig和Bing于1949年[6]将其描述为：心房正位、心室右袢、主动脉完全发自右室，室间隔缺损位于肺动脉瓣下，双动脉瓣下圆锥，主动脉与肺动脉为左右并列关系，无肺动脉狭窄（图14-5）。

圆锥间隔的肥厚、右移将导致不同程度的主动脉瓣下狭窄。约50%的新生儿合并主动脉缩窄或主动脉弓离断。可伴有二尖瓣骑跨。

图 14-3　判断大动脉骑跨程度示意图（心底观）

以室间隔切线（实线）判断，主动脉大部分发自右室侧，小部分在左室侧，肺动脉完全发自右室，以此确定心室动脉连接为右室双出口

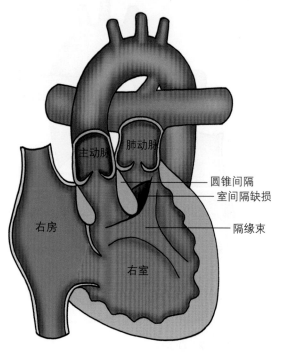

图 14-4　DORV 肺动脉瓣下室间隔缺损示意图

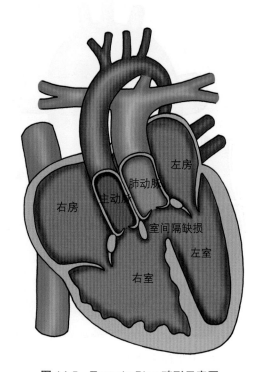

图 14-5　Taussig-Bing 畸形示意图

（3）双动脉下室间隔缺损：少见，占 3%~12%。缺损更靠上，通常较大。圆锥间隔缺如或严重发育不良，使得肺动脉瓣与主动脉瓣相连（**图 14-6**）。缺损后上缘紧邻半月瓣，前上缘为隔缘束及其前支，后下缘为隔缘束后支。缺损和三尖瓣之间往往有肌束分隔。主动脉瓣与三尖瓣、肺动脉瓣与二尖瓣呈纤维连接。

（4）远离 2 条大动脉的室间隔缺损：占 9%~19%。缺损一般位于房室间隔的流入部或小梁部。缺损距离半月瓣较远，没有在隔缘束分支之间（**图 14-7**）。此型不易建立内隧道。值得注意的是主动脉瓣下及肺动脉瓣下室间隔缺损圆锥间隔较长时可表现为远离型，但室间隔缺损仍在隔缘束分支之间，国外学者不建议将其归为远离型[7,8]。

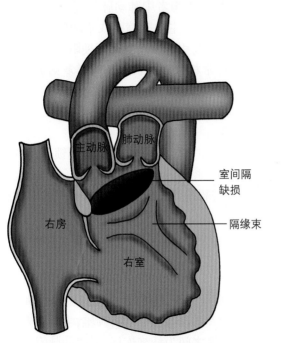

图 14-6 DORV 双动脉下型室间隔缺损示意图

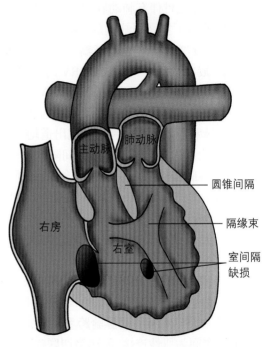

图 14-7 DORV 远离型室间隔缺损示意图

2. **圆锥** 正常心脏仅有肺动脉瓣下圆锥，没有主动脉瓣下圆锥。DORV 可以为双动脉瓣下圆锥、主动脉瓣下圆锥、肺动脉瓣下圆锥、无圆锥 4 种情况。主动脉瓣下室间隔缺损 3/4 为双动脉瓣下圆锥，1/4 为肺动脉瓣下圆锥。肺动脉瓣下室间隔缺损约一半为双动脉瓣下圆锥，一半为主动脉瓣下圆锥。双动脉瓣下室间隔缺损一般是圆锥缺如或者双动脉下残余小圆锥。

圆锥和大动脉的位置有相关性。通常，半月瓣下圆锥的存在会导致瓣膜和大动脉的位置更靠前。圆锥缺如，半月瓣与二尖瓣之间为纤维连接，会导致该大动脉的位置更靠后。因此主动脉瓣和肺动脉瓣下圆锥的发育情况能够预测大动脉的关系和位置。双动脉瓣下圆锥时主动脉右前转位不常见，约 26%。仅有主动脉瓣下圆锥时，主动脉右前转位常见，约 67%。仅有肺动脉瓣下圆锥或圆锥缺如时，不会发生主动脉的右前转位。

3. **大动脉关系** 两条大动脉完全发自解剖学右室，或一条大动脉完全发自右室，另一条大动脉大部分发自右室。两条大动脉之间的关系变异较大。

（1）大动脉关系正常：主动脉位于肺动脉的右后位。

（2）并列排列（side-by-side）：主动脉位于肺动脉的右侧，经典的 DORV 大动脉关系。

（3）主动脉右转位（D-malposition）：主动脉位于肺动脉的右前位，或正前位。

（4）主动脉左转位（L-malposition）：主动脉位于肺动脉的左前方，或左侧。

大多数主动脉瓣下室间隔缺损的 DORV 大动脉关系正常或为左右并列关系；肺动脉瓣下室间隔缺损的 DORV 一般为并行排列或主动脉右转位。远离型室间隔缺损的 DORV 大动脉关系正常约占 33%。

4. 流出道梗阻　圆锥间隔移位易导致半月瓣下流出道狭窄。高达 70% 的 DORV 伴有流出道梗阻。最多见的是肺动脉瓣下或肺动脉瓣狭窄，常发生于主动脉瓣下室间隔缺损的 DORV。也可伴有肺动脉闭锁。远离大动脉的室间隔缺损患者中肺动脉狭窄少见。50%的肺动脉瓣下室间隔缺损的 DORV 合并有主动脉瓣下狭窄、主动脉缩窄或主动脉弓离断。"TOF 型" 右室双出口主动脉瓣下有圆锥，进行性肌性肥厚易引起主动脉瓣下梗阻。

5. 冠状动脉　大多数 DORV 的冠状动脉起源与正常相似。冠状动脉畸形多见于肺动脉瓣下或远离型室间隔缺损的 DORV[9]。主动脉右前转位时，冠脉分布与完全型大动脉转位相似。单支冠状动脉约占 15%。冠状动脉起源及走行异常对外科手术有重要意义。壁内冠状动脉和冠状动脉横跨右室流出道均会增加手术风险。

6. 合并畸形　可合并房室间隔缺损、房室瓣骑跨、房室连接不一致、肺动脉闭锁、右房异构、完全性肺静脉异位连接，还可合并房间隔缺损、永存左上腔静脉、心耳并置、十字交叉心等。

20% 的肺动脉瓣下室间隔缺损的 DORV 存在二尖瓣骑跨，此时行双心室修补手术困难，需行单心室修补。

二尖瓣狭窄，如降落伞型二尖瓣（parachute mitral valve）、二尖瓣瓣上环（supramitral ring），影响双心室修补的长期预后。

7. 鉴别诊断　DORV 易与法洛四联症相混淆。

大动脉关系正常的 DORV 与法洛四联症的鉴别要点在于：①前者主动脉骑跨率大于 50%，而法洛四联症主动脉骑跨率≤50%；②前者主动脉及肺动脉瓣下均有圆锥，主动脉瓣与二尖瓣之间为肌性连接，而法洛四联症主动脉瓣与二尖瓣之间为纤维连接，无主动脉瓣下圆锥（图 14-8）。

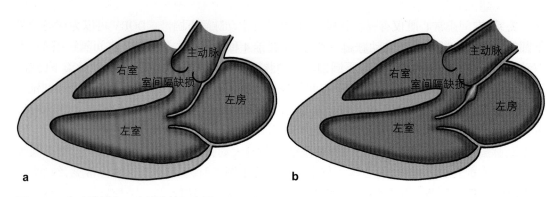

图 14-8　主动脉瓣和二尖瓣连接示意图
a：法洛四联症；b：右室双出口

（二）分型

DORV 根据室间隔缺损相对于大动脉的位置关系分型，Lev 等将其分为室间隔缺损位于主动脉瓣下、肺动脉瓣下、双动脉下和远离大动脉 4 类[10]，该分类方法简单，而且能够指导外科干预。

2000 年美国胸外科医师协会和欧洲心胸外科协会两大数据库对 DORV 的分型：VSD型（主动脉瓣下或双动脉下室间隔缺损）、法四型（室间隔缺损合并圆锥间隔移位）、TAG 型（Taussig-Bing 畸形、肺动脉下室间隔缺损）、远离 VSD 型（室间隔缺损远离大动脉）[4]。该分型方法可以更好地预测自然转归和术后病程。VSD 型 DORV 的病程、外科干预、预后与室间隔缺损类似。法四型右室双出口的病程、手术及预后与法洛四联症相似。

三、病理生理

胎儿期，由于右心室承担体循环和肺循环，右心室负荷加重，故多有右心室壁肥厚及右心增大；当合并右室流出道梗阻及肺动脉狭窄时，更增加了右心负荷。通常合并三尖瓣反流，右心功能减低时可导致胎儿水肿。

出生后因 DORV 的病理解剖不同，血流动力学也不同，临床表现亦有差异。室间隔缺损是左室血液的唯一出口，室水平几乎总是左向右分流。病理生理与室间隔缺损的大小、缺损与大动脉的关系、是否合并流出道梗阻和肺血管阻力等有关。

主动脉瓣下室间隔缺损的 DORV，左室血液大部分经室间隔缺损进入主动脉，仅少量与右心血液混合进入肺动脉，血流动力学类似于巨大室间隔缺损，发绀不明显，易发生早期肺动脉高压。伴有肺动脉狭窄的患者，肺血减少，血流动力学与法洛四联症相似，发绀明显。

肺动脉瓣下室间隔缺损的 DORV，左室的血液经室间隔缺损大部分进入肺动脉，右心的血液主要进入主动脉，患者可发生明显的发绀，早期出现肺动脉高压，血流动力学类似于完全型大动脉转位。

DORV 的室间隔缺损通常较大，仅部分患者室间隔缺损为限制性，这种情况下，左心血液排出受阻，可导致左房压及肺静脉压增高，肺静脉淤血。

四、超声心动图表现

胎儿超声心动图的主要观察要点包括：室间隔缺损的位置及大小；室间隔缺损与大动脉位置关系；室间隔缺损与半月瓣之间是否存在房室瓣组织；圆锥形态；是否合并流出道狭窄；左右室发育的均衡性；房室瓣形态及其腱索附着有无异常（如房室瓣骑跨）等。

首先，上腹部横切面确定内脏 / 心房位。

四腔心切面：早中孕期四腔心比例基本正常，孕晚期右心比例大，左室偏小。心室的大小及发育情况是评估行双心室修补还是单心室修补的重要因素。标准四腔心切面室间隔一般连续完整，室间隔缺损累及流入部时四腔心切面可见室间隔上部连续中断（**图 14-9**）。可观察是否合并房间隔缺损、房室瓣畸形、房室瓣骑跨及瓣上环等。

流出道切面：主动脉及肺动脉的交叉包绕关系消失，两者平行排列。有时在一个切面通常难以同时显示两条大动脉的开口，需在流出道切面基础上连续扫查，或旋转探头在心室短轴切面观察大动脉的关系，动态显示两条大动脉的空间方位。合并肺动脉狭窄时，肺动脉瓣下或肺动脉内径细窄。

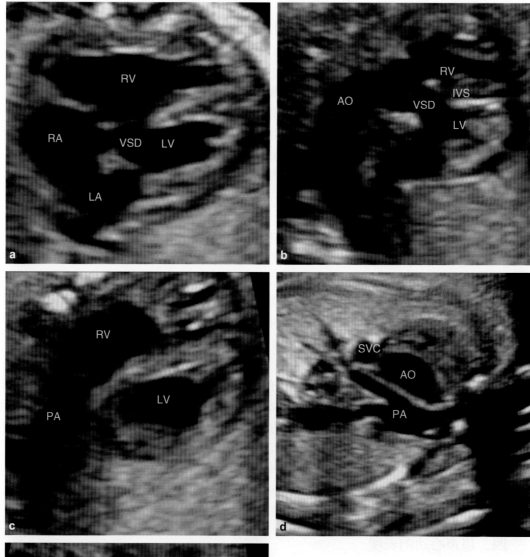

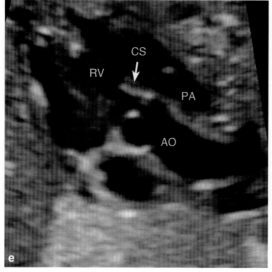

图 14-9 孕 30 周胎儿心脏右室双出口（VSD 主动脉瓣下型）、室间隔缺损（膜周部，向流入道方向延伸）、肺动脉狭窄

a：四腔心切面室间隔上部见回声失落；b：流出道切面室间隔上部回声失落，主动脉骑跨于室间隔，骑跨率大于 50%；c：肺动脉发自解剖学右室；d：三血管切面主动脉增宽前移，肺动脉内径窄于主动脉；e：显示主动脉和肺动脉之间的圆锥间隔（白色箭头所示）

RA：右房；LA：左房；RV：右室；LV：左室；PA：肺动脉；AO：主动脉；SVC：上腔静脉；VSD：室间隔缺损；CS：圆锥间隔；IVS：室间隔

　　三血管切面可显示主动脉与肺动脉的排列关系、内径比例、是否合并左上腔静脉等。

　　产前超声应明确室间隔缺损位置与主、肺动脉关系。超声心动图通过测量室间隔缺损上缘至距离缺损最近的半月瓣中心的距离,判断室间隔缺损与动脉的位置关系。①主动脉瓣下室间隔缺损的 DORV 易与法洛四联症相混淆,前者存在双动脉瓣下圆锥组织(图 14-10、图 14-11),主动脉骑跨率大于 50%(图 14-9~ 图 14-12),与二尖瓣失去纤维连接。如果心室短轴流出道切面显示肺动脉瓣口完全在右室侧,主动脉瓣口全部或大部分在右室侧(图 14-9),彩色多普勒显示室水平左向右为主分流,是诊断 DORV 的重要依据;②肺动脉瓣下室间隔缺损的 DORV 需与大动脉转位相鉴别,应多切面灵活扫查,判断大动脉的起源,若两条大动脉均发自右室,左室的唯一出口是室间隔缺损,则诊断为 DORV(图 14-13~ 图 14-15);③双动脉下室间隔缺损的 DORV 通常没有圆锥或圆锥发育不良,缺损邻近主动脉瓣和肺动脉瓣(图 14-16、图 14-17),而且两条大动脉均发自右室;④远离型室间隔缺损的 DORV 诊断要点为两条大动脉完全起自右室,为双动脉瓣下圆锥(图 14-18),室间隔缺损位于心尖部或流入道(如房室间隔缺损),缺损与半月瓣间有三尖瓣张力装置(图 14-19),缺损上缘至半月瓣环中点距离大于半月瓣环内径(图 14-20)。

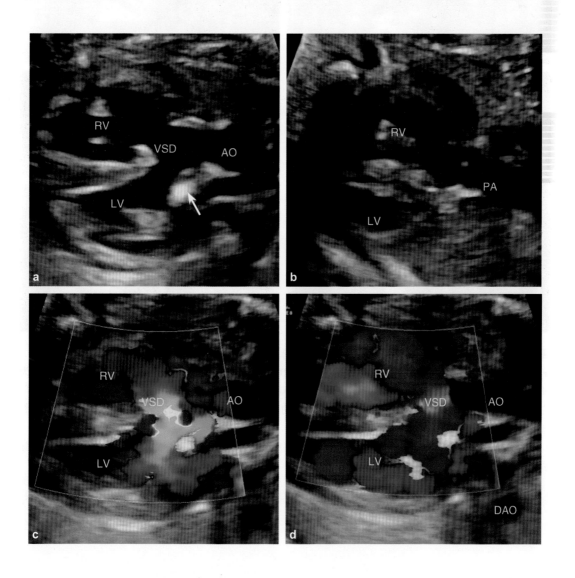

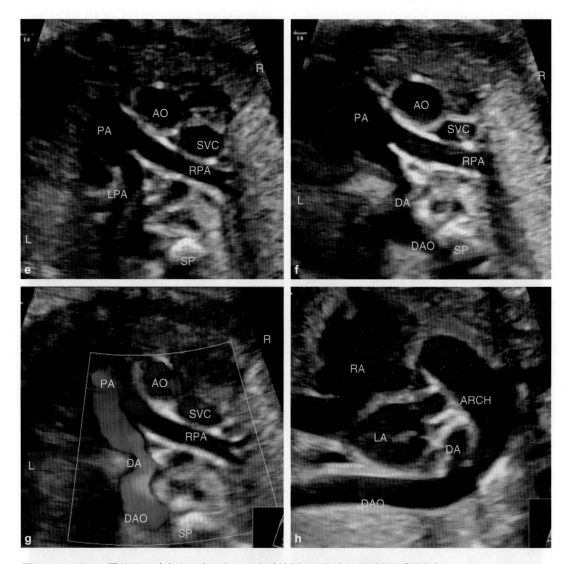

图 14-10　孕 37 周胎儿心脏右室双出口（VSD 主动脉瓣下型）、室间隔缺损（膜周部）

a、b：流出道切面见主动脉骑跨于室间隔，骑跨率约 50%，肺动脉完全发自右室，主动脉瓣与二尖瓣之间为肌性连接；c、d：彩色多普勒显示室间隔回声失落处的双向分流；e：三血管切面：主动脉前移，肺动脉发育可，左、右肺动脉发育良好；f、g：三血管切面可清晰显示动脉导管，并见其内的前向血流；h：主动脉弓长轴切面显示：主动脉因前移使主动脉弓曲度变大

LV：左室；RV：右室；VSD：室间隔缺损；PA：肺动脉；AO：主动脉；SVC：上腔静脉；LPA：左肺动脉；RPA：右肺动脉；SP：脊柱；DAO：降主动脉；ARCH：主动脉弓；RA：右房；LA：左房；DA：动脉导管

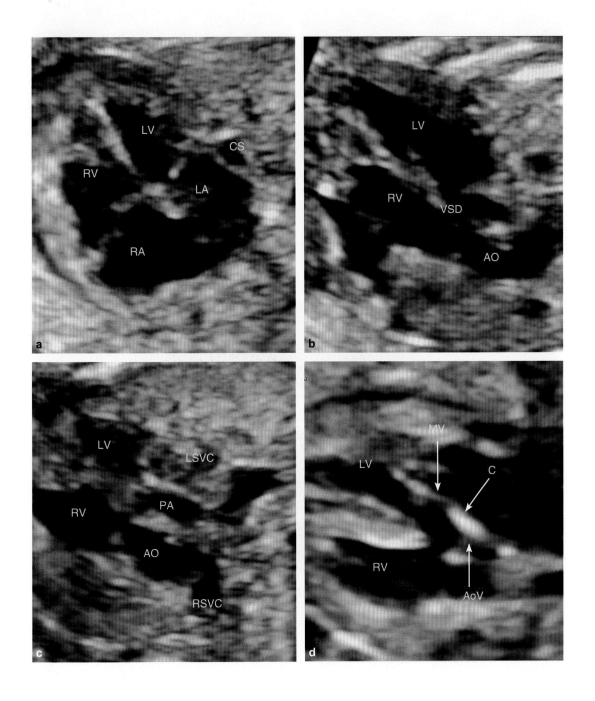

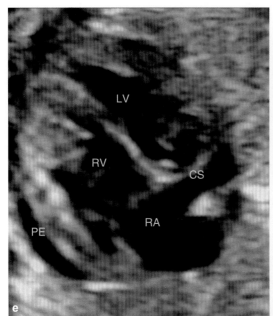
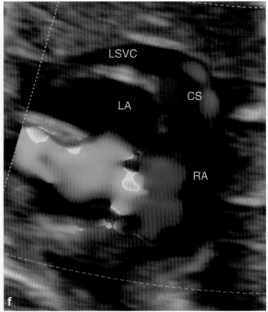
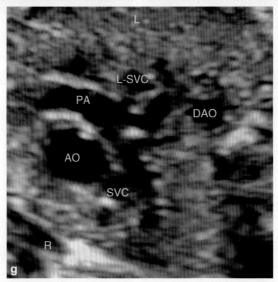

图 14-11 孕 24 周胎儿心脏右室双出口（VSD 主动脉瓣下型）、室间隔缺损（膜周部）、肺动脉狭窄、永存左上腔静脉、少量心包积液

a：四腔心切面各腔室大小正常，室间隔连续未见异常，冠状静脉窦增宽；b：左室流出道切面见室间隔上段连续中断，主动脉骑跨于室间隔，骑跨率大于 50%；c：肺动脉完全发自解剖学右室，肺动脉位于左前，主动脉位于右后，肺动脉内径明显窄于主动脉，肺动脉左侧见管腔样结构（左上腔静脉）；d：探及主动脉瓣与二尖瓣之间为肌性连接；e：低位四腔心切面见增宽的冠状静脉窦呈喇叭口样引流入右房，右室游离壁之外探及窄带样液性暗区；f：左上腔静脉长轴切面见该管腔与冠状静脉窦相连接，血液最终引流入右房；g：三血管切面见主动脉前移，肺动脉内径明显窄于主动脉，肺动脉左侧见左上腔静脉

RA：右房；LA：左房；RV：右室；LV：左室；PA：肺动脉；AO：主动脉；RSVC：右上腔静脉；VSD：室间隔缺损；CS：冠状静脉窦；LSVC：左上腔静脉；PE：心包积液；C：圆锥；MV：二尖瓣；AoV：主动脉瓣；DAO：降主动脉

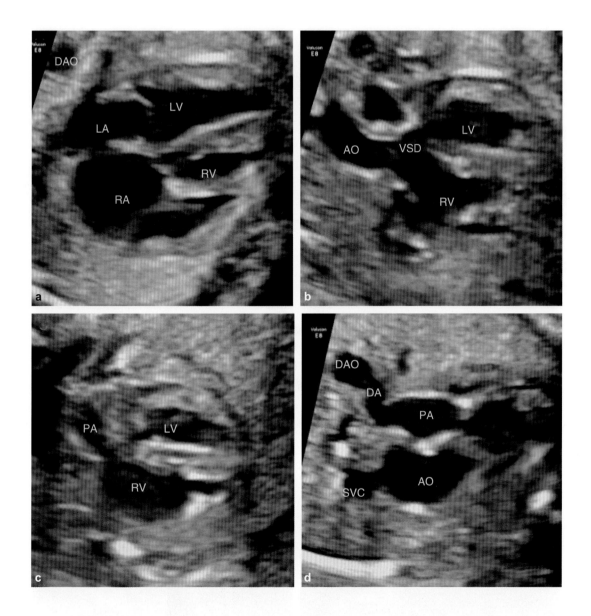

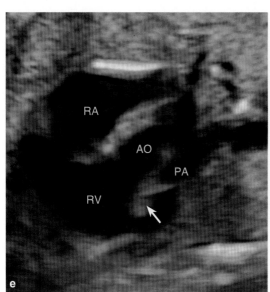
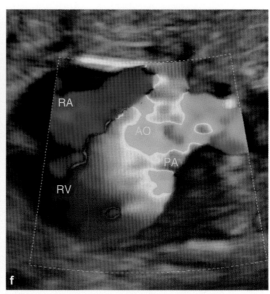

图 14-12　孕 27 周胎儿心脏右室双出口（VSD 主动脉瓣下型）、室间隔缺损（膜周部）、肺动脉狭窄

a：四腔心切面未见异常；b、c：流出道切面见主动脉大部分发自右室，主动脉骑跨于室间隔，骑跨率大于 50%，肺动脉完全发自右室，肺动脉内径窄；d：三血管切面：主动脉增宽，向右前移位，肺动脉内径窄于主动脉；e、f：肺动脉和主动脉之间的圆锥间隔（白色箭头所示）向肺动脉侧移位，导致肺动脉狭窄，彩色多普勒显示肺动脉内血流花彩

RA：右房；LA：左房；RV：右室；LV：左室；PA：肺动脉；AO：主动脉；SVC：上腔静脉；VSD：室间隔缺损；DAO：降主动脉；DA：动脉导管

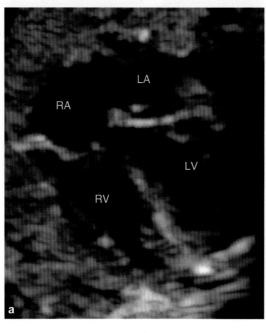
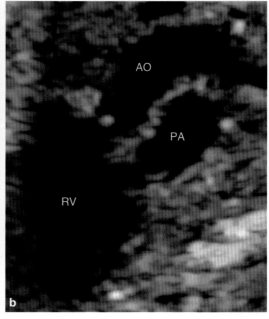

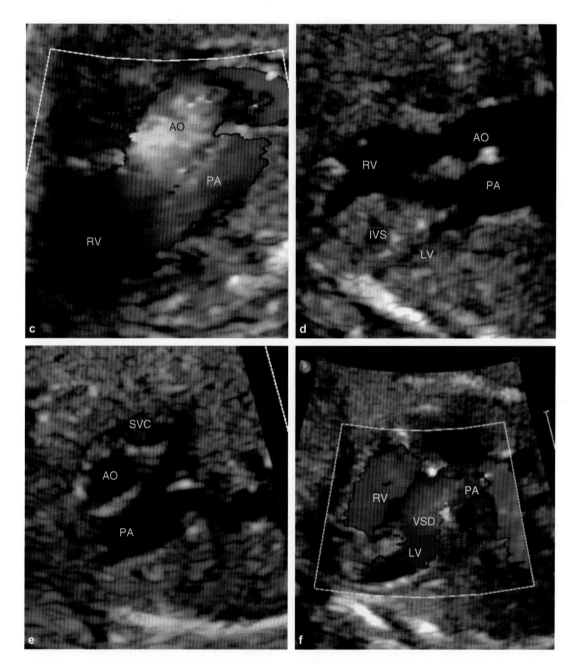

图 14-13　孕 28 周胎儿心脏右室双出口（Taussig-Bing 畸形）、室间隔缺损（肺动脉瓣下型）

a：四腔心切面各房室基本对称；b、c：流出道切面见主动脉和肺动脉发自解剖学右室；d：室间隔上部探及连续中断，多切面扫查探及肺动脉骑跨于室间隔，骑跨率大于 50%；e：三血管切面见肺动脉和主动脉平行排列，肺动脉在左，主动脉在右；f：彩色多普勒显示室间隔缺损是左室的唯一出口

RA：右房；LA：左房；RV：右室；LV：左室；PA：肺动脉；AO：主动脉；SVC：上腔静脉；IVS：室间隔；VSD：室间隔缺损

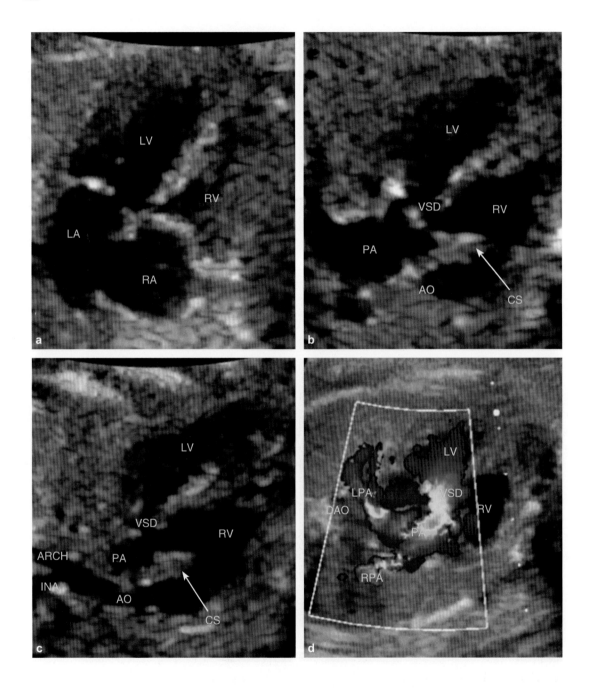

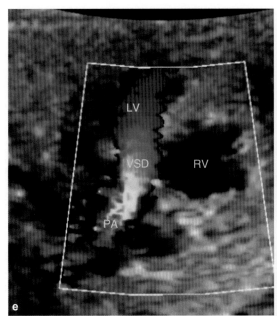
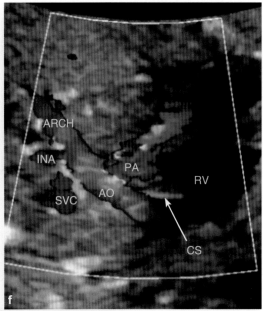
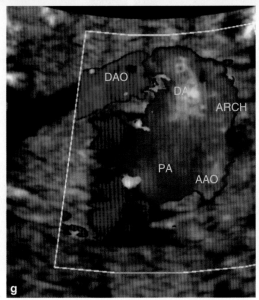

图 14-14　孕 29 周胎儿心脏右室双出口（Taussig-Bing 畸形）、室间隔缺损（肺动脉瓣下型）、主动脉缩窄（主动脉弓发育不良）

a：四腔心切面无异常；b：流出道切面室间隔上部探及连续中断，肺动脉骑跨于室间隔，骑跨率约 50%；c：主动脉发自解剖学右心室，主动脉瓣下探及圆锥组织，升主动脉及主动脉弓细窄；d、e：肺动脉发育良好，并探及左、右肺动脉分支，彩色多普勒显示左室血液经室间隔缺损泵入肺动脉；f：探及升主动脉及主动脉弓血流束细窄，略窄于上腔静脉；g：主动脉弓曲度变大，呈"曲棍球"状，动脉导管弓曲度变小，呈"拐杖"状，主动脉弓血流束明显窄于动脉导管弓

RA：右房；LA：左房；RV：右室；LV：左室；PA：肺动脉；AO：主动脉；SVC：上腔静脉；VSD：室间隔缺损；LPA：左肺动脉；RPA：右肺动脉；CS：圆锥间隔；ARCH：主动脉弓；DAO：降主动脉；INA：头臂干；DA：动脉导管；AAO：升主动脉

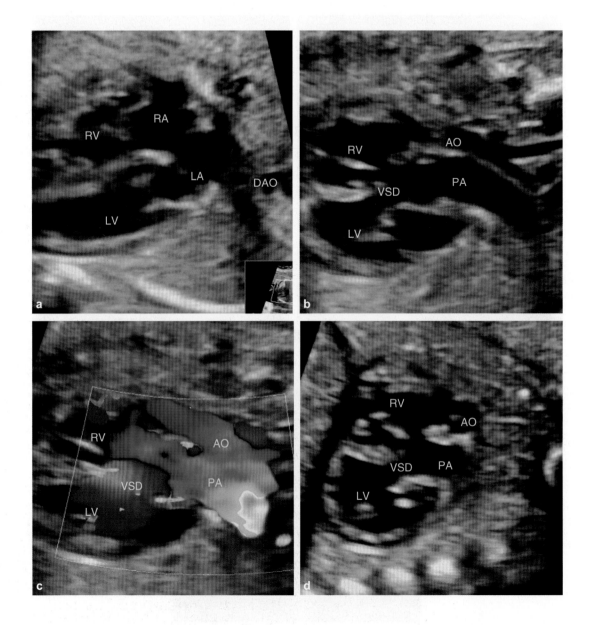

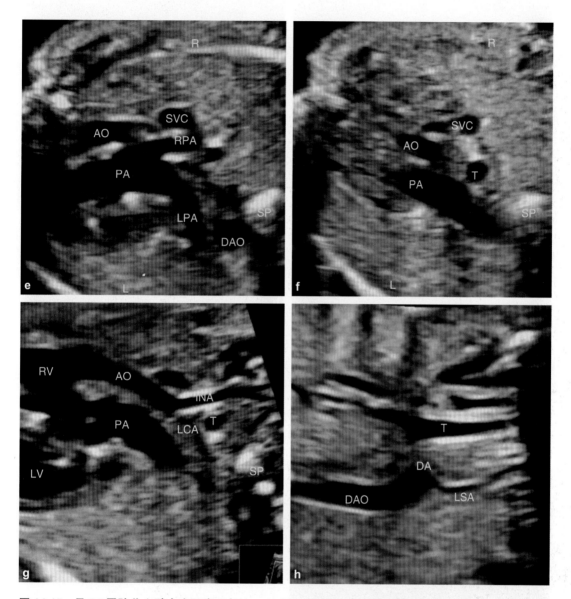

图 14-15 孕 26 周胎儿心脏右室双出口（Taussig-Bing 畸形）、室间隔缺损（肺动脉瓣下型）、主动脉弓离断（B 型）

a：四腔心切面正常；b：流出道切面：主动脉完全发自右心室，肺动脉大部分发自右心室，肺动脉骑跨于室间隔，骑跨率大于 50%；c：彩色多普勒显示左室血液经室间隔缺损大部分进入肺动脉；d：心室短轴切面：以室间隔切线判断，主动脉和肺动脉均完全发自右室；e：三血管切面：主动脉向右前移位，主动脉内径明显窄，内径与上腔静脉近似；f：三血管切面向头侧扫查，始终未见主动脉弓与降主动脉连接；g：略调整心室流出道切面，见升主动脉走行僵直，发出两个头臂分支：头臂干和左颈总动脉；h：左锁骨下动脉发自动脉导管与降主动脉移行部

RA：右房；LA：左房；RV：右室；LV：左室；PA：肺动脉；AO：主动脉；SVC：上腔静脉；VSD：室间隔缺损；LPA：左肺动脉；RPA：右肺动脉；DAO：降主动脉；DA：动脉导管；INA：头臂干；LCA：左颈总动脉；LSA：左锁骨下动脉；T：气管；SP：脊柱

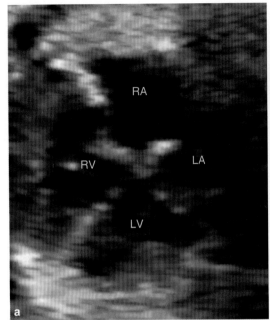
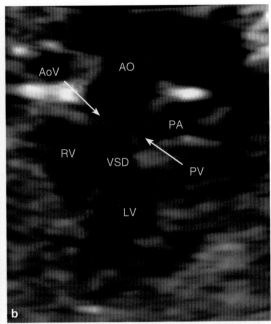
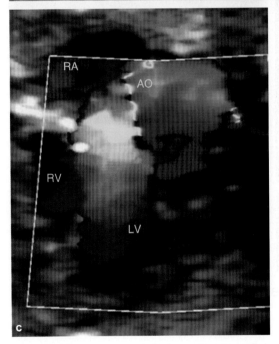

图 14-16　孕 26 周胎儿心脏右室双出口（VSD 双动脉下型）、室间隔缺损（双动脉下型）、肺动脉狭窄

a：四腔心切面显示右心比例稍大，室间隔连续完整；b：流出道切面显示主动脉和肺动脉均与解剖学右室相连接，肺动脉内径窄于主动脉，室间隔上部见连续中断，缺损位于主动脉瓣和肺动脉瓣下，未探及瓣下圆锥组织回声；c：彩色多普勒显示室间隔缺损是左室的唯一出口

RA：右房；LA：左房；RV：右室；LV：左室；PA：肺动脉；AO：主动脉；VSD：室间隔缺损；AoV：主动脉瓣；PV：肺动脉瓣

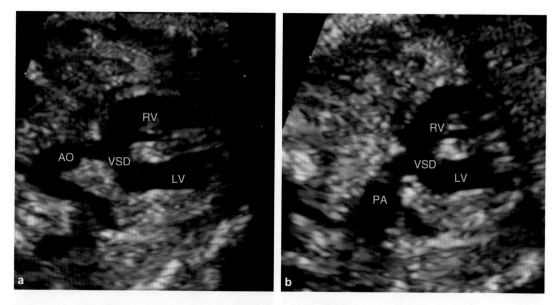

图 14-17　孕 24 周胎儿心脏右室双出口（VSD 双动脉下型）、室间隔缺损（双动脉下型）

a、b：流出道切面主动脉和肺动脉均发自右室，室间隔缺损邻近主动脉瓣和肺动脉瓣，圆锥间隔缺如

RV：右室；LV：左室；AO：主动脉；PA：肺动脉；VSD：室间隔缺损

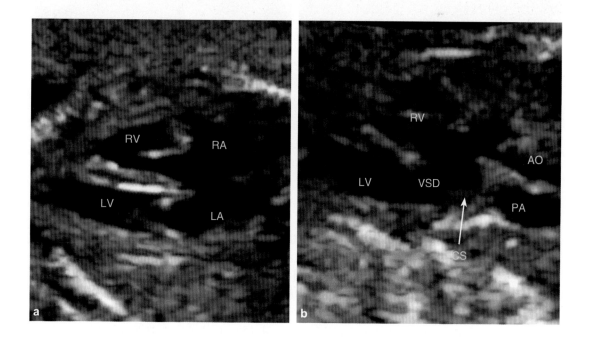

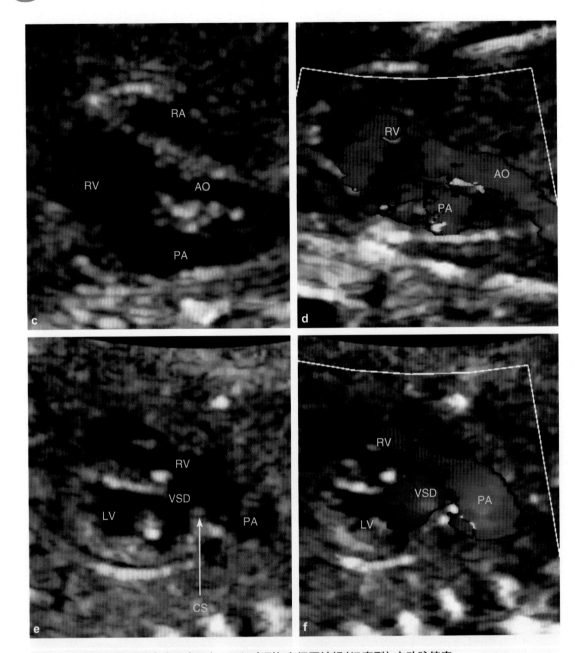

图 14-18　孕 25 周胎儿右室双出口（VSD 远离型）、室间隔缺损（远离型）、主动脉缩窄

a：四腔心切面各房室对称，室间隔完整无连续中断；b：流出道切面主动脉和肺动脉均发自解剖学右心室，室间隔上部可探及连续中断，缺损远离两根大动脉，缺损与肺动脉瓣之间有圆锥组织相隔；c、d：流出道切面见主动脉位于肺动脉的左侧，主动脉细窄；e、f：探及肺动脉瓣与室间隔缺损之间有圆锥间隔，室间隔回声失落处的血流方向为左向右

RA：右房；LA：左房；RV：右室；LV：左室；CS：圆锥间隔；PA：肺动脉；AO：主动脉；VSD：室间隔缺损

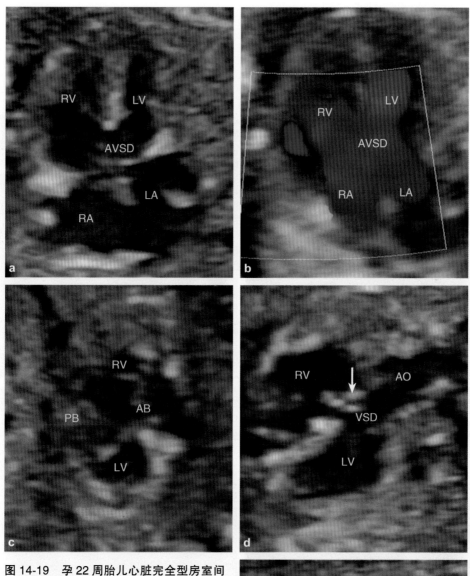

图 14-19　孕 22 周胎儿心脏完全型房室间隔缺损、右室双出口（VSD 远离型）、室间隔缺损（远离型）、肺动脉狭窄

a、b：四腔心切面各房室比例基本对称，房间隔下部至室间隔上部可探及回声失落，彩色多普勒显示四腔心血流相互交通；c：瓣口水平心室短轴切面：探及共同房室瓣启闭；d、e：流出道切面见主动脉和肺动脉均发自解剖学右室，肺动脉内径明显窄于主动脉，室间隔缺损与主动脉之间有前桥瓣组织（白色箭头示），此为诊断远离型室间隔缺损的依据

RA：右房；LA：左房；RV：右室；LV：左室；AB：前桥瓣；PB：后桥瓣；PA：肺动脉；AO：主动脉；AVSD：房室间隔缺损

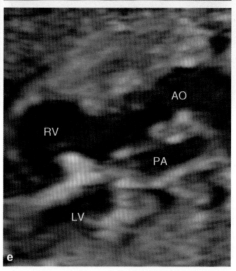

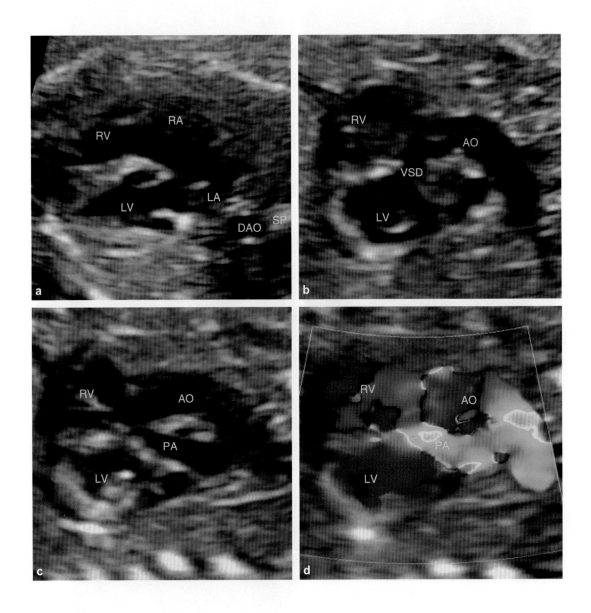

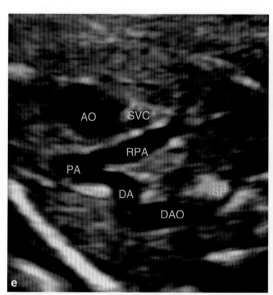
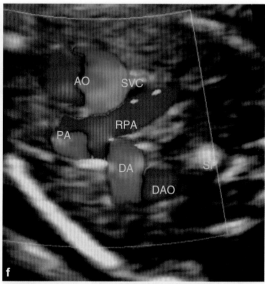

图14-20 孕25周胎儿右室双出口VSD(远离型)、室间隔缺损(膜周部)、肺动脉狭窄

a:四腔心切面未见异常,室间隔连续完整;b:心室短轴切面室间隔上部探及连续中断,主动脉完全发自解剖学右室;c:肺动脉亦完全发自解剖学右室;d:彩色多普勒显示主动脉和肺动脉血流均来自右室;e:三血管切面主动脉增宽前移,肺动脉内径窄;f、g:彩色多普勒显示动脉导管内呈双向血流,据此可评估肺动脉发育情况及预后

RA:右房;LA:左房;RV:右室;LV:左室;PA:肺动脉;AO:主动脉;SVC:上腔静脉;VSD:室间隔缺损;RPA:右肺动脉;DA:动脉导管;DAO:降主动脉;SP:脊柱

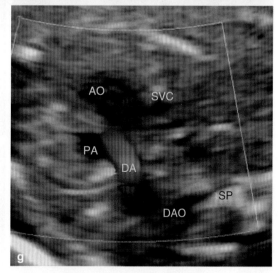

附出生后超声操作的几个关键点：

1. 半月瓣与心室相关度的判定，出生后多采用剑突下短轴（图 14-21）和高位胸骨旁短轴切面（图 14-22），胎儿期更加容易显示：①动态感知室间隔平面；②建立代表室间隔平面的虚拟线；③回到大动脉根部短轴，以虚拟线衡量半月瓣与心室的相关度。

2. 室间隔缺损位置与大动脉关系一般采用剑突下流出道短轴和长轴切面（图 14-23、图 14-24）。

3. 评估房室瓣骑跨一般采用短轴切面，观察二尖瓣腱索，瓣叶骑跨通常跨越前间隔（圆锥隔心室型室间隔缺损），单支或多支腱索系于圆锥间隔、隔束或室壁（图 14-25、图 14-26）。

4. 圆锥形态和流出道显示：①左室长轴面：评估主动脉瓣下圆锥；②剑突下流出道长短轴面：评估肺动脉瓣下圆锥、圆锥间隔及其偏移、与心室漏斗折叠融合情况。

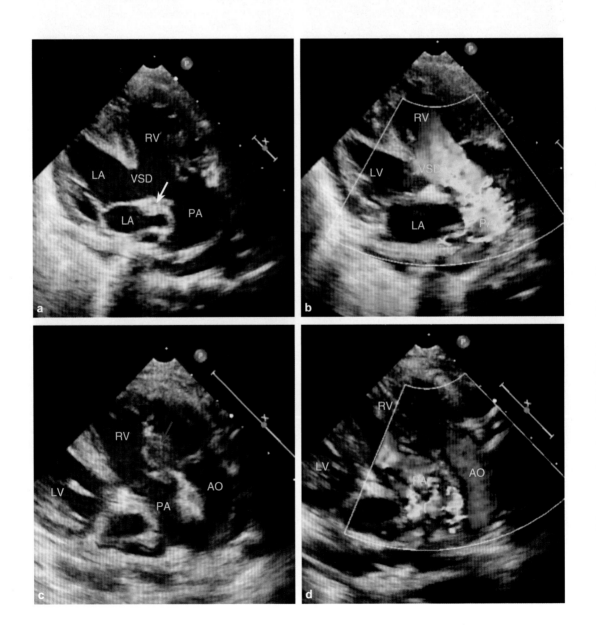

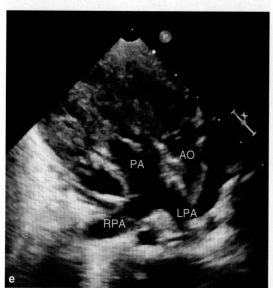

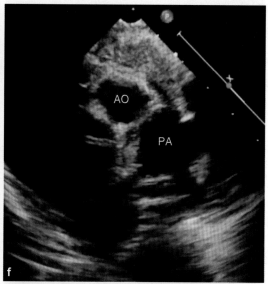

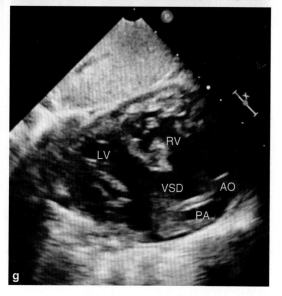

图 14-21　患儿,男,2 个月,右室双出口（Taussig-Bing 畸形）、室间隔缺损（肺动脉瓣下型）

a:左室长轴切面显示肺动脉大部分发自右室,肺动脉骑跨于室间隔,骑跨率大于 90%,肺动脉瓣和二尖瓣前叶之间为肌性连接（白色箭头所示）;b:彩色多普勒显示肺动脉接受左右室的血液;c:肺动脉和主动脉均发自右室,肺动脉和主动脉之间的圆锥间隔清晰可见（红色箭头所示）;d:彩色多普勒显示右室血液同时泵入主动脉和肺动脉;e:清晰显示左右肺动脉,主动脉位于肺动脉右侧;f:大动脉根部短轴切面显示主动脉位于肺动脉右前方;g:剑突下心室短轴切面:以室间隔切面判定,肺动脉和主动脉均发自右室

LA:左房;LV:左室;RV:右室;AO:主动脉;PA:肺动脉;VSD:室间隔缺损;LPA:左肺动脉;RPA:右肺动脉

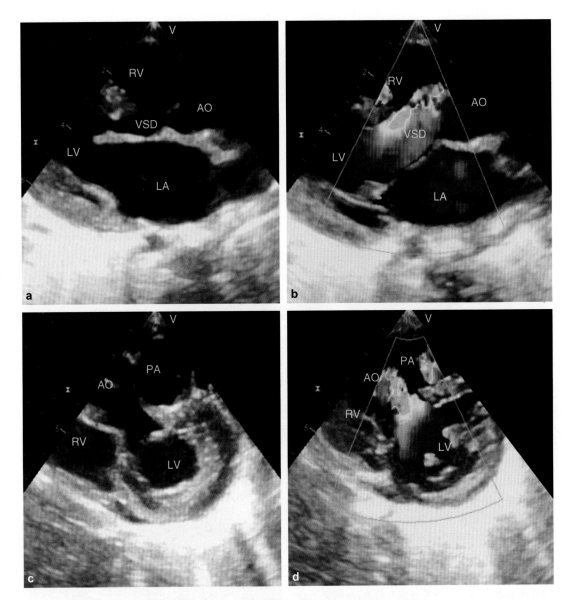

图14-22 患儿,男,7个月,右室双出口(VSD主动脉瓣下型)、室间隔缺损(膜周部)

a:左室长轴切面显示室间隔上部连续中断,主动脉骑跨于室间隔,骑跨率大于50%;b:彩色多普勒显示室间隔缺损是左室的唯一出口,对于主动脉瓣下室间隔缺损的右室双出口,左室血液经室间隔缺损大部分进入主动脉;c:胸骨旁心室短轴切面:以室间隔切线判断,主动脉和肺动脉均发自右室;d:彩色多普勒显示左室血液经室间隔缺损大部分排入主动脉

LA:左房;RV:右室;LV:左室;PA:肺动脉;AO:主动脉;VSD:室间隔缺损

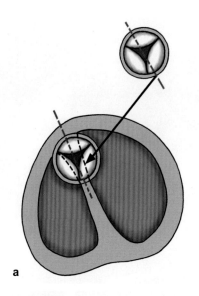
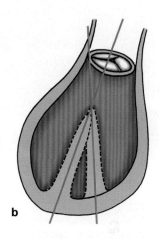

图 14-23

a：根据室间隔切线相对于大动脉瓣环的位置关系判断有无骑跨和骑跨率；

b：因室间隔可随心脏运动而发生改变（绿线和蓝线分别显示在收缩期和舒张期室间隔的位置），故大动脉是否骑跨不宜在室间隔长轴位做出判断

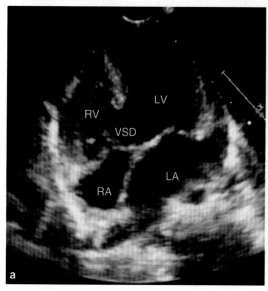
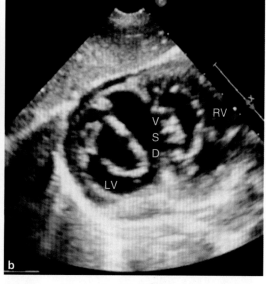

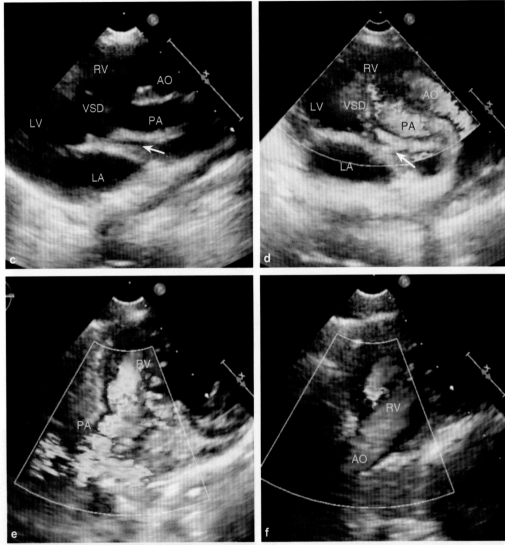

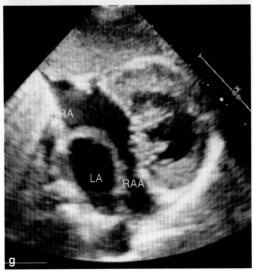

图 14-24　患儿,女,8 个月,右室双出口(VSD 远离型)、室间隔缺损(流入道型)、肺动脉狭窄、右心耳并置

a、b:四腔心切面和剑突下心室短轴切面均可显示流入部室间隔缺损;c、d:流出道切面主动脉和肺动脉完全发自右室,白色箭头所示为右心耳左并置;e、f:剑突下心室流出道切面显示肺动脉和主动脉均完全发自右室,彩色多普勒显示肺动脉内的高速五彩血流;g:剑突下四腔心切面基础上微调声束方向,可见右心耳左并置

RA:右房;LA:左房;RV:右室;LV:左室;PA:肺动脉;AO:主动脉;VSD:室间隔缺损;RAA:右心耳

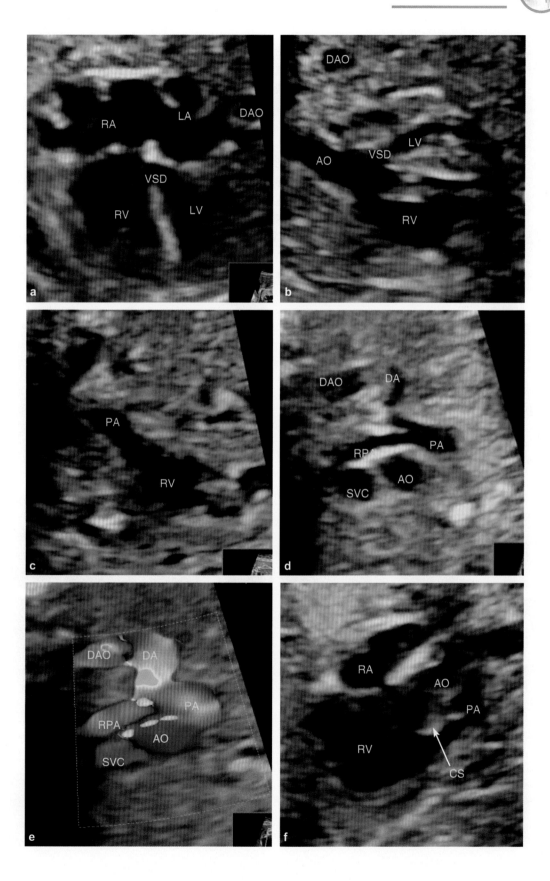

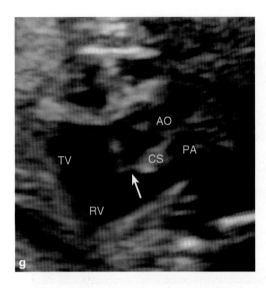

图 14-25 孕 24 周胎儿心脏右室双出口(VSD 远离型)、室间隔缺损(流入道型)、肺动脉狭窄、三尖瓣腱索系于圆锥间隔

a:主动脉完全发自右室,室间隔缺损小于主动脉内径;
b:彩色多普勒显示室间隔缺损是左室的唯一出口;
c:肺动脉完全发自右室;d:肺动脉内径明显窄于主动脉,肺动脉在左,主动脉在右,二者并列排列,动脉导管走行迂曲连于降主动脉;e:动脉导管内为前向血流;f:肺动脉和主动脉之间可见圆锥间隔;g:三尖瓣腱索系于圆锥间隔(白色箭头所示)

RV:右室;LV:左室;RA:右房;PA:肺动脉;AO:主动脉;SVC:上腔静脉;VSD:室间隔缺损;CS:圆锥间隔;DA:动脉导管;RPA:右肺动脉;DAO:降主动脉;TV:三尖瓣

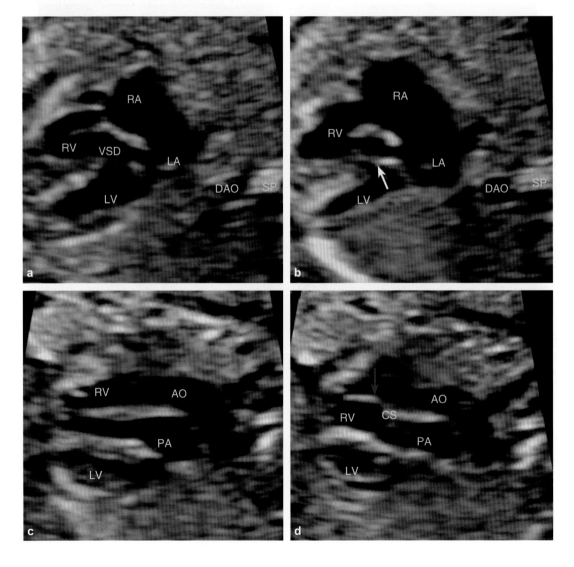

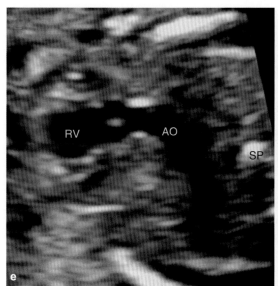
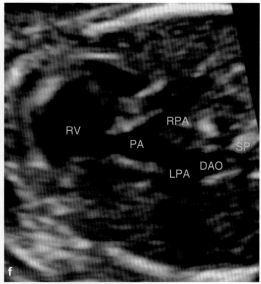
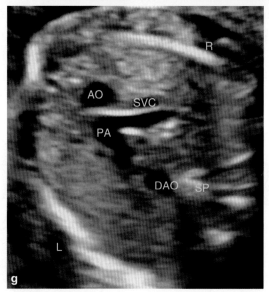

图 14-26　孕 21 周胎儿心脏右室双出口（VSD 远离型）、室间隔缺损（流入道型）、二尖瓣骑跨、三尖瓣腱索系于圆锥间隔

a、b：四腔心切面显示流入部室间隔缺损，二尖瓣腱索附着于右室侧室间隔嵴顶部边缘（白色箭头所示）；c：流出道切面见两条大动脉完全发自右室；d：三尖瓣腱索附着于圆锥间隔；e、f：分别显示主动脉和肺动脉均与右室相连；g：三血管切面主动脉向右前移位

RA：右房；LA：左房；RV：右室；LV：左室；PA：肺动脉；AO：主动脉；SVC：上腔静脉；VSD：室间隔缺损；CS：圆锥间隔；DAO：降主动脉；SP：脊柱；LPA：左肺动脉；RPA：右肺动脉

5. 三尖瓣与肺动脉瓣距离评估:剑突下切面,测量三尖瓣与肺动脉瓣距离,并与主动脉内径比较,评估内隧道手术的可行性。

五、预后评估

不同类型的 DORV 预后也不同。大宗报道显示,DORV 的 15 年存活率 56%~90%[11,12],VSD 型和法四型预后较好。主动脉瓣下室间隔缺损行内隧道手术后发生主动脉瓣下狭窄的概率约 5%~50%,肺动脉瓣下的室间隔缺损行内隧道手术后发生主动脉瓣下狭窄的概率更高。合并如下情况时会增加手术风险:限制性室间隔缺损、多发室间隔缺损、主动脉弓发育不良、心室发育不良、房室瓣骑跨、冠脉畸形等。比如,若三尖瓣装置(前、隔交界腱索)系于圆锥间隔,该情形将导致内隧道无法建立,只能改变手术方式。明显的二尖瓣骑跨是双心室矫治的禁忌证。

1. 右室双出口、主动脉瓣下室间隔缺损 不合并肺动脉狭窄,一般在 6 个月内行根治术,采用心室内隧道修补术(intraventricular tunnel repair)。

限制性室间隔缺损通常需要切除部分漏斗间隔,扩大室间隔缺损,以避免术后左室流出道梗阻。

圆锥大小对外科手术有意义。主动脉瓣下室间隔缺损做内隧道需评价三尖瓣到肺动脉瓣的距离(tricuspid pulmonary distance,TPD)与主动脉瓣口内径的关系。主动脉瓣下圆锥越长,肺动脉瓣下圆锥通常越纤细,TPD 越小。从左室到主动脉的内隧道要经过三尖瓣和肺动脉瓣之间,如果 TPD 大于主动脉瓣口的内径可做内隧道手术;如果 TPD 小于主动脉瓣口内径,则内隧道术后容易引起左室流出道梗阻(图 14-27),可采用 Rastelli 手术。

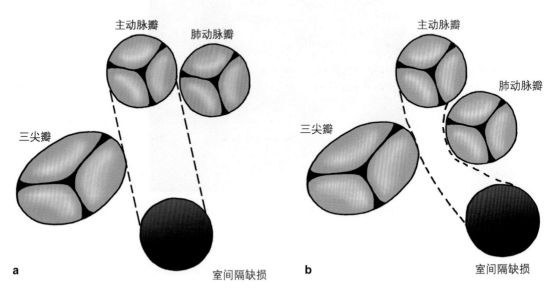

图 14-27 TPD 影响内隧道手术左室流出道是否梗阻示意图
TPD 大于主动脉瓣口内径(左);TPD 小于主动脉瓣口内径(右)

　　合并肺动脉狭窄时与法洛四联症手术方案相同。切除漏斗部的肥厚肌束,做心室内隧道,右室流出道心包补片扩大成形。合并冠状动脉横跨右室流出道的情况,则需采用带瓣外管道(Rastelli 手术)。

　　2. 右室双出口、肺动脉瓣下室间隔缺损　最常用的为大动脉调转术(switch 手术)加室间隔缺损修补。

　　3. 右室双出口、双动脉下室间隔缺损　采用心室内隧道修补术或 Rastelli 手术。无肺动脉狭窄一般在 6 个月内完成根治手术。

　　4. 右室双出口、室间隔缺损远离大动脉开口　死亡率相对较高。TPD 足够大可采用心室内隧道,TPD 较小可采用 Rastelli 手术。不合并肺动脉狭窄,室间隔缺损更靠近主动脉时采用左室-主动脉内隧道术;室间隔缺损更靠近肺动脉时,采用大动脉调转加左室-肺动脉内隧道术;室间隔缺损与两条大动脉距离相当时,首选大动脉调转加左室-肺动脉内隧道术。合并肺动脉狭窄时一般采用 Rastelli 手术、REV 手术或 Nikaidoh 手术。房室通道型室间隔缺损,由于可能影响三尖瓣功能不宜行内隧道手术,可采用 Glenn 或 Fontan 行单心室修补术。

参 考 文 献

[1] Obler D,Juraszek AL,Smoot LB,et al. Double outlet right ventricle:aetiologies and associations. J Med Genet, 2008,45:481-497.

[2] Ozgur S,Ceylan O,Dogan V,et al. Double outlet right ventricle with intact ventricular septum. Turk Kardiyol Dern Ars,2014,42(2):190-193.

[3] Menon S,Kumar CJ,Mathew T,et al. Double Outlet Right Ventricle With Intact Ventricular Septum:Avulsion or Exclusion. World J Pediatr Congenit Heart Surg,2016,7(2):220-222.

[4] Walters HL,Mavroudis C,Tchervenkov CI,et al. Congenital Heart Surgery Nomenclature and Database Project:double outlet right ventricle. Ann Thorac Surg,2000,69(Suppl 4):S249-263.

[5] Wilkinson JL. Double outlet ventricle//Anderson RH,Baker EJ,Macartney FJ,et al. Paediatric Cardiology. 2nd ed. London:Churchill Livingstone,2002:1353-1381.

[6] Taussig HB,Bing RJ. Complete transposition of the aorta and levoposition of the pulmonary artery. Am Heart J, 1949,37:551-559.

[7] Villemain O,Bonnet D,Houyel L,et al. Double-Outlet Right Ventricle With Noncommitted Ventricular Septal Defect and 2 Adequate Ventricles:Is Anatomical Repair Advantageous？ Semin Thoracic Surg,2016,28: 69-78.

[8] Mostefa-Kara M,Bonnet D,Belli E,et al.Anatomy of the ventricular septal defect in outflow tract defects: Similarities and differences.J Thorac Cardiovasc Surg,2015,149(3):682-688.

[9] Lacour-Gayet F,Haun C,Ntalakoura K,et al. Biventricular repair of double outlet right ventricle with noncommitted ventricular septal defect(VSD)by VSD rerouting to the pulmonary artery and arterial switch. Eur J Cardiothorac Surg,2002,21:1042-1048.

[10] Lev M,Bharati S,Meng CC,et al. A concept of double-outlet right ventricle. J Thorac Cardiovasc Surg,1972, 64:271-281.

[11] Bradley TJ,Karamlou T,Kulik A,et al. Determinants of repair type,reintervention,and mortality in 393 children with double-outlet right ventricle. J Thorac Cardiovasc Surg,2007,134:967-973.

[12] Brown JW,Ruzmetov M,Okada Y,et al. Surgical results in patients with double outlet right ventricle:a 20-year experience. Ann Thorac Surg,2001,72:1630-1635.

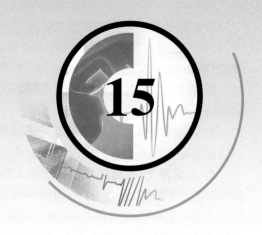

第十五章

完全型大动脉转位

完全型大动脉转位(complete transposition of great arteries, TGA)是指主动脉发自解剖学右心室,而肺动脉发自解剖学左心室的一类先天性心血管畸形,属于圆锥动脉干畸形的范畴,是新生儿期常见的发绀性先天性心脏病,仅次于法洛四联症[1]。在出生活婴中占0.2‰~0.3‰,占先天性心脏病的5%~7%。男性多见,男女比例约2∶1[2]。家族再发生率低[3]。合并染色体畸形少见。

一、胚胎学发生机制

发生机制尚不完全清楚。正常心脏发育过程中,来自于神经嵴细胞的间充质细胞生长,将原始动脉干分隔为主动脉及肺动脉。胚胎早期,心室动脉连接表现为大动脉转位。在动脉干分隔的过程中,圆锥间隔及动脉干的旋转,主动脉圆锥逐渐被吸收,促使主动脉下降与左室相连,肺动脉圆锥继续生长发育,促使肺动脉向左上方生长,与右室流出道相连接。如果动脉干不能正常旋转,流出道仍呈直线型,而且主动脉瓣下圆锥分化异常,其瓣下常有完整的圆锥,使主动脉更靠前与右室相连。肺动脉瓣下无圆锥,更靠后与左室相连,形成大动脉转位。

二、病理解剖

本畸形的本质是房室连接一致,而心室动脉连接不一致。绝大多数TGA患者心房正位,心室右祥,亦见于镜像右位心。房水平多存在卵圆孔未闭,真正的继发孔型房间隔缺损少见。

正常情况下,胎儿期左室壁厚度稍厚于右室。出生后,左室壁厚度增长迅速,右室壁相对较薄。TGA时,右室壁厚度比正常时增厚,而且随着年龄的增长逐渐增厚,右室腔扩大。

左室腔通常由出生时的椭圆形发展为香蕉形,左室功能也会随着其形状的改变发生相应变化。TGA 产前右室功能一般正常,出生后如果室间隔完整,右室舒张末容积会增加,而射血分数会降低,这可能与心肌相对缺氧和几何形态的改变有关。

主动脉发自解剖学右室,肺动脉发自解剖学左室,两条动脉交叉关系消失(图 15-1)。在室间隔完整且无肺动脉狭窄的情况下,室间隔平直,失去正常时的新月形弯曲,两侧心室的流出道平行。

TGA 的肺动脉瓣下无圆锥,肺动脉瓣与二尖瓣为纤维连接,肺动脉瓣下常常有狭窄。90% 的 TGA 主动脉瓣下有圆锥,将三尖瓣与主动脉瓣分隔开,主动脉位于肺动脉的右前,为右转位型大动脉转位(D-TGA)。10% 室间隔完整的 TGA 主动脉瓣下圆锥缺如或发育不良,主动脉位于肺动脉的正前方或左前方,罕见位于其后方,位于其右后方(接近正常大动脉关系)更为罕见[4,5]。

后位完全型大动脉转位(transposition of the great arteries with posterior aorta,p-TGA)的病理解剖特征为主动脉与解剖学右室相连,肺动脉与解剖学左室相连,主动脉位于右后,肺动脉位于左前,主动脉瓣下无圆锥,主动脉瓣通过室间隔缺损与二尖瓣前叶有纤维连续。

1. 冠状动脉　冠状动脉的解剖变异性较大,通常采用 Gittenberger-de Groot 等提倡的 Leiden 分类标准。无论大动脉关系如何,TGA 时冠状动脉通常发自面向肺动脉的瓦氏窦。无冠窦通常位于前方。从心底向心尖面观,观察者站在无冠窦面向肺动脉,邻近观察者右边冠状窦为 sinus 1,左边冠状窦为 sinus 2(图 15-2)。但超声切面为心尖向心底面观察,因此注意不要混淆,鉴别要点是 sinus 1 更靠近左、前,sinus 2 更靠近右、后(图 15-3)。

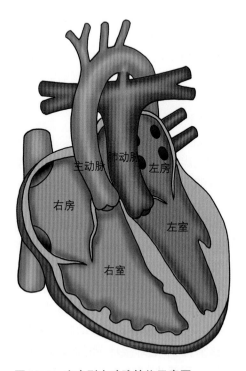

图 15-1　完全型大动脉转位示意图

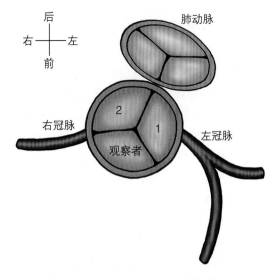

图 15-2　冠状动脉的 Leiden 分类标准(自心底向心尖观察)

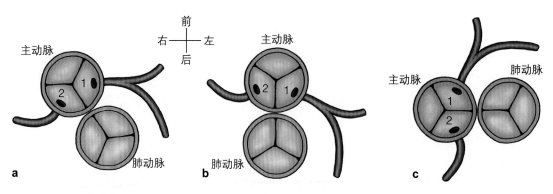

图 15-3　不同大动脉空间关系的胸骨旁大动脉短轴切面的冠脉分布（自心尖向心底观察），大动脉排列
a:右前左后排列；b:前后排列；c:侧侧排列

经典的冠脉起源是 sinus 1 和 sinus 2 均发出一支冠状动脉主干（**图 15-4**），最常见左冠状动脉发自 sinus 1，再分为左前降支和回旋支，右冠状动脉发自 sinus 2，缩写为（1L,Cx;2R），约占 65%。第 2 种常见的起源情况是回旋支发自右冠状动脉，左前降支发自 sinus 1，约占 13.6%。其中，左冠脉主干或回旋支在肺动脉后走行的情形有重要的外科价值。

其他冠状动脉畸形有（**图 15-4**）:单支冠状动脉（多发自 sinus 2，少部分发自 sinus 1），发自 sinus 2 有重要的外科价值；反位（inverted）冠状动脉（右冠脉发自 sinus 1，左前降支和回旋支发自 sinus 2）;反位冠状动脉合并左前降支发自右冠状动脉;壁内（intramural）冠状动脉（**图 15-5**），通常是左、右冠脉均开口于 sinus 2，左冠状动脉或左前降支起源于右冠脉开口的左侧以远，接近于 sinus 1 和 sinus 2 交界处，在主动脉壁内走行。其中单支冠状动脉和壁内冠状动脉对外科手术影响较大[3]。

2. 室间隔缺损　TGA 最常见的合并畸形为室间隔缺损，占 40%~45%。缺损可发生于室间隔的任何部位，膜周部约 33%，对位不良型室间隔缺损约占 30%，肌部缺损约占 25%，流入道型和干下型室间隔缺损约占 5%。

房室通道型室间隔缺损，常伴有三尖瓣骑跨和右室发育不良。

对位不良型室间隔缺损有非常重要的外科意义。缺损通常较大，为非限制性。圆锥间隔后移导致左室流出道（肺动脉瓣下）狭窄，右移导致右室流出道（主动脉瓣下）狭窄。圆锥间隔右移会使肺动脉干骑跨于室间隔，类似于右室双出口的 Taussig-Bing 畸形，常合并主动脉瓣下狭窄、主动脉弓发育不良。

3. 左室流出道梗阻　发生率仅次于室间隔缺损，约占 25%。室间隔完整的 TGA 左室流出道梗阻的发生率仅 0.7%，多为动力性，梗阻程度较轻，原因是右室压高于左室压，使室间隔凸向左室流出道，加之收缩期二尖瓣前叶移向室间隔［收缩期前向运动（systolic anterior motion,SAM）征］，与肥厚型心肌病的梗阻机制类似，但无室间隔的非对称性肥厚，行大动脉调转术后，左室压力升高，室间隔偏向右侧，梗阻消失；伴有室间隔缺损的 TGA 左室流出道梗阻发生率约 20%，出生后发生率更高，约 30%~35%，通常为肺动脉瓣下和肺动脉瓣狭窄。肺动脉瓣下狭窄的原因主要是圆锥间隔后移导致的肌性狭窄、狭窄的纤维环、肌性管状狭窄。其他原因有降落伞型二尖瓣、二尖瓣瓣叶腱索异常附着于左室流出道、室间隔膜部膨出瘤、室间隔异常肥厚等（**图 15-6**）。极少数为三尖瓣组织经室间隔缺损凸入左室流出道导致梗阻。

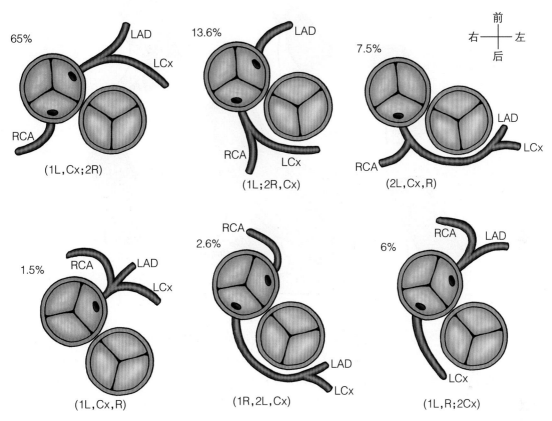

图 15-4　常见冠状动脉分布示意图（大动脉短轴超声切面观，左上角的百分比为发生率）

LCx：回旋支；LAD：左前降支；RCA：右冠脉

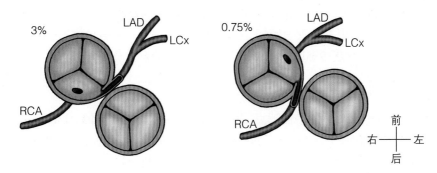

图 15-5　壁内冠状动脉示意图（大动脉短轴超声切面观，左上角的百分比为发生率）

LCx：回旋支；LAD：左前降支；RCA：右冠脉

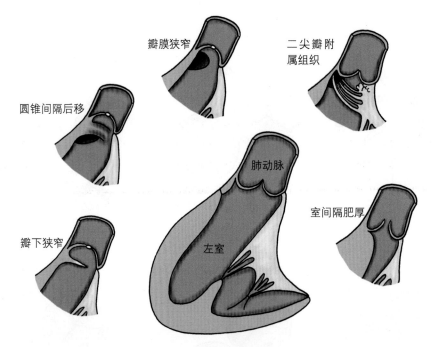

图 15-6 TGA 左室流出道梗阻的不同机制示意图

包括肺动脉瓣下环、圆锥间隔后移、肺动脉瓣狭窄、异常二尖瓣附属物、室间隔肥厚

4. **主动脉缩窄** 室间隔完整的 TGA 罕见合并主动脉缩窄;室间隔缺损的 TGA 主动脉缩窄的发生率约 7%~10%,多见于圆锥间隔右、前移位导致肺动脉骑跨于室间隔的患者。合并主动脉缩窄的 TGA 患者右室窦部常发育不良。

5. **其他畸形** 多数 TGA 合并动脉导管未闭,多在出生后 1 个月内发生功能性闭合。持续数月的较大未闭动脉导管会增加肺血管病变的发生率。

有 20%~30% 的 TGA 合并房室瓣发育异常。约 5%TGA 合并右位主动脉弓。罕见合并右位心、左心耳并置(leftward juxtaposition of atrial appendages)。

TGA 与异构综合征相关性较为密切,尤其是右房异构[6]。右房异构的 TGA 常常合并房室间隔缺损。据报道,合并房室间隔缺损的 TGA 几乎 100% 为右房异构[7]。

三、病理生理

TGA 的体循环和肺循环呈平行特点,两个循环相互独立,体循环始于右心房,终于右心房,肺循环始于左心房,终于左心房,主动脉接受来自右室的非氧合血,肺动脉接受来自左室的氧合血。出生前卵圆孔和动脉导管是开放的,将氧合血和非氧合血混合,主动脉和肺动脉的氧含量差别不大,胎儿通过胎盘进行气体交换,宫内存活不受影响。出生后如果两个循环之间无交通,体循环的器官不能获得足够的氧气,患儿无法生存。

四、超声心动图表现

TGA 的超声诊断要点包括:心房位、房室连接、主动脉和肺动脉的辨认、大动脉空间方位的认知、是否合并室间隔缺损、流出道有无梗阻、冠状动脉起源及走行等。

四腔心切面:表现为正常的四腔心切面,因此仅以四腔心切面作为鉴别诊断 TGA 的依据,漏误诊率高。合并较大室间隔缺损或流入部间隔缺损时,四腔心切面可见室间隔流入部的连续中断。合并房室瓣异常时可在四腔心切面观察。合并一侧心室发育不良时可表现为心室不对称。

流出道切面:左、右室流出道近端呈平行关系,两者交叉关系消失(**图 15-7**、**图 15-8**)。主动脉与解剖学右室相连,肺动脉与解剖学左室相连。动态追踪与右室连接的主动脉行程较长,形成主动脉弓并发出头颈部分支;与左室连接的肺动脉行程较短,很快发出左、右肺动脉。主动脉瓣下有圆锥组织(**图 15-9**、**图 15-10**),肺动脉瓣下无圆锥,与二尖瓣呈纤维连接。合并室间隔缺损时可见室间隔的连续中断,干下型室间隔缺损少见,较小的肌部间隔缺损难以发现(**图 15-8**、**图 15-11**),较大的室间隔缺损容易误诊为单心室(**图 15-12**、**图 15-13**),一定要仔细寻找室间隔的存在与否。

注意观察室间隔缺损位置、大小及流出道是否梗阻。圆锥间隔对位不良的室间隔缺损常发生流出道梗阻,圆锥间隔向前移位发生右室流出道梗阻,向后移位发生左室流出道梗阻。胎儿时期流出道的梗阻一般依据二维超声来判断,彩色多普勒及频谱多普勒的异常表现不明显。特别注意是否存在主动脉弓发育不良,尤其是合并主动脉瓣下狭窄时。

胎儿时期还应注意观察卵圆孔的开放情况,卵圆孔瓣粘连、卵圆孔开放受限且室间隔完整的患儿出生后需及时行球囊房间隔造口术(Balloon atrial septostomy),以保证心房间的分流通畅。

应动态扫查三血管切面,主动脉多高于肺动脉,稍微倾斜的三血管切面通常表现为主动脉位于肺动脉的右前方(**图 15-7~图 15-9**),少见位于其正前方(**图 15-10**、**图 15-14**)、左前方。

主动脉弓位于动脉导管弓前方,曲度变大,表现为"曲棍球"状;动脉导管弓曲度变小,表现为"拐杖"样(**图 15-10**、**图 15-14**)。

冠状动脉的分布对于外科手术有非常重要的意义,目前产前冠状动脉病变的诊断较困难,常需出生后评估。

后位完全型大动脉转位的超声表现:大动脉短轴切面示主动脉和肺动脉近似正常的包绕关系存在,肺动脉位于左前,主动脉位于右后;多切面显示主动脉发自右室,肺动脉发自左室;存在室间隔缺损,主动脉可骑跨于缺损的室间隔之上;多数二尖瓣前叶通过室间隔缺损与主动脉瓣纤维延续;双流出道长轴切面可清晰显示两条大动脉与心室的连接关系[8]。

五、预后评估

不同类型的 TGA 预后有显著差异。如果不进行外科治疗,室间隔完整的 TGA 80% 于 1 周死亡,17% 存活至 2 个月,仅 4% 存活至 1 年,死亡原因主要为缺氧。伴有非限制性室间隔缺损的 TGA 1 个月存活率约 91%,5 个月 43%,1 年 32%,主要因心功能衰竭死亡。室间隔缺损且左室流出道梗阻的 TGA 1 年存活率约 70%,5 年约 29%,主要死因为缺氧。目前 TGA 术后长期预后良好,20 年存活率达 90%[3]。

TGA 的手术治疗包括姑息性手术和根治性手术。

1. 姑息性手术　①球囊房间隔造口术主要用于室间隔及房间隔完整的 TGA;②肺动脉环缩术主要用于巨大室间隔缺损不伴有肺动脉狭窄的 TGA;③体肺动脉分流术主要用于肺动脉狭窄不能行大动脉调转术的 TGA。

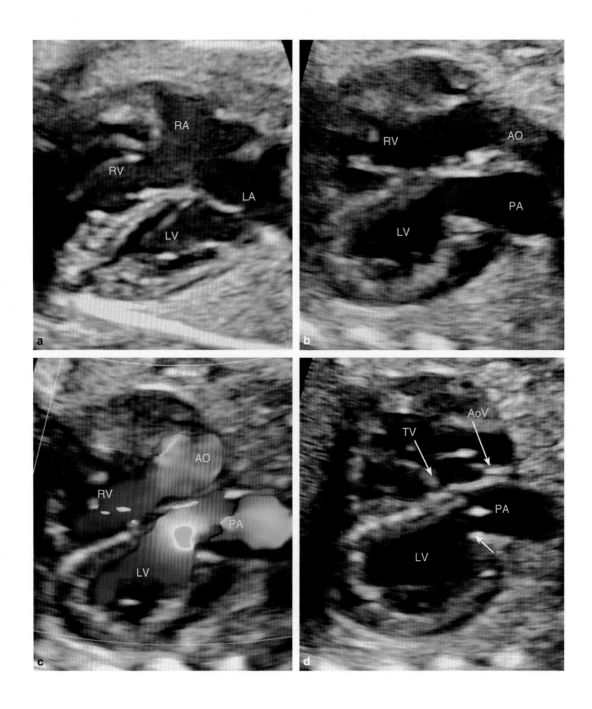

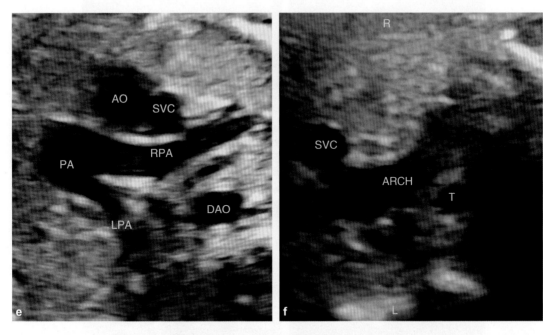

图 15-7　孕 32 周胎儿心脏完全型大动脉转位（室间隔完整）、左室流出道（肺动脉瓣下）狭窄、右位主动脉弓

a：二维超声心动图四腔心切面未见异常，心房正位，心室右袢，室间隔连续完整；b：流出道切面见肺动脉发自解剖学左室，主动脉发自解剖学右室，两根大血管平行走行；c：彩色多普勒显示左室流出道血流明亮；d：三尖瓣隔叶和主动脉瓣之间为肌性连接（绿线所示），左室流出道（肺动脉瓣下）内径窄（白色箭头所示）；e：三血管切面显示主动脉向右前移位，主动脉在右前，肺动脉在左后，肺动脉、主动脉、上腔静脉三者排列呈三角形；f：三血管切面向上扫查显示主动脉弓位于气管右侧走行，与上腔静脉位于同侧

RA：右房；RV：右室；LA：左房；LV：左室；PA：肺动脉；AO：主动脉；SVC：上腔静脉；AoV：主动脉瓣；LPA：左肺动脉；RPA：右肺动脉；ARCH：主动脉弓；T：气管；DAO：降主动脉；TV：三尖瓣

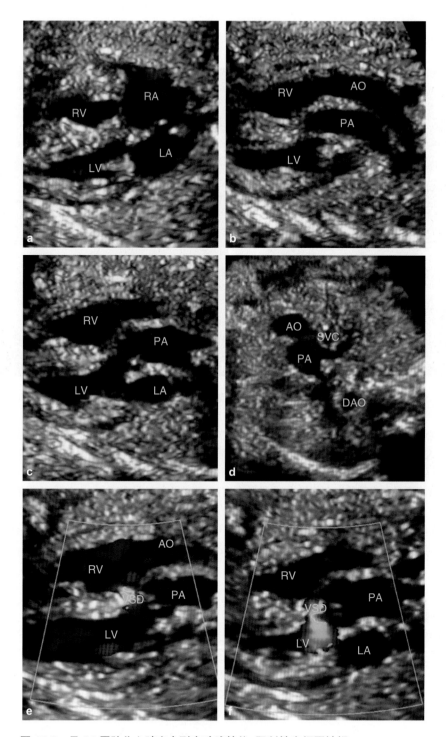

图 15-8 孕 24 周胎儿心脏完全型大动脉转位、限制性室间隔缺损

a:四腔心切面未见异常;b、c:流出道切面见主动脉发自解剖学右室,肺动脉发自解剖学左室,两者平行走行,探及肺动脉左右分支;d:三血管切面见主动脉位于肺动脉右前方(右转位);e、f:彩色多普勒显示室间隔上部探及双向过隔血流

RA:右房;RV:右室;LA:左房;LV:左室;PA:肺动脉;AO:主动脉;VSD:室间隔缺损;SVC:上腔静脉;DAO:降主动脉

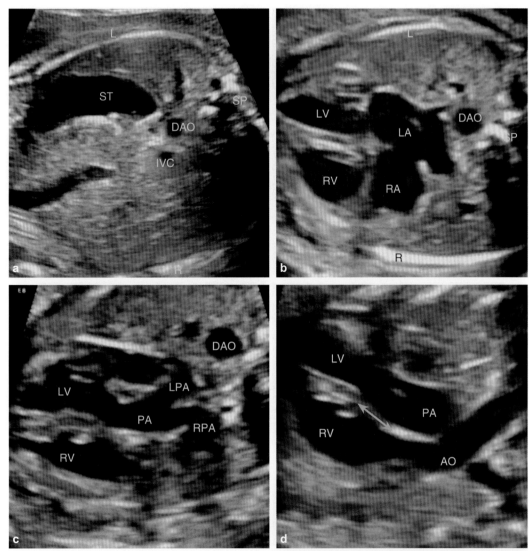

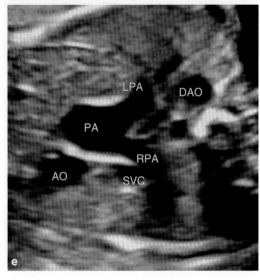

图15-9　孕27周胎儿心脏完全型大动脉转位

a：上腹部横切面示内脏正位，胃泡位于左侧，腹主动脉和下腔静脉关系正常；b：四腔心切面显示心尖指向左前，心室右袢，房室连接一致；c、d：流出道切面肺动脉发自解剖学左室，主动脉发自解剖学右室，主动脉瓣和三尖瓣之间为肌性连接（绿色双箭头线）；e：三血管切面主动脉向右前移位，肺动脉、主动脉、上腔静脉呈三角形排列

RA：右房；RV：右室；LA：左房；LV：左室；PA：肺动脉；AO：主动脉；SVC：上腔静脉；LPA：左肺动脉；RPA：右肺动脉；DAO：降主动脉；IVC：下腔静脉；ST：胃泡；SP：脊柱

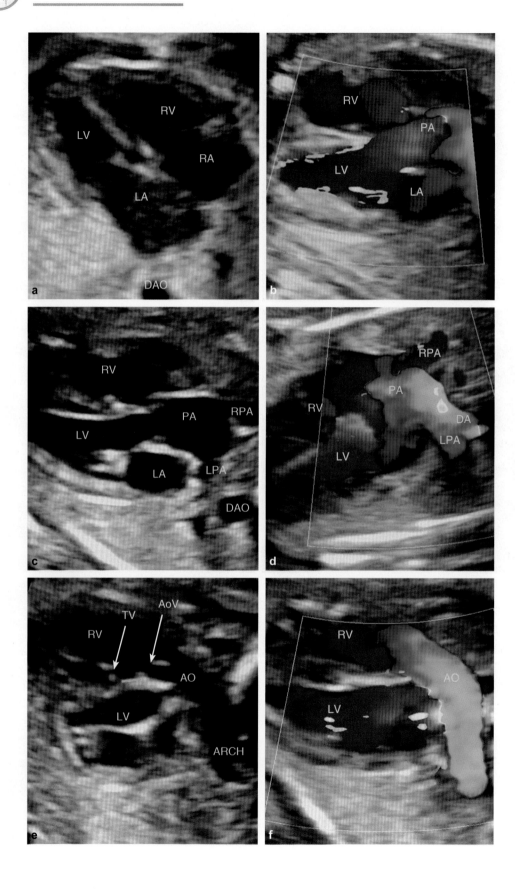

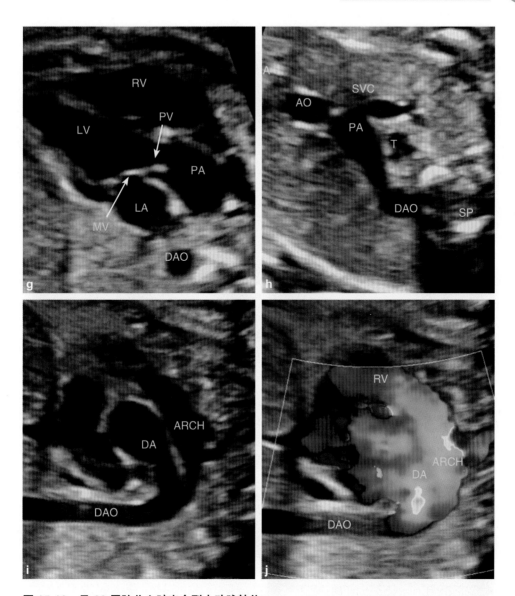

图 15-10　孕 28 周胎儿心脏完全型大动脉转位

a：二维超声心动图四腔心切面未见异常，室间隔连续完整；b：彩色多普勒显示室间隔无过隔血流；c、d：二维和彩色多普勒显示肺动脉发自解剖学左室；e：主动脉发自解剖学右室，主动脉瓣与三尖瓣之间为肌性连接（绿线所示）；f：彩色多普勒显示主动脉发自解剖学右室，无过隔血流；g：肺动脉瓣与二尖瓣之间为纤维连接，左室流出道通畅；h：大动脉异位：主动脉前移，位于肺动脉正前方；i、j：主动脉弓长轴切面同时显示主动脉弓和动脉导管弓，主动脉弓呈"曲棍球"样，动脉导管弓呈"拐杖"样

RA：右房；RV：右室；LA：左房；LV：左室；PA：肺动脉；AO：主动脉；SVC：上腔静脉；AoV：主动脉瓣；PV：肺动脉瓣；DAO：降主动脉；ARCH：主动脉弓；DA：动脉导管；T：气管；TV：三尖瓣；MV：二尖瓣；LPA：左肺动脉；RPA：右肺动脉

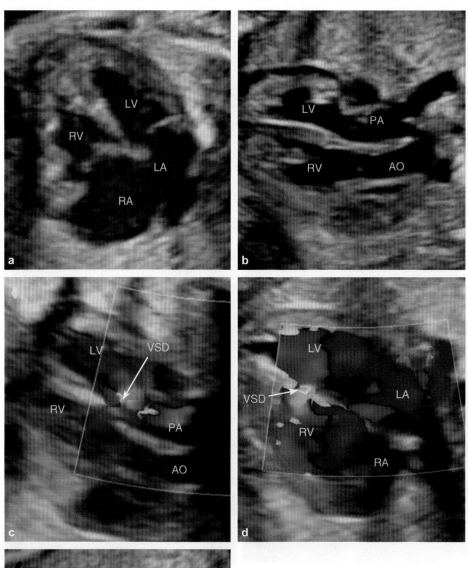

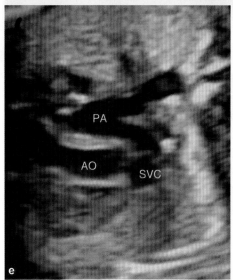

图 15-11　孕 30 周胎儿心脏完全型大动脉转位、室间隔缺损（膜周部 + 肌部）

a：二维超声心动图四腔心切面未见异常，室间隔连续完整；b：流出道切面见肺动脉发自解剖学左室，主动脉发自解剖学右室；c、d：彩色多普勒显示室间隔膜周部和肌部均见过隔血流；e：大动脉异位：主动脉前移，位于肺动脉右侧，主动脉和肺动脉并行排列

RA：右房；RV：右室；LA：左房；LV：左室；PA：肺动脉；AO：主动脉；SVC：上腔静脉；VSD：室间隔缺损；AoV：主动脉瓣；PV：肺动脉瓣

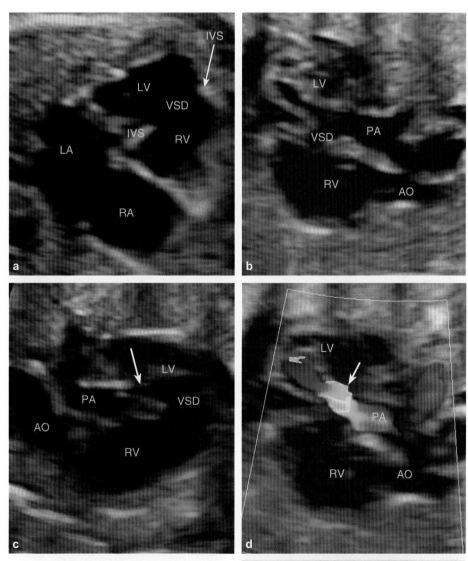

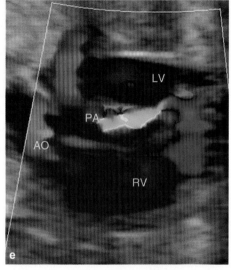

图 15-12　孕 27 周胎儿心脏完全型大动脉转位、巨大室间隔缺损（肌部）、左室流出道（肺动脉瓣下）狭窄

a：四腔心切面见左、右房室基本对称，十字交叉结构存在，室间隔探及巨大回声失落，心尖部探及室间隔残端；b：流出道切面见主动脉发自解剖学右室，肺动脉发自解剖学左室，两条大动脉平行走行；c、d：二维及彩色多普勒均显示左室流出道（肺动脉瓣下）狭窄，左室流出道血流明亮；e：肺动脉血流束明显窄于主动脉

RA：右房；RV：右室；LA：左房；LV：左室；PA：肺动脉；AO：主动脉；VSD：室间隔缺损；IVS：室间隔

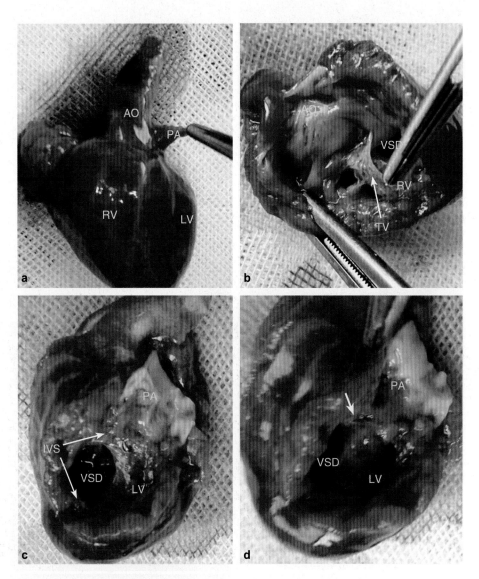

图 15-13　图 15-12 病例尸检结果

a：主动脉位于肺动脉的右前方；b、c：主动脉与右室相连，肺动脉与左室相连，左、右室之间通过巨大室间隔缺损相通；d：左室流出道可见异常组织（箭头所示）致使肺动脉瓣下狭窄

RA：右房；RV：右室；LA：左房；LV：左室；PA：肺动脉；AO：主动脉；VSD：室间隔缺损；IVS：室间隔；TV：三尖瓣

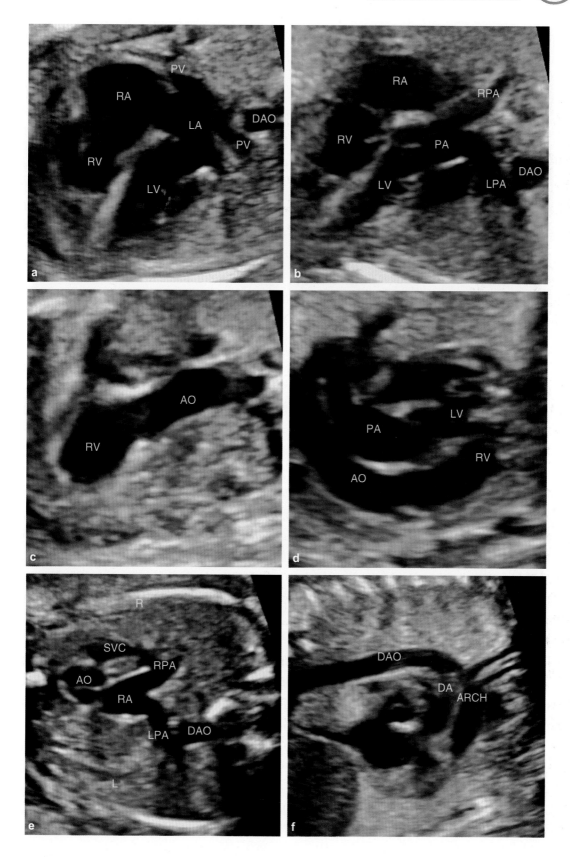

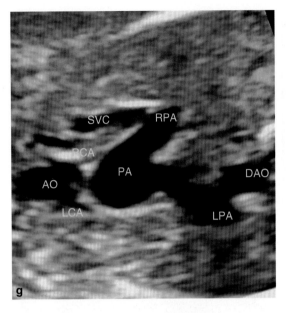

图 15-14　孕 27 周胎儿心脏完全型大动脉转位

a:二维超声心动图四腔心切面未见异常,室间隔连续完整;b~d:肺动脉发自解剖学左室,主动脉发自解剖学右室,两条大动脉平行走行;e:大动脉异位,主动脉前移,位于肺动脉正前方;f:主动脉弓长轴切面同时显示主动脉弓和动脉导管弓,主动脉弓呈"曲棍球"样,动脉导管弓呈"拐杖"样;g:仔细观察冠状动脉,显示为双支起源

RA:右房;RV:右室;LA:左房;LV:左室;PA:肺动脉;AO:主动脉;SVC:上腔静脉;DAO:降主动脉;ARCH:主动脉弓;DA:动脉导管;LPA:左肺动脉;RPA:右肺动脉:RCA:右冠脉;LCA:左冠脉;PV:肺静脉

2. 根治性手术　主要包括心房内转位术(Mustard 或 Senning 术)、Rastelli 手术、大动脉调转术(switch 术)。

(1)心房内转位术:在心房内建立板障将腔静脉的血液导至二尖瓣入左室再进入肺动脉,将肺静脉的血液导至三尖瓣入右室再进入主动脉。因该术式可引起房性心律失常、右心衰竭、三尖瓣关闭不全等,目前临床已较少采用。

(2)Rastelli 术:主要用于伴有室间隔缺损和左室流出道梗阻的 TGA。建立左室经室间隔缺损至主动脉的心内隧道,右室和肺动脉通过心外管道相连接(**图 15-15**)。缺点主要为随着年龄的增长,心外管道需多次更换,而且易发生内隧道梗阻和完全性心内传导阻滞。为减少心外管道置换所需的一系列手术次数,Lecompte 等用非修复管道重建右室流出道,即REV 术:建立左室内隧道,横断主肺动脉,将主肺动脉及其分支移至升主动脉前方,主肺动脉后壁与右室流出道切口上缘吻合,前壁用心包补片重建右室 - 肺动脉连接,同时切除肌性流出道间隔,使得内隧道更加通畅。而且 REV 术体外循环时间和主动脉阻断时间短,是 TGA合并左室流出道梗阻较为理想的术式选择[9,10]。对于不适合做 Rastelli 术和 REV 术的患者,还可采用 Nikaidoh 术(大动脉移位术)[11]。

(3)switch 术:目前最常用。适用于无肺动脉狭窄、主动脉和肺动脉内径相当的 TGA 患者。在主动脉瓣上 1cm 处横断主动脉,于肺动脉中段横断肺动脉主干,将升主动脉和肺动脉前后换位,肺动脉前移与右室连接,升主动脉后移与左室连接,并将冠状动脉从原主动脉移植到新主动脉(原肺动脉)根部。冠状动脉的移植是手术成功的关键。

心脏超声显示室间隔位置偏右,说明左心室压力高于右心室,室间隔位置居中,说明两侧心室压力相等,以上两种情况可以行 switch 手术。室间隔位置偏左,说明右心室压力高于左心室,行一期大动脉调转术存在风险。

室间隔完整的 TGA 应于出生后 2 周内完成手术,因为出生 1 个月后左室连接压力较低的肺动脉,左室心肌发生退化,不能承受体循环的压力,当心脏超声显示室间隔凸向左室面

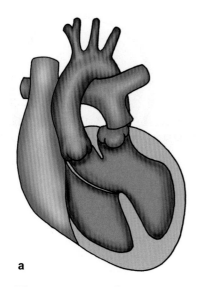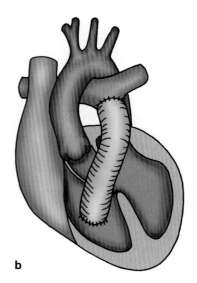

图 15-15　Rastelli 术

a:建立室间隔缺损至主动脉的内隧道;b:右室和肺动脉通过外管道相连接

时,如果再行 switch 手术易出现低心排,增加死亡风险。对于左室压力较低的患儿可以先行一期肺动脉环缩术锻炼左室,再行二期 switch 术。

参 考 文 献

[1] Hoffman JI,Kaplan S. The incidence of congenital heart disease. J Am Coll Cardiol,2002,39:1890-1900.

[2] Pradat P,Francannet C,Harris JA,et al. The epidemiology of cardiovascular defects,part I:a study based on data from three large registries of congenital malformations. Pediatr Cardiol,2003,24:195-221.

[3] Villafañe J,Lantin-Hermoso MR,Bhatt A,et al. D-Transposition of the Great Arteries. J Am Coll Cardiol,2014,64(5):498-511.

[4] Van Praagh R,Perez-Trevino C,Lopez-Cuellar M,et al. Transposition of the great arteries with posterior aorta,anterior pulmonary artery,subpulmonary conus and fibrous continuity between aortic and atrioventricular valves. Am J Cardiol,1971,28:621-631.

[5] Wilkinson JL,Arnold R,Anderson RH,et al. "Posterior" transposition reconsidered. Br Heart J,1975,37:757-766.

[6] Unolt M,Putotto C,Silvestri LM,et al. Transposition of great arteries:new insights into the pathogenesis. Front Pediatr,2013,1(11):1-7.

[7] Marino B,Capolino R,Digilio MC,et al. Transposition of the great arteries in asplenia and polysplenia phenotypes. Am J Med Genet,2002,110:292-294.

[8] 李文秀,耿斌,吴江,等. 后位完全型大动脉转位的超声心动图诊断. 中华超声影像学杂志,2014,24(4):294-298.

[9] Di Carlo D,Tomasco E,Cohen L,et al. Long-term results of the REV (réparation à l'ètage ventriculaire) operation. J Thorac Cardiovasc Surg,2011,142(2):336-343.

[10] 黄凌瑾,林国强,周建辉,等. REV 手术在复杂先天性心脏病中的应用. 中南大学学报(医学版),2013,38(5):499-502.

[11] Martins P,Castela E. Transposition of the great arteries. Orphanet Journal of Rare Diseases,2008,3:1-10.

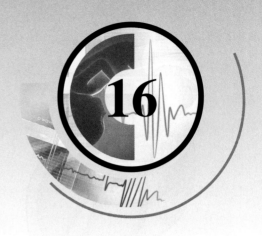

第十六章

先天性矫正型大动脉转位

先天性矫正型大动脉转位（congenitally corrected transposition of the great arteries，ccTGA）是指心房 - 心室连接不一致和心室动脉连接不一致的复杂先天畸形，即右房 - 解剖学左室 - 肺动脉相连接，左房 - 解剖学右室 - 主动脉相连接。两个连接不一致使得血流动力学得以矫正。ccTGA 在先天性心脏病中所占比例约 1%，男性略占优势。流行病学研究显示 ccTGA 患者的同胞兄弟、姐妹再发生率为 2.6%~5.2%[1]。

一、胚胎学发生机制

胚胎发育过程中，正常情况下原始心管向右弯曲，即心室右袢（D-loop），右室位于右前方，左室位于左后方。ccTGA 时原始心管向左弯曲，即心室左袢（L-loop），右室位于心脏的左侧，左室位于右侧。心室袢的异常影响圆锥动脉干的正常分隔、旋转等，最终解剖学左室连接肺动脉，解剖学右室连接主动脉。肺动脉接受来自右房 - 解剖学左室的血液，主动脉接受来自左房 - 解剖学右室的血液，血流动力学得到矫正。

二、病理解剖与分型

1. **病理解剖** 约 80% 为左位心，20% 为右位心，偶尔为中位心。95% 为心房正位，心室左袢（图 16-1a）；5% 心房反位，心室右袢（图 16-1b）。通常解剖学右室位于解剖学左室的左后方。通常二尖瓣与肺动脉瓣之间为纤维连接，解剖学右室的漏斗部发育良好，分隔主动脉瓣和三尖瓣，肺动脉楔形嵌入二尖瓣和三尖瓣之间。罕见双动脉圆锥及双圆锥缺如。左、右室流出道平行，心房正位时主动脉多位于肺动脉的左前方（L-malposition），罕见主动脉位于肺动脉右前方[2]。心房反位时主动脉多位于肺动脉的右前方（D-malposition）。

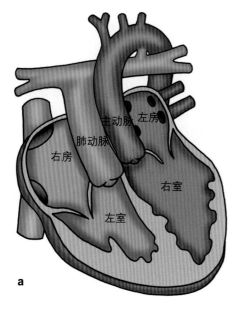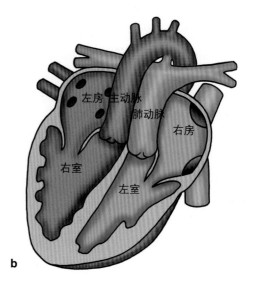

图 16-1　ccTGA 示意图
LA:左房;LV:左室;RA:右房;RV:右室;AO:主动脉;PA:肺动脉

单纯的 ccTGA 仅占 10%,90% 以上的 ccTGA 合并其他心脏畸形,常见的为室间隔缺损、肺动脉狭窄或闭锁、三尖瓣发育异常等[1]。

(1)室间隔缺损:发生率为 60%~80%。室间隔缺损一般较大,可发生于任何部位,膜周部缺损最常见,干下型缺损约占 10%,肌部及流入部间隔缺损少见。室间隔缺损主要是房室间隔对位不良所致。房间隔与流入道室间隔对位不良是房室连接不一致的特征性形态学表现。伴有室间隔缺损时,缺损的大小、延伸范围、左室流出道梗阻程度均有重要意义。肺动脉瓣常骑跨于室间隔,缺损上缘为肺动脉瓣环或肺动脉瓣,后缘为部分二尖瓣环,前缘为漏斗部,下缘为肌部间隔。若缺损后下缘向二尖瓣延伸,则二尖瓣 - 肺动脉瓣之间形成纤维连接。右室面观,膜周部室间隔缺损常常位于隔缘束的"Y"形内的圆锥间隔下方。

(2)左室流出道梗阻:发生率约 50%[3]。左室流出道梗阻可表现为多种形式[3],如瓣膜狭窄或瓣下狭窄、瓣下纤维组织突入左室流出道、三尖瓣组织通过室间隔缺损凸向左室流出道所致梗阻、二尖瓣或三尖瓣腱索异常附着于流出道等。单纯瓣膜狭窄少见。也可见肺动脉闭锁[4]。

(3)三尖瓣发育异常:三尖瓣发育异常多见,达 90%[5]。多数为瓣叶发育异常,隔叶、后叶腱索增厚。70% 为 Ebstein 畸形样改变[6],三尖瓣附着点向心尖移位,瓣膜通过较短的腱索与室壁相连,导致瓣膜闭合不拢,但又不同于典型的 Ebstein 畸形,前叶大小正常,而不呈篷帆状;瓣环不扩张;房化右室流入部相对较小。

ccTGA 三尖瓣承受的压力比正常时高,随着年龄增长,三尖瓣反流发生率较高。三尖瓣反流是影响 ccTGA 远期预后的重要因素。其他少见的畸形为房室瓣骑跨或坐跨。

(4)冠状动脉:左冠状动脉起源于右前窦,在肺动脉瓣前方分为左前降支和回旋支,供应右侧的解剖学左室;右冠状动脉起源于左后窦,在房室沟内走行,在左心耳前方向后延续为后降支,供应左侧的解剖学右室。无冠窦一般位于前方。ccTGA 常见的冠脉异常为单支冠状动脉起源于右窦。

(5) 传导系统：房室结和希氏束位置和行程异常。常有双重房室结，分前后两个。SLL型后房室结位于 Koch 三角的顶端（正常位置），不与希氏束连接；前房室结位置靠前，位于二尖瓣和肺动脉瓣环连接处的边缘，连接狭长的房室传导束，传导束穿过纤维三角，环绕肺动脉下流出道并下行，如果有室间隔缺损，希氏束走行于缺损前上方，左束支呈扇形分布在右侧的形态学左心室上，索状右束支穿过室间隔到达左侧的右心室。因此 ccTGA 完全型房室传导阻滞的发生率较高，约 13%[7]，也易合并折返性心动过速。随年龄增长希氏束易于纤维化，房室传导阻滞的年发生增长率约 2%[5]。

2. 分型　根据 Van Praagh 对三节段的描述：内脏/心房位分为正位（S）、反位（I）、不定位（S）；心室分为右袢（D）、左袢（L）；大动脉位置分为正位（S）、反位（L）。主动脉位于肺动脉右侧表示为 D、左侧为 L、前方为 A。

ccTGA 可分为四种类型：

SLL，即心房正位、心室左袢、主动脉位于肺动脉左前。

IDD，即心房反位、心室右袢、主动脉位于肺动脉右前。

SLD，即心房正位、心室左袢、主动脉位于肺动脉右前。

IDL，即心房反位、心室右袢、主动脉位于肺动脉左前。

三、病理生理

胎儿期，ccTGA 心房-心室连接不一致，心室动脉连接不一致，因血流动力学上得到矫正，如不合并其他畸形，则无血流动力学障碍。

出生后，含氧量低的腔静脉血汇入右房，经解剖学左室最终泵入肺动脉，含氧量高的肺静脉血汇入左房，经解剖学右室最终泵入主动脉，血流动力学上得到矫正，患儿不出现发绀。

成年后，解剖学右室在体循环压力下，室壁肥厚，三尖瓣对合不拢，产生越来越严重的三尖瓣反流，进而右室容量负荷增加，右室扩张，易导致右心衰竭。

合并左室流出道梗阻时，解剖学左室压力增加，室间隔会向左（右室侧）移位使三尖瓣环扩张减轻，三尖瓣反流量减少。

四、超声心动图表现

首先，上腹部横切面确定内脏/心房位。心房正位时，胃泡位于左侧，腹主动脉位于脊柱左前，下腔静脉位于脊柱右前。向头侧扫查的过程中，可追踪下腔静脉引流入右房。

四腔心切面确定房室连接。首先观察心脏位置。其次观察房间隔和室间隔是否对位不良。心室袢则依靠其特有的形态学特征来鉴别：三尖瓣和二尖瓣的附着点不同，三尖瓣附着位置低，位于左侧（解剖学右室）；胎儿时期更为可靠的影像学特征是右室内的调节束（moderator band），右室腔肌小梁粗糙，左室腔光滑，肌小梁细腻。胎儿时期即可发现三尖瓣发育异常，腱索缩短，瓣叶增厚，可伴有不同程度三尖瓣反流。部分病例伴有 Ebstein 样改变或房室瓣骑跨。合并室间隔缺损时，二维及彩色多普勒联合应用可观察到室间隔连续中断及过隔血流。

流出道切面确定心室大动脉连接。可见两个流出道平行排列，无交叉关系（图 16-2、图 16-3）。从足侧向头侧扫查的过程中，可先观察到位于后方的肺动脉起自解剖学左室，行程短，较快分为左、右两个分支是确定肺动脉的要点。继续向头侧扫查观察到位于前方的

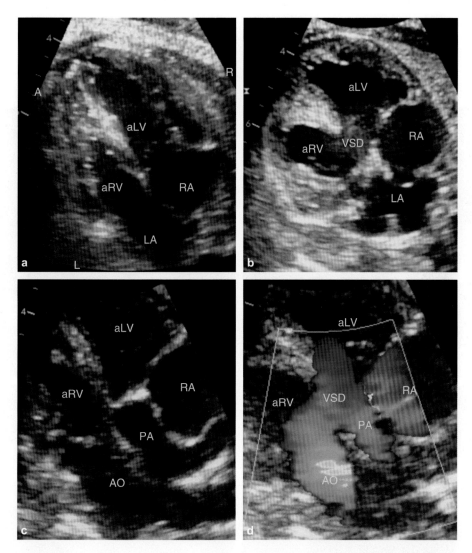

图 16-2　孕 39 周胎儿心脏右旋心、先天性矫正型大动脉转位、室间隔缺损（膜周部）、肺动脉狭窄

a：四腔心切面心房正位，心室左袢，心尖指向右前，右房与解剖学左室相连接，左房与解剖学右室相连接；b：稍微移动探头探及室间隔上部连续中断；c：流出道切面见主动脉与解剖学右室相连接，肺动脉与解剖学左室相连接，肺动脉主干内径窄于主动脉；d：彩色多普勒显示室间隔上部连续中断处见过隔血流，肺动脉血流束明显窄于主动脉

RA：右房；aRV：解剖学右室；LA：左房；aLV：解剖学左室；VSD：室间隔缺损；AO：主动脉；PA：肺动脉

主动脉起自解剖学右室，主动脉向上延续为主动脉弓，发出头臂干、左颈总动脉、左锁骨下动脉三个分支。

　　流出道切面还应重点观察是否伴有室间隔缺损（图 16-2~ 图 16-4）。合并左室流出道梗阻时，往往见肺动脉内径窄，并应进一步确定梗阻原因：瓣膜、瓣下膜性或肌性狭窄及房室瓣组织所致的梗阻等。彩色多普勒显示肺动脉内反向血流时，提示肺动脉闭锁或重度狭窄。

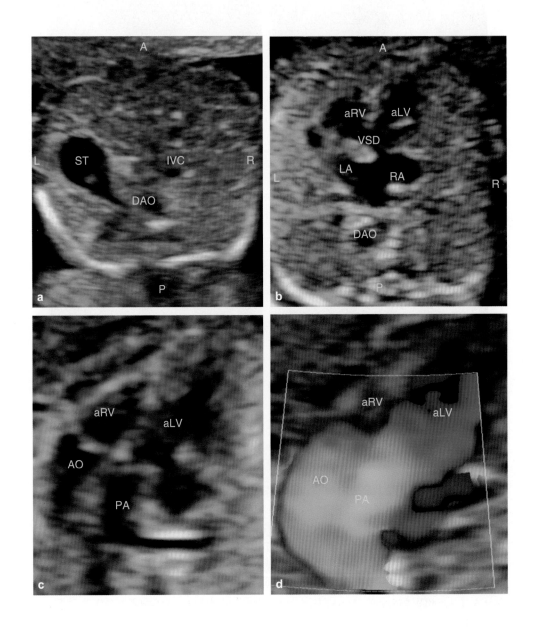

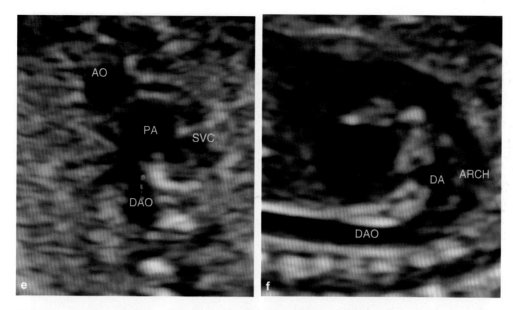

图 16-3　孕 18 周胎儿心脏右旋心、先天性矫正型大动脉转位、室间隔缺损

a：上腹部横切面示内脏正位，胃泡位于左侧，肝脏大部分位于右侧，腹主动脉和下腔静脉关系正常；b：四腔心切面显示心房正位，心室左袢，心尖指向右前，右房与解剖学左室相连接，左房与解剖学右室相连接，探及室间隔连续中断；c、d：二维超声及彩色多普勒显示流出道切面肺动脉与解剖学左室相连接，主动脉与解剖学右室相连接，两条大动脉平行走行；e：三血管切面示主动脉位于肺动脉的左前方（左转位）；f：同时显示主动脉弓和动脉导管弓长轴

ST：胃泡；DAO：降主动脉；IVC：下腔静脉；RA：右房；aRV：解剖学右室；LA：左房；aLV：解剖学左室；VSD：室间隔缺损；AO：主动脉；PA：肺动脉；SVC：上腔静脉；DA：动脉导管；ARCH：主动脉弓

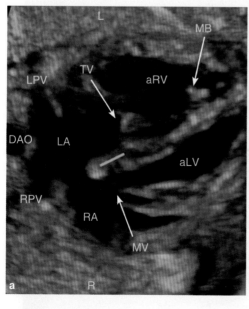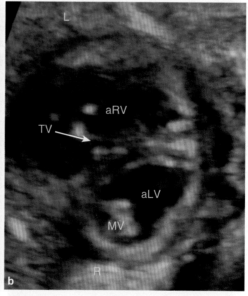

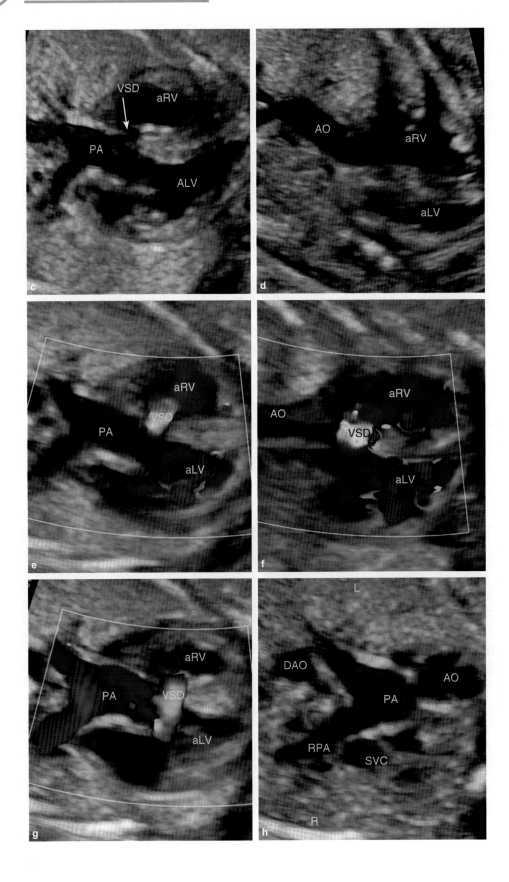

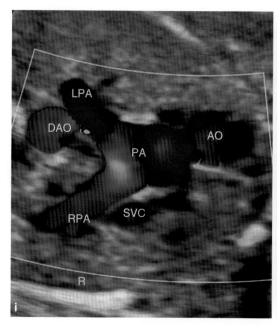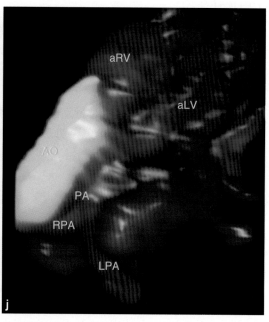

图 16-4　孕 25 周胎儿心脏先天性矫正型大动脉转位、室间隔缺损（干下型、限制性）

a：心房正位，心室左袢，心尖指向左前，左房与三尖瓣、解剖学右室相连接，右房与二尖瓣、解剖学左室相连接，房室瓣的附着位置差异（绿线所示）及解剖学右室内的调节束可以鉴别；b：心室短轴切面进一步显示左侧心室的房室瓣与室间隔相粘连，为解剖学右室，右侧心室的房室瓣与室间隔没有粘连，为解剖学左室；c：左室流出道切面显示解剖学左室与肺动脉相连接，室间隔上部见连续中断；d：右室流出道切面显示解剖学右室与主动脉相连接；e~g：室间隔上部见双向过隔血流，缺损紧邻肺动脉瓣和主动脉瓣环；h、i：三血管切面显示主动脉位于肺动脉的左前方（为左转位）；j：STIC 显示解剖学左室与肺动脉相连接，解剖学右室与主动脉相连接，主动脉与肺动脉平行走行

aRV：解剖学右室；aLV：解剖学左室；RA：右房；LA：左房；LPV：左肺静脉；RPV：右肺静脉；MB：调节束；TV：三尖瓣；MV：二尖瓣；PA：肺动脉；AO：主动脉；SVC：上腔静脉；DAO：降主动脉；LPA：左肺动脉；RPA：右肺动脉；VSD：室间隔缺损

　　心室短轴切面是观察室间隔缺损类型的重要切面，也是判断心室袢的关键切面。通常，房室瓣与室间隔相粘连的心室为右室，不与其粘连的为左室（图 16-4）。

　　三血管切面可用来观察大动脉空间方位及内径大小。正常情况下三血管切面从左前至右后依次排列为肺动脉、主动脉、上腔静脉。ccTGA 时三血管左前至右后依次为主动脉、肺动脉、上腔静脉（图 16-3、图 16-4）。少数主动脉位于肺动脉的右前方（见于心房反位，心室右袢）。

　　另外需注意是否存在心律失常，如完全性房室传导阻滞。

五、预后评估

　　单纯 ccTGA 可长期无症状[8]，大多数 ccTGA 预后与其合并畸形的严重程度有关。可伴有心内阻滞，尤其在室间隔完整型 ccTGA 发生率较高，占 20%~30%。随着时间发展，ccTGA 的解剖学右室容易发生心力衰竭[9]，尤其是合并严重三尖瓣反流、心内传导阻滞或心室收缩不同步时。

　　ccTGA 手术方式的选择根据其合并畸形来确定,分姑息性手术和解剖矫治术。Yeh 等[10]提倡采用双调转术(double-switch)来达到解剖矫治的目的,手术平均死亡率为 8%,大部分患者术后左室射血分数可正常或接近正常[11]。双调转术首先行大动脉 switch 手术,方法同TGA,然后心房水平行内板障改道术(Senning 术),最终解剖学右室与肺循环相连接,可以保护三尖瓣。合并室间隔缺损时行室间隔缺损修补术,特别注意勿损伤传导束。合并左室流出道梗阻时,瓣膜狭窄行瓣叶交界切开术,瓣下狭窄时为避免损伤传导束可行 Rastelli 手术。合并一侧心室发育不良、房室瓣骑跨、多发室间隔缺损等情况时行 Fontan 手术。

参 考 文 献

[1] Wallis GA, Debich-Spicer D, Anderson R. Congenitally corrected transposition. Orphanet Journal of Rare Diseases, 2011, 6:1-22.

[2] Wilkinson JL, Cochrane AD, Karl TR. Congenital Heart Surgery Nomenclature and Database Project: corrected (discordant) transposition of the great arteries (and related malformations). Ann Thorac Surg, 2000, 69:S236-248.

[3] El-Zein C, Subramanian S, Ilbawi M. Evolution of the surgical approach to congenitally corrected transposition of the great arteries. Semin Thorac Cardiovasc Surg Pediatr Card Surg Annu, 2015, 18:25-33.

[4] Rutledge JM, Nihill MR, Fraser CD, et al. Outcome of 121 patients with congenitally corrected transposition of the great arteries. Pediatr Cardiol, 2002, 23:137-145.

[5] Warnes CA. Transposition of the great arteries. Circulation, 2006, 114:2699-2709.

[6] Mongeon FP, Connolly HM, Dearani JA, et al. Congenitally Corrected Transposition of the Great Arteries. J Am Coll Cardiol, 2011, 57:2008-2017.

[7] Kafali G, Elsharshari H, Ozer S, et al. Incidence of dysrhythmias in congenitally corrected transposition of the great arteries. Turk J Pediatr, 2002, 44(3):219-223.

[8] Beauchesne LM, Warnes CA, Connolly HM, et al. Outcome of the unoperated adult who presents with congenitally corrected transposition of the great arteries. J Am Coll Cardiol, 2002, 40:285-290.

[9] Graham TP Jr, Bernard YD, Mellen BG, et al. Long-term outcome in congenitally corrected transposition of the great arteries: a multiinstitutional study. J Am Coll Cardiol, 2000, 36:255-261.

[10] Yeh T, Connelly MS, Coles JG, et al. Atrioventricular discordance: results of repair in 127 patients. J Thorac Cardiovasc Surg, 1999, 117:1190-203.

[11] Quinn DW, McGuirk SP, Mehta C, et al. The morphologic left ventricle that requires training by means of pulmonary artery banding before the double-switch procedure for congenitally corrected transposition of the great arteries is at risk of late dysfunction. J Thorac Cardiovasc Surg, 2008, 135:1137-1142.

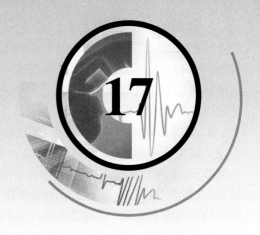

第十七章

永存动脉干

永存动脉干(persistent truncus arteriosus,PTA)又称共同动脉干、动脉总干、共同主肺动脉干,是指心底部仅发出一根动脉干,供应冠状动脉、肺循环、体循环,仅一组半月瓣,是较为罕见的复杂先天性心脏病。在出生活婴中约占 0.1‰[1],占先天性心脏病的 1%~2%。约 1/3 PTA 伴有染色体 22q11 微缺失,其中多数合并 DiGeorge 综合征、腭 - 心 - 面综合征、锥干畸形 - 面综合征等。

一、胚胎学发生机制

胚胎发育第 5 周,动脉干分隔成主动脉和肺动脉,随之发生旋转,使主动脉与左室相连,肺动脉与右室相连。动脉干间隔与圆锥间隔相连,参与膜部室间隔的形成。如果不发生分隔,即形成动脉单干。圆锥间隔和膜部间隔也发生异常,导致室间隔缺损。

二、病理解剖

1. **动脉干** 心底部仅一根大动脉骑跨于两侧心室。Adachi 等[2]对 56 例 PTA 的尸检资料显示,动脉干均衡起源于左右室占 50%,单独起源或主要起源于右室占 40%,单独起源或主要起源于左室占 10%。

大动脉发出冠状动脉、肺动脉、主动脉系统。主肺动脉可发自动脉干近端左后方;或左、右肺动脉分别发自动脉干近端两侧或后方;或动脉干仅发出单支肺动脉,另一侧由体肺侧支动脉或动脉导管供血;主动脉弓离断,大动脉发出左、右肺动脉,然后通过动脉导管与降主动脉延续。肺动脉开口处狭窄常见。共同动脉干通常宽于正常升主动脉,有的呈瘤样扩张,组织学研究显示病理组织与 Marfan 综合征相似。动脉干可发生夹层或破裂[3]。

2. 半月瓣 仅一组半月瓣,为共同动脉瓣(truncal valve),瓣叶数目不等,69% 为三叶瓣,22% 为四叶瓣,9% 为二叶瓣,单叶瓣和五叶瓣罕见。共同半月瓣后叶(相当于正常情况下的主动脉瓣)和二尖瓣前叶呈纤维连接。半月瓣可出现黏液样增厚、粘连,瓣膜狭窄。由于圆锥间隔缺如导致动脉干瓣膜缺乏足够的支撑,容易发生严重瓣膜反流,婴幼儿和年轻患者常常因此发生心力衰竭。

3. 室间隔缺损 几乎所有 PTA 均合并室间隔缺损,主要是圆锥间隔缺如所致,多为干下型。缺损通常较大,为非限制性,位于半月瓣下方,隔缘束的两个分支之间。缺损上缘为半月瓣,后缘为心室漏斗皱褶,前缘和下缘为隔缘束的前支和后支。因为缺损上缘圆锥间隔缺如,缺损呈"U"形。限制性室间隔缺损罕见,通常发生于共同动脉干仅发自一个心室时;室间隔完整更为罕见[4-6],通常发生于共同动脉干仅发自右心室的情况。

4. 动脉导管 Van Praagh A1、A2 型动脉导管通常缺如;A4 型通常存在动脉导管;A3 型 PTA 一侧肺动脉发自动脉干,另一侧可由动脉导管或体肺侧支供应。

通常动脉导管与升主动脉和主动脉弓的发育是相互影响的:当动脉导管粗大时,主动脉缩窄或弓离断,主动脉弓离断时,动脉导管为共同动脉干的延续,与降主动脉相连;当共同动脉干延续为发育良好的主动脉时,往往动脉导管缺如。

5. 冠状动脉 冠状动脉通常发自半月瓣上方的瓦氏窦,约 2/3 PTA 左冠脉发自左后窦,右冠脉发自右前窦,类似于正常解剖结构。半月瓣为四叶瓣时冠状动脉一般发自对侧的两个窦而不是相邻的窦。85% 的患者右冠脉优势,左冠脉相对较细。最常见的冠脉畸形是左冠状动脉起源更靠后,更靠近肺动脉开口。13%~18% 为单支冠状动脉。

6. 心室 右室腔扩大,右室流出道圆锥间隔缺如,右室壁通常肥厚,左室流出道通常相对正常,仅少数情况下左室流出道血流受限。

7. 合并畸形 较常见的是主动脉弓离断或主动脉缩窄,B 型主动脉弓离断最常见[7]。伴有主动脉弓离断时常合并 DiGeorge 综合征。21%~36% 合并右位主动脉弓伴镜像分支。其他常见的合并畸形有:继发孔型房间隔缺损、迷走锁骨下动脉、永存左上腔静脉、轻度三尖瓣狭窄等。

8. 分型 永存动脉干有两种分型,为 Collett 和 Edwards 分型、Van Praagh 分型(图 17-1)。

1949 年,Collett 和 Edwards[8]根据肺动脉的起源将其分为 4 型:

Ⅰ型:占 48%~68%。主肺动脉发自共同动脉干近端的左后侧壁,然后分为左、右肺动脉供应双侧肺。

Ⅱ型:占 29%~48%。左、右肺动脉分别发自动脉干的后壁,两者距离较近,没有主肺动脉。

Ⅲ型:占 6%~10%。左右肺动脉分别发自动脉干的两侧壁,两者距离较远。

Ⅳ型:肺动脉缺如,肺部供血依靠大的体肺侧支动脉。此型现已被划分为室间隔缺损合并肺动脉闭锁的范畴,目前不属于永存动脉干。

Collett 和 Edwards 分型没有涵盖主动脉缩窄或主动脉弓离断的情况,1965 年,Van Praagh[9]从胚胎学角度,先根据室间隔缺损的有无将 PTA 分 A、B 两型,再根据肺动脉的起源将 A 型和 B 型分 4 个亚型:

A1 型:约占 50%。肺动脉起源于共同动脉干,再分为左、右肺动脉供应肺。相当于 Collett 和 Edwards Ⅰ型。

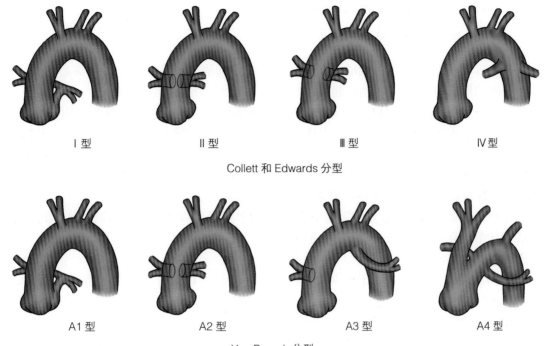

Ⅰ型　　　　　Ⅱ型　　　　　Ⅲ型　　　　　Ⅳ型

Collett 和 Edwards 分型

A1 型　　　　A2 型　　　　A3 型　　　　A4 型

Van Praagh 分型

图 17-1　永存动脉干的两种分型

A2 型：占 25%~30%。左、右肺动脉分别发自共同动脉干的后壁或侧壁，彼此之间开口距离或近或远，无主肺动脉，两个分支开口可左右并列，也可上下排列，通常左肺动脉高于右肺动脉开口，罕见左右肺动脉开口于动脉干的左右对侧。相当于 Collett 和 Edwards Ⅱ、Ⅲ型。

A3 型：约占 8%。只有一支肺动脉发自共同动脉干，另一支肺动脉缺如（通常为左肺动脉），缺如侧由动脉导管或体肺侧支供血。

A4 型：约占 12%。主动脉弓发育不良或离断，伴有粗大的动脉导管。

2000 年美国胸外科医师协会（Society of Thoracic Surgeons，STS）[10]试图从解剖和外科手术方面改良 Van Praagh 分型，改良后的 Van Praagh 分型将 A1 型和 A2 型合并（因其手术方式相似）。

2011 年 Russell 等[11]提出 PTA 的简化分型，根据是否存在主动脉弓发育不良或主动脉弓离断，将 PTA 分为肺动脉为主型和主动脉为主型。

三、病理生理

共同动脉干接受肺循环和体循环的混合血，其病理生理表现主要取决于肺血管阻力和肺血流量、共同半月瓣的功能及合并畸形情况。肺血管阻力高时，肺血流量减少，不易发生心力衰竭，但患儿往往发绀明显；肺血管阻力低而且肺血流量多时，患儿发绀程度轻，但容易出现心脏扩大、心力衰竭，并可出现不可逆的肺血管病变。

半月瓣关闭不全或狭窄对临床表现有重要意义。多数患者半月瓣病变较轻，不足以引起明显的临床改变。如果狭窄严重将引起两侧心室流出道梗阻。合并中度或重度半月瓣关闭不全时,左心室容量负荷加重,易导致心力衰竭。

四、超声心动图表现

PTA 诊断要点包括:①共同动脉干骑跨程度;②室间隔缺损的位置和大小;③心室功能;④半月瓣的形态和功能;⑤肺动脉起源;⑥主动脉弓畸形;⑦冠状动脉起源。

PTA 一般在四腔心切面左、右房室基本对称,室间隔上部可探及较大的连续中断。流出道切面见一根大动脉和一组半月瓣,大动脉骑跨于室间隔上(图 17-2~ 图 17-4),二尖瓣前叶与该大动脉仍为纤维连接,心底短轴大动脉切面可见"单环征",这是诊断 PTA 的线索。多切面扫查不能显示右室流出道,肺动脉不与右室相连,发出头臂干前于动脉干近端至少探及一支肺动脉发出,是诊断 PTA 的必要条件。

心室流出道切面是观察室间隔缺损、共同动脉干起源及共同动脉干骑跨的最佳切面,其表现与法洛四联症相似。PTA 出生后可观察到至少有一支冠状动脉发自共同动脉干根部,但胎儿时期较难发现。

不同类型的 PTA 超声表现不同,动脉干短轴切面是 PTA 分型诊断的重要切面:Van Praagh A1 型在共同动脉干左后方有短的肺动脉干发出,随后分为左、右肺动脉供应两侧肺,通常没有动脉导管(图 17-2、图 17-3)。Van Praagh A2 型在共同动脉干近端发出左、右肺动脉,无动脉导管(图 17-4)。Van Praagh A3 型可见一支肺动脉发自共同动脉干,另一侧肺动脉缺如,由动脉导管或体肺侧支动脉供应该侧肺。Van Praagh A4 型共同动脉干近端发出左、右肺动脉和动脉导管,并且动脉导管与降主动脉相延续,主动脉发自共同动脉干的右前方,内径纤细,走行僵直,主动脉弓离断。

流出道切面还应观察半月瓣的功能,评估其狭窄与关闭不全的程度,这与患儿预后有密切关系。产前跨半月瓣的流速增高提示产后瓣膜狭窄。

三血管切面仅见一支粗大的动脉干和上腔静脉两条血管,正常三血管的"V"形结构消失。应注意观察主动脉弓与气管的关系(右位主动脉弓常见)。另外,PTA 胎儿应注意胸腺的发育情况,如果上纵隔切面大血管与胸壁距离很近,应高度怀疑是否合并 DiGeorge 综合征,应进一步检查是否存在染色体 22q11 微缺失。

鉴别诊断:

(1) 易与永存动脉干相混淆的是室间隔缺损合并肺动脉闭锁,两者相同之处是均有室间隔缺损,仅有一根大动脉自心底发出,并骑跨于室间隔;不同之处是:①永存动脉干的近端至少有一支肺动脉发出,而室间隔缺损合并肺动脉闭锁的肺部血供来源于动脉导管或体肺侧支动脉,升主动脉没有血管发出;②肺动脉闭锁的发生率要远远高于永存动脉干;③永存动脉干 A1、A2 型占多数,没有动脉导管,而肺动脉闭锁多数可见动脉导管内反向血流,若无动脉导管则必有体肺侧支。

(2) 半永存动脉干的解剖特点是一支肺动脉发自主动脉,另一支肺动脉发自右室(即肺动脉分支起源异常),有独立的主动脉瓣和肺动脉瓣。假性永存动脉干是指法洛四联症合并肺动脉闭锁,为动脉干分隔极度不对称所致,实际上属于 Collett 和 Edwards 分型的Ⅳ型。

(3) 先天性主肺动脉窗是非常罕见的动脉干分隔不完全造成的,尤其主肺动脉窗Ⅲ型易与永存动脉干相混淆,它不同于永存动脉干之处是存在独立的肺动脉瓣和主动脉瓣。

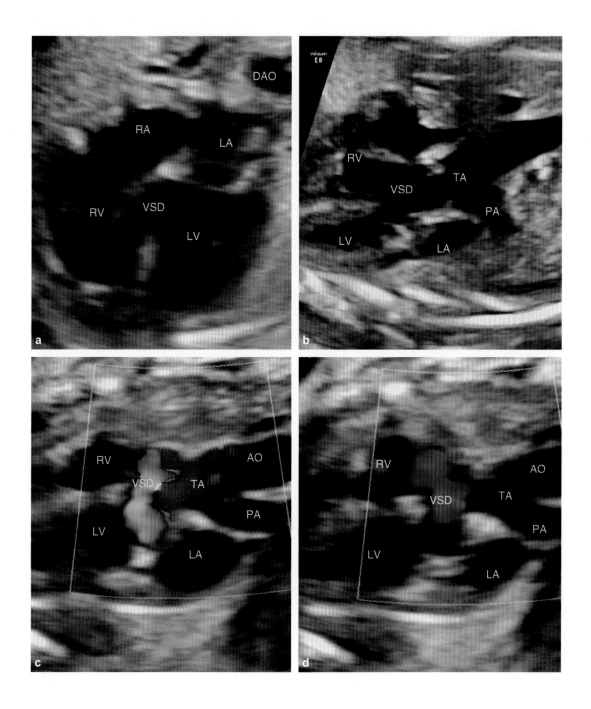

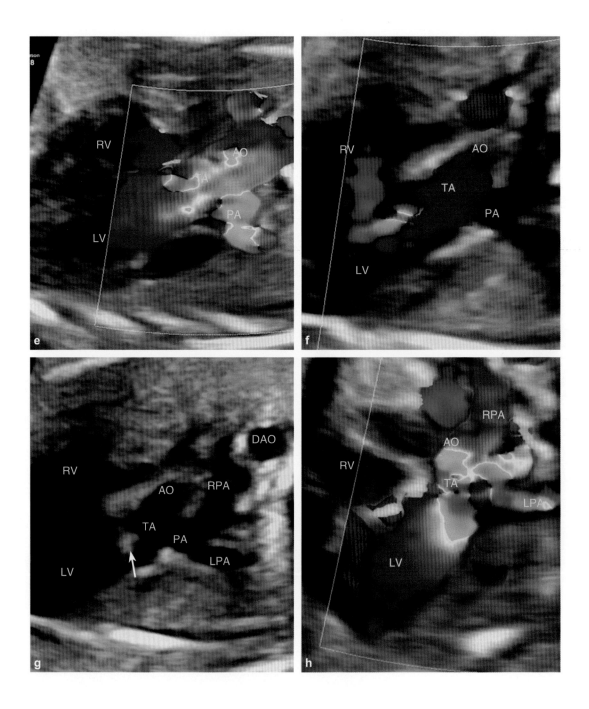

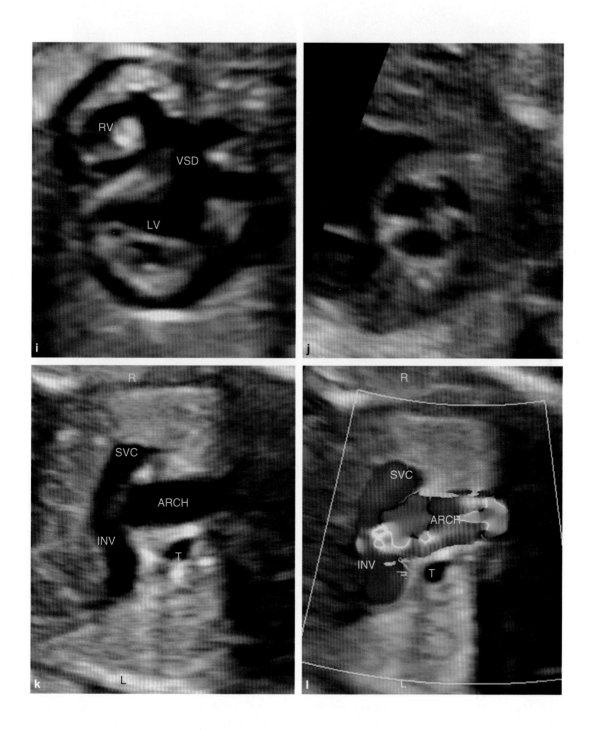

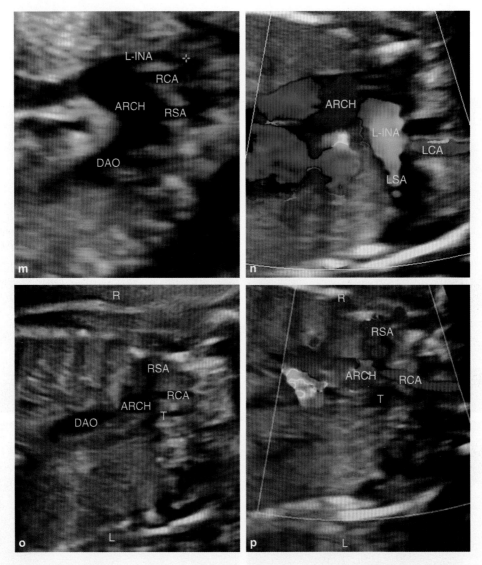

图 17-2　孕 29 周胎儿心脏永存动脉干（A1 型）、室间隔缺损（干下型）、共同半月瓣狭窄伴轻度关闭不全、右位主动脉弓（镜像分支）

a：四腔心切面见房室连接关系一致，左右房室大小基本对称，室间隔上部探及向流入道延伸的回声失落；b：流出道切面见仅一根大血管发自两侧心室，该大血管左后方见肺动脉主干发出，共同动脉干主干向后延续为主动脉，室间隔上部探及回声失落，缺损紧邻半月瓣下方，未探及动脉圆锥；c、d：室间隔上部回声失落处见双向分流；e、f：彩色多普勒显示收缩期共同动脉干内见五彩镶嵌血流，肺动脉血流来自于共同动脉干，舒张期共同动脉干半月瓣见少量反流；g：流出道切面见半月瓣增厚，回声增强（箭头所示），流出道切面基础上略旋转探头见肺动脉主干发出左、右肺动脉分支；h：彩色多普勒显示肺动脉分支内血流；i：心室短轴切面显示室间隔上部探及回声失落，缺损紧邻半月瓣下方，未探及动脉圆锥；j：半月瓣短轴见永存动脉干半月瓣呈四叶启闭，关闭呈"十"字；k、l：二维及彩色多普勒显示主动脉弓 - 气管切面见主动脉弓和上腔静脉同位于气管右侧走行；m：主动脉弓长轴切面见其三个分支；n：旋转探头见主动脉弓第一个分支向左走行分为左颈总动脉和左锁骨下动脉；o、p：二维及彩色多普勒均显示主动脉弓发出向右的右颈总动脉和右锁骨下动脉

RA：右房；RV：右室；LA：左房；LV：左室；VSD：室间隔缺损；TA：共同动脉干；AO：主动脉；PA：肺动脉；LPA：左肺动脉；RPA：右肺动脉；SVC：上腔静脉；INV：无名静脉；DAO：降主动脉；ARCH：主动脉弓；INA：无名动脉；LCA：左颈总动脉；LSA：左锁骨下动脉；RCA：右颈总动脉；RSA：右锁骨下动脉；T：气管

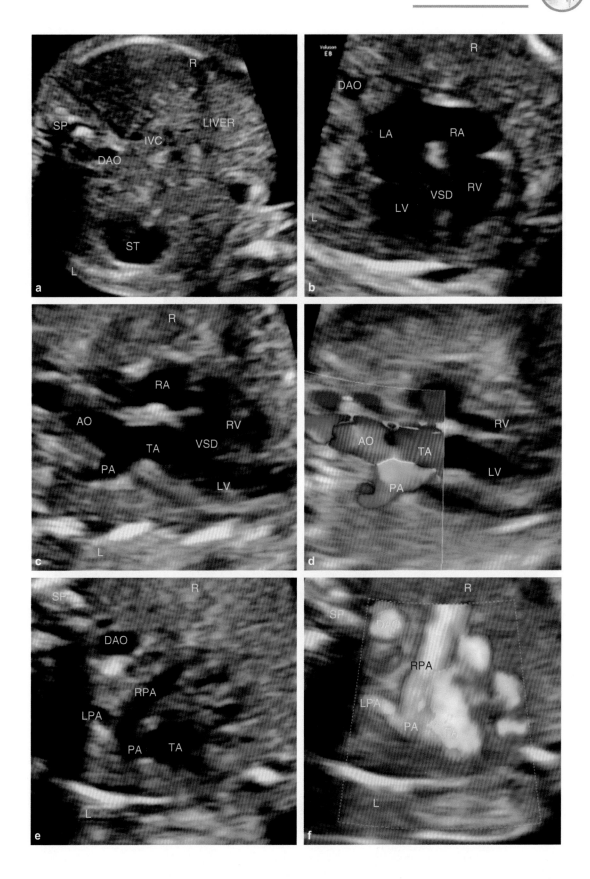

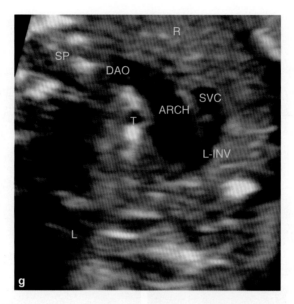

图 17-3　孕 24 周胎儿心脏永存动脉干（A1 型）、右位主动脉弓、室间隔缺损

a：胃泡在左，肝脏在右，腹主动脉和下腔静脉关系正常；b：四腔心切面见房室连接关系一致，左右房室大小基本对称，室间隔上部连续中断；c、d：流出道切面见仅一根大血管发自两侧心室，该大血管左后方见肺动脉主干发出，共同动脉干主干向后延续为主动脉，彩色多普勒显示肺动脉血流来自于共同动脉干；e、f：清晰显示共同动脉干左后方发出肺动脉主干，然后再发出左、右肺动脉；g：三血管切面仅见两根血管，且主动脉弓和上腔静脉均位于气管右侧

RA：右房；RV：右室；LA：左房；LV：左室；VSD：室间隔缺损；TA：共同动脉干；AO：主动脉；PA：肺动脉；LPA：左肺动脉；RPA：右肺动脉；SVC：上腔静脉；L-INV：左无名静脉；ARCH：主动脉弓；T：气管；DAO：降主动脉；SP：脊柱；LIVER：肝脏；ST：胃泡

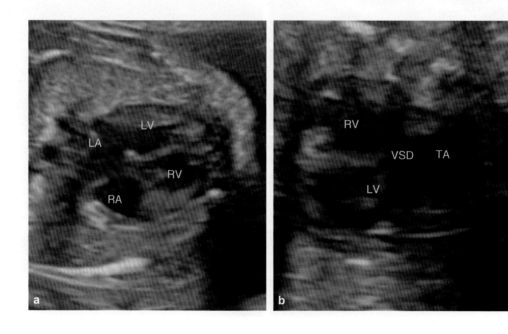

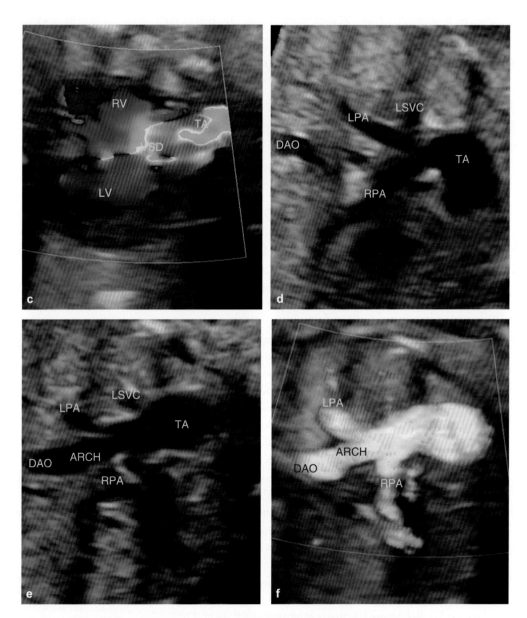

图 17-4　孕 29 周胎儿永存动脉干（A2 型）、室间隔缺损（干下型）、永存左上腔静脉

a：四腔心切面未见异常；b、c：流出道切面见共同动脉干发自两侧心室，左右心室血流均泵入共同动脉干，室间隔上部见回声失落，缺损紧邻半月瓣下方，未见圆锥组织；d、e、f：二维超声及彩色多普勒显示：三血管切面见共同动脉干后方分别发出左、右肺动脉，两者开口位置较近，共同动脉干延续为主动脉弓向后与降主动脉相连接，共同动脉干左侧见永存左上腔静脉

RA：右房；RV：右室；LA：左房；LV：左室；VSD：室间隔缺损；TA：共同动脉干；LPA：左肺动脉；
RPA：右肺动脉；LSVC：左上腔静脉；DAO：降主动脉；ARCH：主动脉弓

五、预后评估

产前胎儿肺血管阻力高,不易发生心力衰竭,很少发生胎儿水肿,分娩后肺血管阻力下降,肺血流量增多,加之瓣膜功能不全,易发生心功能不全。PTA 未经治疗预后极差,1 个月存活率约 50%,3 个月 30%,半年 15%,1 年 10%。婴儿时期死亡原因几乎均是心力衰竭。

PTA 一经诊断后,最好在 1 个月内手术[12,13]。PTA 根治手术主要包括:①将肺动脉从共同动脉干分离,并缝合动脉干切口;②高位右室游离壁切开,用补片修补室间隔缺损;③带瓣管道分别连接右室和肺动脉。对于伴有主动脉弓离断的 PTA,则是切断动脉导管,将其与主动脉端 - 端吻合,然后再行上述步骤。

合并半月瓣病变的 PTA 应行瓣膜修复术或置换术,优先考虑修复。

参 考 文 献

[1] Hoffman JL,Kaplan S. The incidence of congenital heart disease. J Am Coll Cardiol,2002,39:1890-1900.

[2] Adachi I,Seale A,Uemura H,et al. Morphologic spectrum of truncal valvar origin relative to the ventricular septum:correlation with the size of ventricular septal defect. J Thorac Cardiovasc Surg,2009,138:1283-1289.

[3] Gutierrez PS,Binotto MA,Aiello VD,et al. Chest pain in an adult with truncus arteriosus communis. Am J Cardiol,2004,93:272-273.

[4] Ajami G,Amirghofran AA,Amoozgar H,et al. Persistent Truncus Arteriosus With Intact Ventricular Septum:Clinical,Hemodynamic and Short-term Surgical Outcome. Iran J Pediatr,2015,25(5):e2081.

[5] Bhardwar V,Singh J,Malhotra V,et al. Rare Variant of Truncus Arteriosus with Intact Ventricular Septum and Hypoplastic Left Heart-A Case Report. Indian J Forensic Med Toxicol,2013,7(2):179-181.

[6] Zhang YQ,Shen R,Sun K,et al. Persistent truncus arteriosus with intact ventricular septum diagnosed by echocardiography. Chin Med J,2009,122(22):2798-2800.

[7] Konstantinov IE,Karamlou T,Blackstone EH,et al. Truncus arteriosus associated with interrupted aortic arch in 50 neonates:a Congenital Heart Surgeons Society study. Ann Thorac Surg,2006,81:214-222.

[8] Collett RW,Edwards JE. Persistent truncus arteriosus:a classification according to anatomic types. Surg Clin North Am,1949,29:1245-1270.

[9] Van Praagh R,Van Praagh S. The anatomy of common aorticopulmonary trunk (truncus arteriosus communis) and its embryological implications:a study of 57 necropsy cases. Am J Cardiol,1965,16:406-425.

[10] Jacobs ML. Congenital heart surgery nomenclature and database project:truncus arteriosus. Ann Thorac Surg,2000,69:S50-S55.

[11] Russel HM,Jacobs ML,Anderson R,et al. A simplified categorization for common arterial trunk. J Thorac Cardiovasc Surg,2011,141:645-53.

[12] Thompson LD,McElhinney DB,Reddy M,et al. Neonatal repair of truncus arteriosus:continuing improvement in outcomes. Ann Thorac Surg,2001,72:391-395.

[13] Rodefeld MD,Hanley FL. Neonatal truncus arteriosus repair:surgical techniques and clinical management. Semin Thorac Cardiovasc Surg Pediatr Card Surg Annu,2002,5:212-217.

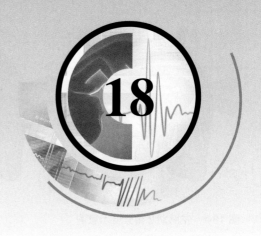

第十八章

主肺动脉间隔缺损

　　主肺动脉间隔缺损（aortopulmonary septal defect，APSD），又称主肺动脉窗（aortopulmonary window，APW），是胚胎时期动脉干分隔不完全导致升主动脉和肺动脉之间存在交通，但是有两组半月瓣。占先天性心脏病的 0.2%~0.6%[1]，男女比例约 3∶1。

一、胚胎学发生机制

　　胚胎发育过程中，动脉干内部两侧出现对向生长的动脉干垫，逐渐增大、融合，将动脉干分隔形成主动脉和肺动脉近段。如果动脉干垫融合异常，将会导致主肺动脉间隔缺损。神经嵴细胞的移除将导致圆锥动脉干畸形，如永存动脉干、大动脉转位等，但是不会形成 APSD，提示前者的胚胎学发生机制与 APSD 可能不同。

二、病理解剖

　　升主动脉与肺动脉之间存在圆形、椭圆形或螺旋形的交通。半月瓣位置一般正常。缺损通常发生于升主动脉的左侧和肺动脉的右侧，与半月瓣之间的距离不等。多数缺损较大，约 10% 为限制性小缺损。

　　主肺动脉间隔缺损可单独发生，即单纯主肺动脉间隔缺损，还可合并其他心血管畸形。常见的有主动脉弓离断，约 13%（90% 为 A 型）；其他畸形有右位主动脉弓（9%）、法洛四联症（6%）、冠状动脉起源于肺动脉（5%）。出生后合并动脉导管未闭约占 12%。

　　目前广泛应用的分型是根据主肺动脉间隔缺损位置分为 3 型（**图 18-1**）：

　　Ⅰ型：约占 90%[2,3]。缺损位于升主动脉近端，瓦氏窦上方，距半月瓣仅几毫米，邻近左冠状动脉开口处。右冠状动脉可起源于肺动脉干，距离缺损很近。

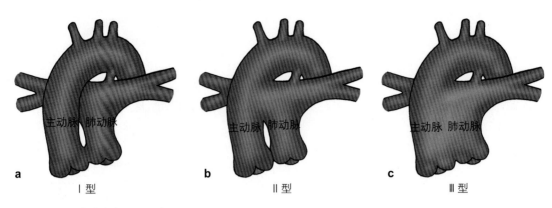

图 18-1　主肺动脉窗分型示意图

Ⅱ型：缺损位于升主动脉远端、右肺动脉起源处。缺损通常呈螺旋形。需注意与"右肺动脉异位起源于升主动脉"相鉴别。

Ⅲ型：罕见。主动脉-肺动脉间隔完全缺如。

另外，Ho 等[4]将缺损上下缘均有边缘可以经皮封堵的一类定义为中间型。Jacobs 等[5]将主肺动脉窗分为四型：Ⅰ型（近端缺损）、Ⅱ型（远端缺损）、Ⅲ型（间隔完全缺如）和中间型。

1982 年，Berry 等首先报道了一组与主肺动脉窗相关的复杂畸形，包括Ⅱ型主肺动脉窗、右肺动脉起源于升主动脉、室间隔完整、动脉导管未闭、主动脉缩窄或弓离断，称为 Berry 综合征[6]。在 Berry 综合征中以 A 型主动脉弓离断最常见。有报道[7]提示 Berry 综合征与非整倍体，尤其是 13- 三体综合征之间存在相关性。

三、病理生理

APSD 的血流动力学改变与动脉导管未闭相似。主动脉压高于肺动脉压，造成大量的左向右分流，早期即可出现心力衰竭症状。而且肺循环血流量明显增加，肺血管内膜增厚、纤维化，形成阻力性肺动脉高压。

四、超声心动图表现

四腔心切面可表现为正常。诊断要点：流出道切面、大动脉短轴、三血管切面可见升主动脉和肺动脉之间存在较大的回声失落，彩色多普勒显示双向分流（通常需降低彩色血流标尺）（图 18-2）。若远端型主肺动脉间隔缺损合并右肺动脉起源于升主动脉、主动脉离断或缩窄、室间隔完整，则可诊断为 Berry 综合征（图 18-3）。

APSD 缺损较大时要与永存动脉干相鉴别。鉴别关键是前者存在两组半月瓣，而后者仅一组半月瓣。

另外，要认真检查合并的其他畸形。

五、预后评估

APSD 未经治疗预后差，约 40% 于 1 年内死亡，因此，一经诊断，应尽早手术，一般在 6 个月内手术，超过 6 个月则应行右心导管法评估肺动脉高压的程度和可逆性。手术成功率

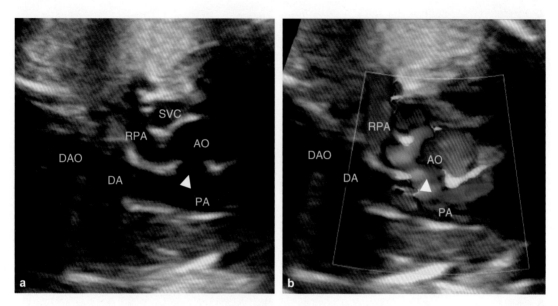

图 18-2 孕 37 周胎儿心脏主肺动脉间隔缺损、右肺动脉起源于升主动脉

a、b：三血管切面：主动脉和肺动脉间探及回声失落（白色箭头示），彩色多普勒显示该处的分流

AO：主动脉；PA：肺动脉；SVC：上腔静脉；RPA：右肺动脉；DA：动脉导管；DAO：降主动脉

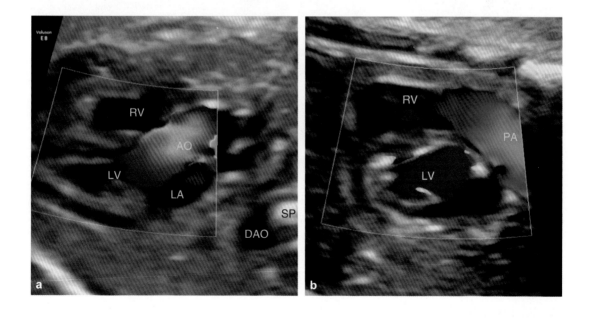

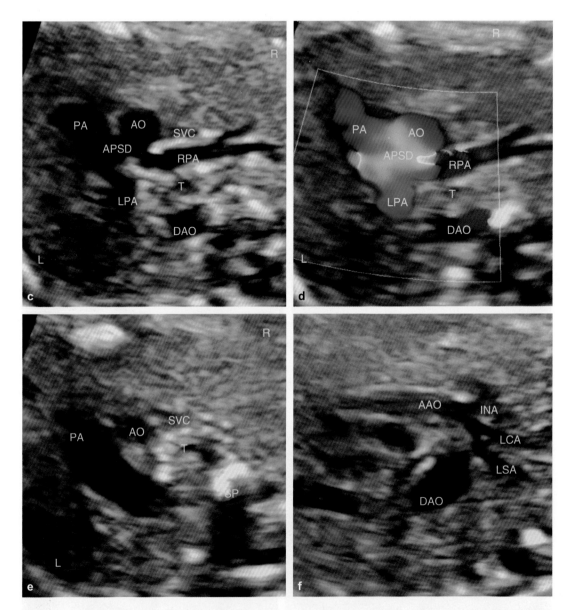

图18-3　孕27周胎儿心脏Berry综合征(主肺动脉间隔缺损、右肺动脉起源于升主动脉、A型主动脉弓离断)
a、b:流出道切面显示主动脉发自左室,肺动脉发自右室,室间隔连续完整,彩色多普勒显示室间隔无过隔血流;c、d:三血管-气管切面:主动脉和肺动脉之间显示回声失落,右肺动脉发自升主动脉,左肺动脉发自肺动脉主干,彩色多普勒显示主、肺动脉之间血流相交通;e:三血管切面显示"100"征,主动脉弓始终不与降主动脉相连接;f:主动脉弓长轴切面:主动脉弓发出无名动脉、左颈总动脉、左锁骨下动脉后与降主动脉连续中断

LV:左室;RV:右室;LA:左房;AO:主动脉;PA:肺动脉;SVC:上腔静脉;RPA:右肺动脉;LPA:左肺动脉;APSD:主肺动脉间隔缺损;AAO:升主动脉;INA:无名动脉;LSA:左锁骨下动脉;LCA:左颈总动脉;DAO:降主动脉;SP:脊柱;T:气管

较高,死亡率低。

　　手术方式是在主动脉侧或肺动脉侧采用涤纶或心包补片将缺损缝合。

参 考 文 献

［1］Kutsche LM,Van Mierop LH. Anatomy and pathogenesis of aorto-pulmonary septal defect. Am J Cardiol,1987,59:443-447.

［2］Brook MM,Heymann MA. Aortopulmonary window//Allen HD,Gutgesell HP,Clark EB,Driscott DJ.Moss and Adams' heart disease in infants,children and adolescents. Philadelphia:Lippincott William and Wilkins,2001:670-674.

［3］Freitas I,Parames F,Rebelo M,et al. Aortopulmonary window.Experience of eleven cases. Rev Port Cardiol,2008,27:1597-603.

［4］Ho SY,Gerlis LM,Anderson C,et al. The morphology of aortopulmonary window with regard to classification and morphogenesis. Cardiol Young,1994,4:146-155.

［5］Jacobs JP,Quintessenza JA,Gaynor JW,et al. Congenital heart surgery nomenclature and database project:aortopulmonary window. Ann Thorac Surg,2000,69:S44-49.

［6］Berry TE,Bharati S,Muster AJ,et al. Distal aortopulmonary septal defect,aortic origin of the right pulmonary artery,intact ventricular septum,patent ductus arteriosus and hypoplasia of the aortic isthmus:a newly recognized syndrome. Am J Cardiol,1982;49:108-116.

［7］Remon JI,Briston DA,Stern KW. Berry syndrome:the importance of genetic evaluation before surgical intervention.Cardiol Young,2016,26(1):188-190.

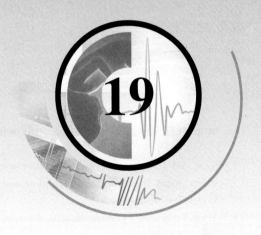

第十九章

主动脉狭窄

先天性主动脉狭窄（congenital aortic stenosis）是指引起左室流出道梗阻的一组先天性心脏病，包括三个水平的狭窄：主动脉瓣下（subvalvular）、主动脉瓣膜（valvular）、主动脉瓣上狭窄（supravalvular），或是多个水平（multiple）的狭窄。最常见的是瓣膜水平狭窄，尤其是主动脉瓣二叶畸形。儿童时期约占先天性心脏病的 4%[1]，男女比例约 3：1。较少合并染色体畸形，但有证据表明本病有家族聚集性[2]。

一、胚胎学发生机制

主动脉瓣的发生在心球和动脉干分隔成独立的主动脉和肺动脉之后，大约在胚胎期 6 周。主动脉瓣由近端动脉干间隔和侧壁内膜隆起形成，在接近于主动脉瓣环的水平，三个心内膜嵴外翻并逐渐变薄形成瓣膜。正常情况下三叶发育对称。主动脉瓣游离缘发生不同程度的融合，形成瓣膜畸形、瓣膜狭窄；主动脉瓣下圆锥部吸收不良导致主动脉瓣下狭窄；圆锥部主动脉囊发育不良导致主动脉瓣上狭窄。

二、病理解剖及分型

1. **主动脉瓣下狭窄**（subvalvular aortic stenosis，SAS）　占先天性左室流出道梗阻的 8%~30%，为纤维膜性狭窄（fibrous membrane）或管型纤维肌性（fibromuscular band）狭窄。通常无狭窄后主动脉扩张。多数发生于儿童期，婴儿期罕见。

最常见的为纤维膜性狭窄，约占瓣下狭窄的 84%，纤维隔膜厚约 2~3mm，可以为完整的圆形环，中间有一孔，呈圆形、新月形或缝隙状。狭窄可发生于主动脉瓣闭合点与二尖瓣前叶之间的任何位置。主动脉根部往往较小，常合并膜部室间隔缺损。

纤维肌性狭窄往往涉及整个左室流出道,呈弥漫性、管型狭窄,常常是从主动脉瓣环向下延伸,长 10~30mm,呈隧道样(tunnel)狭窄。

SAS 的主动脉瓣通常是三叶,形态正常或瓣叶增厚、粘连。2/3 的患者存在主动脉瓣少至中量反流。少数合并主动脉瓣和瓣上狭窄。左室通常为向心性肥厚,肥厚的心肌会加重主动脉瓣下狭窄。

常常伴有其他心脏畸形,如较大的室间隔缺损、主动脉缩窄、Shone 综合征(主动脉瓣下狭窄、主动脉缩窄、降落伞型二尖瓣、二尖瓣瓣上环)、动脉导管未闭、永存左上腔静脉、主动脉瓣狭窄等。

2. 主动脉瓣狭窄(aortic valve stenosis,AVS) 先天性左室流出道梗阻最常见的原因主要是瓣叶发育不良、融合、黏液性增厚、瓣环发育不良。多数为二叶畸形,其次是三叶畸形,单叶、四叶畸形等少见。

主动脉瓣二叶畸形最常见,约占 65%,出生活婴中发生率约 4.6‰[3]。两个瓣叶大小不等,通常是左侧瓣叶较大,游离边缘增厚。常见的为两个瓣叶前后排列,原左、右窦融合,左、右冠状动脉均发自前方的主动脉窦,约占 85%(**图 19-1**)。其次是两个瓣叶左右排列,原右冠窦、无冠窦融合,左、右冠状动脉分别发自两侧的冠状窦。左冠窦和无冠窦融合罕见。

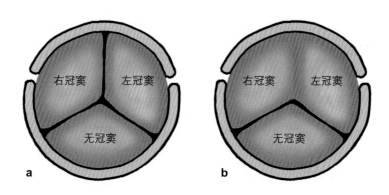

图 19-1 主动脉瓣二叶畸形示意图
a:正常主动脉瓣呈三叶对称,左、右窦分别发出左、右冠状动脉;b:主动脉瓣左、右窦融合,两叶前后排列,左、右冠状动脉发自前方的窦

主动脉瓣三叶畸形约占 30%,三个瓣叶大小相近,瓣叶增厚,瓣叶交界区不同程度融合,开放呈圆顶征。该型最适合做瓣膜成形术。

主动脉瓣单叶畸形低于 5%,特征性表现是一个瓣叶,无瓣叶融合痕迹,偏向一侧有一裂缝样孔,出生早期梗阻常见。或为瓣叶间融合,可见残留的瓣叶融合痕迹,梗阻程度与其收缩期开口大小有关。

主动脉瓣膜水平狭窄多数单独发生,约 30% 的主动脉瓣二叶畸形合并其他心脏畸形[4],最常见的是主动脉缩窄,6% 的二叶畸形合并主动脉缩窄,22%~42% 的主动脉缩窄合并二叶畸形。主动脉瓣二叶畸形与 Turner 综合征密切相关,约 30% 的 Turner 综合征合并主动脉瓣二叶畸形[5]。

3. 主动脉瓣上狭窄(supravalvular aortic stenosis,SVAS) 为左室流出道梗阻最少见的类型(**图 19-2**),约占 6%,成人罕见,更常见于儿童心脏外科术后,或者为 Williams 综合征的组成部分(约占 60%),Williams 综合征以心血管病变(主动脉瓣上狭窄、肺动脉狭窄)、"小

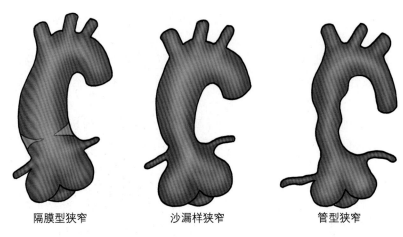

隔膜型狭窄　　　　　　沙漏样狭窄　　　　　　管型狭窄

图 19-2　主动脉瓣上狭窄示意图

精灵"面容、智力减退、身材矮小、婴儿期高钙血症等为主要特征,与染色体 7q11.23 位点弹性蛋白基因微缺失有关[6,7]。

狭窄可为局限性或弥漫性,分 3 型:①沙漏样狭窄:占 50%~75%。狭窄发生于窦管交界水平,该处动脉中层增厚导致狭窄。75% 瓦氏窦发生扩张,常不伴有窄后扩张。②管型狭窄:病变严重,累及升主动脉、主动脉弓,甚至头臂干起始部。③隔膜型狭窄:主动脉窦上方有一纤维隔膜,中央有孔。

狭窄不单独存在,几乎总是累及相应瓣器。35%~50% 累及主动脉瓣,13%~20% 伴有主动脉瓣下狭窄。亦可见主动脉瓣环发育不良。

冠状动脉异常不少见。增生的内膜延伸至冠状动脉可导致其开口处狭窄,累及左冠脉常见。冠状动脉位于狭窄近端,承受灌注压高,可能会产生迂曲、扩张、内膜纤维化,冠状动脉粥样硬化发生风险也增高。

三、病理生理

胎儿时期轻度主动脉狭窄,对胎儿头颈部、冠状动脉的灌注影响不大。重度狭窄时动脉导管的血流可反向流入主动脉弓及其分支、升主动脉,不会影响胎儿生长和发育。出生后随着动脉导管的关闭,左室单独承担体循环供血,主动脉狭窄引起左室后负荷增加、向心性肥厚,重度狭窄时可引起大脑等重要脏器灌注不足,也影响冠状动脉的灌注,引起心肌缺血。

四、胎儿超声心动图表现

正常情况下,主动脉内为层流,流速不超过 100cm/s,左室容量负荷增加时,主动脉内流速轻度增加,但一般不会超过 150cm/s。主动脉狭窄时,内呈湍流,流速增高,一般大于 150cm/s,严重病例可达 300cm/s。因胎儿时期左室内血流有限,加之狭窄时血液重新分布,流速不会像出生后一样高。诊断主动脉狭窄应结合彩色多普勒和脉冲多普勒,如果主动脉流速增加,但是血流仍为层流,则应高度怀疑是否存在增加左室容量负荷的疾病,如胎儿贫血、动静脉瘘等。

胎儿时期观察主动脉瓣叶数目较为困难,瓣叶增厚,回声增强,收缩期开放幅度小往往提示瓣叶畸形。图像清晰者可观察到瓣叶数目(**图 19-3**)。

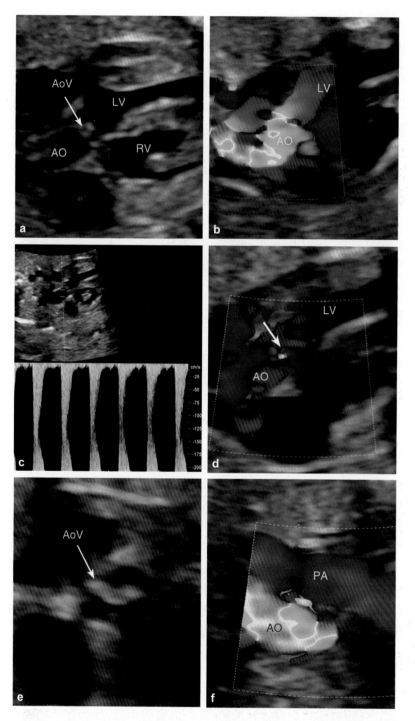

图 19-3 孕 26 周胎儿心脏主动脉瓣狭窄(主动脉瓣二叶畸形)、主动脉瓣轻度关闭不全

a:左室流出道切面显示主动脉瓣增厚,回声增强,动态观察开放受限;b:彩色多普勒显示主动脉瓣上见五彩血流;c:频谱多普勒显示主动脉瓣上流速增高;d:彩色多普勒显示舒张期主动脉瓣见少量反流(箭头所示);e:大动脉短轴切面示主动脉瓣呈二叶启闭,关闭呈"一"字,瓣体边缘增厚,回声增强;f:与肺动脉相比,主动脉内呈五彩明亮血流

LV:左室;AO:主动脉;AoV:主动脉瓣;PA:肺动脉;RV:右室

轻度主动脉瓣狭窄,主动脉瓣上流速增加,四腔心切面无明显异常,左室功能正常,主动脉弓内为前向血流,产前很难做出诊断。部分病例随孕周增加动态追踪可见主动脉瓣狭窄呈进行性加重。严重的主动脉瓣狭窄,左室壁增厚,心内膜纤维化表现为回声增强,主动脉瓣回声增强,开放受限,呈圆顶征,在心脏舒缩周期中持续显现,彩色多普勒收缩期可见跨瓣的五彩血流或细窄血流束(图 19-3)。严重狭窄时可引起左心发育不良,表现为左心缩小。

重点评估左室腔大小非常必要,其为预测胎儿预后的重要参数[8]。中孕期如果出现主动脉横弓部反向血流、卵圆孔左向右分流、舒张期二尖瓣前向血流为单峰、左室功能不全等表现,则预示胎儿进展为左心发育不良综合征的可能[9]。因此,孕中晚期严重主动脉瓣狭窄尤其要与左心发育不良综合征相鉴别(表 19-1)[8,9]。

表 19-1 孕中晚期主动脉瓣狭窄与左心发育不良综合征超声鉴别要点

超声特征	主动脉瓣狭窄	左心发育不良综合征
左室大小	随孕周呈正常增长趋势	随孕周增长小,甚至不增长
主动脉瓣环内径	相对较大	相对较小
主动脉横弓部血流	前向血流	反向血流
卵圆孔血流方向	右向左分流	左向右分流
二尖瓣前向血流频谱形态	双峰	单峰
左室功能	正常或轻度减低	中 - 重度减低

瓣膜狭窄可合并窄后扩张。孤立的主动脉根部扩张提示二叶畸形可能。升主动脉异常扩张未必皆与血流冲击和窄后扩张有关,也可能与主动脉瓣狭窄相关的升主动脉组织学异常改变有关。因此,若发现升主动脉扩张,应观察主动脉瓣是否存在狭窄。

主动脉瓣上狭窄和瓣下狭窄产前超声诊断少见,尤其是单独存在时。目前主要见于合并相关综合征时的个案报道[10-12]。

Williams 综合征时[10,11]主动脉瓣上狭窄产前超声表现为:左室流出道切面示主动脉瓣上局限性狭窄,升主动脉、主动脉弓表现为管腔狭窄,可伴有肺动脉瓣上狭窄,彩色多普勒显示狭窄处以上高速湍流,连续多普勒可描记出高速血流频谱。可表现为双心室肥厚伴轻度心室扩张,左、右室短轴缩短率减低。严重者出现胎儿水肿。

Shone 综合征时[12]主动脉瓣下狭窄产前超声表现为:左室腔、主动脉瓣环内径相对小。左室功能正常。彩色多普勒显示跨瓣血流无明显异常,狭窄处可见湍流信号。

五、预后评估

新生儿期和婴儿期出现严重的主动脉瓣狭窄,往往于出生后数天或数周内快速进展为心力衰竭、死亡。1 岁以后再出现症状的患者,心力衰竭少见,患者存活期较长。但是存在瓣膜进行性狭窄和冠状动脉灌注不足所致的猝死风险。

主动脉瓣狭窄外科治疗方法主要有瓣膜成形术(valvuloplasty)、瓣膜切开术(valvotomy)、主动脉瓣 / 根部置换术。

1. 瓣膜成形术和瓣膜切开术 术后可出现主动脉瓣反流。对于未妊娠的年轻女性和青春期以下的患者可起到推迟瓣膜置换时间的作用。

2. 主动脉瓣 / 根部置换术　目前主张行 Ross 手术,即自体肺动脉瓣置换主动脉瓣或自体带瓣肺动脉根部置换主动脉根部,同种带瓣主动脉或肺动脉管道重建右室流出道。术后常见问题是主动脉根部扩张和主动脉瓣反流[6]。

主动脉瓣下狭窄主要外科治疗方法有:①主动脉瓣下隔膜或纤维肌性组织切除。②改良 Konno 手术:保留主动脉瓣环和瓣膜完整性,切开室间隔,补片扩大左室流出道。适用于主动脉瓣正常的隧道样狭窄。③Ross-Konno 手术:同种异体主动脉带瓣管道进行根部置换,二尖瓣前叶作为补片扩大左室流出道,移植冠状动脉。适用于主动脉瓣发育不良的纤维肌性狭窄。

主动脉瓣上狭窄的外科方法:经典的手术为部分切除造成狭窄的组织,心包补片扩大狭窄处。狭窄累及升主动脉和头臂干时,进行广泛的主动脉重建。

参 考 文 献

［1］ Hoffman JI,Kaplan S. The incidence of congenital heart disease. J Am Coll Cardiol,2002,39:1890-1900.

［2］ Gill HK,Splitt M,Sharland GK,et al. Patterns of recurrence of congenital heart disease:an analysis of 6,640 consecutive pregnancies evaluated by detailed fetal echocardiography. J Am Coll Cardiol,2003,42:923-929.

［3］ Tutar E,Ekici F,Atalay S,et al. The prevalence of bicuspid aortic valve in newborns by echocardiographic screening. Am Heart J,2005,150:513-515.

［4］ Cripe L,Andelfinger G,Martin LJ,et al. Bicuspid aortic valve is heritable. J Am Coll Cardiol,2004 ;44:138.

［5］ Marin A,Weir-McCall JR,Webb DJ,et al. Imaging of cardiovascular risk in patients with Turner's syndrome. Clinical Radiology,2015,70:803-814.

［6］ Järvinen A,Korenberg JR,Bellugi U. The social phenotype of Williams syndrome. Current Opinion in Neurobiology,2013,23:414-422.

［7］ Smoot LB. Elastin gene deletions in Williams syndrome. Curr Opin Pediatr,1995,7:698-701.

［8］ McCaffrey FM,Sherman FS. Prenatal Diagnosis of Severe Aortic Stenosis. Pediatr Cardiol,1997,18:276-281.

［9］ Mäkikallio K,McElhinney DB,Levine JC,et al. Fetal Aortic Valve Stenosis and the Evolution of Hypoplastic Left Heart Syndrome. Circulation,2006,113:1401-1405.

［10］ Popowski T,Vialard F,Leroy B,et al. Williams-Beuren syndrome:the prenatal phenotype. American Journal of Obstetrics and Gynecology,2011,205(6):e6-e8.

［11］ Dadelszen PV,Chitayat D,Winsor E,et al. De novo 46,XX,t(6 ;7)(q27 ;q11 ;23) associated with severe cardiovascular manifestations characteristic of supravalvular aortic stenosis and williams syndrome. American Journal of Medical Genetics,2000,90:270-275.

［12］ Zucker N;Levitas A;Zalzstein E. Prenatal diagnosis of Shone's syndrome:parental counseling and clinical outcome.Ultrasound Obstet Gynecol,2004,24(6):629-632.

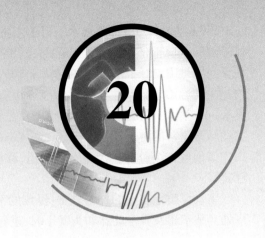

第二十章

主动脉缩窄

主动脉缩窄(coarctation of the aorta,CoA)是指主动脉先天性局限性狭窄,多发生于主动脉峡部,即左锁骨下动脉起始部远端,靠近动脉导管或动脉韧带连接处。少见发生于左颈总动脉和左锁骨下动脉之间。在出生活婴中约占 0.4‰,占先天性心脏病的 4%~6%[1]。男性多见。大部分病例为散发,也有部分和染色体异常有关,10%Turner 综合征(Turner syndrome)合并主动脉缩窄,脆性 X 综合征患者患病风险增加[1]。

一、胚胎学发生机制

主动脉缩窄的发生机制尚不完全清楚。目前有两种假说,一种是血流动力学假说,正常情况下左室泵出的血液流经主动脉弓三个分支后再流经主动脉峡部的血液仅占 10%~15%,某些原因引起左室流出道梗阻,如主动脉瓣二叶畸形或其他心内畸形,左室泵入升主动脉和主动脉弓的血流减少,前向血流减少使得进入主动脉峡部的血流更少,导致管腔狭窄;另一种是动脉导管组织迁移假说,动脉导管组织移行至其与降主动脉连接处,部分或完全环绕主动脉(图 20-1),出生后伴随动脉导管的关闭,主动脉峡部亦收缩导致狭窄。

二、病理解剖和分型

1. **病理解剖** 主动脉弓分为近弓(头臂干和左颈总动脉之间)、远弓(左颈总动脉至左锁骨下动脉之间)和峡部(左锁骨下动脉至近动脉导管处)(图 20-2)。主动脉缩窄可以是局部狭窄,或长段发育不良。局部狭窄主要是主动脉左后壁(与动脉导管连接相对的位置)中膜增厚,局部呈嵴样(shelf-like)向腔内凸出,其与动脉导管的肌性组织相延续,狭窄长度在 2~3mm 至 7~20mm 不等。狭窄程度不等,可呈针孔样狭窄,甚至闭锁,但是其闭锁近端和远

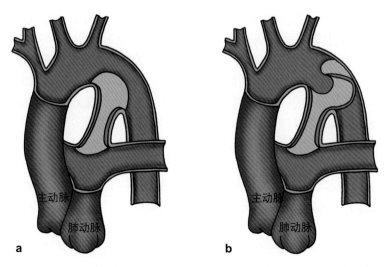

图 20-1 主动脉缩窄动脉导管组织迁移假说示意图

与正常心脏（a）相比，主动脉缩窄（b）的动脉导管组织（黄色）移行至降主动脉连接处，部分或完全环绕主动脉

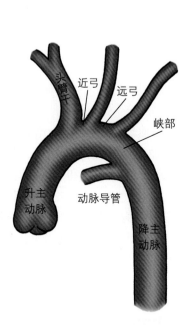

图 20-2 主动脉弓分段示意图

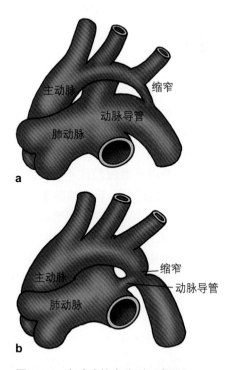

图 20-3 主动脉缩窄分型示意图

a：导管前型；b：导管后型

端的主动脉壁相延续,这可与主动脉弓离断相鉴别[1]。狭窄远端经常发生窄后扩张,尤其多见于年长的儿童或成人。局部缩窄时,血流减少 50% 以上会有明显的血流动力学变化。

长段狭窄往往发生于主动脉横弓部(近弓和远弓)或动脉导管连接处以远的降主动脉。腹主动脉狭窄通常是长段狭窄,主动脉中层明显增厚,常常累及肾动脉和肠系膜动脉。

主动脉缩窄可单独发生,合并其他心内畸形约 50%,其中与主动脉瓣二叶畸形相关性最高,约占 85%,其他合并畸形有室间隔缺损、二尖瓣发育异常、主动脉瓣或瓣上狭窄、完全型房室间隔缺损、右室双出口、左心发育不良等,尤其多见于左心系统梗阻性疾病。右位主动脉弓时主动脉缩窄少见。本病亦可合并心外畸形,如颅内动脉瘤、Turner综合征等。

缩窄段的近端和远端发生侧支循环是主动脉缩窄的一个显著特征。侧支动脉的血流来源广泛,主要来自于锁骨下动脉、胸廓内动脉、椎动脉、肋间动脉等,主要增加降主动脉上段的血供。

2. 分型 主动脉缩窄的分型尚不统一,目前最常用的是根据其狭窄部位将其分为两型:导管前型(婴儿型)和导管后或近导管型(成人型)**(图 20-3)**。

导管前型:少见。狭窄处位于动脉导管或动脉韧带之前,狭窄段较长。主动脉横弓远段管状发育不良。动脉导管呈开放状态。常合并心内畸形。侧支循环不丰富。

导管后或近导管型:多见。多发生于动脉导管远端或动脉导管对侧。狭窄范围较局限。动脉导管多数呈闭合状态。侧支循环丰富,临床症状出现较晚。

三、病理生理

胎儿主动脉缩窄时左室后负荷增加,左房压增高,卵圆孔右向左分流量减少;加之主动脉弓内血流部分来源于动脉导管逆灌,右心室血流量增加,因此左心腔比例小,右心比例大,肺动脉及动脉导管增宽。

出生后主动脉缩窄的血流动力学改变主要与狭窄程度及类型、有无动脉导管和合并畸形类型有关。

主动脉缩窄处以远血流灌注不足,主动脉缩窄近心段血容量增加,压力增高,上肢及头颈部血供增加,上肢血压高,长期的脑血管容量和压力增加,易导致脑血管病变,同时左室后负荷增加,导致左室肥厚、劳损。缩窄远端血流减少,压力低,下肢血压和氧饱和度明显低于上肢,出现差异性发绀。

主动脉缩窄合并左室流出道梗阻更进一步加重左室后负荷;合并二尖瓣发育不良,出现二尖瓣反流则加重左室前负荷,加快左心衰竭的进展。

四、超声心动图表现

目前产前诊断主动脉缩窄的检出率低,而假阳性率高[2]。正常情况下主动脉峡部内径相对较小,因此胎儿时期发生于主动脉峡部的缩窄诊断较为困难。主动脉缩窄首先可以观察到四腔心切面左、右室比例显著改变,左室小,右室明显扩大,但是合并大的室间隔缺损时,左右室比例可相当。应排除左心发育不良引起的左右室比例失调,鉴别要点是后者卵圆孔的血流方向是左向右的。

四腔心切面左右室比例失调的胎儿,有以下表现时提示主动脉缩窄存在可能[3-7]:

1. 主动脉弓分支左颈总动脉和左锁骨下动脉之间的距离增加(**图20-4**),主动脉弓管状发育不良,失去正常的"柔和"弯曲状,升主动脉和主动脉弓之间的曲度变小且"僵直"。

2. 主动脉峡部内径变窄(**图20-4~图20-6**),内膜和中层增厚。三血管-气管切面:测量主动脉峡部和动脉导管与降主动脉连接处的内径,峡部与导管内径比值小于0.74。

3. 主动脉峡部探及嵴样(shelf-like)向腔内凸出(**图20-7**);主动脉峡部走行迂曲。

4. 主肺动脉/升主动脉内径比值大于1.6(**图20-8、图20-9**)。升主动脉内径窄,产前诊断主动脉缩窄的敏感性和特异性分别约78%、92%[2]。

与出生后血流动力学不同,胎儿时期血液重新分布,狭窄处血流通过减少,不会产生明显的峰值流速和压差[8]。狭窄处舒张期流速增加,或见反向血流频谱,偶可见流速增高,胎儿时期这些频谱多普勒形态特征在诊断主动脉缩窄时可供参考。

出生后主动脉缩窄可出现于动脉导管关闭数周以后,因此应连续动态观察超声心动图[9]。Peng DM等[10]提出用CSAi指数(远弓内径/左颈总动脉与左锁骨下动脉之间的距离)预测动脉导管未闭情况下的主动脉缩窄,CSAi小于0.85预测主动脉缩窄的敏感性、特异性分别是0.83、0.86。

主动脉缩窄产前超声诊断体会:①三血管切面动态扫查:主动脉横弓和(或)峡部内径窄,肺动脉和动脉导管内径宽,峡部与动脉导管内径比例失调,但能够探及主动脉峡部与降主动脉的连接;②主动脉弓长轴切面扫查:在此切面须清晰显示主动脉弓分支以兹与动脉导管弓相鉴别,尤其孕晚期动脉导管往往走行迂曲,迂曲增宽的动脉导管可对峡部产生挤压,会影响主动脉峡部的清晰显示,此时应微调探头仔细鉴别,必须在清晰显示主动脉弓分支的基础上予以诊断;主动脉缩窄的二维超声心动图主动脉峡部内径窄,或峡部有嵴样凸起,或横弓部亦窄,但能够显示整个主动脉弓的延续性,彩色多普勒和频谱多普勒可见反向血流或舒张期持续前向血流(**图20-7~图20-9**);另外,还应注意不要把奇静脉弓(尤其在奇静脉增宽时)误认为发育不良的主动脉弓;③Y平面:为斜冠状面,并非所有胎儿都易显示,该切面能够同时显示峡部和动脉导管与降主动脉的连接,呈"Y"形,是观察峡部与动脉导管的内径比例是否失调的重要切面,此切面与右位主动脉弓时的"Y"形结构特征有所差异,应注意区分(详见第二十二章);④孕27周之前诊断主动脉缩窄假阳性率相对较低,孕27周之后假阳性率增高,应注意鉴别。

五、预后评估

外科手术治疗是主动脉缩窄的主要根治方式。单纯主动脉缩窄手术死亡率接近于零,但合并其他畸形时,死亡率高达2%~10%[11]。主动脉缩窄术后高血压常见。术后存活率10年约93.3%,20年86.4%,30年73.5%[12]。

对于先天性主动脉缩窄的新生儿或年龄较小的患儿,更倾向于行外科手术,因为球囊扩张术后远期发生动脉瘤的风险较高,术后再狭窄发生率6%~53%[1],而血管支架植入术需扩张血管,小儿的动脉内径扩张程度有限,难以达到满意的扩张效果。对于症状危重不能耐受外科手术的急症患儿,可行球囊扩张术作为姑息策略来改善患儿症状。

外科手术时机选择:无症状的患儿手术最佳年龄在2~5岁,这个年龄段的手术风险较低。超过6岁后有25%~50%的患者出现持续性高血压。年龄较大的儿童和成人一旦明确诊断后应尽早手术,30岁或40岁后动脉壁发生退行性改变会增加手术风险。

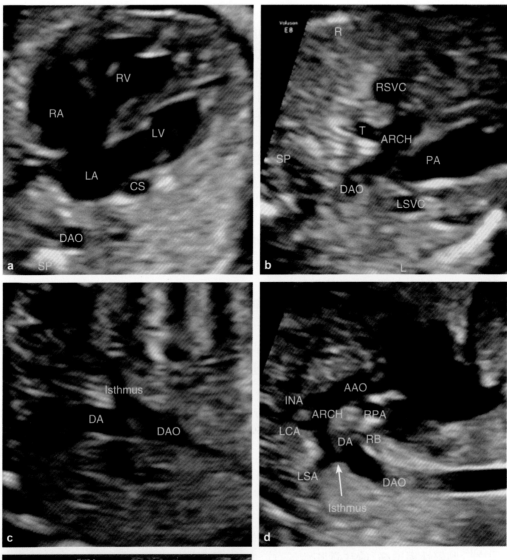

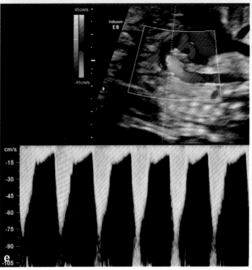

图 20-4　孕 28 周胎儿心脏主动脉缩窄、永存左上腔静脉

a：四腔心切面右心比例大，冠状静脉窦增宽；b：三血管 - 气管切面：主动脉弓与降主动脉连接处内径窄，肺动脉左侧探及永存左上腔静脉；c：Y 平面显示主动脉峡部与动脉导管内径比例失调；d：主动脉弓长轴切面：主动脉峡部内径窄（白色箭头所示），左颈总动脉与左锁骨下动脉之间距离较远；e：频谱多普勒测得主动脉峡部舒张期流速增加

LV：左室；RV：右室；LA：左房；RA：右房；CS：冠状静脉窦；RSVC：右上腔静脉；LSVC：左上腔静脉；ARCH：主动脉弓；DA：动脉导管；PA：肺动脉；T：气管；Isthmus：峡部；DAO：降主动脉；SP：脊柱；AAO：升主动脉；RPA：右肺动脉；RB：右支气管；LCA：左颈总动脉；LSA：左锁骨下动脉；INA：无名动脉

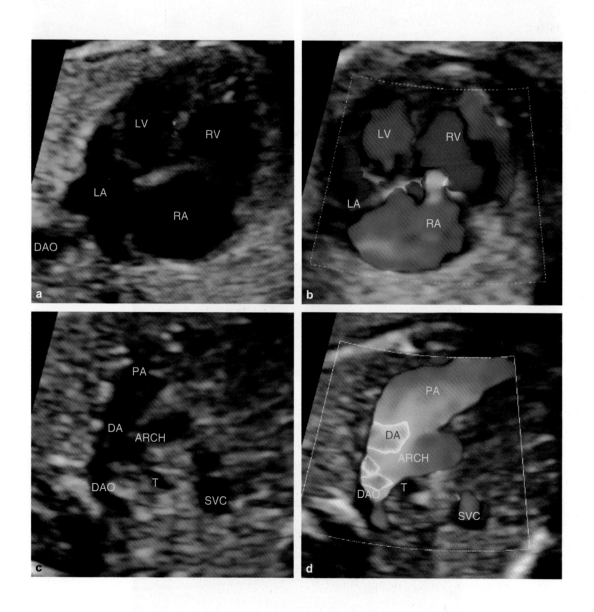

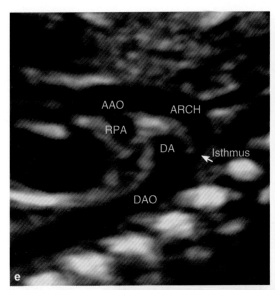

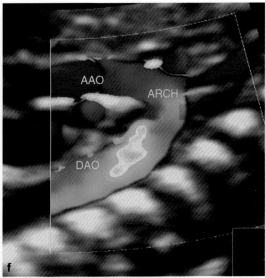

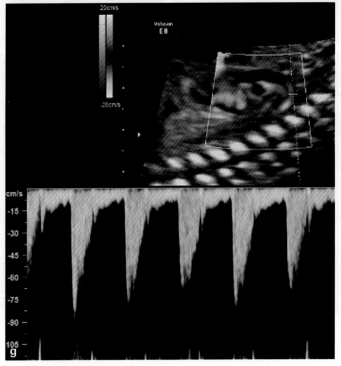

图 20-5 孕 25 周胎儿心脏主动脉缩窄

a:四腔心切面右心比例大;b:彩色多普勒显示三尖瓣反流;c、d:二维及彩色多普勒均显示三血管切面主动脉弓与降主动脉相连续,可与主动脉弓离断相鉴别;e、f:主动脉弓长轴切面显示主动脉弓细窄,峡部为著(白色箭头所示),彩色多普勒显示血流连续无中断;g:频谱多普勒显示主动脉峡部流速正常范围,舒张期流速增加

RV:右室;LV:左室;RA:右房;LA:左房;PA:肺动脉;ARCH:主动脉弓;DA:动脉导管;SVC:上腔静脉;AAO:升主动脉;DAO:降主动脉;T:气管;Isthmus:峡部;RPA:右肺动脉

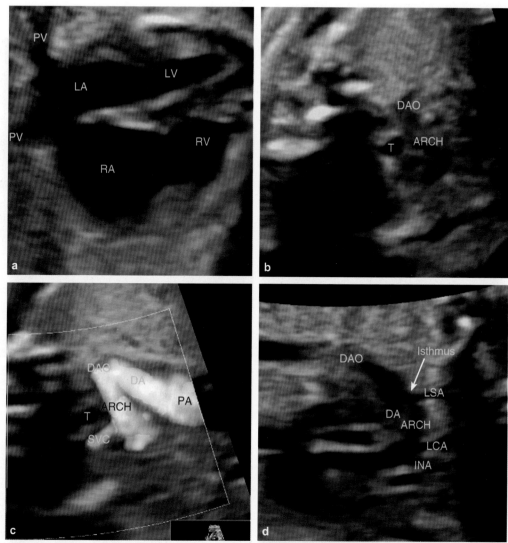

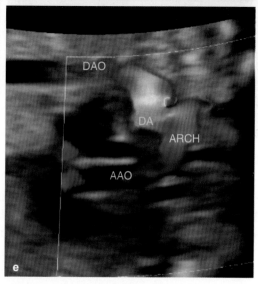

图 20-6　孕 24 周胎儿心脏主动脉缩窄

a：四腔心切面右心比例大，左心小；b：二维超声
心动图：三血管 - 主动脉弓切面主动脉弓与降主
动脉连续性显示欠清晰；c：彩色多普勒显示主动
脉弓与降主动脉相连续；d：主动脉弓长轴切面显
示主动脉横弓部发育不良，左颈总动脉与左锁骨
下动脉距离增大，峡部内径窄；e：彩色多普勒显
示主动脉弓血流连续无中断

RV：右室；LV：左室；RA：右房；LA：左房；PA：肺动
脉；ARCH：主动脉弓；DA：动脉导管；SVC：上腔静
脉；DAO：降主动脉；T：气管；Isthmus：峡部；INA：无
名动脉；LCA：左颈总动脉；LSA：左锁骨下动脉；
PV：肺静脉；AAO：升主动脉

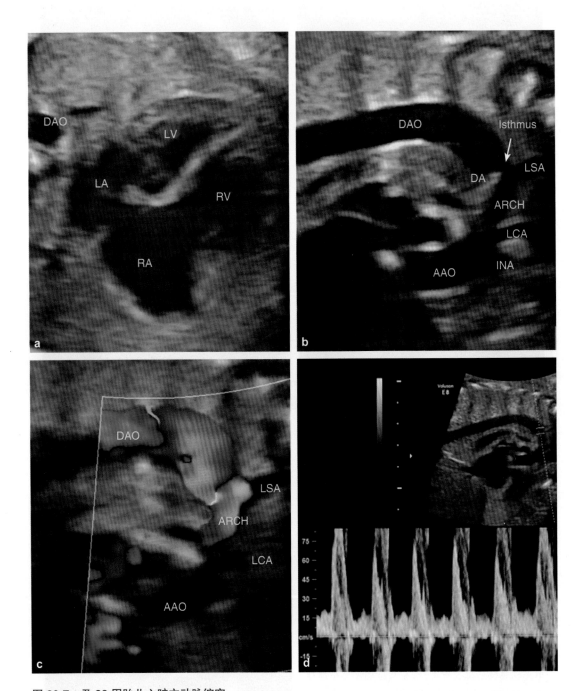

图 20-7　孕 33 周胎儿心脏主动脉缩窄

a：四腔心切面右心比例大；b：主动脉弓长轴切面主动脉峡部窄，可见嵴样突起，即"隔板征"（白色箭头所示）；c：主动脉弓内见反向血流；d：主动脉峡部双向血流频谱

LA：左房；LV：左室；RA：右房；RV：右室；DAO：降主动脉；AAO：升主动脉；INA：无名动脉；LCA：左颈总动脉；LSA：左锁骨下动脉；Istumus：峡部；ARCH：主动脉弓；DA：动脉导管

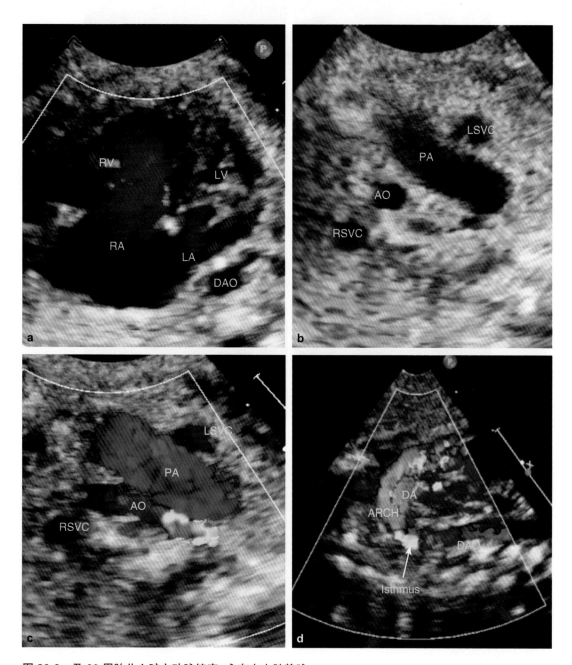

图 20-8 孕 28 周胎儿心脏主动脉缩窄、永存左上腔静脉

a:四腔心切面右心扩大,三尖瓣前向血流丰富,二尖瓣前向血流少;b:三血管切面主动脉弓内径窄,窄于上腔静脉,还可见永存左上腔静脉;c:彩色多普勒显示主动脉弓血流束窄,内见反向血流;d:主动脉峡部血流明亮,并见反向血流(白色箭头所示)

LA:左房;LV:左室;RA:右房;RV:右室;DAO:降主动脉;Istumus:峡部;ARCH:主动脉弓;LSVC:左上腔静脉;RSVC:右上腔静;PA:肺动脉;DA:动脉导管;AO:主动脉

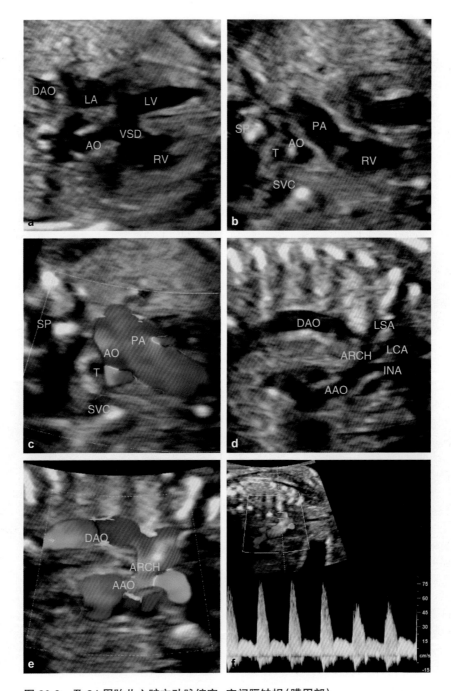

图 20-9　孕 24 周胎儿心脏主动脉缩窄、室间隔缺损（膜周部）

a：左室流出道切面室间隔上部连续中断，左、右室比例基本对称；b、c：三血管切面主动脉明显窄于肺动脉，而且窄于上腔静脉；d：主动脉弓长轴切面显示主动脉横弓部发育不良，峡部内径窄；e：彩色多普勒显示主动脉弓与降主动脉连续性完整；f：频谱多普勒测得主动脉弓出现舒张期前向血流

RV：右室；LV：左室；LA：左房；VSD：室间隔缺损；PA：肺动脉；ARCH：主动脉弓；AO：主动脉；SVC：上腔静脉；DAO：降主动脉；T：气管；INA：无名动脉；LCA：左颈总动脉；LSA：左锁骨下动脉；AAO：升主动脉；SP：脊柱

手术方式有多种,各有优缺点,手术方式的选择主要依赖于缩窄性质、部位、长度、年龄等,主要手术方式有:①缩窄段切除、端端吻合:用于狭窄段较局限的患者,术后再狭窄发生率高;②人工血管置换术:用于狭窄段较长的患者;③补片扩大成形术:晚期有形成动脉瘤的可能;④左锁骨下动脉垂片成形术:主要用于婴幼儿主动脉缩窄;⑤扩大端端吻合术,即主动脉远端和主动脉弓下缘吻合:该手术主动脉弓重建良好。

术后再狭窄患者、年龄较大的儿童和成人可考虑经皮血管支架植入术,支架可扩张至成人内径大小,相对无创、远期效果好。

参 考 文 献

[1] Joshi G,Skinner G,Shebani SO. Presentation of coarctation of the aorta in the neonates and the infant with short and long term implications. Paediatrics and Child Health,2017,27(2):83-89.

[2] Anuwutnavin S,Satou G,Chang RK,et al. Prenatal Sonographic Predictors of Neonatal Coarctation of the Aorta. J Ultrasound Med,2016,35:2353-2364.

[3] Matsui H,Mellander M,Roughton M,et al. Morphological and physiological predictors of fetal aortic coarctation. Circulation,2008,118:1793-1801.

[4] Pasquini L,Mellander M,Seale A,et al. Z-scores of the fetal aortic isthmus and duct:an aid to assessing arch hypoplasia. Ultrasound Obstet Gynecol,2007,29:628-633.

[5] Quartermain MD,Cohen MS,Dominguez T,et al. Left ventricle to right ventricle size discrepancy in the fetus: the presence of critical congenital heart disease can be reliably predicted. J Am Soc Echocardiogr,2009,22: 1296-1301.

[6] Slodki M,Rychik J,Moszura T,J et al. Measurement of the great vessels in the mediastinum could help distinguish true from false-positive coarctation of the aorta in the third trimester. J Ultrasound Med,2009,28: 1313-1317.

[7] 刘晓伟,何怡华. 左锁骨下动脉 / 主动脉峡部比值产前诊断胎儿主动脉缩窄的价值探讨. 中华超声影像学杂志,2017,2(1):21-24.

[8] 接连利,魏鑫,刘清华. 产前超声诊断胎儿主动脉缩窄. 中国超声医学杂志,2008,24(2):185-187.

[9] Head CE,Jowett VC,Sharland GK,et al. Timing of presentation and postnatal outcome of infants suspected of having coarctation of the aorta during fetal life. Heart,2005,91(8):1070-1074.

[10] Peng DM,Punn R,Maeda K,et al. Diagnosing Neonatal Aortic Coarctation in the Setting of Patent Ductus Arteriosus. Ann Thorac Surg,2016,101:1005-1011.

[11] Corno AF,Botta U,Hurni M,et al. Surgery for aortic coarctation:a 30 year experience. Eur J Cardiothorac Surg,2001,20:1202-1205.

[12] Brown ML,Burkhart HM,Connolly HM,et al. Coarctation of the aorta:lifelong surveillance is mandatory following surgical repair. J Am Coll Cardiol,2013,62:1020-1025.

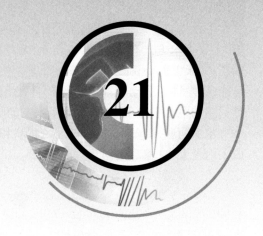

第二十一章

主动脉弓离断

主动脉弓离断(interrupted aortic arch, IAA)是指主动脉弓相邻的两个节段连续性中断，主动脉弓和降主动脉之间缺乏管腔的连续。约占活产婴儿的 0.06‰[1]，占先天性心脏病的 0.2%~1.4%，男女比例约 1∶1。

一、胚胎学发生机制

从胚胎学角度，各节段的胚胎起源不同。近弓起源于动脉囊，远弓起源于第 4 对原始弓动脉，峡部起源于左侧背主动脉的第 6 对和第 4 对弓动脉的连接。在胚胎发育过程中，相邻节段间的连接点出现中断，则导致主动脉弓离断。

二、病理解剖与分型

1. 病理解剖　升主动脉内径较细，为正常情况下的一半，走行僵直，肺动脉干明显增宽，几乎均合并动脉导管与降主动脉相连。罕见动脉导管关闭，离断远端由粗大的侧支供血[2-4]，最常见的侧支为肋间动脉。

本病很少单独发生，室间隔缺损是最常见的合并畸形，高达 95%。室间隔缺损可发生于任何部位，多数为干下型，由圆锥间隔向左后方移位所致(对位不良型)，少数为膜周部或肌部。对位不良型室间隔缺损的圆锥间隔不仅移位，而且往往发育不良或短小。圆锥间隔移位又会导致不同程度的主动脉瓣下狭窄。主动脉瓣环常发育不良。

30%~50% 合并主动脉瓣二叶畸形，可伴有先天性瓣膜狭窄。亦可合并其他圆锥动脉干畸形，如永存动脉干。还可合并大动脉转位、右室双出口、三尖瓣闭锁、完全型房室间隔缺损、多发室间隔缺损、内脏异位、主肺动脉窗、右位主动脉弓等。

主动脉弓离断常合并染色体 22q11 微缺失,尤其是 B 型。高达一半的 B 型离断伴有 DiGeorge 综合征[1]。

2. 分型 Celoria 和 Patton[5]根据主动脉弓离断的部位将其分为 A、B、C 三型:

A 型:约占 28%。离断发生于左锁骨下动脉起始部远端(**图 21-1a**)。升主动脉供应上半身,动脉导管供应下半身。从胚胎学讲,是第 4 对弓动脉远端的背主动脉退化消失,第 6 对弓动脉近端保留所致。5% 存在迷走右锁骨下动脉。离断长度一般较长,很少有纤维索带连接两个断端。

B 型:最常见,约占 70%。离断发生于左颈总动脉和左锁骨下动脉之间(**图 21-1b**),是第 4 弓动脉和离断相对部位的背主动脉退化消失所致。升主动脉仅供应头部和右上肢,动脉导管供应左锁骨下动脉和下半身。迷走右锁骨下动脉异位起源于离断远端的降主动脉,多见于 B 型;另一变异是右锁骨下动脉起源于右肺动脉或动脉导管[6]。

C 型:最罕见,约占 1%。离断发生于头臂干和左颈总动脉之间(**图 21-1c**)。动脉导管供应左颈总动脉、左锁骨下动脉和下半身。

其中,B 型多见于婴幼儿,A 型多见于成人[7]。

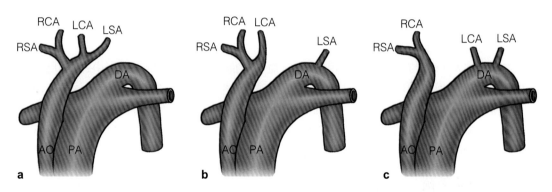

图 21-1 主动脉弓离断分型示意图
AO:主动脉;PA:肺动脉;LCA:左颈总动脉;LSA:左锁骨下动脉;RSA:右锁骨下动脉;RCA:右颈总动脉;DA:动脉导管

三、病理生理

胎儿期,流经升主动脉及左心室的血流量减少,经卵圆孔右向左分流减少,右心系统的血流量增加,主动脉内径缩小,而肺动脉扩大,动脉导管异常增宽。

出生后主动脉弓与降主动脉之间连续中断,左室血液部分泵入升主动脉,部分经室间隔缺损进入右室;降主动脉接受来自于动脉导管的血液,供应下半身。新生儿的生存依赖于动脉导管的开放。因右室掺杂部分来自左室分流的血液,动脉导管的血氧含量不至于很低,因此下半身发绀可不明显。由于常合并心室水平的分流,可导致严重的心功能衰竭及重度肺动脉高压。

如无动脉导管未闭和心室水平分流,则降主动脉的血液由肋间动脉和头臂动脉侧支供应,肺动脉的压力可不高。

四、胎儿超声心动图表现

四腔心切面表现与主动脉缩窄不同,主动脉弓离断时常合并对位不良型室间隔缺损,缺损通常大于主动脉瓣环直径,血液在两个心室间自由交通,因此左、右室大小一般对称(图21-2~图21-4)。流出道切面也可显示室间隔缺损,圆锥间隔向左后移位表现为左室流出道狭窄,还可显示较细的升主动脉和增宽的肺动脉。

主动脉弓长轴切面可见主动脉弓与降主动脉连续中断,升主动脉正常的弧度消失,走行僵直(图21-2~图21-6)。可根据离断的部位对其进行分型(图21-2~图21-6)。

三血管气管切面向头侧偏移的过程中,不能发现主动脉弓与降主动脉相连接,呈"100"征(图21-2、图21-3、图21-4、图21-6),仅见粗大的动脉导管与降主动脉的延续。

彩色多普勒显示主动脉弓与降主动脉之间血流连续性中断。

另外,IAA的胎儿应注意胸腺的发育情况。正常情况下,胸腺位于上纵隔的前部,在胸骨、心脏大血管和两侧肺脏之间,分为不对称的左、右两叶,两叶通过结缔组织相连,表现为类椭圆形、形态欠规则的结构。在胎儿超声心动图三血管切面可显示,回声较均匀,孕20~22周的胎儿胸腺回声较肺组织高或近似,孕22周以后回声较肺组织低。如果上纵隔三血管切面大血管与胸壁距离很近(图21-6d),应高度怀疑是否存在胸腺缺失(合并DiGeorge综合征),并检查是否存在染色体22q11微缺失。

主动脉弓离断应与主动脉缩窄相鉴别:三血管切面基础上动态扫查过程中,主动脉缩窄能够显示狭窄的横弓及峡部与降主动脉的连接,而上述切面的动态扫查中主动脉弓离断不能显示横弓,亦不能显示峡部与降主动脉的连接,始终为"100"征。当三血管切面图像显示不清,不能判断主动脉峡部是否与降主动脉有连接时,应扫查主动脉弓长轴切面仔细观察主动脉弓的连续性,并结合彩色多普勒鉴别诊断。

五、预后干预

主动脉弓离断为较严重的先天性心脏病,75%的婴儿于出生后1个月内死亡,90%于1年内死亡。出生后应避免吸氧,静脉滴注前列腺素E保持动脉导管开放。由于动脉导管内的血流又会优先进入肺循环,因此保持最大肺阻力非常重要,故应避免高浓度吸氧和避免过度通气造成呼吸性碱中毒。明确诊断后及早手术。

手术首选新生儿一期根治手术、主动脉弓部直接吻合,同时自体心包补片关闭室间隔缺损。最常见的术后并发症是吻合口狭窄、左室流出道梗阻等。1996年,Luciani等[8]阐述了一种主动脉弓离断时室间隔缺损修补的方法,将室间隔缺损缝针置于圆锥间隔左室面,因此在左室有压力的时候,以促使异位的圆锥间隔(虚线)偏离左室流出道(图21-7)。

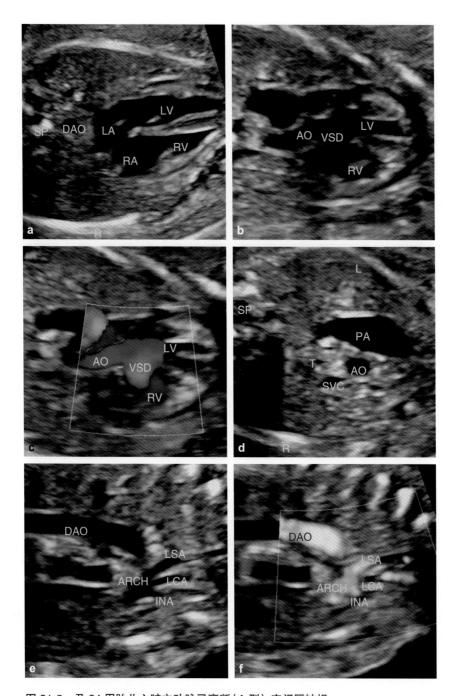

图 21-2　孕 24 周胎儿心脏主动脉弓离断（A 型）、室间隔缺损

a：四腔心切面未见异常；b：左室流出道切面见室间隔上部连续中断；c：彩色多普勒显示室间隔缺损处的过隔血流；d：三血管 - 气管切面 V 形结构消失，呈 "100" 征，主动脉弓未与降主动脉相连续；e、f：升主动脉走行僵直，发出无名动脉、左颈总动脉和左锁骨下动脉后与降主动脉连续中断

LV：左室；RV：右室；LA：左房；RA：右房；DAO：降主动脉；VSD：室间隔缺损；AO：主动脉；PA：肺动脉；SVC：上腔静脉；T：气管；SP：脊柱；INA：无名动脉；LCA：左颈总动脉；LSA：左锁骨下动脉；ARCH：主动脉弓

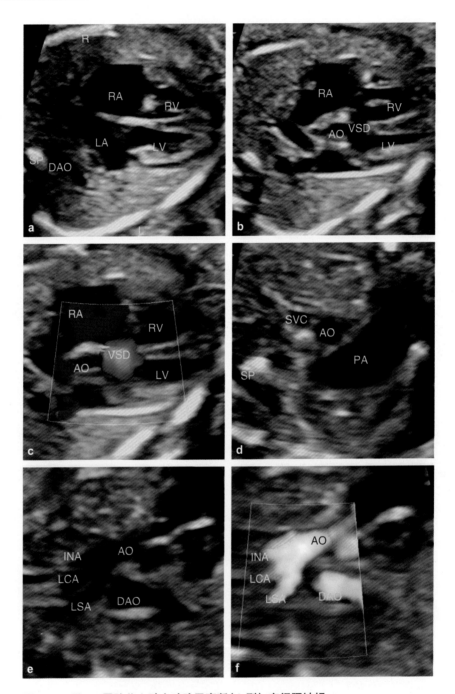

图 21-3 孕 24 周胎儿心脏主动脉弓离断（A 型）、室间隔缺损

a：四腔心切面未见异常；b：左室流出道切面见室间隔上部连续中断；c：彩色多普勒显示室间隔缺损处的过隔血流；d：三血管 - 气管切面 V 形结构消失，呈 "100" 征，主动脉弓未与降主动脉相连续；e、f：升主动脉走行僵直，发出无名动脉、左颈总动脉和左锁骨下动脉后与降主动脉连续中断

LV：左室；RV：右室；LA：左房；RA：右房；DAO：降主动脉；VSD：室间隔缺损；AO：主动脉；PA：肺动脉；SVC：上腔静脉；T：气管；SP：脊柱；INA：无名动脉；LCA：左颈总动脉；LSA：左锁骨下动脉

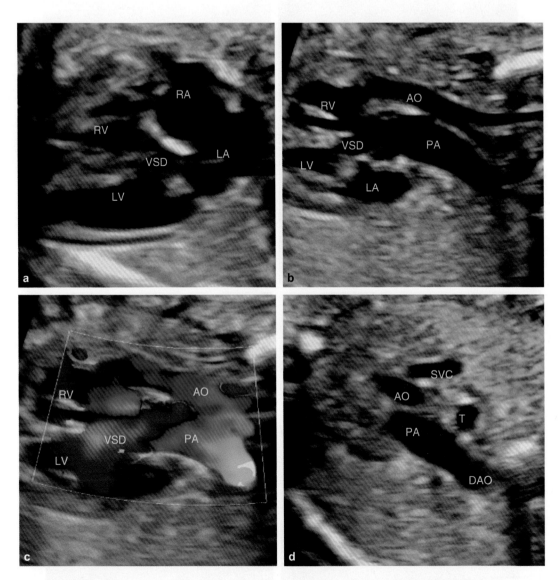

图 21-4　孕 26 周胎儿心脏右室双出口（Taussig-Bing 综合征）、室间隔缺损（肺动脉瓣下型）、主动脉弓离断（B 型）

a：四腔心切面见室间隔上部回声失落；b、c：二维和彩色多普勒显示主动脉完全发自解剖学右室，肺动脉大部分发自解剖学右室，肺动脉骑跨于室间隔，骑跨率大于 50%，升主动脉和主动脉弓内径细，走行僵直，主动脉弓发出两个分支后与降主动脉连续中断；d：三血管切面由足侧向头侧扫查始终未见主动脉弓与降主动脉相连续，三血管切面呈"100"征

RA：右房；RV：右室；LV：左室；LA：左房；PA：肺动脉；SVC：上腔静脉；T：气管；DAO：降主动脉；VSD：室间隔缺损；AO：主动脉

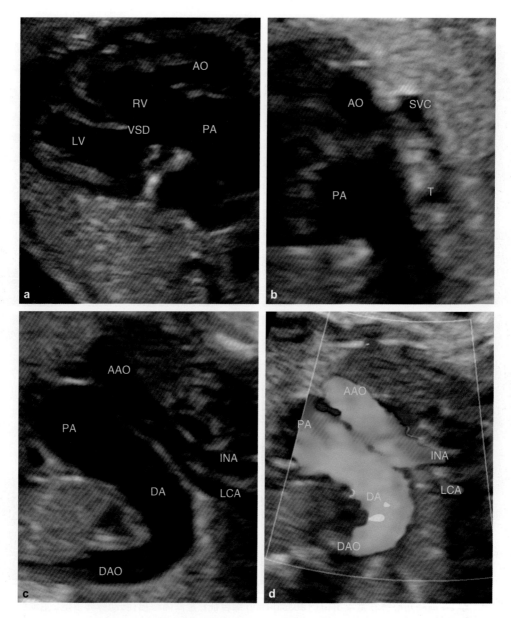

图 21-5　孕 32 周胎儿心脏右室双出口（Taussig-Bing 畸形）、室间隔缺损（缺损位于肺动脉瓣下）、主动脉弓离断（B 型）

a、b：流出道切面显示主动脉完全发自解剖学右室，肺动脉大部分发自解剖学右室，室间隔上部探及连续中断，肺动脉骑跨于室间隔，骑跨率大于 50%，主动脉位于肺动脉的右前方，主动脉内径细窄；c、d：二维超声及彩色多普勒显示肺动脉及动脉导管粗大，与降主动脉相延续，升主动脉内径窄，走行僵直，发出无名动脉及左颈总动脉后与降主动脉之间连续中断

RV：右室；LV：左室；PA：肺动脉；AO：主动脉；VSD：室间隔缺损；SVC：上腔静脉；T：气管；AAO：升主动脉；DAO：降主动脉；DA：动脉导管；INA：无名动脉；LCA：左颈总动脉

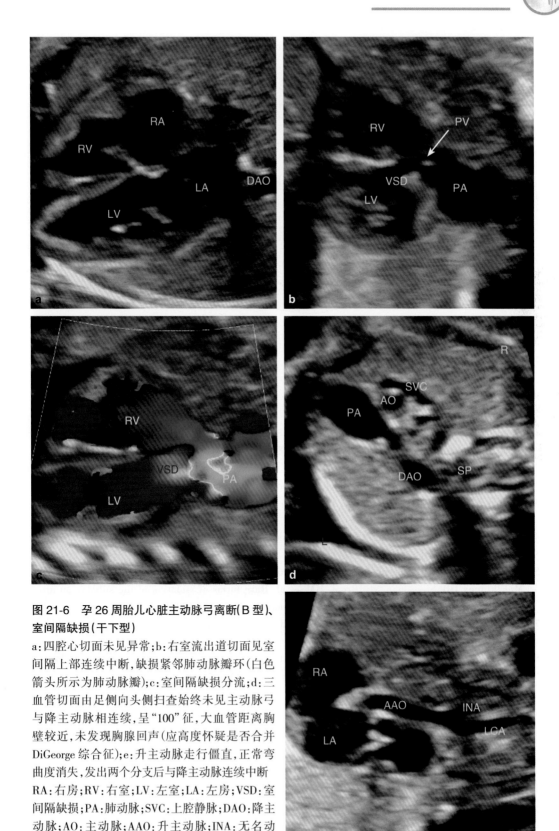

图 21-6　孕 26 周胎儿心脏主动脉弓离断（B 型）、室间隔缺损（干下型）

a：四腔心切面未见异常；b：右室流出道切面见室间隔上部连续中断，缺损紧邻肺动脉瓣环（白色箭头所示为肺动脉瓣）；c：室间隔缺损分流；d：三血管切面由足侧向头侧扫查始终未见主动脉弓与降主动脉相连续，呈"100"征，大血管距离胸壁较近，未发现胸腺回声（应高度怀疑是否合并 DiGeorge 综合征）；e：升主动脉走行僵直，正常弯曲度消失，发出两个分支后与降主动脉连续中断

RA：右房；RV：右室；LV：左室；LA：左房；VSD：室间隔缺损；PA：肺动脉；SVC：上腔静脉；DAO：降主动脉；AO：主动脉；AAO：升主动脉；INA：无名动脉；LCA：左颈总动脉；PV：肺动脉瓣；SP：脊柱

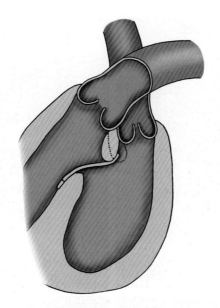

图 21-7　主动脉弓离断时室间隔缺损修补方法

参 考 文 献

[1] Giordano U, Giannico S, Turchetta A, et al. The influence of different surgical procedures on hypertension after repair of coarctation. Cardiol Young, 2005, 15:477-480.

[2] Cazavet A, Seguela PE, Acar P, et al. A new type of aortic arch interruption without significant patent ductus arteriosus and with no ventricular septal defect. J Thorac Cardiovasc Surg, 2012, 143:237-239.

[3] Combes N, Waldmann V, Heitz F, et al. Interruption of the Aortic Arch. The American Journal of Medicine, 2017, 130(8):e251-e252.

[4] Loffredo CA, Ferencz C, Wilson PD, et al. Interrupted aortic arch: an epidemiologic study. Teratology, 2000, 61:368.

[5] Celoria GC, Patton RB. Congenital absence of the aortic arch. Am Heart J, 1959, 58:407-413.

[6] McElhinney DB, Silverman NH, Brook MM, et al. Rare forms of isolation of the subclavian artery: echocardiographic diagnosis and surgical considerations. Cardiol Young, 1998, 8:344-51.

[7] Gordon EA, Person T, Kavarana M, et al. Interrupted aortic arch in the adult. J Card Surg, 2011, 26(4):405-409.

[8] Luciani GB, Ackerman RJ, Chang AC, et al. One-stage repair of interrupted aortic arch, ventricular septal defect, and subaortic obstruction in the neonate: a novel approach. J Thorac Surg, 1996, 111:348-358.

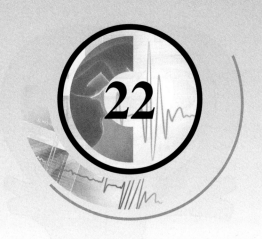

第二十二章

血 管 环

血管环(vascular ring)是指原始主动脉弓系统发育异常所致的主动脉弓及其相关血管(主动脉弓及其分支、动脉导管、左右肺动脉等)完全或不完全包绕气管或(和)食管的先天畸形。分为完全性血管环(在解剖上形成完整血管环结构)和不完全性血管环(在解剖上没有形成完整血管环结构)两类。因许多血管环是无症状的,所以真正的发生率难以评估,据报道需做外科处理的血管环约占所有先天性心脏病的1%。多数血管环单独存在,最常见的合并畸形是室间隔缺损和法洛四联症[1]。但是与气道梗阻有关的许多畸形,尤其是合并右位主动脉弓时,与染色体22q11微缺失有关[2]。单纯主动脉弓畸形约24%伴有染色体22q11微缺失。

一、胚胎学发生机制

理解血管环的发生机制,首先要了解正常血管的胚胎学发生。Edwards[3]的主动脉弓胚胎学发生假想模式解释了各种类型的主动脉弓及其分支畸形(图22-1)。该模式图处于主动脉弓发育晚期,主、肺动脉已分隔完成,降主动脉位于气管和食管正后方。两侧分别有一主动脉弓连接升主动脉和降主动脉,包绕气管和食管,形成完整的血管环,每个主动脉弓发出颈总动脉和锁骨下动脉。两侧的动脉导管分别连于同侧的肺动脉和降主动脉,形成另一个环。因此该模式图有两个完整的血管环,均连接于降主动脉。

从第一章心脏胚胎发育我们了解到6对弓动脉部分退化,部分保留,形成正常主动脉弓(图22-2)。如果在胚胎发生的过程中该退化部分保留或该保留部分退化,则形成各种类型的血管环畸形。

根据主动脉弓相对于气管和食管的位置,以及头臂分支的情况,将血管环分类如下:

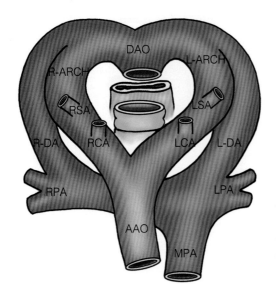

图 22-1 Jesse E.Edwards 的主动脉弓发育假想模式图

AAO:升主动脉;L-ARCH:左主动脉弓;R-ARCH:右主动脉弓;LCA:左颈总动脉;RCA:右颈总动脉;LSA:左锁骨下动脉;RSA:右锁骨下动脉;L-DA:左位动脉导管;R-DA:右位动脉导管;DAO:降主动脉;MPA:主肺动脉;LPA:左肺动脉;RPA:右肺动脉

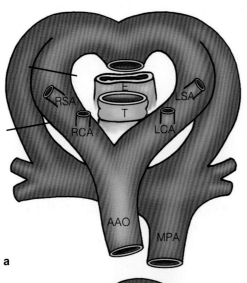

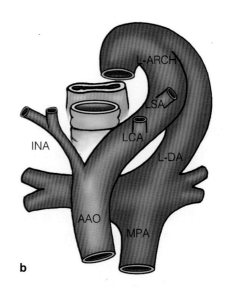

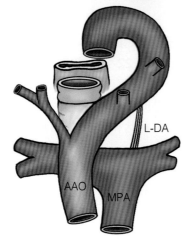

图 22-2 主动脉弓正常发育模式图

a:主动脉弓发育假象模式图,右锁骨下动脉和降主动脉之间的背主动脉节段退化、右侧动脉导管退化(黑线所示);b:胎儿期左位主动脉弓和左侧动脉导管模式图;c:出生后动脉导管关闭形成动脉韧带

AAO:升主动脉;L-ARCH:左主动脉弓;LCA:左颈总动脉;RCA:右颈总动脉;LSA:左锁骨下动脉;RSA:右锁骨下动脉;L-DA:左位动脉导管;MPA:主肺动脉;INA:无名动脉;T:气管;E:食管

1. **完全性血管环**

（1）双主动脉弓（右弓优势、左弓优势、双弓平衡）。

（2）右位主动脉弓合并左位动脉导管：食管后左锁骨下动脉（迷走左锁骨下动脉）、食管后左无名动脉（迷走左无名动脉）、镜像分支。

（3）旋食管后主动脉弓：左弓右降、右位动脉导管；右弓左降、左位动脉导管。

（4）颈位主动脉弓复合体。

（5）左位主动脉弓合并右位动脉导管。

2. **部分性血管环**

（1）无名动脉压迫综合征。

（2）左位主动脉弓合并左位动脉导管：迷走右锁骨下动脉、迷走右无名动脉。

（3）右位主动脉弓伴镜像分支、动脉导管连于左无名动脉。

（4）右位主动脉弓合并右位动脉导管。

（5）肺动脉悬吊。

二、病理解剖

1. **双主动脉弓**（double aortic arch，DAA） 是引起气管压迫最常见的原因。是因为右侧背主动脉远段应该退化而没有退化，形成左、右双侧主动脉弓，完全包绕气管和食管，在后方汇合连接于降主动脉，形成完全性血管环，可对气管和食管产生压迫（**图 22-3**）。左弓靠前，右弓靠后。每侧的弓分别依次发出颈总动脉和锁骨下动脉，动脉导管和降主动脉通常是左位的。约 75% 右弓比左弓粗大，左弓优势仅占 20%，约 5% 右弓和左弓内径相当[4,5]。通常发育粗大的弓高于较细的弓。偶尔可见一侧弓（通常是左弓）的某节段闭锁，多数是左锁骨下动脉

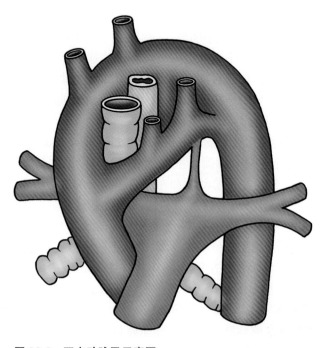

图 22-3 双主动脉弓示意图

和背侧降主动脉之间的节段闭锁,左颈总动脉和左锁骨下动脉之间的节段也可见闭锁。

值得注意的是,用现在的影像学方法尚不能诊断闭锁的弓[6]。因此双主动脉弓左弓的左锁骨下动脉和背侧降主动脉之间的节段闭锁难与伴有镜像分支的右位主动脉弓相鉴别。双主动脉弓左弓的左颈总动脉与左锁骨下动脉之间的节段闭锁难与伴有迷走左锁骨下动脉的右位主动脉弓相鉴别。无论有无闭锁节段,双弓的两个分支都是对称分布的,因此,与右弓合并镜像分支相比,双弓合并左锁骨下动脉以远节段闭锁的左无名动脉往往更靠后。如果左无名动脉起始部扭曲,而且降主动脉有憩室,则是扭曲和憩室之间存在闭锁节段的一个很有说服力的标志。

双主动脉弓一般单独发生,少数合并法洛四联症、大动脉转位、颈位主动脉弓、主动脉缩窄。可伴有心外畸形,如脊柱、肛门、肾脏、肢体畸形等。

2. 右位主动脉弓(right aortic arch) 可形成或不形成血管环,形成与否与第 4 对弓动脉左弓退化消失的节段和动脉导管的位置有关。

(1) 右位主动脉弓伴迷走左锁骨下动脉(right aortic arch with aberrant left subclavian artery):是右位主动脉弓最常见的一种类型,约占右位主动脉弓的 2/3[5]。是第 4 对弓动脉右弓保留,左弓的左颈总动脉和左锁骨下动脉之间的节段退化消失所致。右弓的第一个分支是左颈总动脉,然后依次是右颈总动脉、右锁骨下动脉,左锁骨下动脉通过 Kommerell 憩室连于降主动脉,在食管后向左走行(图 22-4)。

如果是左位动脉导管,胎儿时期表现为"U"形环,由升主动脉、右位主动脉弓、Kommerell 憩室、左位动脉导管、肺动脉干组成,该"U"形环由心底封闭,形成完全性血管环。Kommerell 憩室(图 22-4)定义为扩张的左锁骨下动脉起始部,内径为左锁骨下动脉远端的 1.5 倍[7]。胎儿时期动脉导管血流供应 Kommerell 憩室再汇入降主动脉,动脉导管关闭后血流方向改变由降主动脉供应 Kommerell 憩室再供应左锁骨下动脉。血管环通常比较宽松,Kommerell 憩室是引起气管压迫的独立原因,气管和食管受压的程度往往与憩室的大小有关。存在右室流出道梗阻的患者,Kommerell 憩室常常缺如或不明显,可能与左位动脉导管内血流减少或反向有关。

右位主动脉弓伴迷走左锁骨下动脉也可出现右位动脉导管,或双侧动脉导管缺如,后者多见于室间隔缺损合并肺动脉闭锁且肺血由较大的体肺侧支供应时。这两种情况形成的是不完全性血管环。右位动脉导管连接于降主动脉,左锁骨下动脉近段和远段内径一致,不存在 Kommerell 憩室(图 22-5)。

(2) 右位主动脉弓伴镜像分支(right aortic arch with mirror-image branching):是第 4 对主动脉弓右弓保留,左锁骨下动脉和背侧降主动脉之间的节段退化消失所致。主动脉弓的第一个分支是左无名动脉(分为左颈总动脉和左锁骨下动脉),然后依次是右颈总动脉、右锁骨下动脉。动脉导管通常是左位,若连接于左肺动脉与左无名动脉之间,不形成血管环(图 22-6),常见于法洛四联症和永存动脉干;若连接于左肺动脉与食管后的降主动脉之间,则形成完全性血管环(图 22-7)。罕见右位动脉导管,为真正的镜像关系。

(3) 右位主动脉弓合并孤立性左锁骨下动脉(right aortic arch with isolated left subclavian artery):罕见,约占右位主动脉弓的 0.8%[8]。为两个节段的退化所致:左颈总动脉和左锁骨下动脉之间、左锁骨下动脉与降主动脉之间(图 22-8a)[9]。通常右侧动脉导管存在,连于降主动脉。左锁骨下动脉通过左侧动脉导管连于肺动脉(图 22-8b)。出生后,若动脉导管关闭,左锁骨下动脉和肺动脉便无连接,左锁骨下动脉血液来源于左侧椎动脉和(或)侧支循环,可

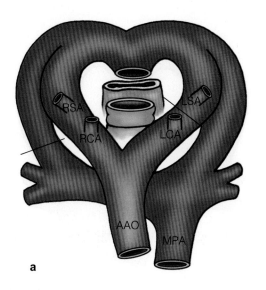

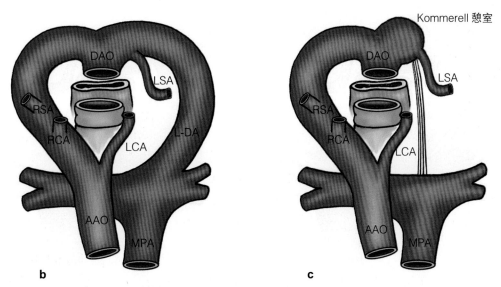

图 22-4　右位主动脉弓伴食管后左锁骨下动脉、左位动脉导管发育示意图

a：主动脉弓发育假象模式图，左锁骨下动脉和左颈总动脉之间的节段退化、右侧动脉导管退化（黑线所示）；

b：胎儿期右位主动脉弓和左侧动脉导管模式图；c：出生后动脉导管关闭形成动脉韧带

AAO：升主动脉；LCA：左颈总动脉；RCA：右颈总动脉；LSA：左锁骨下动脉；RSA：右锁骨下动脉；L-DA：左位

动脉导管；DAO：降主动脉；MPA：主肺动脉

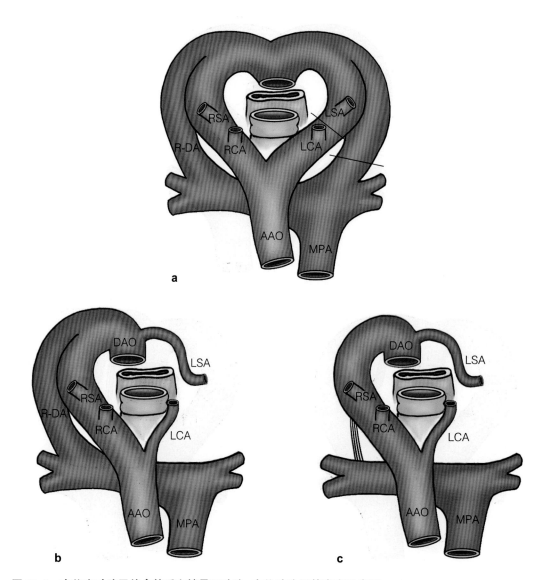

图 22-5 右位主动脉弓伴食管后左锁骨下动脉、右位动脉导管发育示意图

a:主动脉弓发育假象模式图,左锁骨下动脉和左颈总动脉之间的节段退化、左侧动脉导管退化(黑线所示);
b:胎儿期右位主动脉弓和右侧动脉导管模式图;c:出生后动脉导管关闭形成动脉韧带

AAO:升主动脉;LCA:左颈总动脉;RCA:右颈总动脉;LSA:左锁骨下动脉;RSA:右锁骨下动脉;R-DA:右位
动脉导管;DAO:降主动脉;MPA:主肺动脉

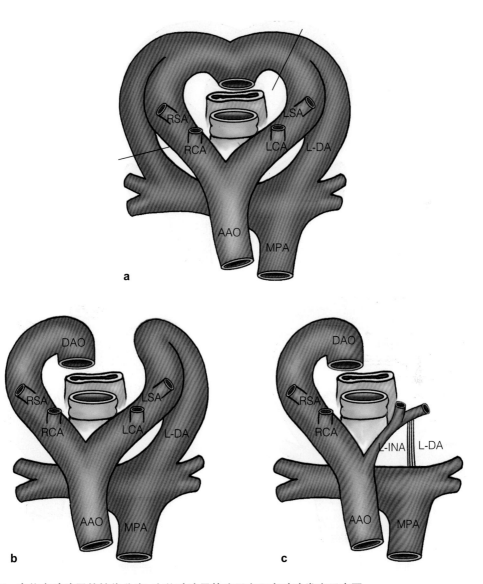

图 22-6　右位主动脉弓伴镜像分支、左位动脉导管连于左无名动脉发育示意图

a：主动脉弓发育假象模式图，左锁骨下动脉和左位动脉导管以远的左侧背主动脉节段退化、右侧动脉导管退化（黑线所示）；b：胎儿期右位主动脉弓和左侧动脉导管模式图，左位动脉导管连于左无名动脉；c：出生后动脉导管关闭形成动脉韧带

AAO：升主动脉；LCA：左颈总动脉；RCA：右颈总动脉；LSA：左锁骨下动脉；RSA：右锁骨下动脉；L-DA：左位动脉导管；DAO：降主动脉；MPA：主肺动脉；L-INA：左无名动脉

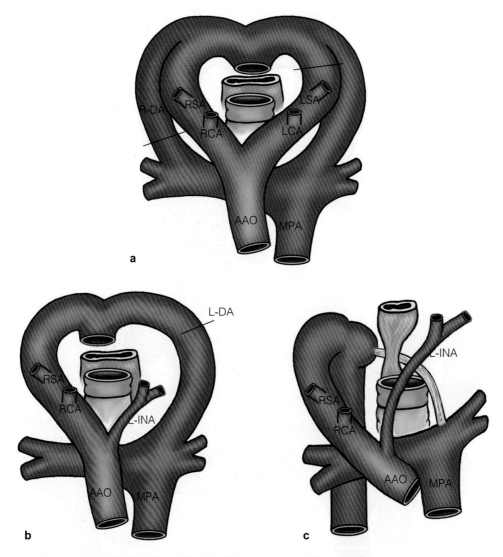

图 22-7 右位主动脉弓伴镜像分支、左位动脉导管连于降主动脉发育示意图

a：主动脉弓发育假象模式图，左锁骨下动脉和左侧背主动脉之间的左位主动脉弓节段退化、右侧动脉导管退化（黑线所示）；b：胎儿期右位主动脉弓和左侧动脉导管模式图，左位动脉导管连于降主动脉；c：出生后动脉导管关闭形成动脉韧带

AAO：升主动脉；LCA：左颈总动脉；RCA：右颈总动脉；LSA：左锁骨下动脉；RSA：右锁骨下动脉；L-DA：左位动脉导管；R-DA：右位动脉导管；DAO：降主动脉；MPA：主肺动脉；L-INA：左无名动脉

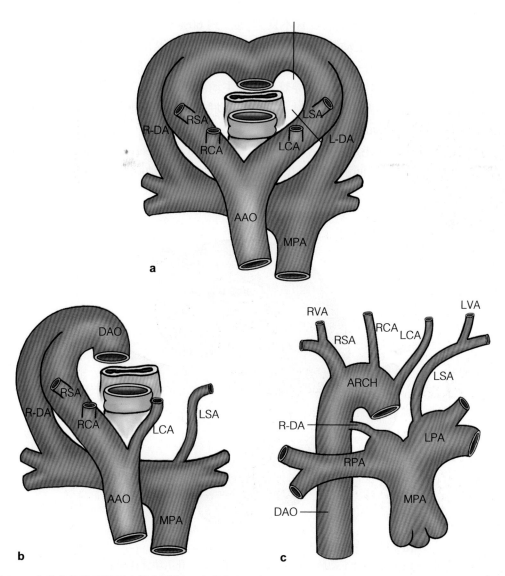

图 22-8 右位主动脉弓伴孤立性左锁骨下动脉发育示意图

a:主动脉弓发育假象模式图,左颈总动脉和左锁骨下动脉之间节段退化、左锁骨下动脉与降主动脉之间退化(黑线所示);b:胎儿期右位主动脉弓合并孤立性左锁骨下动脉,左锁骨下动脉通过左侧动脉导管连于肺动脉,右位动脉导管连于降主动脉;c:出生后右位主动脉弓合并孤立性左锁骨下动脉

AAO:升主动脉;ARCH:主动脉弓;LCA:左颈总动脉;RCA:右颈总动脉;LSA:左锁骨下动脉;RSA:右锁骨下动脉;L-DA:左位动脉导管;R-DA:右位动脉导管;DAO:降主动脉;MPA:主肺动脉;LPA:左肺动脉;RPA:右肺动脉;LVA:左椎动脉;RVA:右椎动脉

产生窃血综合征[8];如果动脉导管开放,左侧椎动脉和肺动脉之间可通过左侧动脉导管形成通道,亦可产生窃血综合征(**图 22-8c**)[10]。临床上可表现为颅脑后循环缺血、头晕、双上肢血压不对称、左上肢无力、左上肢发育不良[10]等。约 60% 合并心内畸形,最常见的是法洛四联症。更罕见的为右位主动脉弓合并孤立性左无名动脉,退化节段为:左颈总动脉近端、左锁骨下动脉远端,主动脉弓依次发出右颈总动脉和右锁骨下动脉,左无名动脉通过左侧动脉导管与肺动脉相连[11-13],右侧动脉导管连于降主动脉。也有关于孤立性左颈总动脉的报道[14,15],主动脉弓依次发出右颈总动脉、右锁骨下动脉和迷走左锁骨下动脉,左颈总动脉通过左侧动脉导管连于肺动脉。

(4) 右位主动脉弓伴迷走左无名动脉(right aortic arch with aberrant left innominate artery):是指左颈总动脉和右弓之间的节段退化消失所致。加之左位动脉导管,形成完全性血管环(**图 22-9**)。非常罕见。

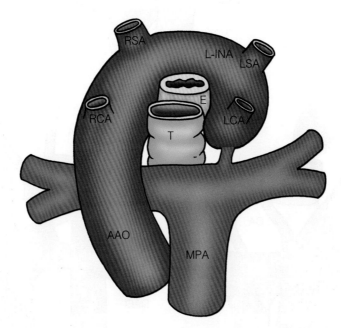

图 22-9　右位主动脉弓伴有迷走左无名动脉
RSA:右锁骨下动脉;RCA:右颈总动脉;AAO:升主动脉;LSA:左锁
骨下动脉;L-INA:左无名动脉;MPA:主肺动脉;LCA:左颈总动脉

3. **旋食管后主动脉弓**(circumflex retro-oesophageal aortic arch)　非常罕见。主动脉弓和降主动脉位于脊柱的两侧,主动脉弓向对侧走行,跨越脊柱与食管之间,连于对侧的降主动脉。右弓较左弓常见。右位主动脉弓时常常伴有迷走左锁骨下动脉,左锁骨下动脉发自主动脉弓和降主动脉连接处,多数情况下连接处为膨大的 Kommerell 憩室,动脉导管连于左肺动脉和 Kommerell 憩室,形成完全性血管环。食管后的主动脉弓节段发育不良常见[16]。

4. **颈位主动脉弓**(cervical aortic arch)　非常罕见。颈部可见异常血管搏动。颈位主动脉弓(cervical aortic arch)是右侧或左侧第 3 对原始主动脉弓保留(永存第 3 弓),第 4 对主动脉弓退化消失所致。动脉弓位置较正常动脉弓高,弓的顶端位于胸骨上窝、颈部。右侧弓

比左侧弓多见。主动脉弓较长,通常在食管后跨到对侧连接降主动脉(旋食管后主动脉弓),
动脉导管起自主动脉弓对侧的降主动脉时形成完全性血管环。主动脉弓常发成扭曲、梗阻
或动脉瘤。血管结构在上纵隔有限的狭小空间内会产生拥挤,压迫气管导致气道梗阻,尤其
多见于右位主动脉弓呈"发夹样(hairpin)"弯曲时[17]。

　　5. 左位主动脉弓伴迷走右锁骨下动脉(left aortic arch with aberrant right subclavian
artery)　在正常人群中约占0.5%。是右侧弓的右颈总动脉和右锁骨下动脉之间的节段退化,
导致右锁骨下动脉异位起源于降主动脉(图22-10)。通常是左位动脉导管,不形成完全性血

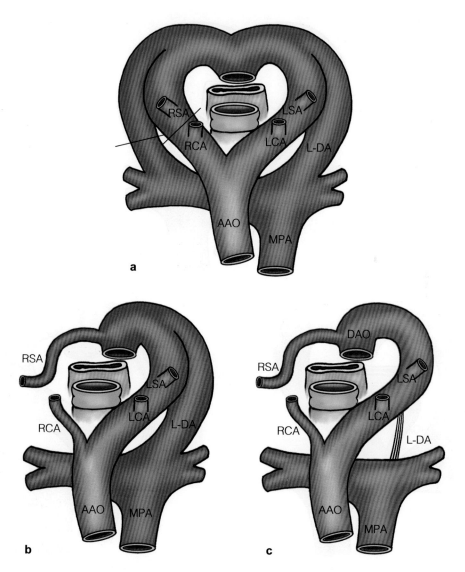

图 22-10　左位主动脉弓伴迷走右锁骨下动脉、左位动脉导管的胚胎发生机制示意图
a:主动脉弓发育假象模式图,右锁骨下动脉和右颈总动脉之间的节段退化、右侧动脉导管退化(黑线所示);
b:胎儿期左位主动脉弓伴迷走右锁骨下动脉和左侧动脉导管模式图;c:出生后动脉导管关闭形成动脉韧带
AAO:升主动脉;LCA:左颈总动脉;RCA:右颈总动脉;LSA:左锁骨下动脉;RSA:右锁骨下动脉;L-DA:左位
动脉导管;DAO:降主动脉;MPA:主肺动脉

管环,升主动脉、左位弓、迷走右锁骨下动脉形成"C"形环。迷走右锁骨下动脉在食管后向上向右走行可引起食管压迹。如果动脉导管于气管右侧连接于降主动脉和右肺动脉之间则形成完全性血管环(**图22-11**),通常较松。迷走右锁骨下动脉可能是唐氏综合征的唯一心内异常表现,值得关注。

罕见左位主动脉弓合并孤立性右锁骨下动脉[18],主动脉弓依次发出右颈总动脉、左颈总动脉、左锁骨下动脉,右锁骨下动脉通过右侧动脉导管连于肺动脉。

6. 无名动脉压迫综合征　无名动脉压迫综合征(innominate artery compression syndrome)

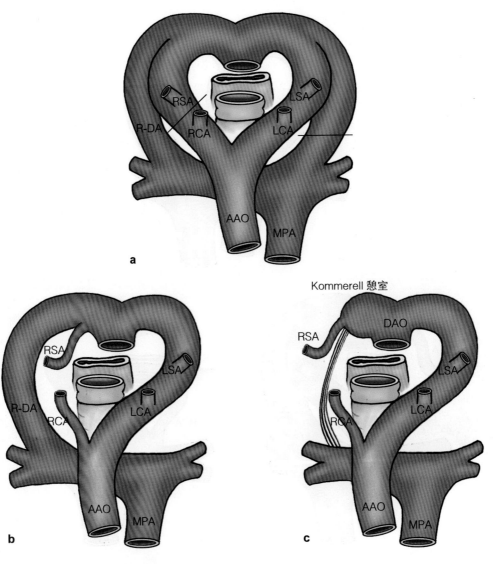

图22-11　左位主动脉弓伴迷走右锁骨下动脉、右位动脉导管的胚胎发生机制示意图
a:主动脉弓发育假象模式图,右锁骨下动脉和右颈总动脉之间的节段退化、左侧动脉导管退化(黑线所示);
b:胎儿期左位主动脉弓伴迷走右锁骨下动脉和右侧动脉导管模式图;c:出生后动脉导管关闭形成动脉韧带
AAO:升主动脉;LCA:左颈总动脉;RCA:右颈总动脉;LSA:左锁骨下动脉;RSA:右锁骨下动脉;R-DA:右位动脉导管;DAO:降主动脉;MPA:主肺动脉

发生机制尚不完全清楚。通常与儿童气道梗阻症状有关。据推测是因为无名动脉起源比正常情况下更靠左后(**图 22-12**),部分或完全在中线左侧,更贴近气管前方走行,导致气管受压。罕见合并其他心脏畸形。

7. 肺动脉悬吊(pulmonary artery sling) 又称肺动脉吊带,罕见。其发生机制尚不清楚。正常情况下左右肺动脉远端连接各自的肺芽,近端由第 6 对原始主动脉弓延续而来。目前推测肺动脉悬吊是由于第 6 对主动脉弓左弓退化消失或发育不良,右肺动脉则发出一侧支血管供应左肺,该血管发自右肺动脉近端,于气管后方食管前方呈锐角[发夹样(hairpin-turn)]急剧向左、后、上跨过右主支气管和气管进入左肺门,形成不完全性血管环(**图 22-13**)。通常是右主支气管和气管向左移位受压,几乎都合并气道异常,至少半数患者有完整气管软骨环(complete cartilaginous tracheal rings),即气管后方的膜壁缺如,常伴有严重的气道梗阻症状。高达 90% 的患儿出生后不久即可出现严重的气道压迫症状。出现完整气管软骨环时,常合并长段先天性气管狭窄(long-segment congenital tracheal stenosis,LSCTS)。动脉导管位于气管左侧,为主肺动脉直接向后延续,在左主支气管和左肺动脉上方连接于降主动脉。左肺动脉一般比正常细。右上叶支气管常独自起源于气管。气管隆凸位置比正常情况低,呈"倒 T 形"。本病常合并其他心内畸形,如永存左上腔静脉、室间隔缺损、动脉导管未闭、房间隔缺损等。

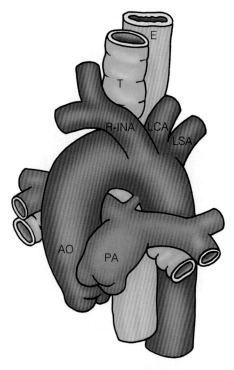

图 22-12 无名动脉压迫综合征的胚胎学发生示意图
PA:肺动脉;AO:主动脉;R-INA:右无名动脉;LCA:左颈总动脉;LSA:左锁骨下动脉;T:气管;E:食管

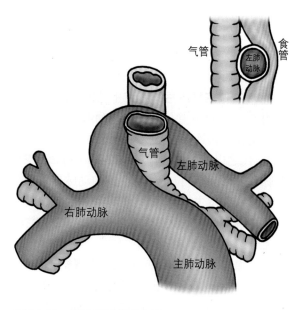

图 22-13 肺动脉悬吊示意图
左肺动脉起源于右肺动脉,在气管隆凸上于气管后食管前向左走行,气管和食管受压

三、病理生理

血管环的症状与气管和食管受压的程度有关。轻度的气管压迫可无症状。比较严重的呼吸道梗阻症状主要是小儿喘鸣、呼吸困难、"犬吠样"咳嗽等。较大儿童可出现慢性咳嗽或哮喘,可被误诊为支气管哮喘。食管受压的症状较少见,包括呕吐、吞咽困难、吃饭较慢等症状,新生儿出现喂养困难。

四、超声心动图表现

血管环较少合并心内畸形,通常四腔心切面无异常表现。对诊断血管环较有价值的切面是三血管-气管切面、主动脉弓第一分支切面(横切面)、主动脉弓分支冠状面、气管冠状面。

胎儿时期气管内充满液体,超声表现为液性暗区,较易识别。由于肺为实性器官,较产后有更多的声窗,且动脉导管通常是开放的,因此宫内比出生后更有利于血管环的观察。

1. **双主动脉弓**　流出道切面可探及升主动脉发自左室,肺动脉发自右室。升主动脉起始部无异常,其远端发出左、右两弓,通常左弓较细,右弓较粗(图 22-14)。三血管-气管切面可见左、右弓分别位于气管两侧走行,包绕气管和食管,在其后方汇合连接于降主动脉,形成"O"形环,或倒"9"形(图 22-15~图 22-17)。动脉导管位于气管左侧与降主动脉相连接。结合彩色多普勒,在三血管-气管切面向头侧偏移的过程中可观察到主动脉弓的分支,左、右弓分别发出两个分支:颈总动脉和锁骨下动脉(图 22-16)。

双主动脉弓需与右位主动脉弓伴镜像分支相鉴别:双主动脉弓可以探及明确的3个弓(右侧主动脉弓、左侧主动脉弓、动脉导管弓)均与降主动脉连接(图 22-14d),前者较细的左弓和后者的左无名动脉分支易相混淆,鉴别要点是左弓环绕气管与降主动脉相连接,而左无名动脉分支在气管前方向左走行,始终不与降主动脉相连接。

出生后胸骨上窝切面动态扫查可显示双主动脉弓呈"V"形或"双眼征"(图 22-18)。

2. **右位主动脉弓**　右位主动脉弓的诊断较易。三血管-气管切面示主动脉弓位于气管右侧走行,动脉导管位于气管左侧走行,中间为无回声的气管结构,两者于气管和食管后方均与降主动脉相连接。右位主动脉弓时,正常情况下主动脉弓和动脉导管形成的"V"形结构消失,代之以"U"形结构(图 22-19~图 22-22)。气管冠状面可观察到位于气管右侧的上腔静脉和主动脉弓、位于气管左侧的动脉导管(图 22-19)。

诊断右位主动脉弓后,还应进一步明确其分支情况,追踪动脉导管的连接位置。

理解右位主动脉弓血管环的关键点:①主动脉弓位置;②第一分支走行方向;③第一分支有无分叉;④动脉导管位置。

三血管-气管切面向头侧扫查观察主动脉弓分支以便分型。主动脉弓第一个分支的走行方向、粗细、有无发出二级分支、食管后方有无异常血管,对于右位主动脉弓分型诊断非常有意义。第一个分支在气管前方向左走行、较粗、发出左无名动脉,进而分为左颈总动脉和左锁骨下动脉,则诊断为右位主动脉弓伴镜像分支(图 22-23~图 22-25);第一个分支较细、不发出二级分支,为左颈总动脉,同时食管后方动脉导管与降主动脉交汇处见一根血管发出向左走行(左锁骨下动脉),则诊断为右位主动脉弓伴迷走左锁骨下动脉(图 22-19~图 22-22)。如果动脉导管连于左肺动脉和无名动脉之间则不形成血管环(图 22-26)。如果动

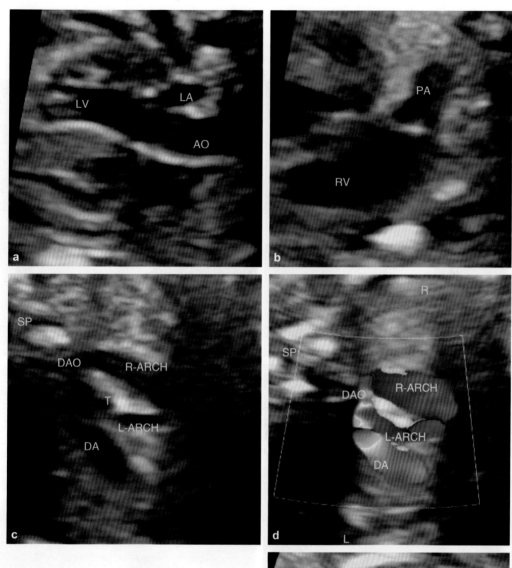

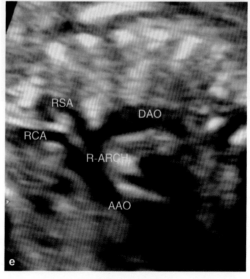

图 22-14 孕 25 周胎儿心脏双主动脉弓

a:左室流出道切面主动脉发自左室;b:右室流出道切面肺动脉发自右室;c、d:三血管切面:主动脉弓分为两支,左弓细,右弓粗,左弓和右弓分别在气管左、右两侧走行,于气管后方两者汇合连接于降主动脉;e:每个主动脉弓均发出两个分支:颈总动脉和锁骨下动脉(图为右侧主动脉弓)

L-ARCH:左主动脉弓;R-ARCH:右主动脉弓;T:气管;DAO:降主动脉;DA:动脉导管;RCA:右颈总动脉;SP:脊柱;RSA:右锁骨下动脉;AAO:升主动脉;PA:肺动脉;LV:左室;RV:右室;AO:主动脉;LA:左房

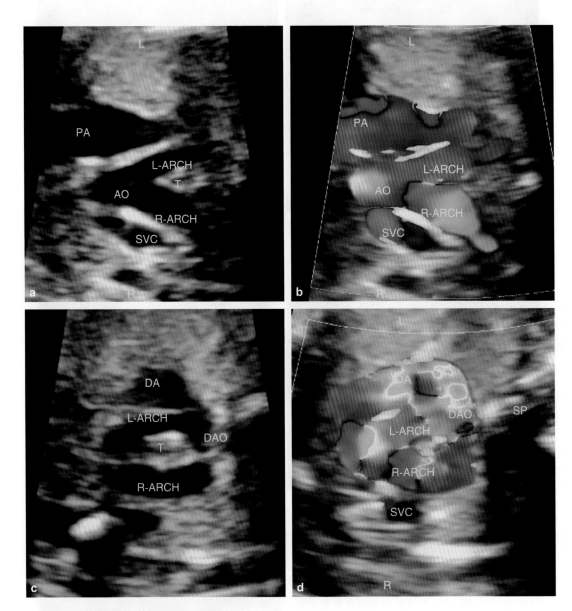

图 22-15 孕 30 周胎儿心脏双主动脉弓

a、b:三血管切面见主动脉弓在气管前方分为两支,左弓略窄于右弓;c、d:左弓和右弓分别在气管左、右两侧走行,于后方两者汇合连接于降主动脉

L-ARCH:左主动脉弓;R-ARCH:右主动脉弓;T:气管;DAO:降主动脉;DA:动脉导管;SP:脊柱;AO:主动脉;PA:肺动脉;SVC:上腔静脉

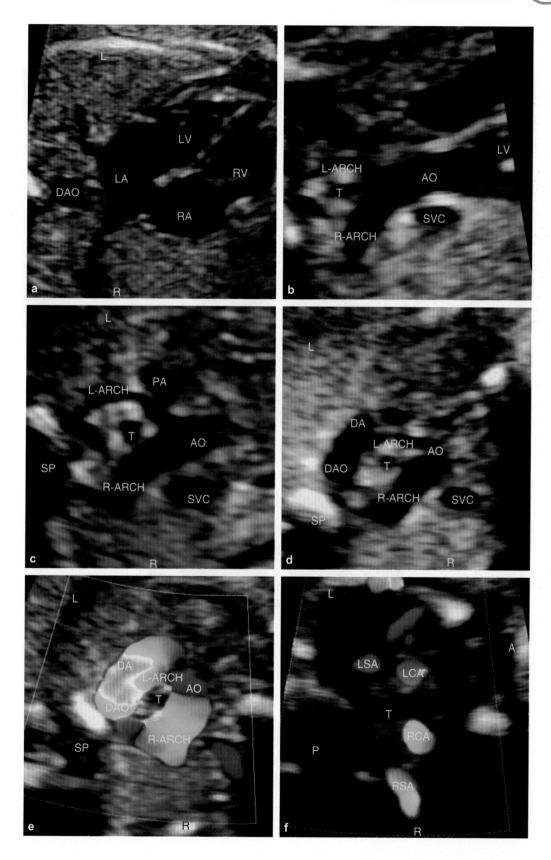

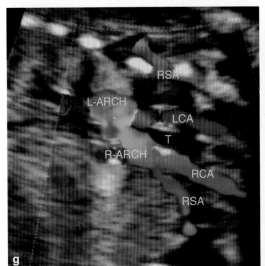
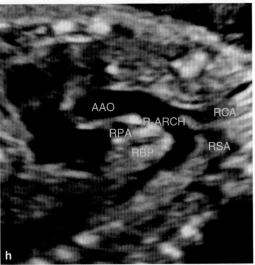
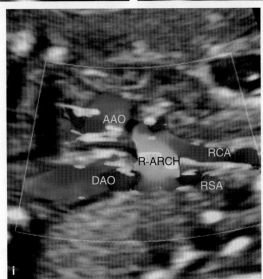

图 22-16 孕 25 周胎儿双主动脉弓

a:四腔心切面未见异常;b:左室流出道切面显示主动脉显示分为左、右两支;c、d:三血管 - 气管切面:清晰显示主动脉弓分为左、右两支,分别在气管左、右两侧向后走行,连于降主动脉,形成"O"形环,右弓较粗,左弓较细;e:彩色多普勒显示双主动脉弓形成的"O"形环,将气管包绕在中间;f:声束略向头侧偏移可显示左、右弓上面分别发出两侧的颈总动脉和锁骨下动脉;g:主动脉弓分支冠状面显示两侧的颈总动脉和锁骨下动脉分别排列在气管两侧;h、i:右弓长轴切面显示有两个分支

L-ARCH:左主动脉弓;R-ARCH:右主动脉弓;T:气管;DAO:降主动脉;DA:动脉导管;SP:脊柱;AO:主动脉;PA:肺动脉;LV:左室;RV:右室;LA:左房;RA:右房;RCA:右颈总动脉;RSA:右锁骨下动脉;AAO:升主动脉;RPA:右肺动脉;RB:右支气管;LCA:左颈总动脉;LSA:左锁骨下动脉;A:前;P:后;SVC:上腔静脉

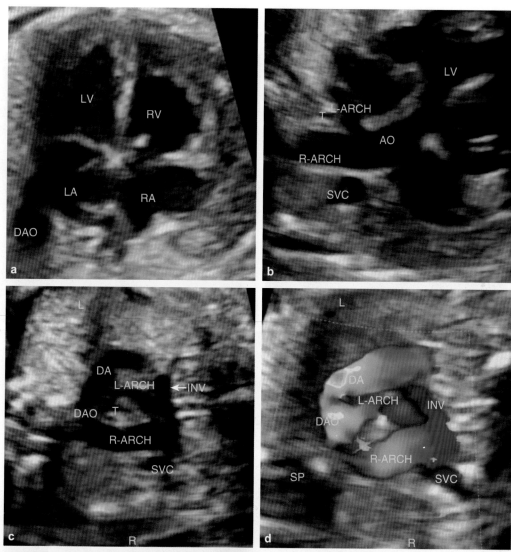

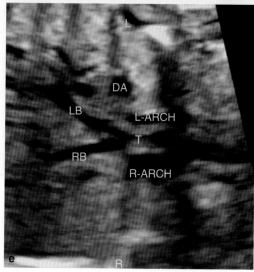

图 22-17　孕 29 周胎儿心脏双主动脉弓

a：四腔心切面：左、右房室基本对称；b：左室流出道切面主动脉发自左室，可显示主动脉分为两支，分别在气管两侧向后走行；c、d：三血管 - 气管切面：二维及彩色多普勒显示主动脉弓分为较粗的右弓和较细的左弓，在气管两侧环绕气管向后连于降主动脉，与左位动脉导管形成倒"9"字结构；e：气管冠状面显示左弓和右弓排列在气管两侧

L-ARCH：左主动脉弓；R-ARCH：右主动脉弓；T：气管；DAO：降主动脉；DA：动脉导管；SP：脊柱；AO：主动脉；PA：肺动脉；LV：左室；RV：右室；LA：左房；RA：右房；INV：无名静脉；RB：右支气管；LB：左支气管；SVC：上腔静脉

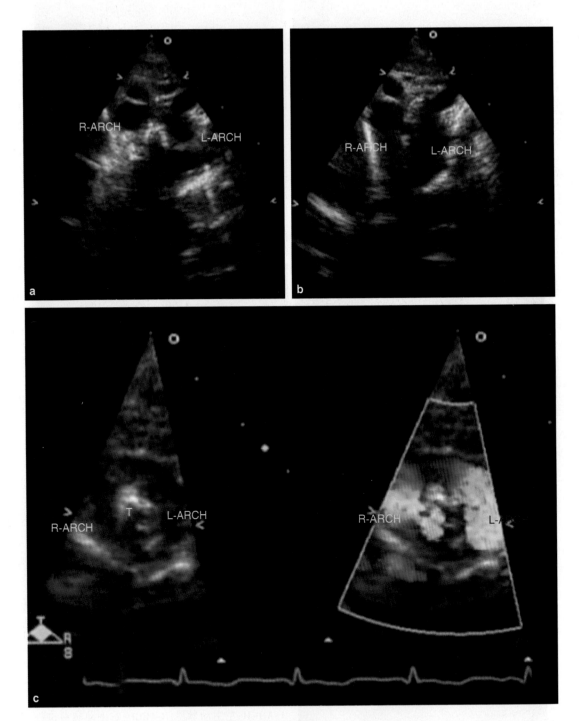

图 22-18 **图 22-17 病例出生后 2 天复查诊断双主动脉弓**

a:胸骨上窝冠状面显示左弓和右弓的横断面,显示"双眼征";b、c:右弓和左弓分别在气管两侧向后走行,为"V"形

L-ARCH:左主动脉弓;R-ARCH:右主动脉弓;T:气管

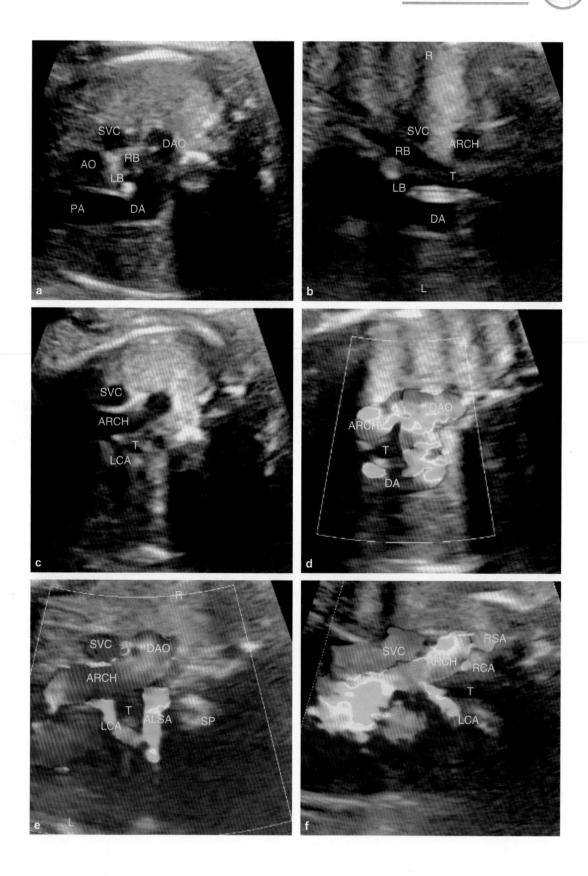

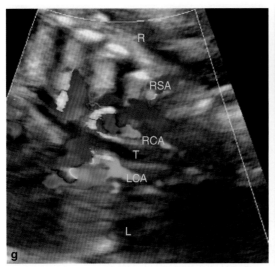
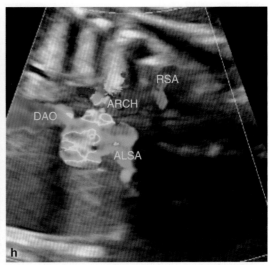

图 22-19 孕 34 周胎儿心脏右位主动脉弓（食管后左锁骨下动脉）、左位动脉导管

a：三血管切面：动脉导管位于气管左侧，在气管后方与降主动脉连接；b：气管冠状面：上腔静脉和主动脉弓位于气管右侧，动脉导管位于气管左侧；c：主动脉弓位于气管右侧走行，发出向左走行的较细的一个分支（左颈总动脉）；d：彩色多普勒显示动脉导管与降主动脉连接处较粗，为膨大的 Kommerell 憩室；e：主动脉弓-气管切面：彩色多普勒显示主动脉弓发出左颈总动脉，降主动脉起始 Kommerell 憩室处发出左锁骨下动脉，在气管及食管后向左走行供应左上肢；f、g：彩色多普勒显示主动脉弓发出左颈总动脉、右颈总动脉、右锁骨下动脉，左颈总动脉跨过气管向左走行；h：降主动脉 Kommerell 憩室部发出左锁骨下动脉，位置较低，主动脉弓发出右锁骨下动脉，位置较高

DAO：降主动脉；PA：肺动脉；AO：主动脉；SVC：上腔静脉；ARCH：主动脉弓；T：气管；RCA：右颈总动脉；RSA：右锁骨下动脉；ALSA：迷走左锁骨下动脉；LCA：左颈总动脉；RB：右支气管；LB：左支气管；SP：脊柱；DA：动脉导管

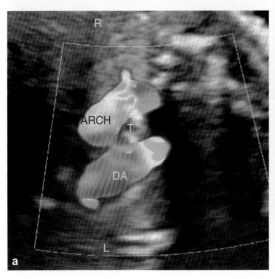
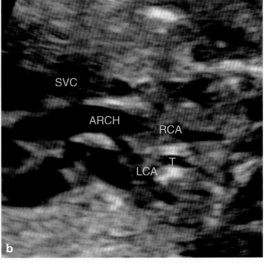

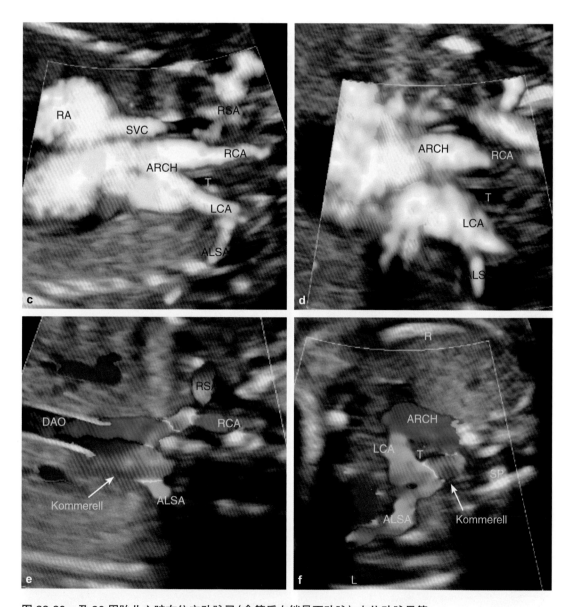

图 22-20 孕 26 周胎儿心脏右位主动脉弓（食管后左锁骨下动脉）、左位动脉导管

a:三血管切面:动脉导管位于气管左侧,主动脉在气管右侧,两者与降主动脉形成"U"形环;b:主动脉分支的观察:主动脉弓位于气管右侧走行,发出较细的一个分支(左颈总动脉),跨过气管向左走行;c:彩色多普勒显示主动脉弓的分支:左颈总动脉、右颈总动脉、右锁骨下动脉,左锁骨下动脉起源显示欠清晰;d:略改变扫查切面见左锁骨下动脉没有和左颈总动脉共同起源;e:清晰显示左锁骨下动脉起自 Kommerell 憩室,两者血流方向相反;f:三血管切面向头侧扫查,彩色多普勒显示动脉导管与降主动脉交汇处的 Kommerell 憩室处发出左锁骨下动脉,在气管及食管后向左走行供应左上肢,右位主动脉弓发出向左走行的左颈总动脉,在气管前方向左走行

DAO:降主动脉;SVC:上腔静脉;ARCH:主动脉弓;T:气管;RCA:右颈总动脉;RSA:右锁骨下动脉;ALSA:迷走左锁骨下动脉;LCA:左颈总动脉;SP:脊柱;DA:动脉导管;RA:右心房

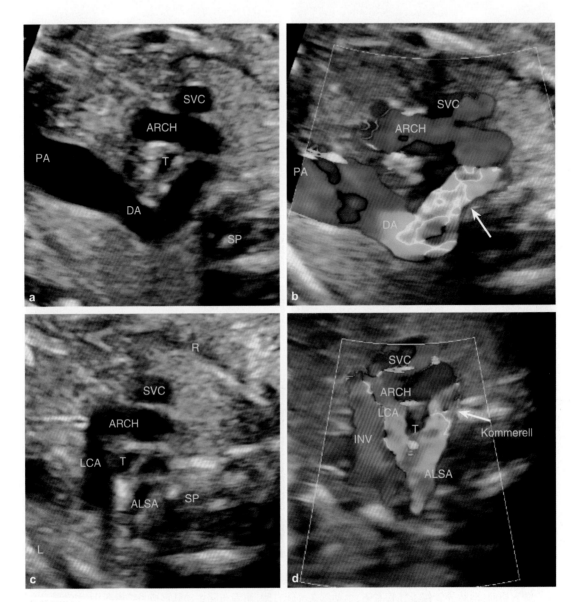

图 22-21 孕 32 周胎儿心脏右位主动脉弓（食管后左锁骨下动脉）、左位动脉导管

a：三血管切面：动脉导管位于气管左侧，主动脉在气管右侧，两者与降主动脉形成"U"形环；b：彩色多普勒显示"U"形环，动脉导管与降主动脉连接处血流方向为双向；c：主动脉弓发出的第一个分支（左颈总动脉）较细，气管食管后方可见迷走左锁骨下动脉；d：彩色多普勒证实在气管前方的左颈总动脉和气管后方的左锁骨下动脉，后者起始部为 Kommerell 憩室，憩室与左锁骨下动脉的血流方向相反

SVC：上腔静脉；ARCH：主动脉弓；T：气管；ALSA：迷走左锁骨下动脉；DA：动脉导管；INV：无名静脉；LCA：左颈总动脉；SP：脊柱；PA：肺动脉

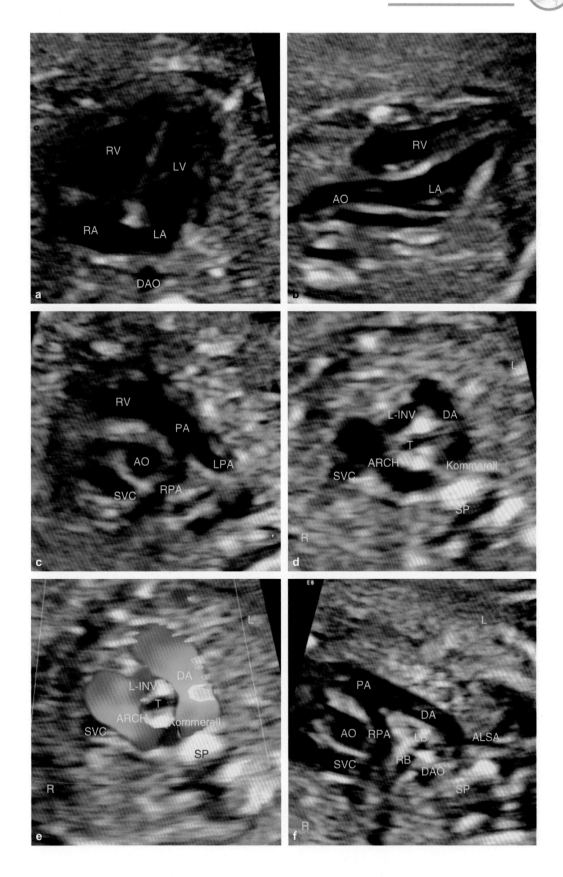

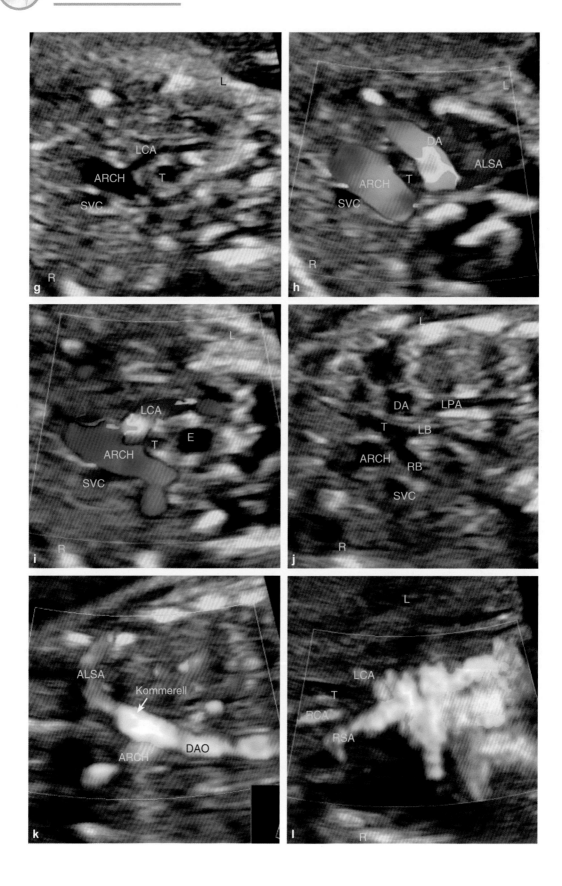

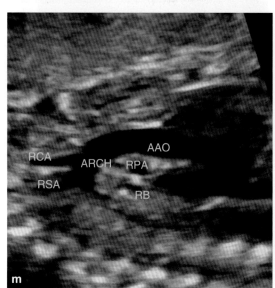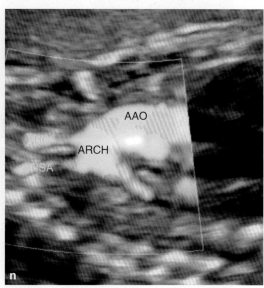

图 22-22 孕 25 周胎儿心脏右位主动脉弓(食管后左锁骨下动脉)、左位动脉导管

a:四腔心切面未见异常;b、c:左、右室流出道切面显示心室动脉连接一致;d:三血管 - 气管切面显示主动脉弓位于气管右侧,动脉导管位于气管左侧,动脉导管通过 Kommerell 憩室与降主动脉连接,形成"U"形环;e:彩色多普勒显示"U"形环;f、h:三血管切面可见左锁骨下动脉发自动脉导管与降主动脉连接处;g、i:主动脉弓发出的第一个分支较细,在气管前方向左走行,为左颈总动脉;j:气管冠状面可见动脉导管在气管左侧,主动脉弓和上腔静脉在气管右侧;k:主动脉弓与降主动脉连接的 Y 平面显示左锁骨下动脉的近端,Kommerell 憩室和远段的左锁骨下动脉血流方向相反,呈现一根血管两种颜色;l:主动脉弓分支冠状面还可见左颈总动脉跨过气管向左走行,右颈总动脉和右锁骨下动脉在气管右侧发出;m、n:二维及彩色多普勒均显示右位主动脉弓发出右颈总动脉和右锁骨下动脉

DAO:降主动脉;PA:肺动脉;LPA:左肺动脉;RPA:右肺动脉;AO:主动脉;SVC:上腔静脉;ARCH:主动脉弓;T:气管;LB:左支气管;RB:右支气管;L-INA:左无名动脉;RCA:右颈总动脉;RSA:右锁骨下动脉;L-INV:左无名静脉;ALSA:迷走左锁骨下动脉;LCA:左颈总动脉;SP:脊柱;LA:左房;LV:左室;RA:右房;RV:右室;DA:动脉导管;E:食管

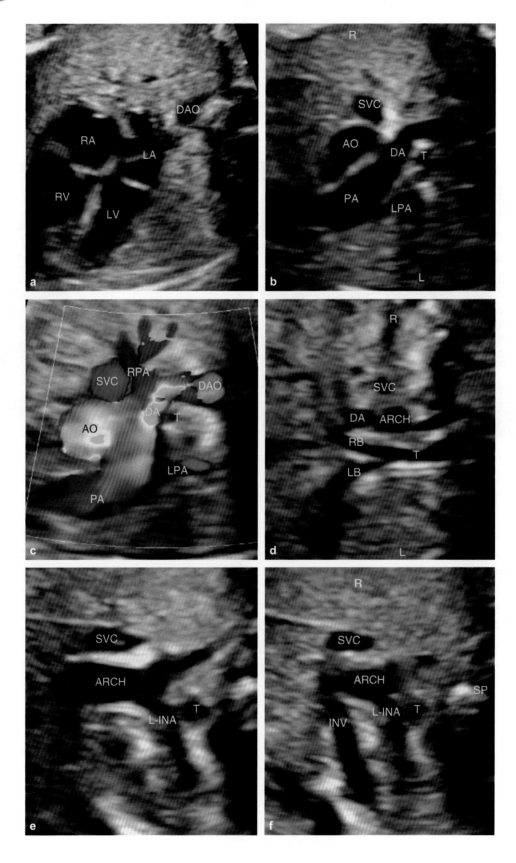

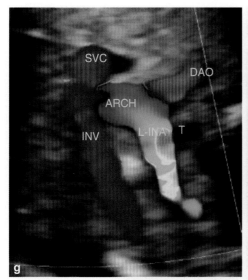
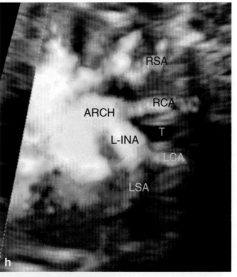
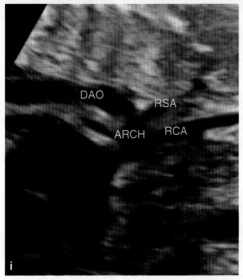

图 22-23 孕 27 周胎儿心脏右位主动脉弓（镜像分支）、右位动脉导管

a:四腔心切面无异常;b、c:三血管 - 气管切面显示动脉导管及主动脉弓均位于气管右侧走行,汇入右侧的降主动脉;d:气管冠状面清晰显示主动脉弓和动脉导管、上腔静脉均位于气管右侧;e:在主动脉弓 - 气管切面基础上声束略微向头侧偏移即可显示主动脉弓的第一个分支,向左侧走行的头臂动脉;f:声束继续向头侧偏移可显示主动脉弓上方的左无名静脉,向右侧汇入上腔静脉;g:彩色多普勒显示左头臂动脉和左无名静脉,两者血流方向相反;h:主动脉弓分支冠状面显示主动脉弓发出的左头臂动脉跨过气管向左侧走行,发出左颈总动脉和左锁骨下动脉,主动脉弓还发出右颈总动脉和右锁骨下动脉;i:主动脉弓长轴切面显示其发出的右颈总动脉和右锁骨下动脉

LA:左房;RA:右房;RV:右室;LV:左室;DAO:降主动脉;PA:肺动脉;RPA:右肺动脉;LPA:左肺动脉;AO:主动脉;SVC:上腔静脉;ARCH:主动脉弓;T:气管;RB:右支气管;LB:左支气管;L-INA:左无名静脉;LCA:左颈总动脉;LSA:左锁骨下动脉;RCA:右颈总动脉;RSA:右锁骨下动脉;INV:无名静脉;DA:动脉导管;SP:脊柱

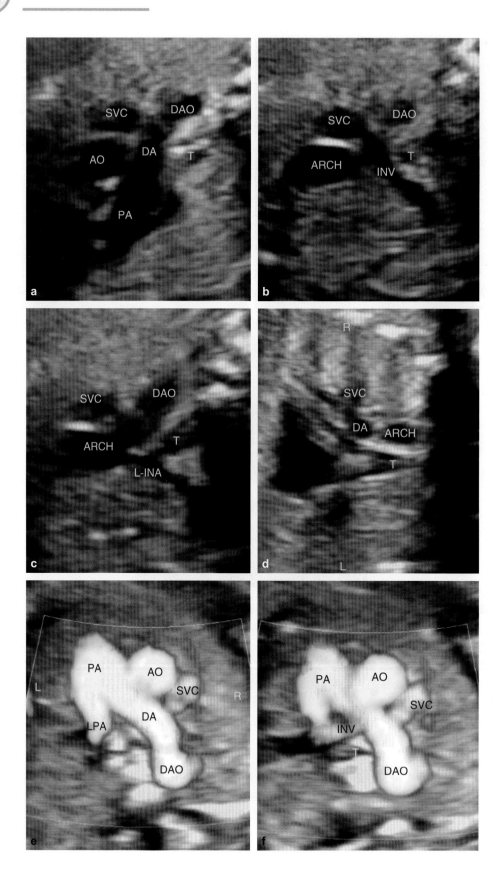

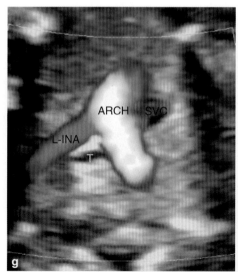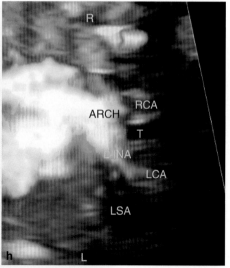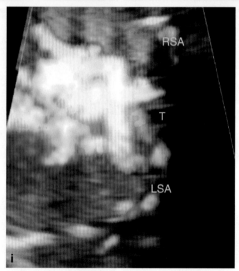

图 22-24 孕 26 周胎儿心脏右位主动脉弓（镜像分支）、右位动脉导管、无名静脉弓下走行

a、b、c：三血管切面扫查：从足侧向头侧偏移探头可依次显示动脉导管位于气管右侧走行汇
入降主动脉，无名静脉向右侧走行汇入上腔静脉，主动脉弓位于气管右侧，并可见其发出的左
无名动脉分支；d：气管冠状面显示上腔静脉、动脉导管、主动脉弓均位于气管右侧；e~g：彩色
多普勒依次显示三个不同水平的切面；h、i：主动脉弓分支冠状面显示主动脉弓发出的左头臂
动脉跨过气管向左侧走行，发出左颈总动脉和左锁骨下动脉，主动脉弓还发出右颈总动脉和
右锁骨下动脉

DAO：降主动脉；PA：肺动脉；AO：主动脉；SVC：上腔静脉；ARCH：主动脉弓；T：气管；L-INA：
左无名动脉；RCA：右颈总动脉；RSA：右锁骨下动脉；INV：无名静脉；LSA：左锁骨下动脉；
LCA：左颈总动脉；DA：动脉导管；LPA：左肺动脉

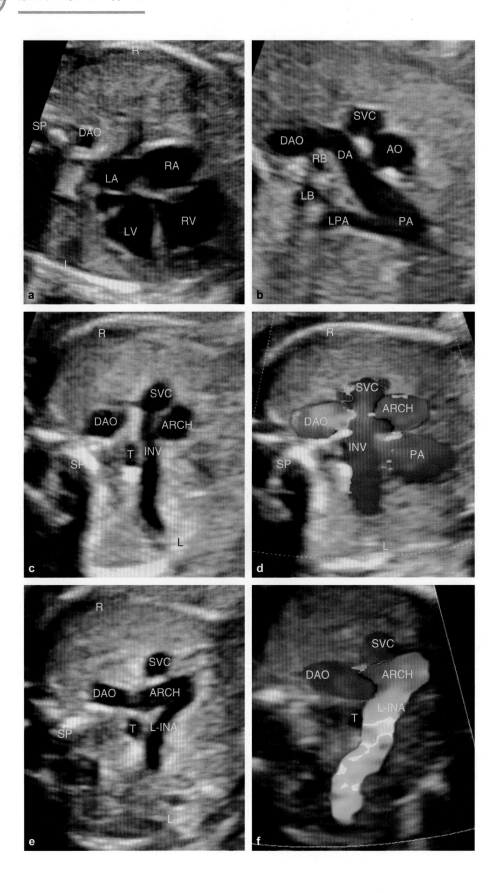

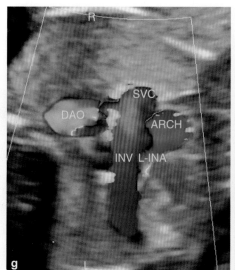
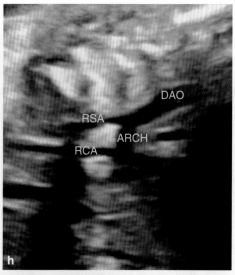
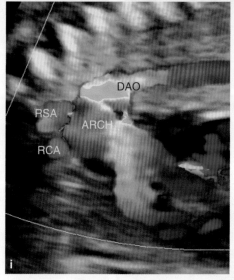

图 22-25　图 22-24 病例 3 周后复查：孕 29 周胎儿心脏右位主动脉弓（镜像分支）、右位动脉导管、无名静脉弓下走行

a：四腔心切面无异常，心房正位，心室右袢，心尖指向左前；b：三血管 - 气管切面显示动脉导管位于气管右侧走行，汇入右侧的降主动脉，左、右支气管清晰可见；c、d：三血管切面向头侧扫查显示无名静脉向右侧走行汇入上腔静脉；e、f：继续向头侧扫查显示主动脉弓位于气管右侧，同时可见主动脉发出较粗的向左侧走行的分支：左无名动脉；g：同时显示左无名动脉和左无名静脉，两者血流方向不同，需注意鉴别；h、i：主动脉弓长轴切面显示其发出的右颈总动脉和右锁骨下动脉

LA：左房；RA：右房；RV：右室；LV：左室；DAO：降主动脉；PA：肺动脉；LPA：左肺动脉；AO：主动脉；SVC：上腔静脉；ARCH：主动脉弓；T：气管；RB：右支气管；LB：左支气管；L-INA：左头臂动脉；RCA：右颈总动脉；RSA：右锁骨下动脉；INV：无名静脉；DA：动脉导管；SP：脊柱

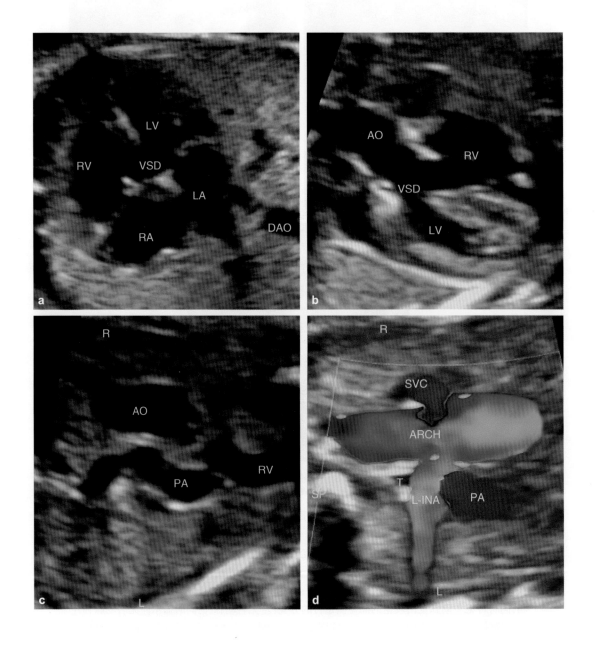

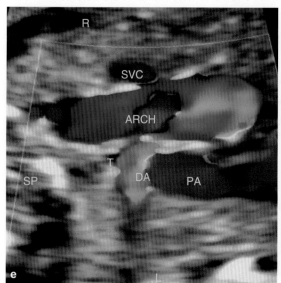

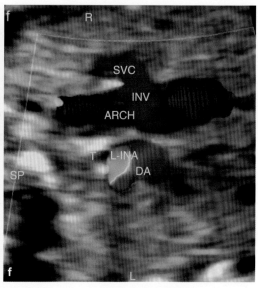

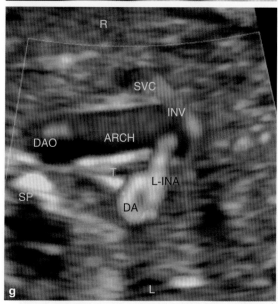

图 22-26　孕 28 周胎儿心脏右室双出口（VSD
主动脉瓣下型）、室间隔缺损（膜周部）、肺动脉狭
窄、右位主动脉弓（镜像分支）、左位动脉导管连于
左头臂动脉

a：四腔心切面显示室间隔上部连续中断；b、c：流
出道切面见肺动脉完全发自右室，主动脉大部分发
自右室，主动脉骑跨于室间隔，骑跨率大于 50%，肺
动脉内径明显窄于主动脉；d：主动脉弓位于气管右
侧走行，发出的第一个分支较粗，是左无名动脉，在
气管前方向左走行；e、f：彩色多普勒显示探及肺动
脉发出左位动脉导管，向上方连接于左无名动脉；
g：高分辨率血流显像技术清晰显示动脉导管走行
弯曲旋转后，直接引流入左无名动脉近端

LA：左房；RA：右房；LV：左室；RV：右室；AO：主动
脉；PA：肺动脉；VSD：室间隔缺损；DAO：降主动脉；
ARCH：主动脉弓；L-INA：左无名动脉；SVC：上腔静
脉；T：气管；DA：动脉导管；SP：脊柱；INV：无名静脉

脉导管连于左肺动脉与降主动脉之间则形成完全性血管环。

　　右位主动脉弓在三血管切面并不都表现为"U"形环,合并右位动脉导管时超声表现为三血管-气管切面主动脉弓和动脉导管均位于气管右侧走行,汇合连接降主动脉,在气管右侧表现为"V"形结构,头臂分支与正常左位主动脉弓分支呈所谓"完全"镜像关系(图 22-23~图 22-25)。此种情况不形成血管环。

　　诊断右位主动脉弓的胎儿还应注意是否合并无名静脉弓下走行(图 22-24、图 22-25)。

　　冠状面诊断右位主动脉弓的价值:在右位主动脉弓伴迷走左锁骨下动脉时,由于右位主动脉弓在冠状面上向右上走行,而 Kommerell 憩室及动脉导管向左上走行,因此冠状面"Y"形较易显示。由于动脉导管与 Kommerell 憩室血流流入降主动脉,而左锁骨下动脉起自 Kommerell 憩室,其血流方向与动脉导管及 Kommerell 憩室方向相反,因此出现一根血管两个血流方向,故其表现为两种血流颜色(图 22-27);当右位主动脉弓伴镜像分支时,在冠状面上动脉导管(此时通常无 Kommerell 憩室)方向为左上,右位主动脉弓走行方向为右上,故冠状面也易于显示"Y"形特征。

　　右位主动脉弓合并右位动脉导管时,应特别警惕是否存在孤立性左锁骨下动脉或孤立性左无名动脉。合并孤立性左锁骨下动脉时,主动脉弓上可见三个分支,自前向后依次为左颈总动脉、右颈总动脉和右锁骨下动脉,而左锁骨下动脉通过左侧动脉导管连接左肺动脉或肺动脉,先向上再向左上肢侧走行(图 22-28)。

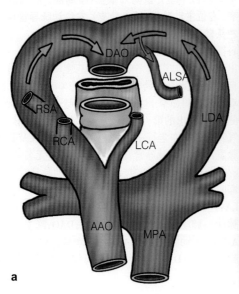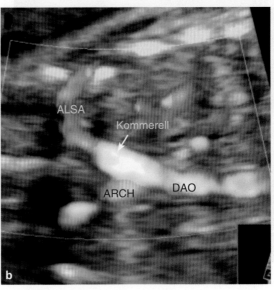

图 22-27　a:胎儿时期 Kommerell 憩室血流方向示意图;b:胎儿右位主动脉弓伴迷走左锁骨下动脉的冠状面,Kommerell 憩室和左锁骨下动脉表现为一根血管两种颜色
ALSA:迷走左锁骨下动脉;ARCH:主动脉弓;DAO:降主动脉;AAO:升主动脉;RCA:右颈总动脉;RSA:右锁骨下动脉;LCA:左颈总动脉;MPA:主肺动脉

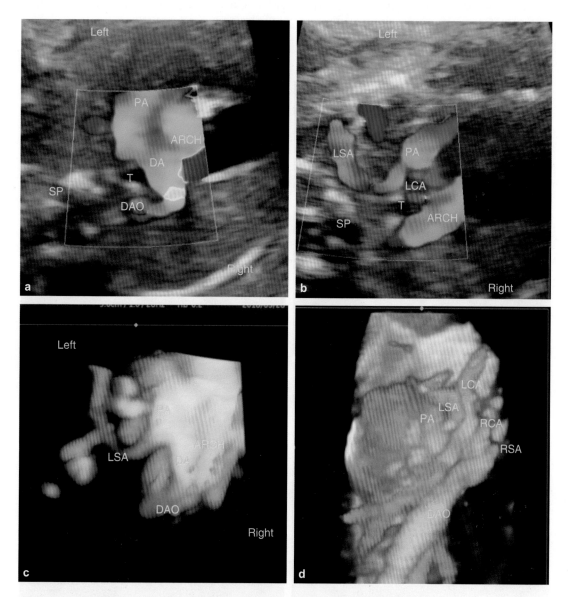

图 22-28　孕 28 周胎儿心脏右位主动脉弓伴孤立性左锁骨下动脉、右位动脉导管

a：三血管 - 气管切面：主动脉弓和动脉导管弓均位于气管右侧；b：主动脉弓发出的第一个分支为左颈总动脉，在气管前方向左走行，左锁骨下动脉发自左肺动脉；c：STIC 成像技术清晰显示右位动脉导管和右位主动脉弓，而左锁骨下动脉发自左肺动脉；d：矢状面也可清晰显示左锁骨下动脉发自肺动脉，主动脉弓上的三个分支依次为左颈总动脉、右颈总动脉、右锁骨下动脉

PA：肺动脉；ARCH：主动脉弓；DA：动脉导管；LSA：左锁骨下动脉；LCA：左颈总动脉；RCA：右颈总动脉；RSA：右锁骨下动脉；DAO：降主动脉；SP：脊柱；T：气管

3. 肺动脉悬吊　　三血管切面正常肺动脉分叉处仅见主肺动脉向右延续为右肺动脉,不能发现左肺动脉。右肺动脉中远段发出左肺动脉在气管后方(包绕右主支气管和气管)向左侧走行供应左肺(图 22-29、图 22-30)。右肺动脉近端较粗,左肺动脉较细。

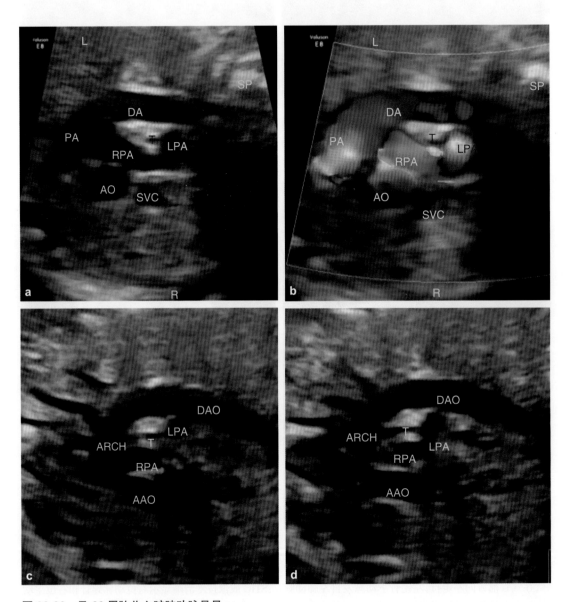

图 22-29　孕 29 周胎儿心脏肺动脉悬吊

a、b:三血管 - 气管切面肺动脉发出右肺动脉和动脉导管,而左肺动脉发自右肺动脉,绕过气管后方向左走行;c:主动脉弓长轴切面见主动脉弓下有两个血管断面分布在气管两侧,分别是右前方较粗的右肺动脉、左后方较细的左肺动脉;d:略微调整声束可显示左肺动脉源于右肺动脉,跨过气管向左走行

PA:肺动脉;RPA:右肺动脉;LPA:左肺动脉;AO:主动脉;SVC:上腔静脉;DA:动脉导管;DAO:降主动脉;T:气管;ARCH:主动脉弓;SP:脊柱;AAO:升主动脉

　　主动脉弓长轴切面显示弓下有两支动脉血管（正常情况下仅有右肺动脉），为右肺动脉横断面和向左走行的左肺动脉横断面（图 22-29、图 22-31）。

　　临床中当左肺动脉未能清晰显示时，要考虑到有无肺动脉悬吊，应仔细追踪左肺动脉起源。

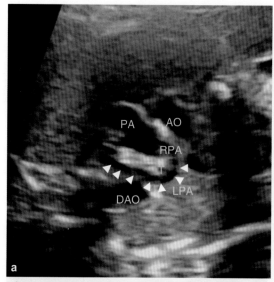
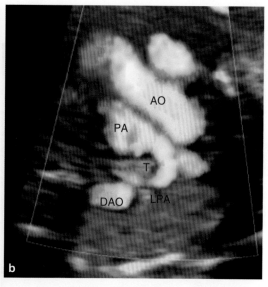
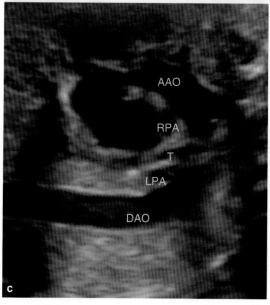

图 22-30　孕 26 周胎儿心脏肺动脉悬吊

a、b：二维超声及彩色多普勒显示左肺动脉（白色箭头所示）起源于右肺动脉，绕过气管在其后方向左走行供应左肺；c：主动脉弓长轴切面显示主动脉弓下方见两个血管断面，为右肺动脉和左肺动脉，分别位于气管前方和后方

PA：肺动脉；RPA：右肺动脉；LPA：左肺动脉；AO：主动脉；DAO：降主动脉；T：气管；AAO：升主动脉

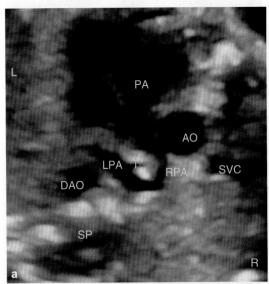

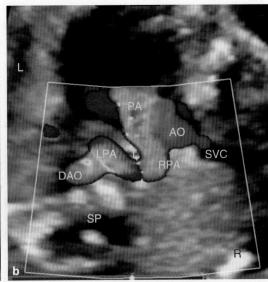

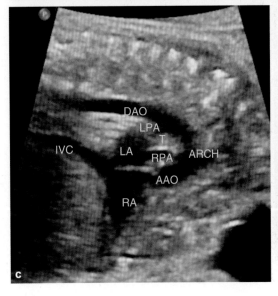

图 22-31 孕 24 周胎儿心脏肺动脉悬吊

a、b：三血管 - 肺动脉切面显示左肺动脉发自右肺
动脉，绕过气管，在其后方向左走行；c：主动脉弓长
轴面亦可显示右肺动脉和左肺动脉位于气管前后

PA：肺动脉；RPA：右肺动脉；LPA：左肺动脉；AO：主
动脉；DAO：降主动脉；T：气管；SVC：上腔静脉；SP：
脊柱；ARCH：主动脉弓；IVC：下腔静脉；LA：左房；
RA：右房

左肺动脉起源于右肺动脉近端,在气管前方向左走行,不绕过气管(称"左肺动脉起源延迟"),不形成血管环,需与肺动脉悬吊相鉴别(图 22-32)。

4. 迷走右锁骨下动脉 通常不仅要观察主动脉弓、动脉导管、肺动脉及其分支病变,也要观察主动脉弓分支异常。即使主动脉弓位置正常,其分支也可能存在有价值的异常改变。如前所述,左位主动脉弓伴迷走右锁骨下动脉可能是唐氏综合征的唯一心内异常表现。

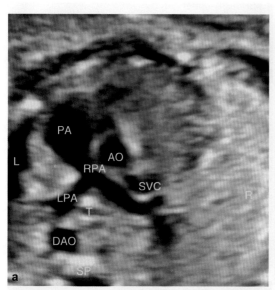
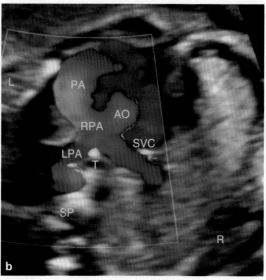
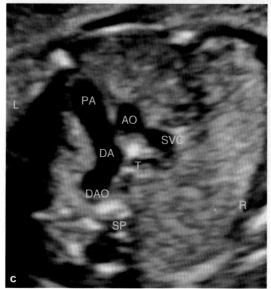

图 22-32 孕 28 周胎儿心脏左肺动脉起源于右肺动脉

a、b:三血管切面肺动脉发出右肺动脉,而左肺动脉发自右肺动脉,在气管前方向左走行,未绕过气管;c:肺动脉延续为左位动脉导管

PA:肺动脉;RPA:右肺动脉;LPA:左肺动脉;AO:主动脉;SVC:上腔静脉;DA:动脉导管;DAO:降主动脉;T:气管;SP:脊柱

　　左位主动脉弓伴迷走右锁骨下动脉的主要观察切面为三血管 - 气管切面、主动脉弓分支切面（横断面和冠状面）、主动脉弓长轴切面。

　　三血管 - 气管切面显示主动脉弓和动脉导管弓位置正常，但是声束略向头侧偏移，显示头臂干较细，没有分支，直接延续为右颈总动脉，在气管前方向右走行，同时可显示迷走右锁骨下动脉起源于降主动脉，于气管和食管后方向右走行（图 22-33、图 22-34）。

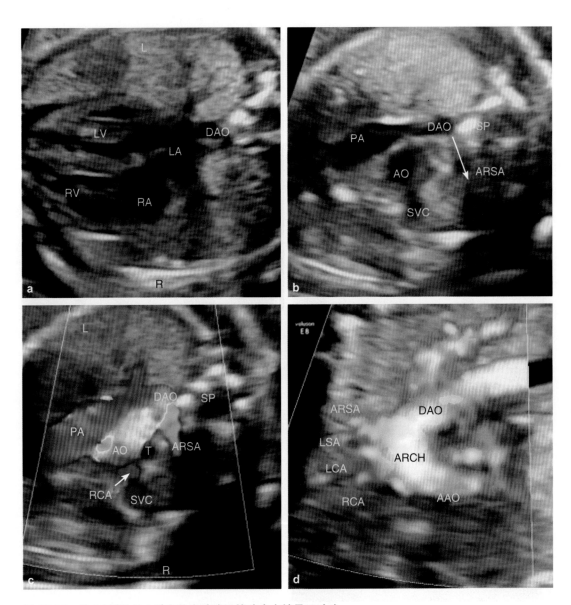

图 22-33　孕 24 周胎儿心脏左位主动脉弓伴迷走右锁骨下动脉

a：四腔心切面正常；b、c：三血管切面：二维及彩色多普勒均显示降主动脉发出迷走右锁骨下动脉，于气管和食管后方向右走行，右颈总动脉在气管前方向右走行；d：主动脉弓长轴切面可显示主动脉弓的四个分支

LA：左房；RA：右房；LV：左室；RV：右室；PA：肺动脉；AO：主动脉；SVC：上腔静脉；DAO：降主动脉；T：气管；SP：脊柱；ARSA：迷走右锁骨下动脉；RCA：右颈总动脉；LCA：左颈总动脉；LSA：左锁骨下动脉；AAO：升主动脉；ARCH：主动脉弓

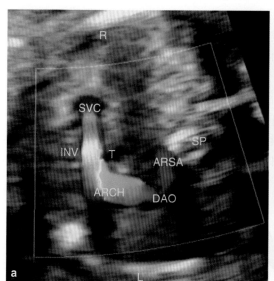

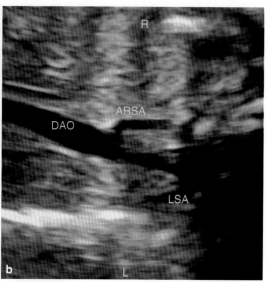

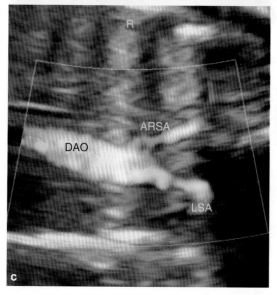

图 22-34 孕 27 周胎儿心脏左位主动脉弓伴迷走右锁骨下动脉

a:彩色多普勒显示三血管 - 主动脉弓切面降主动脉发出迷走右锁骨下动脉,在气管和食管后方向右走行;b、c:降主动脉冠状面清晰显示迷走右锁骨下动脉发自降主动脉,位置较左锁骨下动脉靠下

SVC:上腔静脉;INV:无名静脉;ARCH:主动脉弓;DAO:降主动脉;ARSA:迷走右锁骨下动脉;LSA:左锁骨下动脉;SP:脊柱;T:气管

主动脉弓长轴切面可显示主动脉弓的四个分支:即右颈总动脉、左颈总动脉、左锁骨下动脉、右锁骨下动脉(图 22-33);主动脉分支冠状面可显示迷走的右锁骨下动脉,一般位置比较靠下(图 22-34)。

五、预后评估

无症状或轻微症状的患者无需手术治疗,应定期观察,多数症状轻微的患者随年龄的增长症状可逐渐消失。症状严重的患儿应尽早手术。

1. **双主动脉弓** 于左侧第 4 肋间切开进胸,选择发育较小的弓(通常是左弓),将其与降主动脉连接处离断,同时离断动脉韧带或动脉导管,解除气道压迫。如果左、右弓内径相当,则选择离断右弓。

2. **右位主动脉弓合并气管压迫** 离断动脉导管或动脉韧带,一般不必切除迷走左锁骨下动脉即可缓解症状。但是伴有 Kommerell 憩室时,因其本身可压迫气管或食管,引起梗阻症状。Luciano D 等[19]发现 50% 的 Kommerell 憩室的组织学病理变化为囊性中层坏死,有形成动脉瘤性扩张、夹层甚至破裂的风险,所以提倡术中一并切除,再将左锁骨下动脉远端与左颈总动脉端侧吻合(图 22-35)。

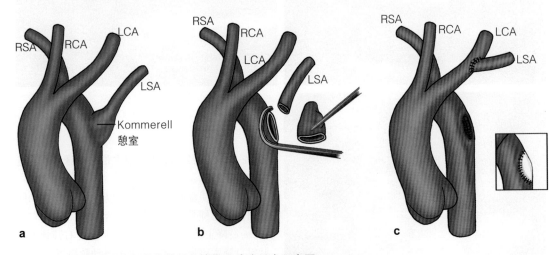

图 22-35 右位主动脉弓伴食管后左锁骨下动脉手术示意图
a:伴有 Kommerell 憩室,Kommerell 憩室内径与降主动脉内径相当;b:切除 Kommerell 憩室;c:左锁骨下动脉与左颈总动脉端侧吻合
RCA:左颈总动脉;RSA:左锁骨下动脉;LCA:左颈总动脉;LSA:左锁骨下动脉

3. **左位主动脉弓合并气管压迫** 通常是合并右位动脉导管的情况,伴或不伴有迷走右锁骨下动脉。手术只需离断动脉导管或动脉韧带解除气道压迫。

4. **无名动脉压迫综合征** 通常是将无名动脉起始部切断,将其游离并移植到主动脉弓靠右前方的位置上(图 22-36),或将无名动脉、主动脉或前纵隔筋膜悬挂缝合至胸骨骨膜后以缓解症状。目前后者应用较广泛。

5. **肺动脉悬吊** 手术方式为离断左肺动脉起始部,近端封闭,远端移至前方与肺动脉主干端侧吻合(图 22-37)。术后存在左肺动脉狭窄的风险。伴有气管支气管畸形或完全性

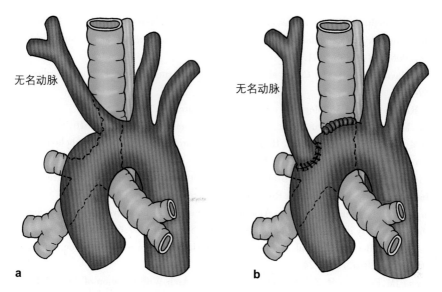

图 22-36 无名动脉压迫综合征

a：无名动脉起源比正常更靠左后；b：将无名动脉起始部切断，游离并移植至主动脉弓靠右前方的位置

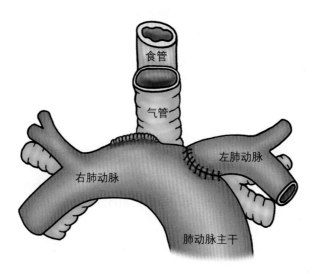

图 22-37 肺动脉悬吊手术示意图

气管软骨环需同时行气道成形术。

参考文献

［1］Woods RK，Sharp RJ，Holcomb GW Ⅲ，et al. Vascular anomalies and tracheoesophageal compression：a single institution's 25-year experience. Ann Thorac Surg，2001，72：434-438.

［2］Goldmuntz E，Clark BJ，Mitchell LE. Frequency of 22q11 deletions in patients with conotruncal lesions. J Am Coll Cardiol，1998，32：492-548.

［3］ Edwards JE. Anomalies of the derivatives of the aortic arch system. Med Clin North Am,1948,32:925-948.

［4］ Alsenaidi K,Gurofsky R,Karamlou T,et al. Management and outcomes of double aortic arch in 81 patients. Pediatrics,2006,118:e1336-1341.

［5］ Backer CL,Mavroudis C,Rigsby CK,et al. Trends in vascular ring surgery. J Thorac Cardiovasc Surg,2005, 129:1339-1347.

［6］ Anderson RH. Paediatric Cardiology.3rd ed. Edinburgh:Churchill,2009.

［7］ Backer CL,Mong é MC,Popescu AR,et al. Vascular rings. Semin Pediatr Surg,2016,25(3):165-175.

［8］ Ahmed MM,Yoon DY,Desai SS,et al. Right-sided aortic arch with isolated left subclavian artery leading to subclavian steal syndrome. J Vasc Surg,2016,64:233-234.

［9］ García-Guereta L,García-Cerro E,Bret-Zurita M. Multidetector Computed Tomography for Congenital Anomalies of the Aortic Arch:Vascular Rings. Rev Esp Cardiol,2016,69(7):681-693.

［10］ Carnero Alcázar M,Marianeschi S,Ruiz Alonso E,et al.Left Arm Underdevelopment Secondary to an Isolated Left Subclavian Artery in Tetralogy of Fallot. Ann Thorac Surg,2010,89:637-639.

［11］ Joseph A,Core J,Becerra JL,et al. Right-sided aorta with complete isolation of the left innominate artery. Radiol Case Rep,2016,11:21-24.

［12］ Gil-Jaurena JM,Ferreiros M,Zabala I,et al.Right Aortic Arch With Isolation of the Left Innominate Artery Arising From the Pulmonary Artery and Atrial Septal Defect. Ann Thorac Surg,2011,91:303.

［13］ Le Bret E,Leobon B,Roubertie F,et al. Right aortic arch and isolated left innominate artery from a left sided patent ductus arteriosus:a very rare aortic arch anomaly. Journal of Pediatric Surgery,2009,44:E29-E31.

［14］ Fouilloux V,Gran C,Kreitmann B. Isolated left common carotid artery connected to the pulmonary artery: where was the arterial duct? World Journal for Pediatric and Congenital Heart Surgery,2012,4:229-232.

［15］ Ahmadi A,Sabri M,Dehghan B. An isolated left common carotid artery from the main pulmonary artery in a neonate with aortic valve atresia. Cardiol Young,2015,25:1193-1196.

［16］ Hilmes M,Hernandez R,Devaney E. Markedly hypoplastic circumflex retroesophageal right aortic arch:MR imaging and surgical implications. Pediatr Radiol,2007,37:63-67.

［17］ Grillo HC,Wright CD. Tracheal compression with "hairpin" right aortic arch:Management by aortic division and aortopexy by right thoracotomy guided by intraoperative bronchoscopy. Ann Thorac Surg,2007,83:1152- 1157.

［18］ Marin C,Sanchez ML,Fernandez-Velilla M,et al. MR imaging of isolated right subclavian artery. Pediatr Radiol,2008,38:216-219.

［19］ Luciano D,Mitchell J,Fraisse A,et al. Kommerell diverticulum should be removed in children with vascular ring and aberrant left subclavian artery. Ann Thorac Surg,2015,100:2293-2297.

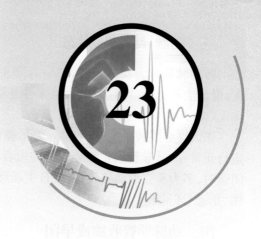

第二十三章

动脉导管异常

动脉导管(ductus arteriosus,DA)是连接肺动脉和降主动脉的肌性动脉管道,将右室的血液运输至降主动脉。胎儿时期胎盘前列腺素的释放使动脉导管处于开放状态,大部分右室血液进入动脉导管,少部分血液进入肺动脉分支,供应肺组织。随着孕周增加,肺血管阻力减低,进入肺组织的血量增加,到出生时约25%的心排血量灌注肺组织。动脉导管结构异常将会影响胎儿时期血流分布。通过动脉导管的血流受限不仅会使降主动脉血流减少,还会影响房水平的分流。

一、动脉导管胚胎发育

胚胎时期,动脉导管及肺动脉的发生源于第6对弓动脉。第6对弓动脉左、右各发出一个分支到肺芽,分别与同侧第6对弓动脉的近侧段连接发育为肺动脉左、右分支,右侧第6弓动脉的远侧段消失,左侧第6号动脉的远侧段保留,即动脉导管。

二、动脉导管位置

左位主动脉弓时,动脉导管一般连于左肺动脉起始部和降主动脉之间,走行常有变异。右位主动脉弓时,动脉导管可在气管右侧(即右肺动脉起始部和降主动脉之间),也可在气管左侧(即左肺动脉起始部和降主动脉之间,或连于左无名动脉或左锁骨下动脉起始部),也可见双侧动脉导管。右位主动脉弓最常见的是左位动脉导管,此时动脉导管的位置对判断是否有血管环非常重要(详见第二十二章)。左位主动脉弓合并右位动脉导管罕见,导管一般连于肺动脉共汇和右锁骨下动脉起始部,走行在右侧纵隔[1]。

三、动脉导管结构形态

肺动脉延续为动脉导管，然后与降主动脉相连接，形成动脉导管弓，动脉导管弓无分支，低于主动脉弓，导管弓比主动脉弓更靠前，因此动脉导管弓曲度大，呈"曲棍球（hockey-stick）"状。

先天性心脏病胎儿中，动脉导管依赖性体循环的患者，动脉导管内径增加，导管位置和走行正常；动脉导管依赖性肺循环的患者，导管的大小、形态、起源均会发生改变。肺动脉闭锁时，多为垂直型动脉导管，发自主动脉弓下方，可在主动脉弓长轴切面显示动脉导管结构、形态（详见第十二章）。

四、动脉导管收缩或早闭

1. 概述　动脉导管收缩（constriction of the DA）比动脉导管早闭（premature closure of the DA）常见，往往是短暂性的，若为一时性痉挛，可恢复正常内径。动脉导管收缩往往是外在因素引起的，目前已知的有前列腺素合成酶抑制剂，比如吲哚美辛、水杨酸类药物等[2,3]，并且与用药早晚和持续时间有关。随孕周增加，胎儿对非甾体类药物的敏感性增加，孕34周以后使用非甾体类药物引起胎儿动脉导管收缩的发生率呈指数上升[4]。糖皮质激素也可引起动脉导管收缩的发生，研究表明[5]孕期使用倍他米松只会导致胎儿动脉导管短时间（4~5小时）轻度收缩，很快恢复正常，无明显临床意义。孕期摄入富含多元酚的食物也与胎儿动脉导管收缩有关[6]。

胎儿时期动脉导管早闭不常见，但后果严重，是新生儿死亡和持续性肺动脉高压的重要危险因素[7]。动脉导管收缩或早闭，右室后负荷明显增加，右室肥厚和继发三尖瓣反流，房水平右向左分流相应增加。同时，使右室输出量的绝大部分被迫进入尚未发育成熟的肺，造成肺毛细血管内皮损伤，管壁增厚，阻止肺阻力下降，造成持续性肺动脉高压。研究表明，胎儿自动脉导管收缩开始到出生的时间决定肺动脉高压的严重程度[8]。

2. 病理生理　胎儿时期动脉导管是重要的生理通道，若动脉导管在胎儿时期收缩或早闭，会导致右房、右室压力升高，并引起右室肥大、三尖瓣反流，右心血液更多经卵圆孔进入左房。肺动脉压和右室压升高至一定程度（>60mmHg），将导致右室功能不全、严重三尖瓣反流、胎儿水肿，甚至胎死宫内。

3. 胎儿超声心动图表现　动脉导管收缩或早闭的产前诊断：四腔心切面显示右心比例大，右室肥厚，三尖瓣反流、右室收缩功能减低、心包积液（**图 23-1**）；肺动脉增宽，其内血流暗淡、流速减低。二维超声心动图动脉导管收缩时动脉导管明显狭窄，走行迂曲，呈"3"字征，彩色多普勒显示动脉导管内快速紊乱性血流信号；动脉导管狭窄处血流频谱特征呈连续性，收缩期、舒张期流速均增加（**图 23-1、图 23-2**）；根据三尖瓣反流速度计算反流压差估测右室收缩压。文献[9]指出动脉导管收缩期峰值流速大于140cm/s，同时舒张期流速大于35cm/s，提示动脉导管收缩。国内[10]有学者采用收缩期动脉导管流速超过200cm/s，舒张期超过100cm/s作为诊断标准。

动脉导管早闭时，二维超声心动图显示动脉导管未与降主动脉连接（**图 23-3**），彩色多普勒显示无血流信号通过[11]。

新生儿持续性肺动脉高压的产前与产后：产前动脉导管收缩或提前关闭，胎儿右心衰、水肿；产后新生儿持续性肺动脉高压（**图 23-4~ 图 23-6**）。

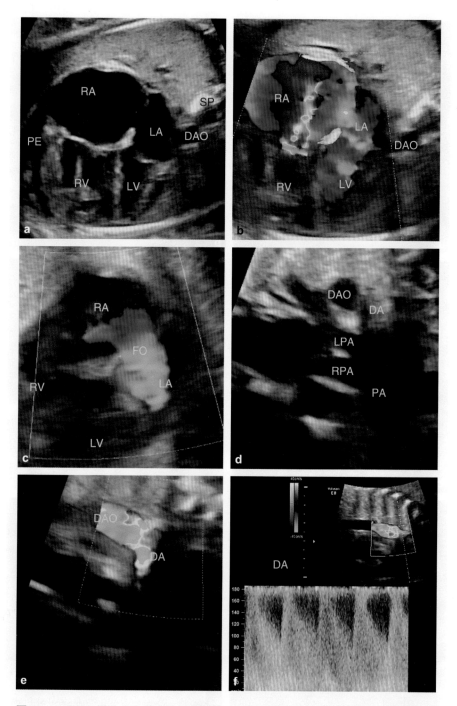

图 23-1　孕 37 周胎儿心脏动脉导管收缩,三尖瓣重度关闭不全,少量心包积液

a:四腔心切面显示心胸比例大,右心扩大,右室壁增厚,右室游离壁之外可见液性暗区;b:收缩期三尖瓣可见大量反流;c:卵圆孔右向左分流通畅,可除外卵圆孔限制性开放或早闭引起的右心扩大;d:动脉导管内径窄,走行迂曲;e:动脉导管内见五彩血流;f:频谱多普勒显示动脉导管收缩期和舒张期流速均增高

LA:左房;LV:左室;RA:右房;RV:右室;DAO:降主动脉;PA:肺动脉;DA:动脉导管;
FO:卵圆孔;LPA:左肺动脉;RPA:右肺动脉;PE:心包积液;SP:脊柱

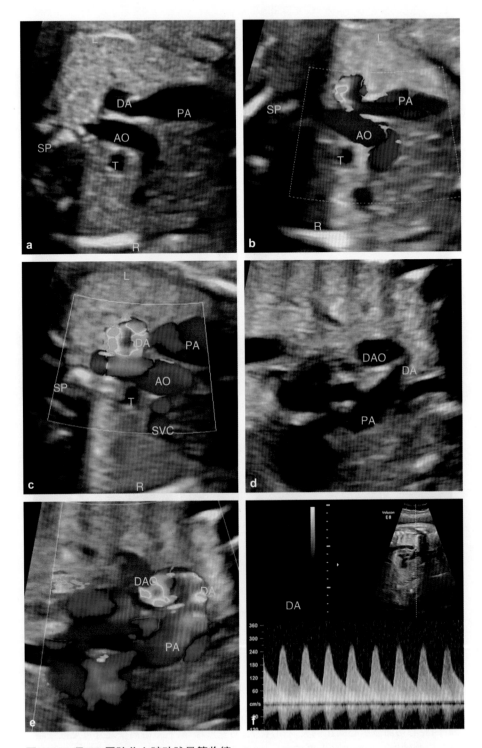

图 23-2　孕 29 周胎儿心脏动脉导管收缩

a:三血管切面显示动脉导管走行迂曲;b、c:迂曲走行的动脉导管内见花彩血流;d:动脉导管与降主动脉连接处狭窄,呈锐角;e:动脉导管内五彩血流;f:频谱多普勒测得动脉导管收缩期和舒张期流速均增高

DAO:降主动脉;PA:肺动脉;DA:动脉导管;SP:脊柱;AO:主动脉;SVC:上腔静脉;T:气管

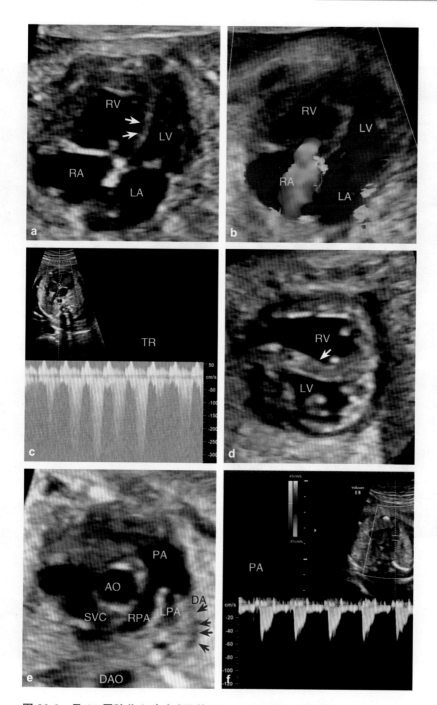

图 23-3 孕 27 周胎儿心脏动脉导管早闭、三尖瓣重度关闭不全

a：四腔心切面，右心比例大，室间隔受压向左室侧移位（白色箭头所示）；b：彩色多普勒显示收缩期三尖瓣明显反流；c：频谱多普勒测得三尖瓣反流速度超过 300m/s，估测右室压 36mmHg；d：心室短轴切面显示室间隔受压左移，左室呈"D"形；e：显示肺动脉左、右分支及闭锁的动脉导管遗迹（红色箭头所示）；f：肺动脉内血流速度约 60cm/s；本例胎儿于 3 天后复查，胎死宫内

LA：左房；LV：左室；RA：右房；RV：右室；TR：三尖瓣反流；PA：肺动脉；AO：主动脉；SVC：上腔静脉；RPA：右肺动脉；LPA：左肺动脉；DAO：降主动脉；DA：动脉导管

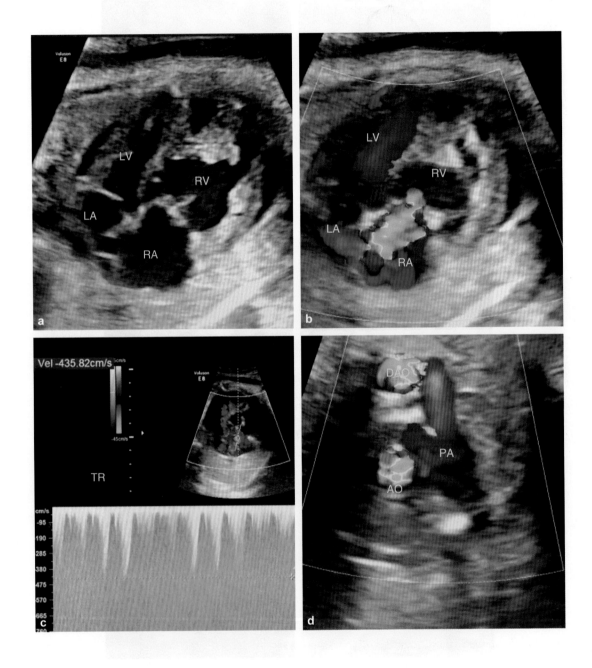

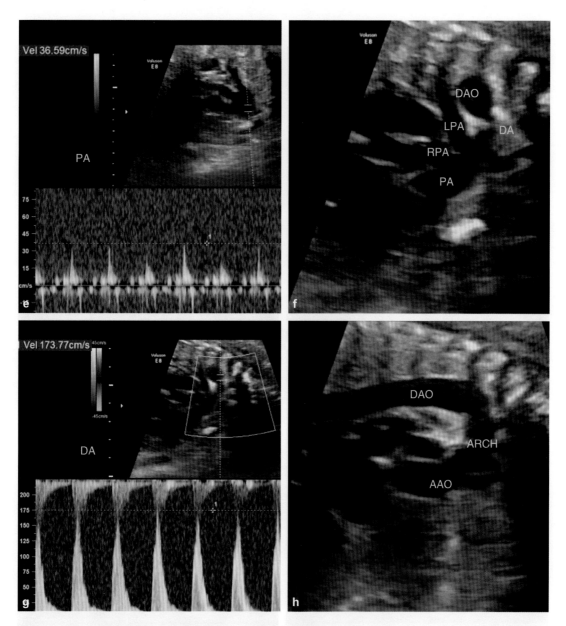

图 23-4　孕 37 周胎儿心脏动脉导管收缩、三尖瓣重度关闭不全

a:四腔心切面右心扩大,右室壁增厚,运动幅度减低(与动脉导管持续收缩有关);b、c:彩色多普勒显示三尖瓣反流,频谱多普勒测得三尖瓣反流速度约 435cm/s,估测右室收缩压 75mmHg;d、e:彩色多普勒显示肺动脉内血流暗淡,频谱多普勒测得肺动脉内流速低,约 36cm/s;f、g:动脉导管内径窄,最高流速约 173cm/s;H:主动脉弓发育良好

LV:左室;LA:左房;RV:右室;RA:右房;TR:三尖瓣反流;PA:肺动脉;AO:主动脉;DAO:降主动脉;DA:动脉导管;AAO:升主动脉;ARCH:主动脉弓;LPA:左肺动脉;RPA:右肺动脉

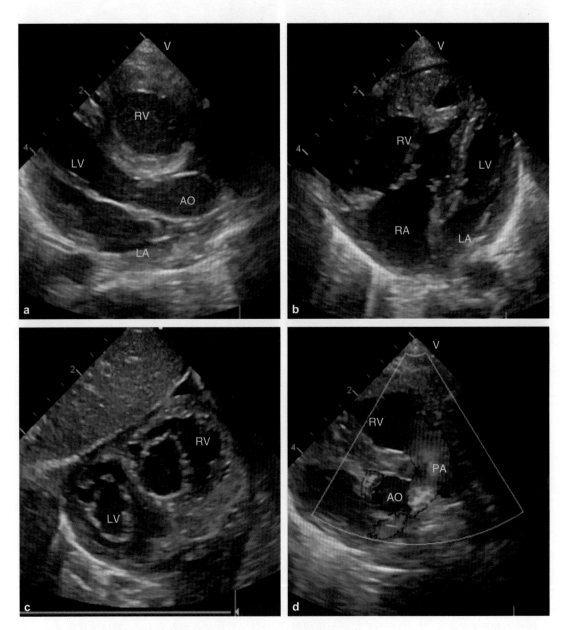

图 23-5 图 23-4 出生后 1 天复查右心比例大,右室壁运动幅度减低

a、b:左室长轴切面、四腔心切面均显示右心扩大,右室壁增厚,运动幅度减低;c:剑突下心室短轴切面同样显示增厚的右室壁和扩大的右室腔;d:肺动脉内血流充盈较产前好转;根据三尖瓣反流速度测得肺动脉收缩压为 62mmHg

LV:左室;LA:左房;RV:右室;RA:右房;PA:肺动脉;AO:主动脉

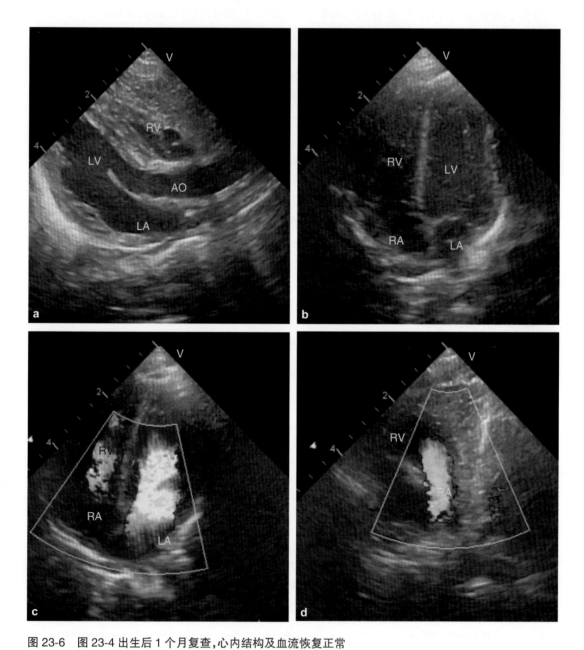

图 23-6　图 23-4 出生后 1 个月复查,心内结构及血流恢复正常

a、b:左室长轴切面、四腔心切面左右心比例正常,左心优势;c:彩色多普勒显示左心血流充盈良好;d:肺动脉内血流充盈好

LV:左室;LA:左房;RV:右室;RA:右房;PA:肺动脉;AO:主动脉

4. 预后评估　胎儿时期发现动脉导管收缩或早闭应密切连续动态观察。如果出现三尖瓣前向血流双峰融合为单峰、心房收缩期静脉导管 a 波反向，往往预示胎儿心力衰竭和水肿的发生风险高。如果有严重右室功能不全、水肿发生倾向，应考虑提前分娩。

动脉导管收缩预后与动脉导管收缩发生的严重程度、持续时间长短和孕周有关。轻者祛除诱发因素后可恢复正常。产前动脉导管持续收缩，出生后可出现新生儿肺动脉高压。

孕满 37 周的胎儿应尽早分娩；不足 37 周的胎儿，若三尖瓣反流压力阶差≤60mmHg 可密切观察，若三尖瓣反流压力阶差≥60mmHg 伴右室肥大，建议立即分娩。

五、动脉导管缺如

动脉导管缺如（agenesis of the ductus arteriosus）多见于先天性心脏病复杂畸形，最常见于法洛四联症、肺动脉瓣缺如和永存动脉干等。如果心脏结构正常，动脉导管缺如，更可能的原因是动脉导管早闭。动脉导管缺如常引起肺血管疾病的发生，预后较差。产前超声心动图表现为多切面、多角度探查均无法显示动脉导管结构及内部血流信号。

参 考 文 献

［1］李胜利,文华轩,罗丹丹. 胎儿主动脉弓及其分支异常分型的再认识（连载一）. 中华医学超声杂志（电子版）,2017,14,5:321-333.

［2］Moise KJ Jr,Huhta JC,Sharif DS,et al. Indomethacin in the treatment of premature labor.Effects on the fetal ductus arteriosus. N Engl J Med,1988,319:327-331.

［3］Gregor K,Hodík G,Tošner J. Premature closure of the ductus arteriosus. International Journal of Gynecology and Obstetrics,2011,(114):80.

［4］Rheinlaender C,Weber SC,Sarioglu N,et al. Changing expression of cyclooxygenases and prostaglandin receptor EP4 during development of the human ductus arteriosus. Pediatr Res,2006,60(3):270-275.

［5］Kähler C,Schleussner E,Möller A,et al. Doppler measurements in fetoplacental vessels after maternal betamethasone administration. Fetal Diagn Ther,2004,19(1):52-57.

［6］Zielinsky P,Busato S. Prenatal Effects of Maternal Consumption of Polyphenol-Rich Foods in Late Pregnancy upon Fetal Ductus Arteriosus. Birth Defects Research(Part C),2013,99:256-274.

［7］Ishida H,Kawazu Y,Kayatani F,et al. Prognostic factors of premature closure of the ductus arteriosus in utero:a systematic literature review. Cardiology in the Young,2017,27:634-638.

［8］Wild LM,Nickerson PA,Morin FC. Ligating the ductus arteriosus before birth remodels the pulmonary vasculature of the lamb. Pediatr. Res,1989,25(3):251-257.

［9］Trevett TN,Cotton J. Idiopathic constriction of the fetal ductus arteriosus. Ultrasound Obstet Gynecol,2004,23(5):517-519.

［10］接连利. 胎儿心脏病理解剖与超声诊断学. 北京:人民卫生出版社,2010:282-290.

［11］Lopes LM,Carrilho MC,Francisco RP,et al. Fetal ductus arteriosus constriction and closure:analysis of the causes and perinatal outcome related to 45 consecutive cases. J Matern Fetal Neonatal Med,2016,29(4):638-645.

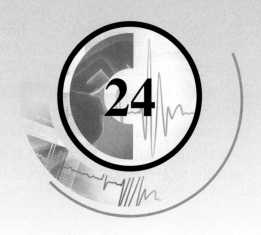

24

第二十四章

冠状动脉瘘

　　冠状动脉瘘（coronary artery fistula，CAF）是指冠状动脉主干或其分支与心脏任何心腔或大血管之间存在异常交通的一种先天性心血管畸形。活产婴儿发生率约 0.02‰，占先天性心血管畸形的 0.2%~0.6%[1,2]。男女比例相当[2]。

一、胚胎学发生机制

　　冠状动脉发生前，心脏疏松的心肌内被血窦充填，在心肌逐渐致密化的过程中，心脏动脉、静脉和毛细血管的发育均来源于血窦。胚胎第 5 周，房室沟和室间沟处心外膜下出现血管内皮网，其分支穿过心肌与心肌内窦状间隙连接。冠状动脉从主动脉根部发出，冠状静脉由冠状窦发生，分布在心脏表面，与心外膜血管和心肌中的窦状间隙相交通，窦状间隙是连接心腔与发育中的冠状动脉和冠状静脉间的通道。冠状动脉与心肌的血窦相通，心肌致密化使血窦逐渐变细成为管道，形成冠状动脉循环的组成部分。如果心肌窦状间隙持续存在，冠状动脉与心腔或大血管相通，形成 CAF。

二、病理解剖

　　有 52%~60% 的 CAF 起源于右冠状动脉，30% 起源于左前降支，18% 起源于回旋支[2]。CAF 可发生于主干或其分支，而冠状动脉分布多为正常。CAF 近端冠脉扩张、迂曲，其严重程度基本与瘘口分流量大小成正比，细小者直径仅 2mm 左右，粗大者可达 20mm 以上，可形成动脉瘤样扩张。瘘口多为一个，少数为多个或呈丛状。病理解剖最复杂的类型是起源于右冠状动脉引流入冠状静脉窦的 CAF，往往冠状动脉的扩张和迂曲非常明显[3]。

　　CAF 可与心脏各腔室或大血管相通，包括肺动脉干、肺静脉近端、冠状静脉窦及其属支、上腔静脉和左上腔静脉近端。约90%与右心系统相连通,右室最常见(40%),其次为右房(25%)、肺动脉(15%~20%)、冠状静脉窦(7%),上腔静脉仅1%。约8%与左心系统相通,通常为左房,左室少见,肺静脉罕见。

20%的CAF合并其他心内畸形,包括法洛四联症、主动脉瓣闭锁、肺动脉闭锁、房间隔缺损、室间隔缺损、动脉导管未闭等[3]。

1974年Ogden等[2]根据冠脉瘘开口于心房的位置不同将其分为3型:

1型:瘘口终止于右房或左房。1型通常是右冠脉瘘入右房(通常是右冠脉瘘至右心耳或右房前庭,行程较短),左冠脉瘘入左房(图24-1)。

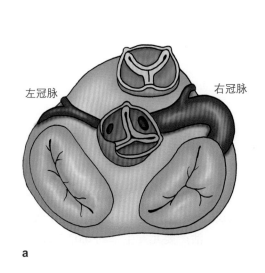
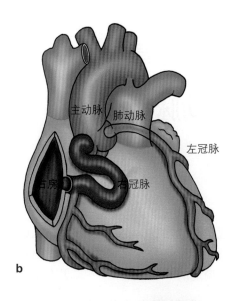
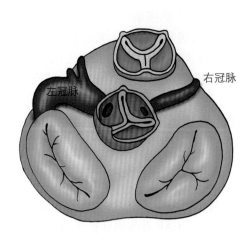
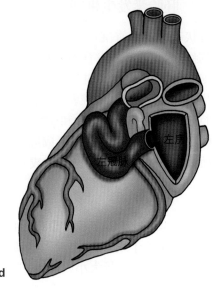

图24-1 1型冠状动脉瘘示意图

a、b:右冠脉瘘入右房;c、d:左冠脉瘘入左房

  瘘入心房不同于瘘口终止于高压腔的心室,心室壁较厚,心肌收缩可关闭瘘口,但心房壁薄,对瘘口无影响。

  2型:冠状动脉向后走行穿过两个心房之间,终止于心房后方,最常见,比1型变异性大。(图24-2)。

  3型:冠状动脉通常沿房室沟向后走行,终止于右房或左房(图24-3)。

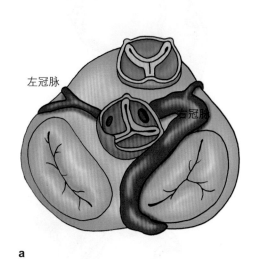

a

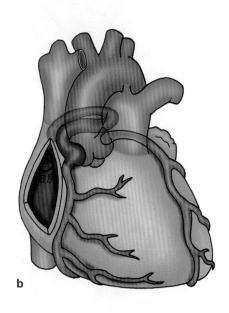

b

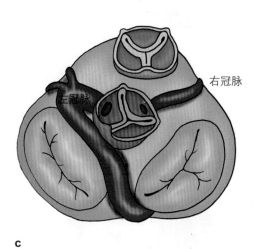

c

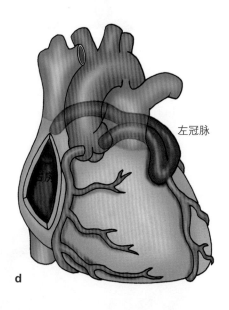

d

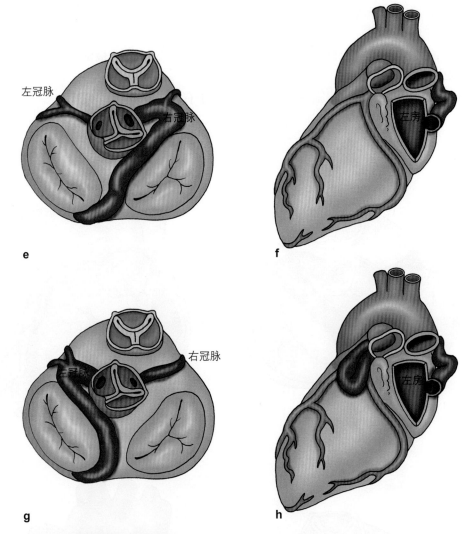

左冠脉　右冠脉

e　f

左冠脉　右冠脉

g　h

图 24-2　2 型冠状动脉瘘示意图

a、b:右冠脉瘘入右房;c、d:左冠脉瘘入右房;e、f:右冠脉瘘入左房;g、h:左冠脉瘘入左房

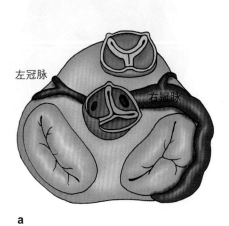

左冠脉　右冠脉

a

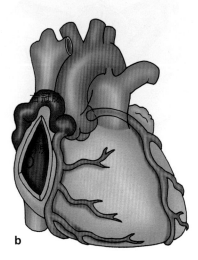

b

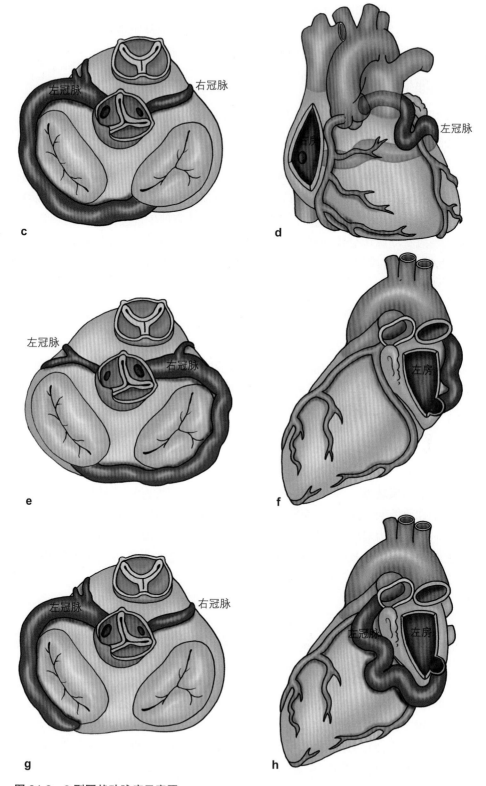

图 24-3 3 型冠状动脉瘘示意图

a、b:右冠脉瘘入右房;c、d:左冠脉瘘入右房;e、f:右冠脉瘘入左房;g、h:左冠脉瘘入左房

Sakakibara 等按照瘘口开口部位分 A、B 两型：

A 型(近端型)：冠状动脉近端瘤样扩张,而远端的血管内径正常；

B 型(远端型)：受累冠状动脉自起源处至瘘口处全程扩张。

三、病理生理

冠状动脉瘘的病理生理变化与其瘘口位置、大小、压力阶差有关。冠状动脉瘘分流量较小时,一般不会引起明显的病理生理学变化；分流量大时,可出现相应的病理生理学变化。

瘘入右心系统相当于产生左向右分流,若瘘入右房,短时间内造成右房压力明显增高,易导致胎儿水肿,甚至胎死宫内；瘘口在左房时,分流持续于收缩期和舒张期,其病理生理变化与二尖瓣反流相似；瘘口在左室时,分流在舒张期,其病理生理类似于主动脉瓣反流。

另外,当冠状动脉瘘分流量较大时,可引起局部心肌冠脉"窃血"现象,导致心肌缺血；冠状动脉近端血流量增加,可诱导血管内膜损伤,引起冠状动脉粥样硬化,血管迂曲扩张易导致血栓形成。

四、胎儿超声心动图表现

正常情况下,胎儿时期冠状动脉通常难以显示。冠状动脉瘘时,左室流出道切面、五腔心切面和大动脉短轴切面均能显示受累的冠状动脉近端扩张,明显较未受累冠状动脉主干粗大,走行迂曲多变,追踪其走行可发现瘘口(图 24-4~图 24-6)；调整合适的彩色多普勒标尺可探及冠状动脉瘘管及瘘口处异常血流束,为连续性双期血流,以舒张期明显(图 24-4~图 24-7)(瘘入左室时仅显示舒张期血流信号),所瘘入腔室容量负荷增加,内径扩大。

冠状动脉瘘应与以下疾病相鉴别：

1. 肌部室间隔缺损   调整探头并选择适宜的血流速度标尺可见异常血流束穿梭于室间隔,舒张期和收缩期均能显示；而冠状动脉瘘时冠状动脉增宽、迂曲,血流束多沿室壁表面走行,瘘入右室表现为双期血流信号,瘘入左室表现为舒张期血流信号。

2. 主肺动脉间隔缺损   大动脉短轴切面肺动脉分支水平处可见主动脉和肺动脉间隔不同程度缺失,而冠状动脉瘘的主肺动脉间隔完整。

五、预后评估

胎儿时期 CAF 瘘入右房者,短时间内可造成右房压力明显增高,易导致胎儿水肿,甚至胎死宫内。

产后 CAF 的临床表现差异较大,与冠脉瘘的大小、患者年龄和是否存在心肌缺血有关[4]。儿童时期的 CAF 通常是无症状的,19%~63% 的患者 18 岁以后会出现临床症状,如呼吸困难、心绞痛、疲乏、房性心律失常、肺动脉高压、充血性心力衰竭[2,3]。Ata 等[5]认为约一半的 CAF 是无症状的,而且有部分 CAF 在儿童期可自行闭合。自行闭合主要发生于 2 岁前,而且几乎均是瘘入右室的患者[6]。

CAF 明确诊断后应外科手术治疗,最常用的为冠状动脉切开修补术。经导管冠状动脉瘘封堵术也是安全可行的。

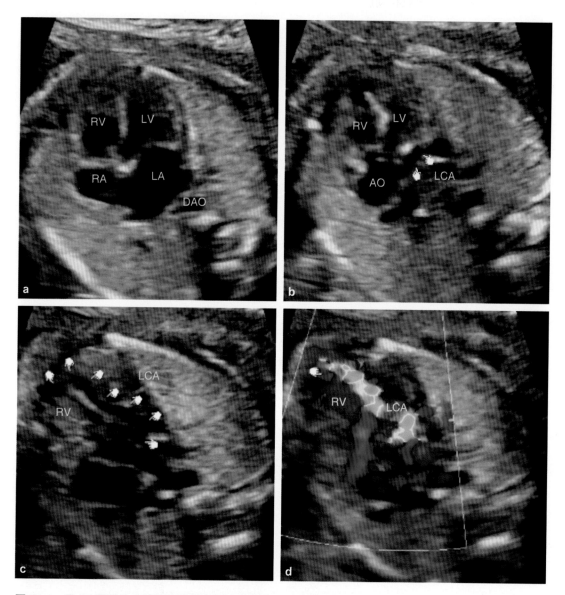

图 24-4　孕 24 周胎儿心脏冠状动脉瘘（左冠状动脉瘘入右室）

a：四腔心切面左右房室基本对称；b：左室流出道切面左冠状动脉增宽；c、d：二维及彩色多普勒均清晰显示增宽、走行迂曲的左冠状动脉全程，最终开口于右室

RA：右房；RV：右室；LA：左房；LV：左室；AO：主动脉；LCA：左冠状动脉；DAO：降主动脉

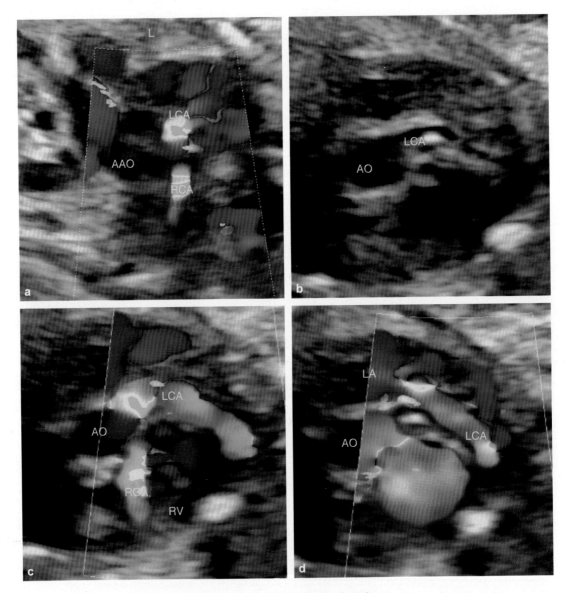

图 24-5 孕 33 周胎儿心脏左冠状动脉 - 左房瘘、右冠状动脉 - 右室瘘

a：左、右冠状动脉增宽，内见明亮血流；b：清晰显示增宽的左冠状动脉；c：左、右冠状动脉内的前向血流，右冠状动脉直接开口于右室；d：左冠状动脉走行迂曲，再返回最终开口于左房

RV：右室；LA：左房；AO：主动脉；LCA：左冠状动脉；RCA：右冠状动脉；AAO：升主动脉

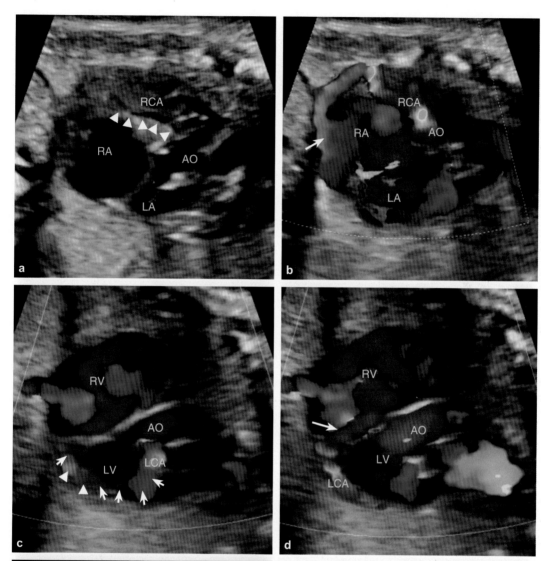

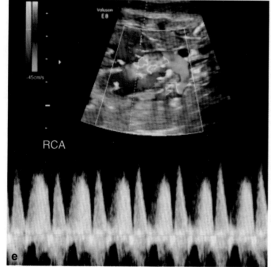

图 24-6　孕 36 周胎儿心脏右冠状动脉 - 右房瘘、左冠状动脉 - 右室瘘

a：右冠状动脉增宽；b：右冠状动脉内血流明亮、丰富，绕右房壁走行，最终开口于右房；c、d：左冠状动脉内血流丰富、明亮，绕左室壁最终开口于右室；e：右冠状动脉内为连续双期血流频谱

RA：右房；LA：左房；RV：右室；LV：左室；RCA：右冠状动脉；LCA：左冠状动脉；AO：主动脉

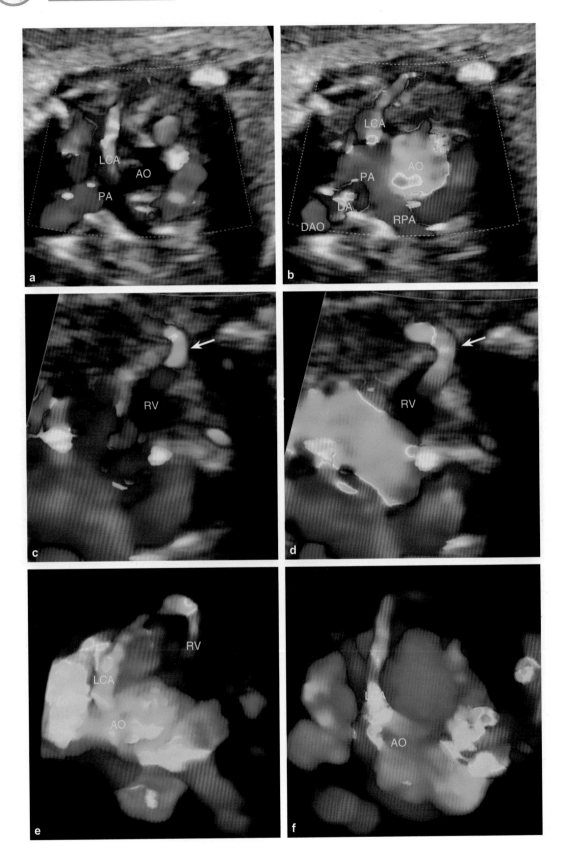

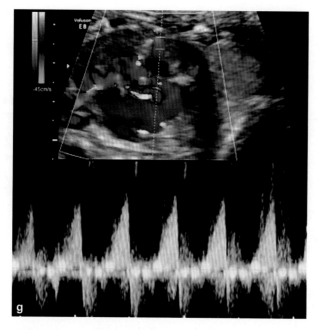

图 24-7　孕 33 周胎儿左冠状动脉 - 右室瘘、肺动脉闭锁

a、b：彩色多普勒显示左冠状动脉内血流丰富，其内血流方向为双向，因该患者为肺动脉闭锁，动脉导管内为反向血流供应肺动脉，右室压力高，冠脉内血流可表现为双向；c、d：左冠状动脉瘘开口于右室，为双向；e、f：STIC 技术清晰显示左冠状动脉瘘入右室的路径；g：取样容积置于左冠状动脉瘘口处，为双期双向血流频谱

AO：主动脉；PA：肺动脉；DA：动脉导管；DAO：降主动脉；LCA：左冠状动脉；RPA：右肺动脉；RV：右室

参 考 文 献

[1] Gowda ST，Latson LA，Kutty S，et al. Intermediate to long-term outcome following congenital coronary artery fistulae closure with focus on thrombus formation. The Am J Cardiol，2011，107：302-308.

[2] Loukas M，Germain AS，Gabriel A，et al. Coronary artery fistula：a review. Cardiovascular Pathology，2015，24：141-148.

[3] Luo L，Kebede S，Wu S，et al. Coronary artery fistulae. Am J Med Sci，2006，332：79-84.

[4] Mechleb W，Abboud L，Mattar C，et al. Case report and review of literature：coronary artery fistulae. Tenn Med，2013，106：39-41.

[5] Ata Y，Turk T，Bicer M，et al. Coronary arteriovenous fistulas in the adults：natural history and management strategies. J Cardiothorac Surg，2009，4：62.

[6] Schleich JM，Rey C，Gewillig M，et al. Spontaneous closure of congenital coronary artery fistulas. Heart，2001，85：1-4.

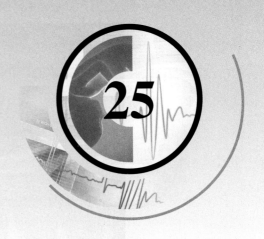

第二十五章

胎儿心脏肿瘤

心脏肿瘤(cardiac tumor)胎儿时期少见,发生率约 0.14%[1],诊断孕周多数为 21~38 周,以横纹肌瘤最常见,高达 60%[1-3],其次是畸胎瘤(20%)、纤维瘤(12%)、黏液瘤(8%)、血管瘤(4%)。恶性肿瘤罕见,如横纹肌肉瘤等。

一、病理解剖

1. 横纹肌瘤(rhabdomyoma) 为良性肿瘤,最常发生于室壁和间隔、心外膜下、心房,常向腔内生长,直径从几毫米至几厘米不等。肿瘤边界分明而无包膜,呈灰白色结节样,可呈分叶状,表面光滑。90% 为多发[2]。部分病例可发生流入道或流出道梗阻、心律失常、胎儿水肿、心源性休克等[4]。有学者认为横纹肌瘤是心肌错构瘤而不是真正的肿瘤[5],组织学研究发现横纹肌瘤呈典型的"蜘蛛状"细胞(spider cells)[2]。

横纹肌瘤通常不合并先天性心脏病,约 50%~88% 合并结节性硬化症[3,6-8]。Niewiadomska-Jarosik 等[3]对 23 例胎儿肿瘤进行随访研究,其中 12 例多发横纹肌瘤胎儿均为结节性硬化症,11 例单发肿瘤中 1 例为结节性硬化症。结节性硬化症是常染色体显性遗传疾病[9],病变累及多器官,包括脑、心脏、皮肤、肾脏及其他脏器等,表现为智力低下、儿童期癫痫、皮肤色素减退(牛奶咖啡斑)和皮肤结节等,因此,发现胎儿横纹肌瘤应进一步行胎儿颅脑磁共振检查。

2. 畸胎瘤(teratomas) 通常单发,主要发生于心包、主动脉和肺动脉根部,位于心腔少见。大多数位于右心前方。肿瘤表面光滑,可呈小叶状。组织学上由内、中、外三个胚层构成[10]。肿瘤细胞生长快,多合并心包积液,肿瘤可侵犯纵隔,压迫静脉回流,引起胎儿水肿[2]。可压迫心脏和肺脏,影响胎儿生长发育。

3. 纤维瘤（fibroma）　通常单发，主要发生于室间隔和左室游离壁，右室游离壁和右室腔少见，很少累及心房。位于室间隔可影响束支传导，常发生心律失常或猝死；位于游离壁或心房时，肿瘤较小多无症状，较大时可影响血流动力学和心功能。肿瘤发展缓慢。尚未见纤维瘤自然消退的报道。

纤维瘤外表坚硬，界限分明，呈白色黏液瘤样，由梭形的成纤维细胞构成，外层包绕胶原基质。肿瘤中央可发生钙化或囊性变[10]。合并心外畸形罕见。

二、病理生理

胎儿心脏肿瘤对血流动力学的影响与肿瘤大小和位置有关。大的心脏肿瘤可引起流入道或流出道梗阻，也可影响心室的收缩舒张功能，引起心排血量降低、心力衰竭、心包积液等。肿瘤累及传导系统可引起心律失常。

三、胎儿超声心动图表现

1. 横纹肌瘤　通常于孕 20~34 周被检出[11]，超声表现为单发或多发的圆形或椭圆形稍高回声或强回声团块，边界清晰，回声均匀（图 25-1~ 图 25-3），随心脏舒缩运动肿块可有一定的活动幅度。瘤体一般位于室壁或室间隔，并可向心腔内凸出。彩色多普勒显示瘤体内无血流信号。

四腔心切面可观察肿瘤位置、大小和数量，通常瘤体大小差异性很大，还应观察有无流入道或流出道梗阻，出现梗阻时可见五彩血流。

2. 纤维瘤　常为单发，主要位于左室游离壁或室间隔，肿块可较大，中央可伴有钙化或囊性变，超声通常表现为非均质性团块，钙化和囊性变的纤维瘤可与横纹肌瘤相鉴别。如果无钙化或坏死，超声则表现为内部回声均匀的高回声肿块，与横纹肌瘤鉴别较困难。

3. 畸胎瘤　一般位于心包，单发多见。瘤体来源于内、中、外三个胚层，因此含有钙质、骨骼和脂肪，超声表现为回声不均匀的肿块，内可见囊性无回声和钙化强回声。几乎所有畸胎瘤均合并心包积液[3]（图 25-4）。

四、预后评估

胎儿心脏肿瘤的预后与肿瘤类型、肿瘤大小及是否引起水肿有关，如合并大量心包积液、血流梗阻、心律失常、心力衰竭、胎儿水肿等，可导致胎儿死亡。没有心律失常和血流动力学变化的胎儿一般采取保守治疗。如果出现上述并发症，应提前分娩，手术切除肿瘤。

1. 孕中期横纹肌瘤一般生长较快，孕 32 周至分娩期瘤体生长较慢，可能与宫内激素水平变化有关[8]。出生后可能由于缺乏母体激素刺激，横纹肌瘤可逐渐退化、消失[8]。

多个对产后横纹肌瘤的研究表明，18% ~80% 的横纹肌瘤可在婴儿期或儿童早期完全消失，发病年龄小、瘤体小者更易消失[3-4,7,12-13]。多数于 1 岁以内自然消退[12,14]。

另外，横纹肌瘤可引起心律失常，常见的为室上性心动过速和房性期前收缩[3]。Chao 等[15]对 138 例胎儿横纹肌瘤进行 meta 分析得出结论：与不良预后强相关的因素为瘤体直径 >20mm、胎儿心律失常和水肿。Yinon 等[8]也证实横纹肌瘤大小和水肿是胎儿预后不良的风险因素。

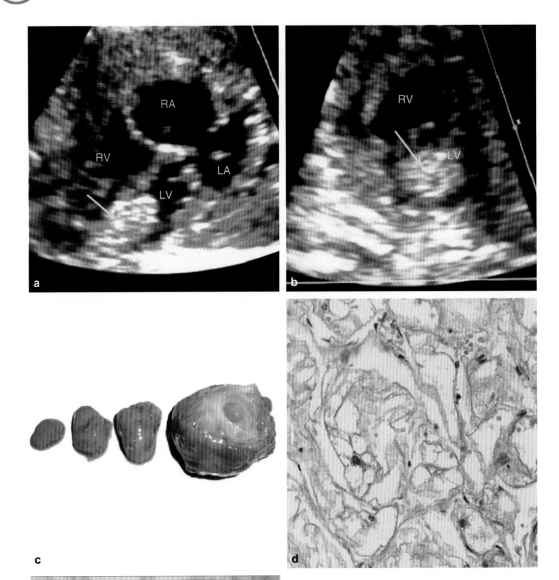

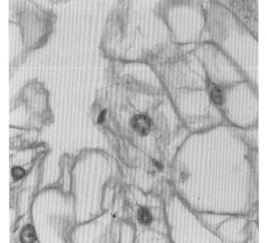

图 25-1　孕 24 周胎儿心脏横纹肌瘤

a、b:四腔心切面和心室短轴切面均显示左室均质强回声团块;C:尸检后的大体标本图:瘤体呈灰白色结节状,无包膜,表面光滑;d、e:电镜下,HE 染色显示肿瘤细胞由肥大的胞质清亮的心肌细胞组成,胞质嗜酸性,偏粉红色,部分细胞质由细胞核向细胞膜方向伸展,像蜘蛛一样,为"蜘蛛细胞"(本例蜘蛛细胞不太典型),多数细胞空泡变性,细胞形态温和,细胞核无明显异型性,无病理性核分裂相。

LA:左房;LV:左室;RA:右房;RV:右室

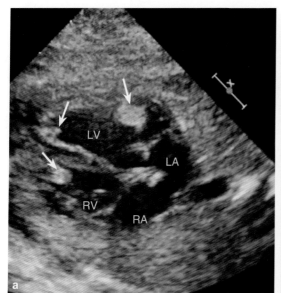
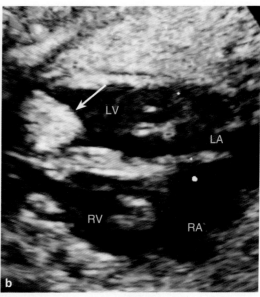
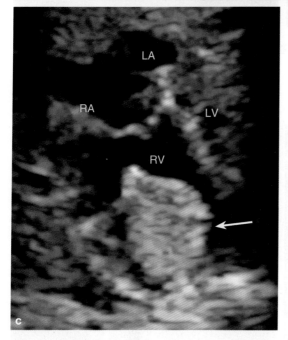

图 25-2　胎儿横纹肌瘤的超声心动图表现
a:同时发生于左室和右室的横纹肌瘤;b:横纹肌瘤
单独发生于左室;c:横纹肌瘤单独发生于右室
LA:左房;LV:左室;RA:右房;RV:右室

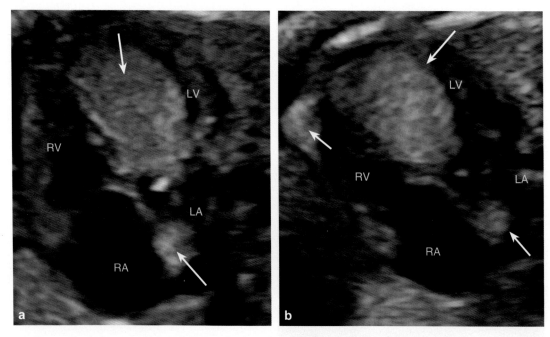

图 25-3 孕 25 周胎儿心脏横纹肌瘤同时发生于左室、右室壁、房间隔
LA:左房;LV:左室;RA:右房;RV:右室

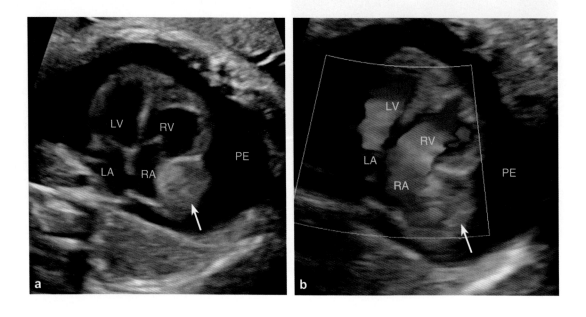

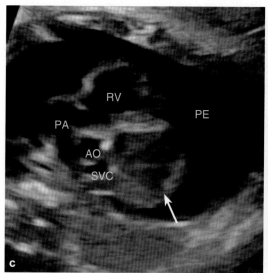

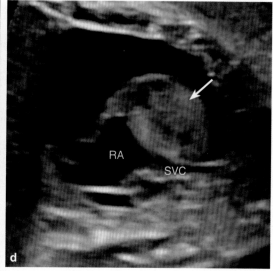

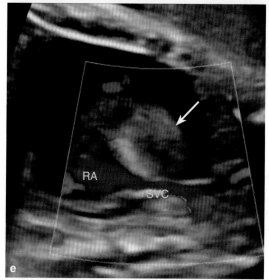

图 25-4　孕 32 周胎儿心脏畸胎瘤

a:四腔心切面可见靠近右心房一团块状不均质回声,左右房室腔大小基本对称,心包腔内见大量心包积液;b:舒张期右室流入道未见血流梗阻;c:三血管切面可显示肿瘤生长于主动脉和肺动脉根部;d、e:腔静脉长轴见肿瘤生长于上腔静脉前方,未造成上腔静脉血流梗阻

LA:左房;LV:左室;RA:右房;RV:右室;PA:肺动脉;AO:主动脉;SVC:上腔静脉;PE:心包积液

2. 胎儿畸胎瘤的预后主要与其引起的水肿密切相关,而不是肿瘤本身,胎儿水肿和心脏压塞可导致胎死宫内。心脏良性畸胎瘤手术成功率和术后长期存活率均较高。

3. 和横纹肌瘤不同,出生后纤维瘤不会退化,部分患儿瘤体大小可进一步增长。原发性心脏纤维瘤可引起心脏传导阻滞和心律失常。出生后应及时手术切除肿瘤。纤维瘤的预后与是否引起血流动力学异常或恶性心律失常有关。

参 考 文 献

[1] Pucci A,Botta G,Sina N,et al. Life-Threatening Tumors of the Heart in Fetal and Postnatal Age. J Pediatr, 2013,162:964-969.

[2] Yuan SM. Fetal Primary Cardiac Tumors During Perinatal Period. Pediatrics and Neonatology,2017,58:205-210.

[3] Niewiadomska-Jarosik K,Stanczyk J,Janiak K,et al. Prenatal diagnosis and follow-up of 23 cases of cardiac tumors. Prenat Diagn,2010,30:882-887.

[4] Jozwiak S,Kotulska K,Kasprzyk-Obara J,et al. Clinical and genotype studies of cardiac tumors in 154 patients with tuberous sclerosis complex. Pediatrics,2006,118:e1146-1151.

[5] Kapadia SB,Meis JM,Frisman DM,et al. Fetal rhabdomyoma of the head and neck:a clinicopathologic and immunophenotypic study of 24 cases. Hum Pathol,1993,24:754e65.

[6] Fesslova V,Villa L,Rizzuti T,et al. Natural history and long-term outcome of cardiac rhabdomyomas detected prenatally. Prenat Diagn,2004,24:241-248.

[7] Bader RS,Chitayat D,Kelly E,et al. Fetal rhabdomyoma:prenatal diagnosis,clinical outcome,and incidence of associated tuberous sclerosis complex. J Pediatr,2003,143:620-624.

[8] Yinon Y,Chitayat D,Blaser S,et al. Fetal cardiac tumors:a single-center experience of 40 cases. Prenat Diagn, 2010,30:941-949.

[9] Napolioni V,Curatolo P. Genetics and molecular biology of tuberous sclerosis complex. Curr Genomics,2008,9: 475-487.

[10] Isaacs H Jr. Fetal and neonatal cardiac tumors. Pediatr Cardiol,2004,25:252-273.

[11] Groves AM,Fagg NL,Cook AC,et al. Cardiac tumours in intrauterine life. Arch Dis Child,1992,67:1189-1192.

[12] Benyounes N,Fohlen M,Devys JM,et al. Cardiac rhabdomyomas in tuberous sclerosis patients:A case report and review of the literature. Archives of Cardiovascular Disease,2012,105:442-445.

[13] wu SS,Collins MH,de Chadarevian JP.Study of the regression process in cardiac rhabdomyoma.Pediatr Dev Pathol,2002,5:29-36.

[14] Amonkar GP,Kandalkar BM,Balasubramanian M. Cardiac rhabdomyoma. Cardiovascular Pathology,2009, 18:313-314.

[15] Chao AS,Chao A,Wang TH,et al. Outcome of antenatally diagnosed cardiac rhabdomyoma:case series and a meta-analysis. Ultrasound Obstet Gynecol,2008,31(3):289-295.

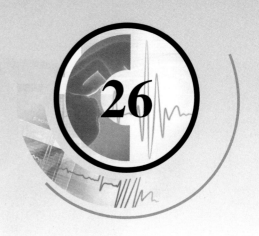

第二十六章

内 脏 异 位

内脏异位(heterotaxy)是指胸腹腔内脏器显示出跨越身体左右轴的异常排列的畸形。内脏异位综合征(heterotaxy syndrome)不包括内脏正位(situs solitus)和内脏反位(situs inversus)。占出生活婴的 0.1‰ ~0.14‰[1,2],约占先天性心脏病的 2.2%~4.2%。胎儿中的发病率为 0.03%~1.1%[3]。

一、病理解剖

内脏异位综合征主要分为两大类[4]:①右房异构,绝大部分合并无脾;②左房异构,常常合并多脾。

1. 心内畸形

(1) 心房和房间隔:形态学右心房和形态学左心房的区别在于心耳解剖结构和房间隔形态。心耳对内脏异位综合征有非常重要的诊断价值,最具特征性。右心耳为宽大的三角结构,与心房连接的基底部较宽大,深度较浅,内壁梳状肌粗大,向房室瓣处延伸。左心耳为细窄的指状结构,心耳底与心房交界处较狭窄,深度较大,梳状肌细小,主要局限于心耳内壁(图 26-1)。卵圆窝的边缘在房间隔右侧,卵圆孔瓣在房间隔左侧。

心房异构时两侧心房外观和内部结构均相似。右房异构时双侧心房均为右心房右心耳结构,均有向两侧延伸的梳状肌;左房异构时双侧心房均为左心房左心耳结构,心房壁光滑,梳状肌少。心房异构时房间隔不具备非异构情况下房间隔左、右侧的解剖学特征。

单心房常常发生于右房异构和左房异构,尤其是右房异构。房间隔发育良好或房间隔完整的情况在心房异构中非常罕见。

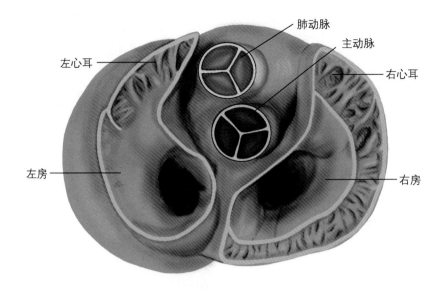

图 26-1　正常心脏左右心耳解剖形态

　　冠状静脉窦缺如是右房异构的特征性表现,而冠状静脉窦缺如导致心脏本身冠状静脉回流异常,可以直接回流、沿房室沟短距离弯曲走行或远离房室沟走行距离较长直接开口于心房,常常邻近肺静脉或上腔静脉开口(**图 26-2**)。上述情况也可发生于左房异构,但左房异构更常见的是所有冠状静脉回流入冠状静脉窦。

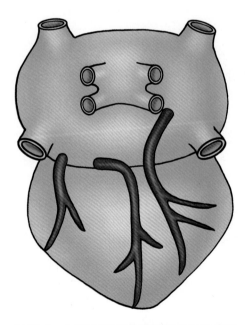

图 26-2　右房异构时冠状静脉的连接示意图

（2）房室连接：75% 的左房异构为双心室连接,而 50%~75% 的右房异构为单心室连接。双心室连接非常有必要明确心室形态,有两种连接形式:一种是右侧心房(无论形态学左房或右房)连接右室,左侧心房连接左室,为右手型心室形态(心室右袢),多见;另一种是右侧心房(无论形态学左房或右房)连接左室,左侧心房连接右室,为左手型心室形态(心室左袢),更多见于左房异构。而典型的单心室连接为共同房室瓣连接的心室双入口,多见于右房异构。心室双入口时多连接于左室型主腔。

部分型和完全型房室间隔缺损是心房异构最常见的心内畸形,约占 80%,尤其多见于右房异构。大部分心房异构合并房室间隔缺损的房室连接为共同房室瓣口连接。无顶冠状静脉窦综合征常和房室间隔缺损同时存在。左房异构时室间隔通常完整,即便合并房室间隔缺损,也往往仅存在房水平分流。

（3）心室动脉连接：心房异构可出现任意形态的心室动脉连接。然而心室动脉连接不一致或心室双出口多见于右房异构,心室动脉连接一致多见于左房异构。右房异构伴有右室双出口或大动脉转位时一般有主动脉瓣下圆锥或双动脉瓣下圆锥。与之相反,左房异构的特征是缺乏主动脉瓣下圆锥,即使在大动脉转位的情况下[5,6]。

肺动脉闭锁或狭窄常见,尤其多见于右房异构。右房异构超过半数合并肺动脉狭窄,约 1/3 合并肺动脉闭锁,而且肺动脉闭锁时几乎均是动脉导管依赖性肺循环。肺动脉狭窄或闭锁常与肺静脉异位连接共存,使得新生儿期出现严重症状。1995 年,Rubino 等[7]对 72 例右房异构进行尸检发现,肺动脉分支严重发育不良、狭窄、或无共汇时肺静脉异位连接的发生率更高,异位的肺静脉发生梗阻也更常见。左房异构约半数合并肺动脉狭窄,肺动脉闭锁少于 1/10。左室流出道梗阻、主动脉缩窄或闭锁多见于左房异构[6,8]。

右位主动脉弓在右房异构的发生率为 32%~49%,在左房异构中约占 67%[9]。

（4）静脉心房连接：内脏异位综合征的静脉心房连接异常很常见(图 26-3),对临床表现有很重要的影响。

右房异构时,下腔静脉和腹主动脉在脊柱同侧(可在脊柱左侧或右侧),且下腔静脉在前,腹主动脉在后。下腔静脉回流至右侧心房,或共同心房的右侧。约半数的右房异构为双上腔静脉,两侧上腔静脉通常连接两侧心房的顶部,或共同心房的左、右侧。右房异构时完全性肺静脉异位连接常见,而且几乎均为心外型肺静脉异位连接,多数情况下连接至一支体静脉,常常发生梗阻。

左房异构时,常见下腔静脉离断伴有奇静脉或半奇静脉增宽,奇静脉位于腹主动脉的右后方,半奇静脉位于腹主动脉的左后方,奇静脉与半奇静脉向上回流入右侧或左侧上腔静脉。肝静脉直接连接至一侧或两侧心房。下腔静脉离断常常发生于多脾综合征,但也有报道发生于无脾综合征[10,11]。与右房异构相比较,左房异构合并双上腔静脉更为常见,约占 2/3[12]。

（5）传导系统：在内脏异位综合征中传导异常较常见。大部分右房异构有双重窦房结,以窦性心律、左房心律或游走心律多见;而左房异构的窦房结往往发育不良或位置异常,以低位房性或交界区心律为主。

心室袢的判定对外科手术至关重要,因为能使外科医生预测传导组织的位置。不论内脏异位与否,心室左袢时往往有双重房室结,位于房室交界区的前、后部。左房异构心室右袢时通常只有一个房室结,位于室间隔房室交界区的后下方,房室传导的路线常常是不连续的,有发生房室传导阻滞的风险。有 15%~50% 的左房异构可以发生完全性房室传导阻滞[13],

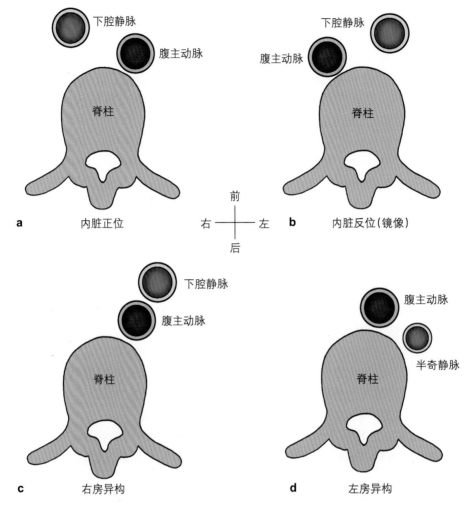

图 26-3　下腔静脉和腹主动脉相对于脊柱的位置判断心房位示意图

主要是由于房室结和心室之间的传导不连续所致。

（6）合并心内畸形：产前诊断左房异构约 83% 合并心脏畸形，右房异构则是几乎 100% 合并心脏畸形[13]。通常是右房异构合并的畸形更为复杂更为严重，预后更差[2]。

右房异构常常合并的畸形有：完全性肺静脉异位连接、双上腔静脉、无顶冠状静脉窦综合征、单心房、完全型房室间隔缺损、单心室（右室型多见）、肺动脉狭窄或闭锁、完全型大动脉转位等。

左房异构常常合并的畸形有：下腔静脉离断伴有奇静脉增宽、双上腔静脉、完全型房室间隔缺损、左室流出道梗阻等，罕见合并大动脉转位、肺动脉狭窄等。

2. 心外畸形

（1）支气管肺部解剖：支气管肺部的解剖结构与心房异构有相关性。

左房异构时双侧均为两叶肺，两侧均为左侧支气管形态，行程很长后发出第一个分支，为动脉下支气管。右房异构时双侧均为三叶肺，两侧均为右侧支气管形态，行程很短即发出第一个分支，为动脉上支气管（图 26-4）。

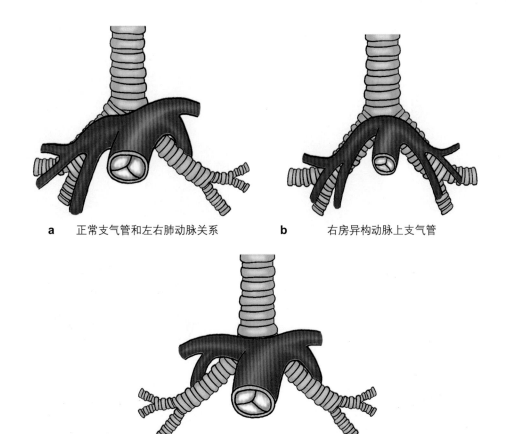

a 正常支气管和左右肺动脉关系 b 右房异构动脉上支气管

c 左房异构动脉下支气管

图 26-4 心房异构支气管形态示意图

　　(2) 脾脏：心外畸形以脾脏异常多见，脾脏的变异性很大。右房异构通常无脾，而左房异构通常多脾(图 26-5)。心耳形态与脾脏解剖的关系不如其与支气管肺部解剖关系密切。

　　(3) 其他脏器畸形：大部分右房异构为对称肝，胃肠道旋转不良也较常见，胃泡多居中，亦可左可右。

　　左房异构心外畸形发生率约占 36%[1]，胃肠道畸形常见，可发生胃肠道梗阻，其原因有环状胰腺、纤维带、肠扭转等。也可见短胰腺。左房异构相关性最高的是胆道闭锁，约占 10%[1]。左房异构肝脏对称不明显，肝脏的大部分一般位于腹腔一侧，胃泡多位置不定。因此完整的多系统检查评估在内脏异位的患者是非常有必要的。

二、病理生理

　　左房异构合并心内严重畸形较少，产后发绀相对少见，早期临床表现一般取决于心脏畸形的严重程度。

　　大部分右房异构因为合并肺动脉狭窄或闭锁、单心房、大动脉转位等畸形，宫内表现为动脉导管依赖性肺循环。产后会出现严重临床症状，如发绀、酸中毒等。宫内肺静脉异位连接是否存在梗阻及梗阻程度与产后生存率密切相关。

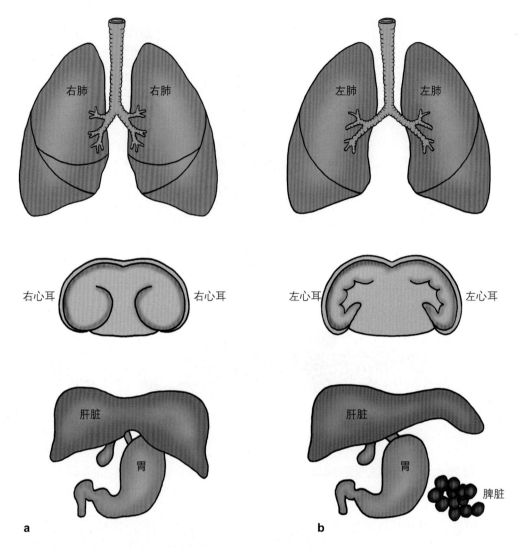

图 26-5　心房异构内脏示意图

a. 右房异构；b. 左房异构

三、胎儿超声心动图表现

胎儿心房异构的超声心动图表现首先应识别胎儿左右、腹部脏器的相对位置、心脏位置和心尖指向。右位心在心房异构相对常见（图 26-6）。

1. **重点观察腹主动脉和下腔静脉与脊柱和内脏位置的关系，通常采用上腹部横切面（门静脉窦水平）**　通过腹主动脉和下腔静脉的位置关系和内脏位置可间接判断心房异构及其类型，该切面在诊断心房异构方面有非常重要的价值。

正常情况下，腹主动脉位于脊柱左前，下腔静脉位于其右前，下腔静脉在腹主动脉之前。右房异构表现为腹主动脉和下腔静脉位于脊柱同侧（可左或右侧），下腔静脉在腹主动脉前方（图 26-6、图 26-7）；左房异构表现为下腔静脉肝后段不能探及，腹主动脉右后方可见增宽的奇静脉，或于其左后方见增宽的半奇静脉，呈"双管"征（图 26-8~ 图 26-10）。

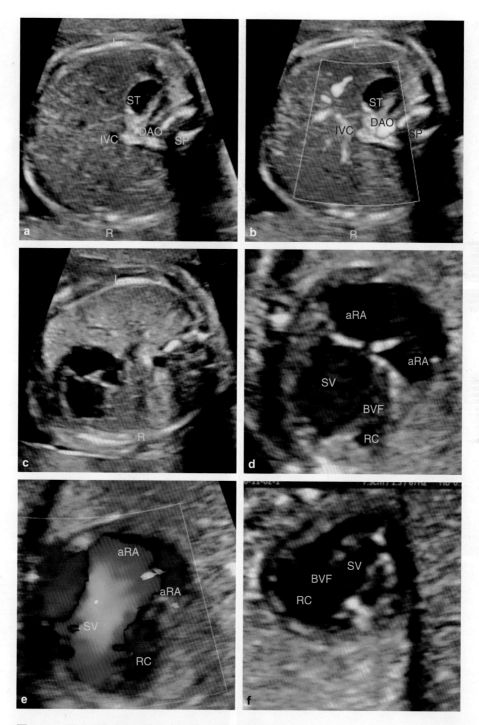

图 26-6 孕 24 周胎儿心脏右房异构、右位心、单心室

a、b：上腹部横切面显示腹主动脉和下腔静脉均位于脊柱左侧，下腔静脉在前，腹主动脉在后，胃泡偏左，趋于中线；c：四腔心切面心尖指向右前；d~f：双侧心房均呈形态学右心房结构，共同房室瓣开口于单心室主腔，主腔通过球室孔和残余心腔相通

DAO：降主动脉；IVC：下腔静脉；aRA：解剖学右房；SV：单心室（主腔）；RC：残余心腔；BVF：球室孔；ST：胃泡；SP：脊柱

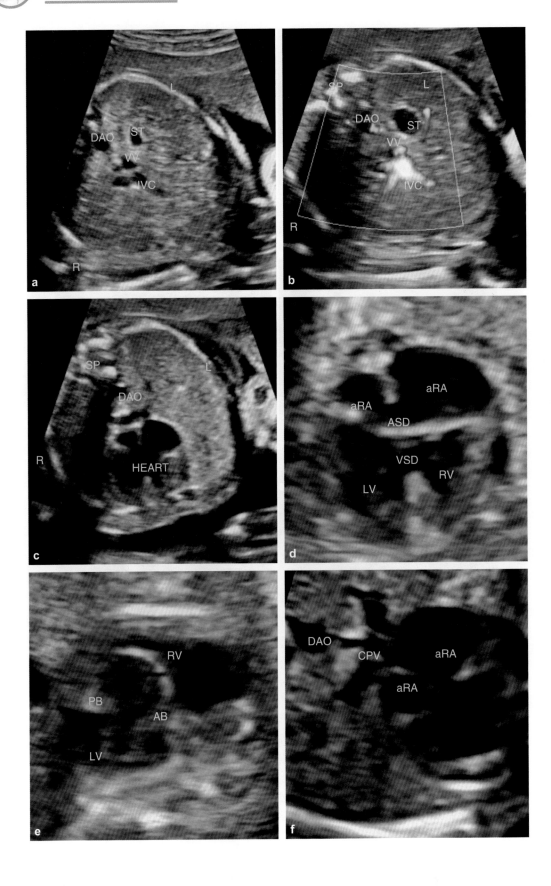

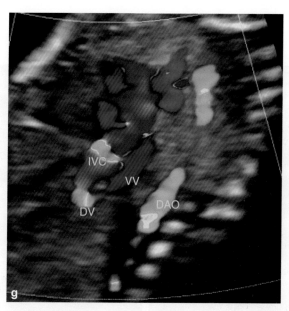

图 26-7　孕 23 周胎儿右房异构、右位心、完全型房室间隔缺损、完全性肺静脉异位连接（心下型）
a、b：上腹部横切面：胃泡居中，腹主动脉和下腔静脉均位于脊柱左侧，腹主动脉和下腔静脉之间为垂直静脉；c、d：四腔心切面心尖指向右前，房间隔下部至室间隔上部连续中断，共同房室瓣启闭；e：共同房室瓣短轴，前桥瓣腱索系于室间隔嵴顶部；f：心房和降主动脉之间为共同肺静脉腔；g：共同肺静脉腔经下行的垂直静脉穿膈，再经静脉导管 - 下腔静脉，最终汇入右侧心房
DAO：降主动脉；IVC：下腔静脉；VV：垂直静脉；ST：胃泡；SP：脊柱；HEART：心脏；aRA：解剖学右房；LV：左室；RV：右室；AB：前桥瓣；PB：后桥瓣；DV：静脉导管；CPV：共同肺静脉腔；ASD：房间隔缺损；VSD：室间隔缺损

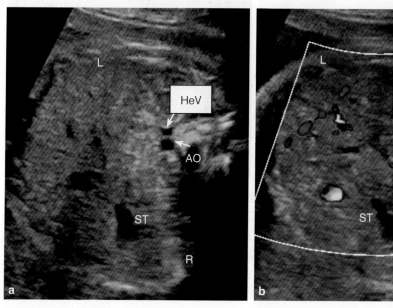

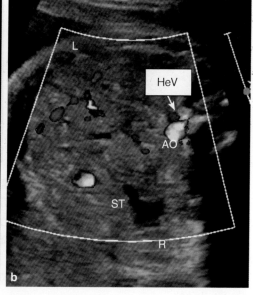

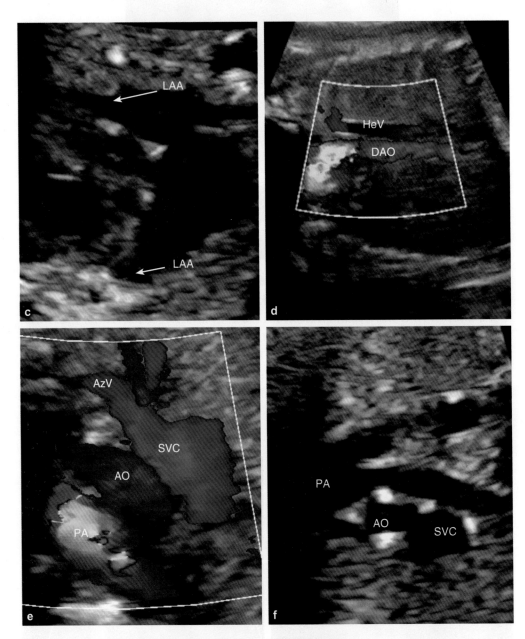

图 26-8   孕 30 周胎儿心脏左房异构、下腔静脉离断经半奇静脉引流

a、b：上腹部横切面未探及下腔静脉，降主动脉左后方探及增宽的半奇静脉，彩色多普勒显示半奇静脉血流方向与降主动脉相反；c：四腔心切面双侧心耳均为左心耳结构；d：降主动脉长轴切面见与其血流方向相反的半奇静脉；e、f：三血管切面见半奇静脉向右侧汇入奇静脉后再汇入上腔静脉；g：上腔静脉增粗，内径宽于主动脉

DAO：降主动脉；HeV：半奇静脉；AzV：奇静脉；ST：胃泡；LAA：左心耳；SVC：上腔静脉；PA：肺动脉；AO：主动脉

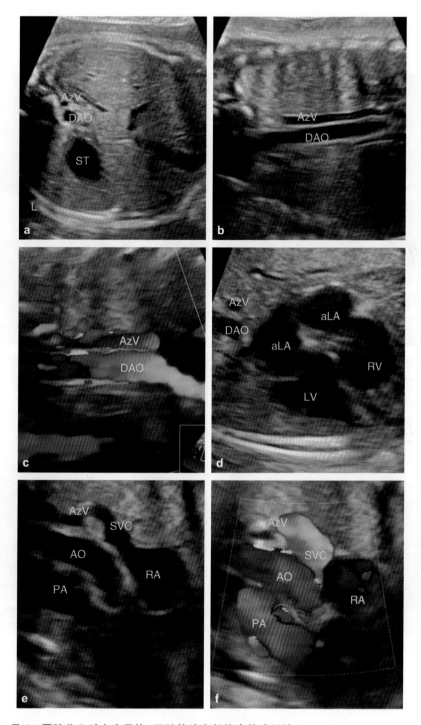

图 26-9 孕 34 周胎儿心脏左房异构、下腔静脉离断伴奇静脉延续

a:上腹部横切面未探及下腔静脉,腹主动脉右后方见增宽的奇静脉;b、c:腹主动脉长轴切面见其后方增宽的奇静脉,血流方向与腹主动脉相反;d:四腔心切面左右房室基本对称,亦可显示腹主动脉右后方增宽的奇静脉;e、f:三血管切面见奇静脉连接至右上腔静脉,最终汇入右侧心房,上腔静脉血流丰富DAO:降主动脉;AzV:奇静脉;ST:胃泡;aLA:解剖学左房;LV:左室;RV:右室;SVC:上腔静脉;PA:肺动脉;AO:主动脉

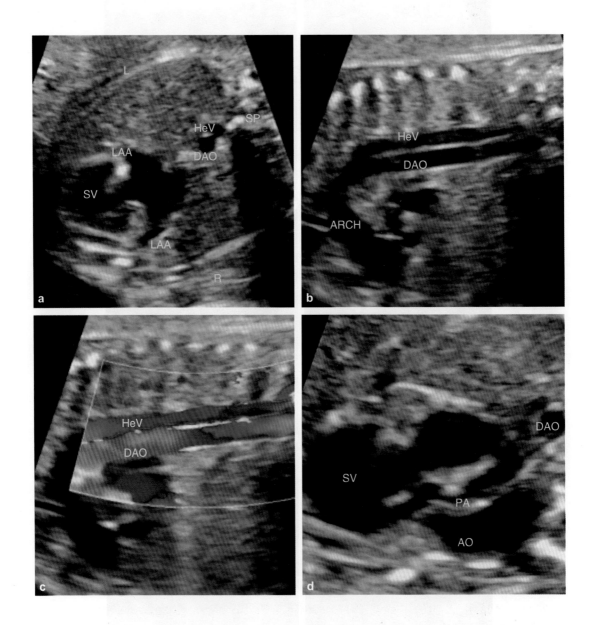

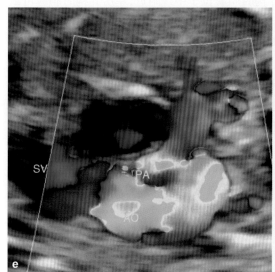
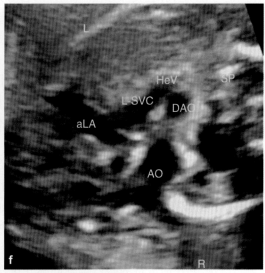
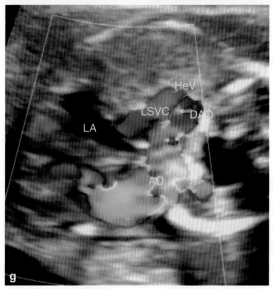

图 26-10　孕 26 周胎儿心脏左房异构、下腔静脉离断伴半奇静脉延续、左上腔静脉连接左侧心房、单心室、心室双出口、肺动脉狭窄

a：上腹部横切面，四腔心切面亦能显示降主动脉左后方增宽的半奇静脉，双侧心耳均为形态学左心耳结构；b、c：降主动脉长轴切面：其后方探及增宽的半奇静脉，其血流方向与降主动脉相反；d、e：流出道切面显示主动脉和肺动脉均发自单心室，肺动脉内径窄于主动脉，两根大血管内均为前向血流；f、g：二维及彩色多普勒均显示半奇静脉最终连于左上腔静脉，直接开口于左侧心房顶部

DAO：降主动脉；HeV：半奇静脉；LAA：左心耳；LSVC：左上腔静脉；PA：肺动脉；AO：主动脉；SV：单心室；aLA：解剖学左房；ARCH：主动脉弓

　　内脏正位时,肝脏的右叶(大叶)位于右侧腹腔,左叶位于左侧腹腔,胆囊位于右叶下缘。内脏异位时肝脏多双侧对称,门静脉窦呈"T"型改变,尤其右房异构时多以中位肝为特征,但内脏异位也可表现为肝脏大部分在一侧腹腔;右房异构时胆囊位于中线附近,左房异构时胆囊可缺如或胆道闭锁。左房异构应高度关注的最严重的心外畸形是肝外胆道闭锁伴胆囊缺如。

　　右房异构时不固定的胃肠道可有多种表现,胃泡可左可右,但趋于中心分布,右房异构应关注膈疝的有无,中位胃泡是否疝入胸腔。

　　2. 观察肝静脉连接　正常情况下三支肝静脉先汇入下腔静脉近心端,最终引流入右房。左房异构时,下腔静脉离断常见,下腔静脉入右心房切面肝静脉直接引流入一侧心房,但两侧肝静脉分别引流入两侧心房的情况亦不少见[14]。

　　3. 识别肺静脉异位连接特征

　　(1) 右房异构常见心外型肺静脉异位连接,常合并肺静脉引流途径梗阻。若上腹部横切面及矢状切面发现下腔静脉和腹主动脉之间存在异常血管(垂直静脉),首先应考虑到是否存在心下型肺静脉异位连接(图 26-7);若三血管切面发现异常血管(垂直静脉),首先应考虑到是否存在心上型肺静脉异位连接,以上两种情况均应仔细观察肺静脉与心房的连接,若为心下型肺静脉异位连接,应重点观察引流途径,明确梗阻部位。

　　(2) 左房异构常常为心内型肺静脉异位连接,一般无梗阻。通常在四腔心切面观察,可见双侧肺静脉分别与同侧心房相连接。

　　4. 双上腔静脉的观察,通过旋转探头结合长轴和短轴切面做出诊断　三血管切面可识别双上腔静脉,发现双上腔静脉应进一步转而扫查冠状面并结合彩色多普勒以便清晰显示上腔静脉的连接。在右房异构(冠状静脉窦缺如)和半数的左房异构患者,双上腔静脉直接连接于两侧心房顶部。

　　左房异构时若为奇静脉引流途径,一般汇入右上腔静脉;若为半奇静脉引流途径,合并双上腔静脉时一般汇入左上腔静脉。上述结构在外科手术时有重要意义,应予以明确诊断。

　　5. 心室动脉连接的观察　流出道切面观察心室动脉连接:通常左房异构时可以观察到主动脉发自左室,肺动脉发自右室;而右房异构的心室动脉连接常不一致或心室双出口,心室双出口时要观察是否有肺动脉或主动脉狭窄或闭锁,肺动脉闭锁时通常存在动脉导管,彩色多普勒可显示动脉导管内为反向血流。

　　三血管切面可以观察大动脉发育、位置,肺动脉闭锁时于三血管切面通常仅见一根大动脉,通过其与气管的位置可以判断右位或左位主动脉弓。

　　6. 心耳的观察　部分胎儿在四腔心切面略向头侧倾斜能识别心房心耳的解剖形态,可见双侧心房心耳结构一致,均为形态学右心耳或左心耳结构(图 26-8、图 26-10)。

　　7. 支气管形态的观察,采用冠状面　两侧支气管形态特征是否存在一致性:右房异构两侧均为右侧支气管形态:粗、短、直(图 26-11);左房异构两侧均为左侧支气管形态:细、长、斜。

　　8. 其他　左房异构可以合并完全性房室传导阻滞,完全性房室传导阻滞在胎儿时期较容易检出。

　　9. 总结　笔者在工作中体会,心房异构的诊断主要依靠:"非成对器官趋于中心分布,而成对的胸腹腔器官趋向结构对称化",主要通过上腹部横切面观察,其特征表现为:①右房

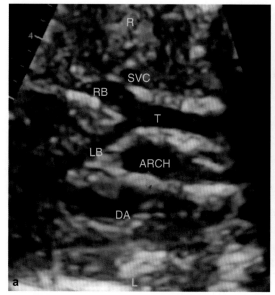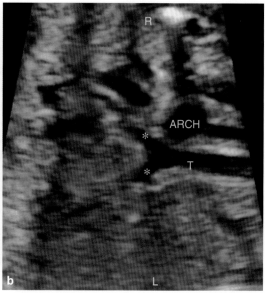

图 26-11　气管冠状面

a:正常心脏,支气管左支细、长、斜,支气管右支粗、短、直;b:右房异构,两侧支气管形态相同,均为右侧支气管形态

SVC:上腔静脉;DA:动脉导管;ARCH:主动脉弓;T:气管;RB:右支气管;LB:左支气管

异构时下腔静脉和腹主动脉常因趋于中心分布而位于脊柱同侧;②胃泡多居中;③肝脏多趋于中位。

四、预后评估

内脏异位综合征预后较差,尤其是右房异构。左房异构和右房异构的 5 年生存率分别约 64%、29%[2]。仅一半的右房异构患者存活至 1 岁,而伴有完全性肺静脉异位连接且肺静脉梗阻和肺动脉狭窄或闭锁的患者死亡风险更高。左房异构比右房异构的心内畸形较轻,预后较好,但是约 1/5 的患者出生后不久便死亡,其中左房异构合并完全性房室传导阻滞是导致死亡的重要因素。

附:心耳并置(juxtaposition of the atrial appendages)

正常情况下,左、右心耳分别位于动脉根部的两侧,每个心耳的形态学特征代表相对应的形态学心房。心耳并置是指左、右心耳位于动脉根部的同一侧。根据心耳内梳状肌的形态可辨认是哪侧心耳。心耳并置可发生于心房正位、反位或异构等情况,常见于心脏位置异常时。

心房正位时,最常发生右心耳左并置,即右心耳穿过心包横窦位于左心耳之上。常合并复杂畸形,如三尖瓣闭锁、右室发育不良、心室动脉连接异常(如右室双出口)(见图 14-24)。房间隔近乎水平位,通常凸向左房侧,卵圆窝向后下移位,因左心房包绕右心房,右心房容量变小。右心耳并置还会导致窦房结位置移位。左心耳并置少见,指左心耳跨过心包横窦位于右心耳之上。

参 考 文 献

［1］ Gilljam T,McCrindle BW,Smallhorn JF,et al. Outcomes of left atrial isomerism over a 28-year period at a single institution. J Am Coll Cardiol,2000,36:908-916.

［2］ Lim JS,McCrindle BW,Smallhorn JF,et al. Clinical features,management,and outcome of children with fetal and postnatal diagnoses of isomerism syndromes. Circulation,2005,112:2454-2461.

［3］ Bartram U,Wirbelauer J,Speer CP. Heterotaxy syndrome-asplenia and polysplenia as indicators of visceral malposition and complex congenital heart disease. Biol Neonate,2005,88(4):278-290.

［4］ Mortari EP,Baban A,Cantarutti N,et al. Heterotaxy syndrome with and without spleen:Different infection risk and management. J Allergy Clin Immunol,2017,139(6):1981-1984.

［5］ Van Praagh S. Cardiac malpositions and the heterotaxy syndromes//Keany JF,Lock JE,Fyler DC. Nadas' Pediatric Cardiology. 2nd ed. Philadelphia,PA:Saunders Elsevier,2006:675-695.

［6］ Van Praagh S,Geva T,Friedberg DZ et al. Aortic outflow obstruction in visceral heterotaxy:A study based on twenty postmortem cases. Am Heart J,1997;133:558-568.

［7］ Rubino M,Van Praagh S,Kadoba K,et al. Systemic and pulmonary venous connections in visceral heterotaxy with asplenia. Diagnostic and surgical considerations based on seventy-two autopsied cases. J Thorac Cardiovasc Surg,1995,110:641-650.

［8］ Uemura H,Ho SY,Anderson RH,et al. Ventricular morphology and coronary arterial anatomy in hearts with isomeric atrial appendages. Ann Thorac Surg,1999,67:1403-1411.

［9］ Lai WW,Mertens LL,Cohen MS,et al. Echocardiography in pediatric and congenital heart disease :from fetus to adult. 1st ed. Blackwell Publishing Ltd,2009:476-501.

［10］ Ruscazio M,Van Praagh S,Marass AR,et al. Interrupted inferior vena cava in asplenia syndrome and a review of the hereditary patterns of visceral situs abnormalities. Am J Cardiol,1998,81:111-116.

［11］ Anderson C,Devine WA,Anderson RH,et al. Abnormalities of the spleen in relation to congenital malformations of the heart:a survey of necropsy findings in children. Br Heart J,1990,63:122-128.

［12］ Uemura H,Ho SY,Devine WA,et al. Atrial appendages and venoatrial connections in hearts from patients with visceral heterotaxy. Ann Thorac Surg,1995,60:561.

［13］ Taketazu M,Lougheed J,Yoo SJ,et al. Spectrum of cardiovascular disease,accuracy of diagnosis and outcome in fetal heterotaxy syndrome. American Journal of Cardiology,2006,97:720-724.

［14］ Uemura H,Ho SY,Devine WA,et al:Atrial appendages and venoatrial connections in hearts from patients with visceral heterotaxy. Ann Thorac Surg,1995,60:561-569.

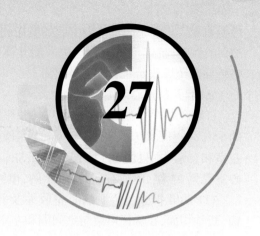

第二十七章

胎儿心肌病

胎儿心肌病(fetal cardiomyopathy)是指胎儿时期出现的因心肌本身病变引起心功能异常的一组原因不明的疾病,对其病因学的研究表明该类疾病与感染、代谢性疾病、遗传、贫血有关,与先天性、瓣膜病、冠状动脉性心脏病、心包等病变无关,占胎儿时期所有心血管疾病的 8%~11%[1]。该类疾病死亡率较高,据统计[2]心肌病病死率在胎儿时期为 23.11%。

目前胎儿心肌病主要分为 5 类[2]:胎儿扩张型心肌病、胎儿肥厚型心肌病、胎儿限制型心肌病、胎儿心肌致密化不全、胎儿心内膜弹力纤维增生症。

胎儿心肌病早期诊断的孕龄报道不一,有报道认为在 16 周即可诊断[3],也有研究表明[1,4]胎儿心肌病可发生于妊娠早期或晚期,有的甚至出生后才发病,因此对有高危因素的胎儿应持续随访。

一、胎儿扩张型心肌病

胎儿扩张型心肌病(fetal dilated cardiomyopathy,FDCM)是指遗传或非遗传因素所致的心肌细胞病变导致的心肌病,主要表现是心腔扩大,心室收缩功能减低,一般不合并心脏结构和心包异常。

1. 病因学　发病机制不明确,据文献报道,主要与以下因素有关:家族性、特发性和继发性因素(如感染、代谢性疾病、免疫因素等)。

FDCM 以特发性和家族遗传性最为常见[2,5],家族性 FDCM 所占比例接近于 1/4[1],继发性因素以病毒感染和母体抗 SSA/SSB 阳性为主。

宫内感染可以直接损伤心肌细胞,导致心脏进行性扩大。柯萨奇病毒、刚地弓形虫和 I 型疱疹病毒是已知的引起细胞损伤的病原体[1,6,7]。抗病毒药物可以通过胎盘引起胎儿病毒性心肌炎[8]。细小病毒感染引起的贫血和地中海贫血等可导致 FDCM[1]。母体血清抗 SSA/SSB 阳性时,抗体可通过胎盘进入胎儿体内引起心内膜的病变,可导致 FDCM,同时还可影响传导系统导致胎儿心脏传导阻滞。

2. 胎儿超声心动图表现

(1) 胎儿扩张型心肌病的超声心动图表现:①心腔扩大,舒张末期内径超过相应孕龄水平的 95%;心室收缩功能减低,心室短轴缩短率小于 28%;无心室壁或室间隔肥厚[9];②可累及左室和(或)右室(图 27-1、图 27-2),Sivasankaran 等[3]报道了 50 例胎儿扩张型心肌病,双心室受累 24 例,单纯右室受累 17 例,单纯左室受累 9 例,可能与胎儿时期右室优势有关。

(2) 胎儿扩张型心肌病心室收缩及舒张功能评估:①心室收缩功能评估:应用心室长轴、短轴切面,在保证声束与室间隔和左室后壁垂直的前提下测量胎儿心室短轴缩短率和射

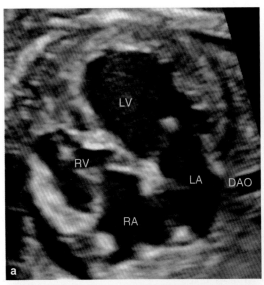

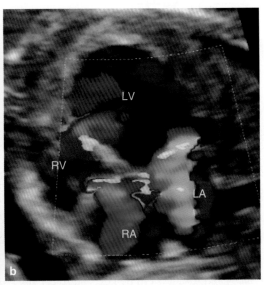

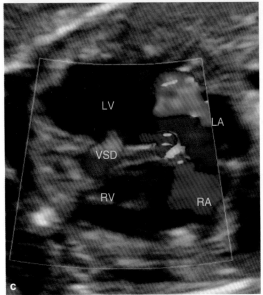

图 27-1 孕 27 周胎儿心脏扩张型心肌病、室间隔缺损(肌部)

a:四腔心切面左室明显扩张,心尖部圆钝,左室趋球形化,室壁运动幅度明显减低;b:收缩期二、三尖瓣可见明显反流,二尖瓣为著;c:彩色多普勒显示室间隔中段过隔血流

LA:左房;LV:左室;RA:右房;RV:右室;DAO:降主动脉;VSD:室间隔缺损

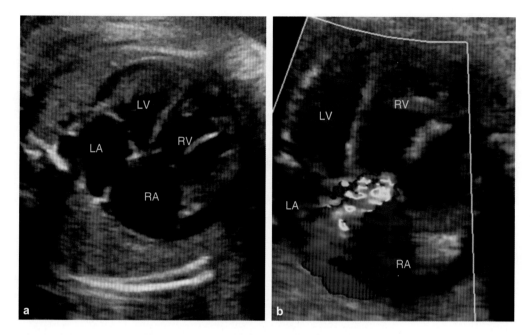

图 27-2　孕 36 周胎儿心脏全心扩大、心室收缩功能减低、少量心包积液

a：四腔心切面显示全心扩大，以右心为著，心包腔内探及液性暗区，心胸比例增大；b：彩色多普勒显示右心扩大导致三尖瓣环扩张引起的三尖瓣反流

RA：右房；RV：右室；LA：左房；LV：左室

血分数来量化评估心室收缩功能，前者小于 0.28、后者小于 0.57 为异常；②心室舒张功能（心室顺应性和松弛性）评估：一般通过二三尖瓣的血流、下腔静脉、肝静脉、脐静脉、左室等容舒张时间等参数评估[1]，如果存在两个及以上参数异常考虑心室舒张功能减低：二三尖瓣的 E/A 比值异常（低于相应孕周平均值的 2 个标准差）、左室等容舒张时间增加（超过相应孕周平均值的 2 个标准差）、下腔静脉或肝静脉 a 波反向流速增加（大于 20cm/s）或为两相波而非三相波、脐静脉搏动。

　　虽然心室收缩功能减低和严重的房室瓣反流预示死亡风险，但与胎儿死亡风险最密切相关的是舒张功能减低[1]。

　　（3）由于瓣环扩张、瓣叶对合不拢或乳头肌位置异常，房室瓣反流常见。胎儿扩张型心肌病通常不合并其他心内畸形，偶可见室间隔缺损（**图 27-1**）。

　　（4）可见心包积液，尤其感染因素引起的心肌病多见。胎儿水肿则提示心室充盈压增高，心排血量低。

　　（5）伴有完全性房室传导阻滞的胎儿明显的心动过缓易导致心力衰竭，尤其是母体血清抗 SSA/SSB 阳性的患者，这些抗体很可能与传导组织纤维化有关，也可能直接造成心肌损伤[10]。

　　（6）胎儿时期一般通过心血管整体评分（cardiovascular profile score，CVPS）[11,12]半定量评估心力衰竭程度，包括五个方面的指标（**表 27-1**）：水肿程度、静脉频谱多普勒（脐静脉或静脉导管）、心脏大小（心胸面积比）、心功能、脐动脉频谱多普勒。正常总计 10 分，每出现一阳性表现，减去相应的分值，一般 CPS≥7，早期干预效果较好，CPS≤5，预后差，死亡风险高。

表 27-1　胎儿心血管整体评分表（正常为 10 分）

	2分	1分	0分
水肿	无	腹腔、胸腔或心包积液	皮肤水肿
静脉血流频谱（脐静脉和静脉导管）	脐静脉:非搏动性 静脉导管:低搏动性双期连续	脐静脉:非搏动性 静脉导管:出现 a 波反向血流	脐静脉:房性搏动
心脏大小（心/胸比例）	0.20~0.35	0.35~0.50	<0.20 或 >0.50
心功能	二、三尖瓣频谱为舒张期双相充盈(E<A);右室、左室短轴缩短率>0.28	全收缩期三尖瓣反流或右室、左室短轴缩短率<0.28	全收缩期三尖瓣反流或舒张期单相充盈
脐动脉血流频谱	全收缩期正向血流	缺乏舒张末期血流	舒张末期反向血流

　　3. 预后评估　胎儿时期扩张型心肌病预后差,胎儿期或新生儿时期死亡率较高,尤其水肿胎儿存活率较低,水肿胎儿存活率低于 20%,非水肿胎儿存活率约 50%[3]。Sivasankaran 等[3]研究表明单纯累及右室的扩张型心肌病,出生后预后相对较好。也有研究表明[5,13]特发性和家族性 FDCM 预后差,而继发因素引起的 FDCM 相对较好[5]。

二、胎儿肥厚型心肌病

　　胎儿肥厚型心肌病(fetal hypertrophic cardiomyopathy,FHCM)是指不伴有心脏结构异常的室壁异常增厚的心肌病。心肌可以是整个心室壁向心性肥厚,亦可局限于室间隔,室间隔肥厚可引起流出道梗阻,流出道梗阻又进一步加重心肌肥厚。

　　本病的主要解剖学改变为心肌异常肥厚,心室腔缩小。FHCM 的主要病理改变为心肌细胞肥大,肌束排列紊乱,心肌细胞核畸形,线粒体增多,细胞核外周包有一层清洁区称"核周光环"。

　　1. 病因学　发病机制不明确,据文献报道,主要与以下因素有关:

　　(1) Noonan 综合征:主要表现为室间隔和左室游离壁肥厚。孕早期颈项透明层增厚是诊断 Noonan 综合征的第一线索,待中孕期心室壁增厚则提示该病。与胎儿心功能不全程度不相符的胸腔积液和皮肤水肿为第二线索[14]。

　　(2) 家族性肥厚型心肌病:为常染色体显性遗传,组织学表现心肌细胞排列严重紊乱。特点为非对称性室间隔肥厚,常伴有左室流出道梗阻。

　　(3) 母体糖尿病与胎儿肥厚型心肌病密切相关,尤其是妊娠早期胰岛素依赖型糖尿病。Zielinsky 等[15]报道 39 例胎儿肥厚型心肌病中,36 例孕母患有不同类型糖尿病。有研究证实胎儿羊水胰岛素水平高与肥厚型心肌病有关[16]。

2. 胎儿超声心动图表现　糖尿病相关的胎儿心脏结构和功能改变一般发生于孕 30 周以后[17]。常累及室间隔及左、右室游离壁(图 27-3、图 27-4)。可采用二维超声心动图或 M 型

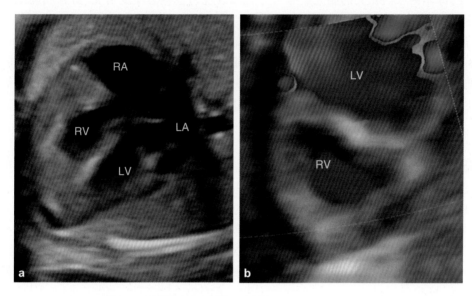

图 27-3　孕 27 周胎儿心脏肥厚型心肌病(右室型)
a:四腔心切面显示右室壁明显增厚,左室壁厚度在正常范围;b:结合彩色多普勒心室短轴切面显示舒张期右室充盈血流明显较左室减少
RA:右房;RV:右室;LA:左房;LV:左室

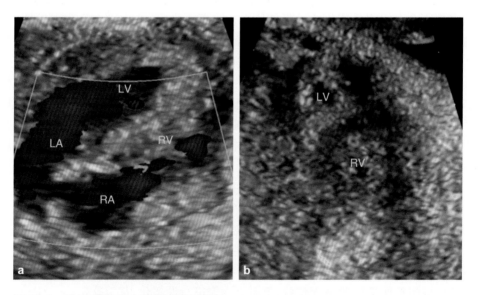

图 27-4　孕 29 周胎儿心脏肥厚型心肌病
a:四腔心切面显示左室及右室壁均增厚,以左室壁显著;b:心室短轴切面左、右室近心尖部心室腔小,近乎呈实心
RA:右房;RV:右室;LA:左房;LV:左室

超声心动图测量,室间隔厚度超过相应孕周平均值的 2 个标准差以上考虑肥厚型心肌病[9]。一般通过 Tei 指数综合评价心脏收缩和舒张功能。

轻度室壁增厚和母体血糖控制良好的胎儿心脏左室收缩、舒张功能一般正常。血糖控制不好的母体糖尿病相关的胎儿肥厚型心肌病表现为室壁僵硬度增加、舒张功能减低或流出道梗阻。有流出道梗阻时一般常有明显的二尖瓣反流。可伴有心包积液。

应仔细排除主动脉狭窄或肺动脉狭窄等流出道梗阻引起的室壁增厚。

3. **预后评估**　研究表明胎儿时期肥厚型心肌病死亡率约 1/3[9]。糖尿病相关的肥厚型心肌病预后较好[9,16]。家族型肥厚型心肌病出生后往往有新陈代谢紊乱(细胞色素氧化酶缺乏)[9]。对于非糖尿病相关的胎儿肥厚型心肌病,出生后应进一步行基因检测。

三、胎儿心肌致密化不全

胎儿心肌致密化不全(fetal non-compaction of the ventricular myocardium,FNVM)是由于胚胎发育初期正常心内膜停止发育,心肌组织致密化过程障碍所致的罕见的心肌病。心室腔内过多突入心腔的肌小梁结构及其间深陷的隐窝为本病的解剖学特征。

1. **病因学**　FNVM 的病因尚不明确,目前认为是一种具有先天性遗传背景的疾病。有学者[18,19]发现部分病例有遗传学改变,包括 Xq28 的 G4.5 基因突变和常染色体显性遗传,致使本病多呈现家族发病倾向。也有文献[20]报道 FNVM 的家族发病率高达 44%,可发生在同胞子女、异父(母)兄弟中。

胚胎早期心肌组织呈海绵状的网格样结构,由肌小梁和其间深陷的隐窝形成,心肌由窦状间隙供血。胚胎第 5~8 周,心室肌逐渐致密化,心室肌壁形成,隐窝被压缩成细小管道,最终演变为毛细血管,形成冠状动脉微循环系统。如果心肌致密化过程停滞,导致肌小梁发育异常粗大,小梁间隐窝持续存在,相应区域致密心肌减少,形成多个小的互相沟通的腔隙,称心肌致密化不全。心肌致密化的过程是从心外膜至心内膜、心底部向心尖部发展,因此心肌致密化不全常发生在左室心尖部、心内膜面,伴或不伴右室受累。据报道[21-23]胎儿时期 FNVW 易累及右室,可能与胎儿时期右室优势有关。

2. **胎儿超声心动图表现**　FNVW 表现为:①心室腔内多个突入心腔的肌小梁结构及其间深陷的隐窝,非致密化心肌较厚,致密化心肌薄,收缩期非致密化心肌与致密化心肌厚度之比大于 2(成人标准)(图 27-5);②彩色多普勒显示心室隐窝内有低速血流与心腔相通;③病变主要累及室壁中段至心尖段;④受累的心室腔扩大,心室功能减低,可伴有心包积液、胎儿水肿等。

本病还可合并室间隔缺损(尤其是肌部缺损)、左右室流出道梗阻等。

本病需与胎儿肥厚型心肌病相鉴别:后者室壁肥厚,不能区分非致密化心肌和致密化心肌,有肌小梁存在时,小梁间隙缺乏深陷的隐窝。

3. **预后评估**　FNVW 易出现心力衰竭,甚至胎死宫内[21]。出生后最相关的预后因素是心力衰竭、心律失常(多数为室性心律失常和各种类型的传导阻滞)和栓塞事件(隐窝内血流缓慢易形成附壁血栓)。轻者无症状,重者心功能进行性恶化,甚至猝死。

四、胎儿心内膜弹力纤维增生症

胎儿心内膜弹力纤维增生症(fetal endocardial fibroelastosis,FEFE):是由于心肌胶原纤维

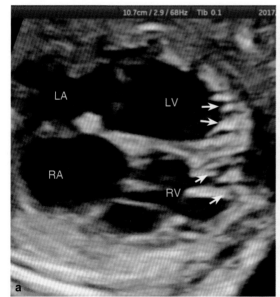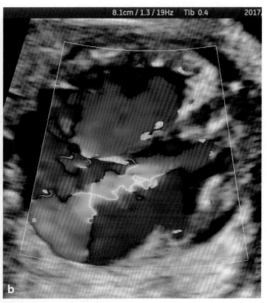

图 27-5　孕 30 周胎儿心脏心肌致密化不全,三尖瓣大量反流
A:四腔心切面心腔扩大,左、右室心尖部均可见多个突入心腔的肌小梁结构,右室为著,室壁运动幅度明显减低;B:彩色多普勒显示收缩期三尖瓣大量反流
LA:左房;LV:左室;RA:右房;RV:右室

和弹性纤维沉积导致心室内膜弥漫性增厚伴心腔扩大的一种疾病,以心内膜弹力纤维和胶原纤维增生为特征性表现,光镜下显示心内膜弹力纤维及胶原纤维增生,平行排列。FEFE心室顺应性降低,舒张充盈障碍,终末期常由于充血性心力衰竭导致死亡。

1. **病因学**　FEFE 病因尚不清楚。Aoki 等[24]研究显示 FEFE 可能与母体自身抗体有关。Griffin 等[25]通过应用 RT-PCR 和 PCR 技术证实一组患有心内膜弹力纤维增生症的儿童活检标本里有一系列的慢性病毒感染,提示宫内感染可导致 FEFE 的发生。Westwood 等[26]对26 名心内膜弹力纤维增生症患者及其遗传图谱进行研究,证实了心内膜弹力纤维增生症的确存在遗传因素,但大部分仍为散发病例。

2. **胎儿超声心动图表现**　FEFE 表现为左室球形扩大,心内膜增厚,回声增强,左室壁运动幅度减低,左室收缩功能下降(图 27-6);舒张期二尖瓣血流频谱异常,舒张功能不全。

3. **预后评估**　对心内膜弹力纤维增生症患儿长期规范治疗能得到良好效果。对于临床痊愈的患儿应注意定期复查,并避免激烈运动。研究显示,出现症状较早且病情发展迅速,有家族史或反复感染的患儿,预后较差。

五、胎儿限制型心肌病

胎儿限制型心肌病(fetal restrictive cardiomyopathy,FRCM):主要以舒张功能不全、收缩功能通常正常或接近正常、舒张和(或)收缩容积正常或减少、双房扩大、室壁厚度增厚为特征表现。有研究结果显示,基因突变,如 E413K、troponin I 等,是限制型心肌病发生、发展的重要原因之一[27,28]。

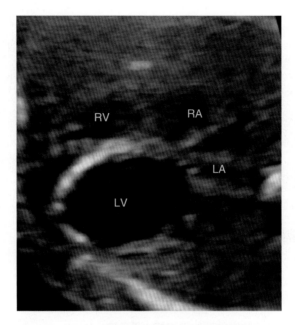

图 27-6 孕 19 周胎儿心内膜弹力纤维增生症
四腔心切面:左室球形扩大,心内膜增厚,回声增强,
室壁运动幅度明显减低
LA:左房;LV:左室;RA:右房;RV:右室

1. 胎儿超声心动图表现[2]

(1)以心腔狭小为特征,可见心室舒张末期内径和容量缩小,心内膜增厚,回声增强,心尖部为著,严重者心尖闭塞。

(2)左室射血分数及短轴缩短率正常或降低,可探及附壁血栓。

(3)室间隔和左室后壁厚度对称性增厚,运动幅度可减低。

(4)心房扩大,房室瓣关闭不全。

2. 预后评估 限制型心肌病预后差,平均存活率 1 年左右,2 年存活率低于 50%。本病只能对症治疗。近年通过手术剥离增厚的心内膜获得了一定的疗效。有条件的情况下可行心脏移植。

参 考 文 献

[1] Pedra SR,Smallhorn JF,Ryan G,et al. Fetal cardiomyopathies:pathogenic mechanisms,hemodynamic findings,and clinical outcome. Circulation,2002,106:585-591.

[2] 王川,周开宇,华益民,等. 胎儿心肌病诊断治疗现状. 中国循证儿科杂志,2012,7(2):149-154.

[3] Sivasankaran S,Sharland GK,Simpson JM. Dilated cardiomyopathy presenting during fetal life. Cardiol Young,2005,15(4):409-416.

[4] Fesslova V,Mongiovì M,Pipitone S,et al. Features and outcomes of fetuses with myocardial disease:two centre study. J Cardiovasc Med,2010,7(S1):39.

[5] Yinon Y,Yagel S,Hegesh J,et al. Fetal cardiomyopathy-in utero evaluation and clinical significance. Prenat

Diagn,2007,27:23-28.

［6］Drose JA,Dennis MA,Thickman D. Infection in utero:ultrasonographic findings in 19 cases. Radiology,1991, 178:369-374.

［7］Soulie JC. Cardiac involvement in fetal parvovirus B19 infection. Pathol Biol(Paris),1995,43:416-19.

［8］Ramirez MM,Mastrobattista JM. Diagnosis and management of human parvovirus B19 infection. Clin Perinatol, 2005,32:697-704.

［9］Fesslova V,Mongiovì M,Pipitone S,et al. Features and outcomes in utero and after birth of fetuses with myocardial disease. IntJ Pediatr,2010,2010（ ）:628451.

［10］Salomonsson S,Sonesson SE,Ottosson L,et al. Ro/SSA autoantibodies directly bind cardiomyocytes,disturb calcium homeostasis,and mediate congenital heart block. J Exp Med,2005,201:11-17.

［11］Huhta JC. Guidelines for the evaluation of heart failure in the fetus with or without hydrops. Pediatr Cardiol, 2004,25:274-286.

［12］Huhta JC. Fetal congestive heart failure. Semin Fetal Neonatal Med,2005,10:542-552.

［13］Pedra SR,Hornberger LK,Leal SM,et al. Cardiac function assessment with family history of nonhypertrophic cardiomyopathy:a prenatal and postnatal study. Pediatr Cardiol,2005,26:543-552.

［14］Nisbet DL,Griffin DR,Chitty LS. Prenatal features of Noonan syndrome. Prenat Diagn,1999,19:642-647.

［15］Zielinsky P. Role of prenatal echocardiography in the study of hypertrophic cardiomyopathy in the fetus. Echocardiography,1991,8(6):661-668.

［16］Zielinsky P,Costa MHL,Oliveira LT,et al. Study of natural history of myocardial hypertrophy and its association of hyperinsulinism in infants of diabetic mothers. Arq Bras Cardiol,1997,69:1-6.

［17］何萍,张玉奇,徐惠英,等.超声心动图评价糖尿病妊娠胎儿心脏功能变化的研究.医学影像学杂志, 2011,21(7):995-997.

［18］Zambrano E,Marshalko SJ,Jaffe CC,et al. Isolated noncompaction of the ventricular myocardium:clinical and molecular aspects of a rare cardiomyopathy. Lab Invest,2002,82(2):117-122.

［19］Sasse-Klaassen S,Probst S,Gerull B,et al. Novel gene locus for autosomal dominant left ventricular noncompaction maps to chromosome 11p15. Circulation,2004;109(22):2720-2723.

［20］Stöllberger C,Finsterer J. Left ventricular hypertrabeculation/noncompaction. J Am Soc Echocardiogr,2004; 17(1):91-100.

［21］Moura C,Hillion Y,Daikha-Dahmane F,et al. Isolated non-compaction of the myocardium diagnosed in the fetus:two sporadic and two familial cases. Cardiol Young,2002,12:278-283.

［22］Karatza AA,Holder SE,Gardiner HM. Isolated noncompaction of the ventricular myocardium:prenatal diagnosis and natural history. Ultrasound Obstet Gynecol,2003,21:75-80.

［23］Vidaeff AC,Ramin SM,Glaser AM,et al. Differences in Fetal and Postnatal Presentations of Isolated Noncompaction of the Ventricular Myocardium. J Ultrasound Med,2011,30(3):293-295.

［24］Aoki H,Inamura N,Kawazu Y,et al. Fetal echocardiographic assessment of endocardial fibroelastosis in maternal anti-SSA antibodyassociated complete heart block. Cir J,2011,75(5):1215-1221.

［25］Griffin LD,Kearney D,Ni J,et al. Analysis of formalin-fixed and frozen myocardial autopsy samples for viral genome in childhood myocarditis and dilated cardiomyopathy with endocardial fibroelastosis using polymerase chain reaction(PCR). Cardiovasc Pathol,1995,4(1):3-11.

［26］Westwood M,Harris R,Burn JL,et al. Heredity in primary endocardial fibroelastosis. Br Heart J,1975,37(10): 1077-1084.

［27］Herrey AS. Pregnancy in inherited and acquired cardiomyopathies. Best Practice & Research Clinical Obstetrics and Gynaecology,2014(28):563-577.

［28］Pruszczyk P,Kostera-Pruszczyk A,Shatunov A,et al. Restrictive cardiomyopathy with atrioventricular conduction block resulting from a desmin mutation. International Journal of Cardiology,2007(117):244-253.

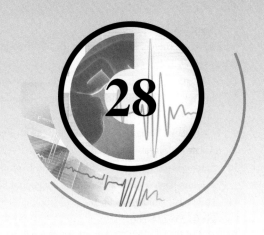

第二十八章

胎儿心律失常

正常心脏激动始于窦房结,按一定的顺序经心房、房室结、希氏束、浦肯野纤维最终到达心室肌,心肌除极,产生心脏机械活动。

心律失常是指心脏冲动的起源部位、传导速度、激动顺序、频率和节律等方面的异常,表现为心动过速、过缓或心律不规则。

目前胎儿心律失常发生率仍不清楚。1%~3% 的胎儿可检出心律失常,其中仅 10% 有生命危险[1],90% 几乎都是短暂存在的,主要是房性期前收缩。Copel 等[2]应用胎儿超声心动图对胎儿心律失常作了大型系列研究,心律不齐的胎儿约 12.3%,其中仅 1.6% 的胎儿为严重心律失常,主要为室上性心动过速、心房扑动、室性心动过速。

一、胎儿心律失常

1. 房性期前收缩和室性期前收缩   与室性期前收缩(premature ventricular contractions,PVC)相比较,房性期前收缩(premature atrial contractions,PAC)更常见,约为 PVC 的 10 倍[1],PAC 多发生在孕晚期。其特征表现为 PAC 的代偿间歇不完全。如果房性期前收缩未下传,则心室率较慢,70~80 次 / 分,应与完全性房室传导阻滞相鉴别。单纯 PAC 预后良好。但频发 PAC 往往预示快速性心律失常发生的可能[3]。

PVC 异位激动点位于心室,不影响窦房结和房室结的激动,代偿间歇完全。

2. 快速性心律失常   胎儿室上性心动过速(supraventricular tachycardia,SVT)是最常见的有潜在危害的心律失常,占快速性心律失常的 66%~90%。激动点位于房室结以上,主要是预激旁路引发的房室折返性心动过速,为 1:1 传导。

心房扑动(atrial flutter,AF)(简称房扑)占快速性心律失常的 10%~30%。心房率为

400~500次/分,可为2:1、3:1或4:1传导,其中以2:1传导多见。

快速性心律失常可伴有胎儿水肿,水肿原因可能与胎儿心室舒张功能减低和心动过速导致的心房、心室充盈压增高有关。宫内发生持续性快速心律失常预后不良。伴有水肿的胎儿治疗效果及预后更差。

室性心动过速(ventricular tachycardia,VT)罕见。心室率一般在200~300次/分,明显快于心房率。

3. 窦性心动过缓　窦性心动过缓(sinus bradycardia)心率小于110次/分。短暂的窦性心动过缓在孕晚期常见,常常是检查过程中探头的压迫影响胎盘血流所致。

4. 胎儿完全性房室传导阻滞　胎儿完全性房室传导阻滞(complete atrioventricular block,CAVB)罕见。其特征为心房激动不能传至心室,即房室分离。胎儿CAVB主要见于以下三种情况:母体有免疫性疾病、胎儿心脏结构异常、特发性房室传导阻滞。CAVB合并严重结构性心脏病的围生期死亡率高达80%以上[4],左房异构伴房室传导阻滞是该类胎儿围生期死亡的首要原因[5]。当母体血清抗SSA、抗SSB自身抗体阳性时,胎儿完全性房室传导阻滞的发生率和相关围生期或新生儿期死亡率明显升高[6]。

二、胎儿超声心动图表现

目前诊断胎儿心律失常的主要方法是胎儿超声心动图。应用M型超声技术记录心房心室活动的一系列结构界面的位移,结合频谱多普勒可对胎儿心律失常做出诊断。

1. 房性期前收缩(PAC)　将脉冲多普勒取样容积置于左室流入道和流出道交界处,扫描速度设置在50m/s,正常时流入道血流频谱两个波峰规律出现,E峰为心室舒张早期快速充盈的血流波,A峰为心房收缩引起的血流波。PAC时因为心房提前收缩,没有舒张早期心室被动充盈的波峰,流入道仅出现一个单峰(图28-1a),随后出现一个心室搏动的波峰。如果出现单峰后无心室搏动,则为房性期前收缩未下传(图28-2a)。房性期前收缩二联律伴有房性期前收缩未下传时,左室流出道频谱正常,流入道频谱舒张早期波峰增宽。

将脉冲多普勒取样容积置于肺动脉和肺静脉相邻区(肺野内),肺静脉频谱A波为心房收缩波,肺动脉血流频谱为心室收缩波,PAC时可观察到提前出现的心房收缩波(图28-3b),其后紧随心室激动,若心房波后面无心室波出现,则为房性期前收缩未下传(图28-2b)。

M型超声将取样线置于心房和心室,可以观察到每个心房收缩活动后,伴随一个心室收缩活动规律出现。PAC时可见提前出现的心房搏动,其后紧随心室搏动(图28-1b、图28-3a)。若其后无心室搏动,则为房性期前收缩未下传。

2. 室性期前收缩(PVC)　将脉冲多普勒取样容积置于肺动脉和肺静脉相邻区,PVC时心室波提前出现,心房波不受影响;M型超声取样线置于右房和左室,PVC时心室提前激动,代偿间歇完全,心房活动不受影响(图28-4b)。

将脉冲多普勒取样容积置于主动脉和上腔静脉相邻区,心房收缩期上腔静脉有一反向波峰,后面紧接着为心室收缩的主动脉波峰。PVC时,心室收缩的波峰会在上腔静脉心房收缩波前出现。取样容积仅置于主动脉内,PVC的频谱峰值流速小于正常,而PVC之后的频谱峰值流速大于正常。

3. 快速性心律失常　SVT的M型超声和频谱多普勒超声均显示心房至心室为1:1传导,心率快,为220~300次/分(图28-5)。

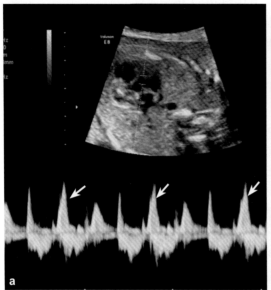
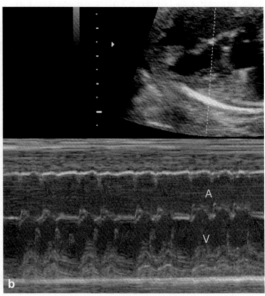

图 28-1　房性期前收缩三联律

a：频谱多普勒取样线置于左室流出道和流入道交界区显示连续提前出现三个异常心房波（白色箭头所示），随后见心室波出现；b：M 型超声取样线置于右房左室显示出现连续三个心房提前激动，后面紧接着引起心室激动，代偿间歇不完全

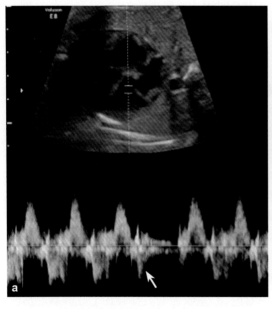
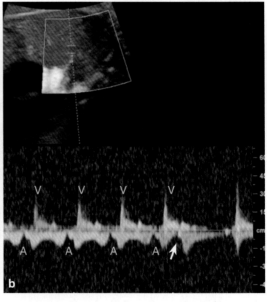

图 28-2　房性期前收缩未下传

a：频谱多普勒取样线置于左室流出道和流入道交界区显示提前出现的异常心房波，但未见心室波出现；b：取样容积置于肺动静脉显示，提前出现心房波（箭头所示），未引起心室激动，其中 A 为心房收缩波，V 为心室收缩波

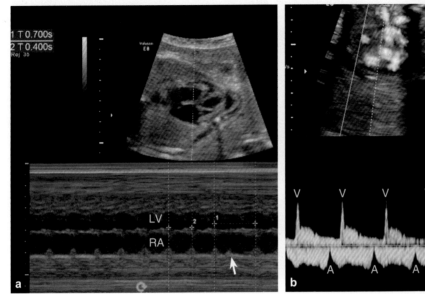
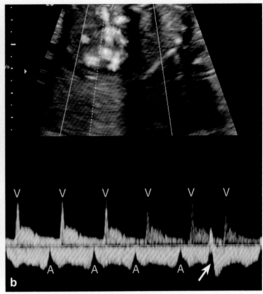

图 28-3 房性期前收缩

a:M 型超声取样线置于右房左室显示出现心房提前激动,伴随心室收缩,代偿间歇不完全;b:取样容积置于肺动静脉显示提前出现心房波(箭头所示),引起心室激动,A 为心房收缩波,V 为心室收缩波

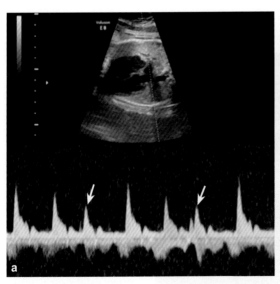
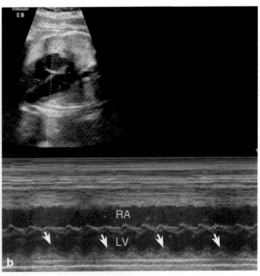

图 28-4 室性期前收缩

a:取样容积置于肺动静脉显示提前出现心室波,未干扰心房激动;b:M 型超声取样线置于右房左室显示出现心室提前激动,代偿间歇完全,心房律规整

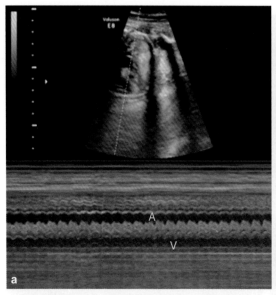
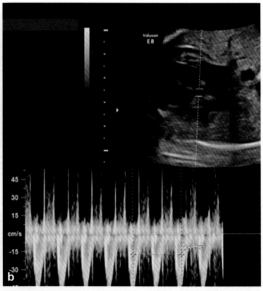

图 28-5 室上性心动过速

A:M 型取样线至于左房 - 右室,心房和心室为 1∶1 传导,心律规整;B:脉冲多普勒测得心率达 243 次 / 分

房扑时心房率为 400~500 次 / 分,可为 2∶1、3∶1 或 4∶1 传导(**图 28-6**)。

VT 的心室率为 200~300 次 / 分,通常快于心房率,心室壁运动曲线规整,心房壁运动曲线可不规整。

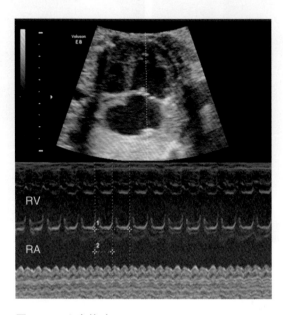

图 28-6 心房扑动

M 型超声取样线至于右房 - 右室,显示心房率与心室率为 2∶1 传导。RA:右房;LV:左室

4. 窦性心动过缓　M 型超声和频谱多普勒超声均显示,心房至心室为 1:1 传导,心率小于 110 次 / 分。

5. 完全性房室传导阻滞(CAVB)　M 型超声和频谱多普勒均显示,心房活动全部不能下传至心室,心房和心室活动分离。心房和心室均保持着自己的节律,心房率多正常,心室率较慢。

6. 存在心律失常的胎儿均应全面评估胎儿超声心动图,排除心脏结构及其他异常。

三、预后评估

胎儿 PAC 多发生于妊娠末期,大多为一过性,预后良好。大多数 PVC 也为良性。高风险的胎儿心律失常主要为快速性心律失常,包括 SVT、心房扑动、室性心动过速等,SVT 为最常见的快速性心律失常,阵发性 SVT 无需药物治疗,应密切随访;持续性 SVT 是胎儿充血性心衰、水肿和死亡的主要原因,属胎儿急诊,应用抗心律失常药物,一线药物为地高辛和索他洛尔,晚孕期胎儿肺脏成熟时建议分娩。缓慢性心律失常,如 CAVB,亦属于高风险性心律失常,目前药物治疗效果尚存在争议。

━━━━ 参 考 文 献 ━━━━

[1] Strasburger JF,Cheulkar B,Wichman HJ. Perinatal arrhythmias:diagnosis and management. Clin Perinatol,2007,34:627-652.

[2] Copel JA,Liang RI,Demasio K,et al. The clinical significance of the irregular fetal heart rhythm. Am J Obstet Gynecol,2000,182:813-817.

[3] Simpson JM,Sharland GK. Fetal tachycardias:management and outcome of 127 consecutive cases. Heart,1998,79:576-581.

[4] Glatz AC,Gaynor JW,Rhodes LA,et al. Outcome of high-risk neonates with congenital complete heart block paced in the first 24 hours after birth. J Thorac Cardiovasc Surg,2008,136(3):767-773.

[5] Lopes LM,Tavares GM,Damiano AP,et al. Perinatal outcome of fetal atrioventricular block:one-hundred-sixteen cases from a single institution . Circulation,2008,118(12):1268-1275.

[6] 严华林,李一飞,周开宇等 . 胎儿免疫性房室传导阻滞研究进展 . 临床儿科杂志,2015,33(7):662-667.

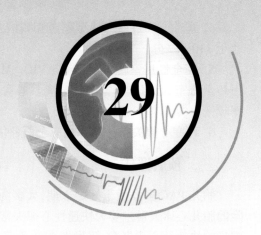

第二十九章

先天性心脏憩室和室壁瘤

先天性心脏憩室(diverticulum)和室壁瘤(aneurysm)是极罕见的先天性心脏畸形。两者均存在心室壁局限性向外膨出,但各具特点,二者的自然病史和临床表现亦有差异。

一、发生机制

心室憩室的发生机制尚不明确。根据憩室的解剖学特征(壁薄、颈窄、囊性膨出)推测可能是胚胎时期先天性局部室壁发育缺陷。Okereke 等[1]认为心尖部憩室可能是胚胎时心管异常附着于卵黄囊,卵黄囊成分退化时,造成部分心室被牵出,亦是胚胎发育过程中合并其他心内外畸形的原因之一。也有学者[2,3]认为纤维性憩室可能由于肌性心室壁与瓣环之间的缺损或发育薄弱所致。

室壁瘤(颈宽、无收缩性)发病原因不明,可能与胚胎时期局部心肌缺血、瘢痕形成有关,而缺血可能是由于局部冠脉发育异常所致。

二、病理解剖

先天性心脏憩室可发生于心脏的各个腔室,最多见于左室,发生于右室或双心室少见,发生于心房罕见[4]。发生部位以心尖部多见,也可发生在房室瓣下方或游离壁。先天性心室憩室分为肌性和纤维性两种:①肌性憩室:憩室壁一般为心壁的全层,有心肌组织,甚至有肌小梁结构,具有收缩功能,不易破裂,多发生于心尖处。可合并其他先天性心脏畸形,如室间隔缺损、房间隔缺损、主动脉瓣畸形等,还可以是坎特雷尔五联症(pentalogy of Cantrell)(包括腹壁、胸骨、膈肌、心包和心脏等部位的缺损)的组成部分。国外报道肌性憩室多伴有先天性血管畸形或胸腹中线缺失[5],而国人多为孤立性,无临床症状及憩室相关的并发症。②纤维性憩室:较肌性憩室少见,局部心壁由纤维组织构成,无收缩功能,较易破裂,通常位于二尖瓣环或主动脉瓣环下,位于心尖处罕见,多为孤立性,较少伴有其他畸形,患者常无明显症状。

先天性室壁瘤可发生于左室、右室,常位于房室瓣环下、心室游离壁、心尖部等[6-8],少见发生于室间隔[8]。组织学上,大多数先天性室壁瘤的瘤壁由网状纤维组织构成,极少数由不同程度空泡的排列杂乱的肌纤维构成。由于瘤壁内心肌细胞含量不同,可表现为无室壁运动、室壁运动减弱或室壁运动正常[8,9]。先天性室壁瘤常孤立存在,较少合并其他先天畸形。

三、病理生理

胎儿时期心室憩室一般较小,通常不会引起血流动力学变化。由于憩室壁较薄,相当于半渗透薄膜,心室压促使液体经薄膜渗出至心包腔内,故常伴有心包积液。心包积液进一步增加将导致心脏受压会造成心室充盈受限,心排血量减低。大量心包积液时可造成心脏压塞。大量持续存在的心包积液还可压迫肺组织造成肺发育不良。

胎儿室壁瘤对血流动力学的影响与瘤体大小和心肌受影响的程度有关。室壁瘤较大时,整体心功能不全,心排血量减低,引起胎儿水肿。乳头肌附着处的室壁受影响可引起严重的房室瓣关闭不全。室壁瘤还有可能引起室性心律失常。室壁瘤一旦破裂则胎儿死亡。

四、产前诊断注意事项

1. 心室憩室的胎儿超声心动图表现　心室壁局限性的囊状瘤样膨出,憩室壁与正常心室壁相延续,膨出部心肌变薄、运动幅度接近于正常心肌;囊壁与心室壁之间以狭窄的通道相交通。彩色多普勒可见膨出部有血流信号与心室腔相通,且膨出部内血流信号暗淡(图 29-1)。

肌性左心室憩室重点扫查心尖部,可重点观察胎儿心尖四腔心切面、心尖两腔心切面、心尖三腔心切面,除此之外要重视非标准切面的扫查,多角度观察心尖部。

纤维性左心室憩室则重点观察房室瓣环和半月瓣环下,可采用左室长轴切面、心尖四腔心切面、心尖五腔心切面扫查,可结合胎儿心脏三维成像技术,明确憩室的空间位置与毗邻关系。

小的心室憩室胎儿时期不易发现,但憩室易合并心包积液,如果出现心包积液,则应仔细扫查以免漏诊。憩室相关的心包积液可进行性恶化,也可能自限性消失[10],应连续密切观察与憩室相关的心包积液量。如果大量心包积液引起血流动力学变化,或者肺部受压影响肺发育,而积液没有消退迹象,可以行心包穿刺术[7]。

2. 典型室壁瘤的特征性产前超声表现　为局部心室壁变薄向外突出,瘤壁与正常心肌组织之间有明确的分界,基底部宽(瘤体往往通过一个较宽的通道与心室腔相通),瘤体局部室壁运动减弱或矛盾运动。胎儿四腔心切面易显示。胎儿先天性室壁瘤应密切观察心室功能和房室瓣反流情况(图 29-2),应动态观察与室壁瘤相关的心功能变化。

如上所述,室壁瘤常发生于房室瓣环下、心室游离壁、心尖部等,因此产前超声应多切面重点观察上述部位。

3. 胎儿时期心室憩室和室壁瘤的鉴别　如表 29-1 所示[6,7]。

心脏憩室的憩室颈较窄,而先天性室壁瘤的基底部较宽;一般认为膨出瘤体有无收缩性

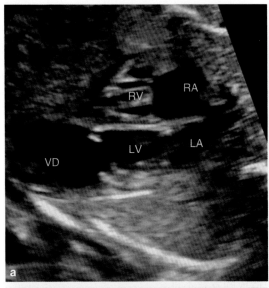

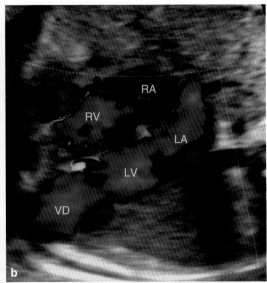

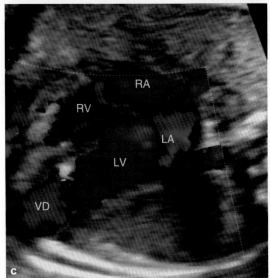

图 29-1 孕 27 周胎儿心脏左室心尖部憩室

a:四腔心切面见左室心尖部局部向外呈瘤样膨出,瘤体较大,瘤颈较窄,膨出部室壁与左室壁相延续,动态观察与正常室壁收缩同步;b、c:收缩期和舒张期左室和瘤体之间血流相通,瘤体内血流缓慢,颜色较暗淡

LA:左房、LV:左室;RA:右房;RV:右室;VD:心室憩室

表 29-1 先天性心室憩室和室壁瘤特征比较

特征	憩室	室壁瘤
瘤壁	心肌全层	纤维组织
大小	较小且颈窄	较大且颈宽
部位	心尖部多见	瓣环下方多见
收缩性	接近于正常心肌	无收缩性
合并畸形	可合并胸腹联合畸形或心内畸形	多不合并其他畸形
进展	通常大小不变	形态可变,大小可进行性增大

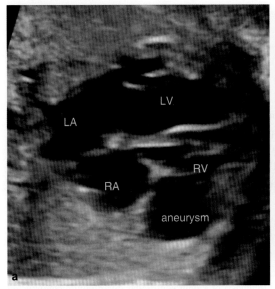
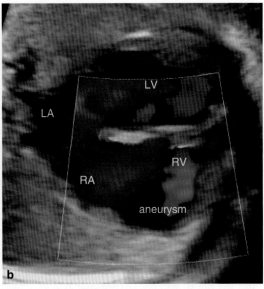

图 29-2　孕 29 周胎儿心脏右室室壁瘤

a:右室游离壁房室瓣环下方见局限性囊状膨出,膨出部心肌变薄,瘤体基底部较宽,动态观察瘤壁无明显收缩功能;b:彩色多普勒显示右室腔和瘤体之间血流相通

LA:左房、LV:左室;RA:右房;RV:右室;aneurysm:室壁瘤

是鉴别心室憩室和室壁瘤的一个重要指标[11],但 Ohlow 等[12]的研究显示有 10% 的心脏憩室壁无舒缩功能,8% 的室壁瘤有收缩性,因此不能单独应用瘤体有无舒缩性来鉴别心脏憩室和室壁瘤;心室憩室的瘤壁为心肌全层结构,与正常室壁相延续,而室壁瘤瘤壁仅由纤维组织或少量心肌纤维组成;心室憩室以心尖部多见,而室壁瘤多见于瓣环下方;心室憩室大小通常变化不大,而室壁瘤的形态可变,大小可呈进行性增大。

五、预后

单纯的心室憩室预后较好,而且心尖部憩室比游离壁憩室预后好。胎儿时期心室憩室在妊娠过程中随着心脏的增长憩室大小一般不变[6,7],有报道出生后可消失[7,10],较大憩室产后需要外科手术。

室壁瘤出生后要评估瘤体部位、大小,密切观察心室功能、房室瓣反流,预后与瘤体大小及其对心脏功能的影响有关。室壁瘤可无异常临床表现,但有发生瘤体破裂、栓塞、心律失常、心包积液、心衰和胎儿水肿的风险。如果出现心脏扩大、左室收缩功能减低、房室瓣反流等情况,往往提示预后不良[6-8]。有趣的是,Barberato 等[13]报道一例产前诊断室壁瘤的胎儿产后左室收缩功能恢复正常,预后良好。

——— 参 考 文 献 ———

[1] Okereke OU.Cooley DA.Frazier OH.Congenital diverticulum of the ventricle. J Thorac Cardiovasc Surg,1986,91(2):208-214.

[2] Teske DW,McGovern JJ,Allen HD.Congenital fibrous left ventricular diverticulum.Am Heart J,1993,126(5): 1233-1235.

[3] Brachlow A,Sable C,Smith S,et al. Fetal diagnosis and postnatal follow-up of an asymptomatic congenital left ventricular diverticulum.Pediatr Cardiol,2002,23(6):658-660.

[4] Stanczyk J,Moll J,Wilczynski J. Prenatal diagnosis of fetal left atrial diverticulum. Prenat Diagn,1999,19: 1055-1057.

[5] Huang G,Pavan D.Antonini-Canterin F,et al.Asymptomatic isolated congenital left ventricular muscular diverticulum in an adult:a case report.Echocardiography,2003,20(2):191-195.

[6] Gowda M,Bharathi S,Thiagarajan M,et al.Prenatal diagnosis of fetal right and left congenital ventricular aneurysms. J Matern Fetal Neonatal Med,2018,31(17):2367-2370.

[7] Pradhan M,Dalal A,Kapoor A,et al. Fetal Left Ventricular Diverticulum Presenting as Dysrhythmia:diagnosis and Management. Fetal Diagn Ther,2008,23:10-14.

[8] Papagiannis J,Van Praagh R,Schwint O,et al. Congenital left ventricular aneurysm:Clinical,imaging, pathologic,and surgical findings in seven new cases. Am Heart J,2001,141:491-499.

[9] Marijon E,Ou P,Fermont L,et al.Diagnosis and outcome in congenital ventricular diverticulum and aneurysm. J Thorac Cardiovasc Surg,2006,131(2):433-437.

[10] Del Rio M,Martinez JM,Bennasar M,et al. Prenatal diagnosis of a right ventricular diverticulum complicated by pericardial effusion in the first trimester. Ultrasound Obstet Gynecol,2005,25:409-411.

[11] Krasemann T,Gehrmann J,Fenge H,et al. Ventricular aneurysm or diverticulum? Clinical differential diagnosis. Pediatr Cardiol,2001,22:409-411.

[12] Ohlow MA,Brunelli M,Lauer B. Characteristics and outcome of primary congenital left ventricular aneurysm and diverticulum:analysis of cases from the literature. Prenat Diagn,2014,34(9):893-899.

[13] Barberato MF,Barberato SH,Binotto CN,et al. Prenatal Diagnosis of Left Ventricular Aneurysm and Diverticulum. Arq Bras Cardiol,2009,93(2):e24-e26.